Emergências Médicas e Suporte Básico de Vida em Odontologia
(Além do Básico)

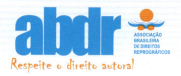

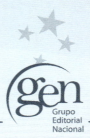

O GEN | Grupo Editorial Nacional reúne as editoras Guanabara Koogan, Santos, Roca, AC Farmacêutica, Forense, Método, LTC, E.P.U. e Forense Universitária, que publicam nas áreas científica, técnica e profissional.

Essas empresas, respeitadas no mercado editorial, construíram catálogos inigualáveis, com obras que têm sido decisivas na formação acadêmica e no aperfeiçoamento de várias gerações de profissionais e de estudantes de Administração, Direito, Enfermagem, Engenharia, Fisioterapia, Medicina, Odontologia, Educação Física e muitas outras ciências, tendo se tornado sinônimo de seriedade e respeito.

Nossa missão é prover o melhor conteúdo científico e distribuí-lo de maneira flexível e conveniente, a preços justos, gerando benefícios e servindo a autores, docentes, livreiros, funcionários, colaboradores e acionistas.

Nosso comportamento ético incondicional e nossa responsabilidade social e ambiental são reforçados pela natureza educacional de nossa atividade, sem comprometer o crescimento contínuo e a rentabilidade do grupo.

Emergências Médicas e Suporte Básico de Vida em Odontologia
(Além do Básico)

Francisco José Barata Ribeiro

Professor de Anestesia, Sedação e Emergências Médicas em Odontologia.
Master Level, American Dental Society of Anesthesiology – Chicago – Illinois.
Capacitação em Sedação Oral e Parenteral, University of Southern California – Los Angeles – Califórnia. Membro da American Dental Society of Anesthesiology e do European Ressuscitacion Council.

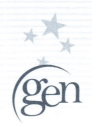
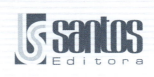

- O autor deste livro e a LIVRARIA SANTOS EDITORA COM. IMP. LTDA. empenharam seus melhores esforços para assegurar que as informações e os procedimentos apresentados no texto estejam em acordo com os padrões aceitos à época da publicação, *e todos os dados foram atualizados pelo autor até a data da entrega dos originais à editora.* Entretanto, tendo em conta a evolução das ciências da saúde, as mudanças regulamentares governamentais e o constante fluxo de novas informações sobre terapêutica medicamentosa e reações adversas a fármacos, recomendamos enfaticamente que os leitores consultem sempre outras fontes fidedignas, de modo a se certificarem de que as informações contidas neste livro estão corretas e de que não houve alterações nas dosagens recomendadas ou na legislação regulamentadora. *Adicionalmente, os leitores podem buscar por possíveis atualizações da obra em http://gen-io.grupogen.com.br.*

- O autor e a editora se empenharam para citar adequadamente e dar o devido crédito a todos os detentores de direitos autorais de qualquer material utilizado neste livro, dispondo-se a possíveis acertos posteriores caso, inadvertida e involuntariamente, a identificação de algum deles tenha sido omitida.

- Direitos exclusivos para a língua portuguesa
  Copyright © 2014 pela
  LIVRARIA SANTOS EDITORA COM. IMP. LTDA.
  Uma editora integrante do GEN | Grupo Editorial Nacional
  Rua Dona Brígida, 701 – Vila Mariana
  São Paulo – SP – CEP 04111-081
  Tel.: (11) 5080-0770
  www.grupogen.com.br | editorial.saude@grupogen.com.br

- Reservados todos os direitos. É proibida a duplicação ou reprodução deste volume, no todo ou em parte, em quaisquer formas ou por quaisquer meios (eletrônico, mecânico, gravação, fotocópia, distribuição pela Internet ou outros), sem permissão, por escrito, da EDITORA SANTOS LTDA.

- Capa: Paulo Humberto Ludovico de Almeida

- Editoração eletrônica: Editora Santos

- Projeto gráfico: Ludovico Desenho Gráfico

- Ficha catalográfica

R368e

Ribeiro, Francisco José Barata
  Emergências médicas e suporte básico de vida em odontologia (Além do Básico) / Francisco José Barata Ribeiro. - 1. ed. - São Paulo : Santos, 2014.

  332 p. : il. ; 28 cm.

  Inclui apêndice

  Inclui bibliografia

  ISBN 978-85-412-0311-1

  1. Dentística operatória. 2. Odontologia. I. Título.

13-04633   CDD: 617.522
                  CDU: 616.31

Colaboradores

Stanley F. Malamed
Professor de Anestesia e Medicina, Ostrow Herman Dental School, University of Southern California – Los Angeles – Califórnia. Diplomado pela American Dental Board of Anesthesioloy (ADBA). Ganhador do prêmio Heindebrinck Award, da American Dental Society of Anesthesiology (ADSA), e do prêmio Horace Wells, da International Federation of Dental Anesthesiology Societies (IFDAS). Autor de mais de 140 trabalhos científicos e 17 capítulos em várias revistas da área médica e odontológica, e em livros nas áreas de avaliação física, medicina de emergência, anestesia local e sedação. Autor dos livros *Manual de Anestesia Local, Sedação na Odontologia* e *Medical Emergencies in the Dental Office*, bem como de dois DVDs interativos: *Emergency Medicine* e *Malamed's Local Anesthesia Administration*.

Denise Reis Franco
Mestre em Endocrinologia e Metabologia, Universidade Federal de São Paulo – São Paulo – SP. Pesquisadora do Centro de Pesquisa Clínica (CPClin) e Educadora em Diabetes pela International Diabetes Federation (IDF). Diretora de Educação da Associação de Diabetes Juvenil (ADJ) e Coordenadora do Departamento de Educação da Sociedade Brasileira de Diabetes (SBD).

Dedicatória

Para minha mãe, meu pai e meu irmão Carlos Roberto, *in memoriam,* que fizeram este trabalho possível.

Agradecimentos

Aos amigos e a todos que me apoiaram e ajudaram em todos os sentidos, em especial, Stanley F. Malamed, Chern Jyh, Marcos Hladyszczuk, Denise Reis Franco, Adolpho Pelosini, Tarley P. Barros, Plínio P. Targas e meu irmão Vitor Barata Ribeiro.

Apresentação

O Dr. Francisco Barata Ribeiro despendeu seu notável conhecimento e energia no desenvolvimento de uma obra atual para os profissionais brasileiros de Odontologia: *Emergências Médicas e Suporte Básico de Vida em Odontologia (Além do Básico)*.

Como autor de uma obra de emergências médicas em língua inglesa, compreendo a importância deste tema para os profissionais de saúde, tendo em vista que as emergências médicas podem ocorrer – e realmente acontecem – no ambiente odontológico.

Este livro enfatiza o suporte básico de vida, o primeiro passo para o atendimento de todas as emergências médicas. A compreensão dos conceitos que estão por trás da perda de consciência e da parada cardíaca súbita capacitará o prestador de saúde a reconhecer e administrar, de maneira mais adequada, tais emergências.

Os capítulos desta obra abrangente versam sobre reações alérgicas, anestésicos locais, fármacos e interações medicamentosas. Além disso, fornecem uma revisão completa sobre o tratamento da parada cardíaca, tanto na população adulta como na pediátrica.

Os cirurgiões-dentistas são autorizados a tratar os pacientes, além de estarem aptos a administrar medicamentos injetáveis, realizar cirurgias e outros procedimentos traumáticos. Embora a maioria dos tratamentos odontológicos seja rotineira, problemas ocasionais irão surgir. Desse modo, devemos estar preparados. É nossa obrigação perante o paciente, na qualidade de médicos, estarmos aptos a reconhecer esses problemas que certamente ocorrem enquanto o paciente está no ambiente odontológico, bem como tratá-los efetivamente.

A leitura deste livro do Dr. Barata capacitará melhor o prestador de saúde a agir de maneira apropriada e, potencialmente, salvar vidas.

Dr. Stanley F. Malamed
Los Angeles, Califórnia, EUA

Prefácio

Este trabalho foi elaborado no sentido de mostrar, de forma simplificada, as principais situações de emergências médicas que podem e possivelmente acontecerão em ambiente odontológico ao longo da vida profissional do cirurgião-dentista, salientando a importância da prevenção, do rápido reconhecimento e do controle dessas situações de maneira padronizada por meio de algoritmos, enfatizando as manobras de suporte básico de vida (SBV) que certamente, na maioria das vezes, são mais importantes do que a administração de medicamentos. O Prof. Malamed escreveu o capítulo conhecendo seus pacientes, ressaltando a importância da avaliação física e da classificação do *status* físico dos pacientes atuais.

O meu objetivo é proporcionar ao leitor o controle efetivo de uma determinada situação de emergência médica, ainda que de maneira simplificada, mantendo a vítima viva até que ela se recupere ou até a chegada de pessoal especializado do serviço de emergências médicas, uma vez que esses profissionais são treinados e certamente assumirão e conduzirão a situação melhor que o cirurgião-dentista. No entanto, é muito importante o atendimento inicial dessas situações por parte dos profissionais de Odontologia.

As situações de emergências médicas em ambiente odontológico são acontecimentos raros, mas, quando ocorrem, podem apresentar um potencial risco de morte. Por isso, é razoável envolver todos que trabalham no atendimento odontológico, uma vez que a recepcionista ou secretária pode ser a primeira a presenciá-las. O atendimento inicial requer mais do que *expertise* clínica: requer administração imediata do SBV e chamado por ajuda, de modo que todos devem estar preparados para lidar com essas situações.

Este trabalho está direcionado não apenas aos cirurgiões-dentistas, mas aos profissionais que trabalham no atendimento odontológico em geral, auxiliares e técnicos de saúde bucal, pessoal de recepção (recepcionista), secretárias e outros membros que eventualmente participem do atendimento do paciente de forma direta ou indireta. Preconiza-se, portanto, que todos sejam capacitados em SBV.

A comunicação e a organização de todos que trabalham para o atendimento é vital para um bom final de uma situação de emergência médica, por isso os consultórios e ambulatórios devem se preparar. É evidente que apenas a leitura de livros e artigos não será suficiente para lidar com essas situações, embora sejam parte importante da capacitação. São necessários cursos de Educação Continuada em Emergências Médicas, pois a capacitação de todos que trabalham em ambiente odontológico em SBV é essencial para o sucesso do atendimento. As simulações de diferentes situações de emergências médicas com todos os membros se justifica, uma vez que pode ilustrar um possível quadro real e tranquilizar a todos durante a sua ocorrência em função do reconhecimento imediato, em que cada um já tem a sua tarefa predeterminada, facilitando e agilizando o atendimento.

Os equipamentos e o *kit* de emergências médicas com fármacos propostos são resumidos e importantes para diferentes situações descritas; no entanto, o profissional deve estar familiarizado com os fármacos escolhidos para o seu *kit*. O oxigênio é muito importante e deve ser utilizado na maioria das situações de emergências médicas, por isso, se faz necessário o conhecimento da manipulação de válvulas e fluxômetros, bem como de conectores, máscaras etc., o que justifica o treinamento dos profissionais para o manuseio destes equipamentos.

Com a evolução da Medicina, a população está envelhecendo e fazendo uso de mais medicamentos. Esses pacientes atualmente apresentam uma qualidade de vida razoável e buscam o tratamento odontológico nas suas diversas especialidades, o que justifica o capítulo de interações medicamentosas, bem como o de anestésicos locais, que são os fármacos mais utilizados em Odontologia. Procurei mostrar as principais medicações utilizadas em Medicina para o controle de doenças crônicas e relacioná-las às principais medicações utilizadas em Odontologia, e ressaltar as possíveis interações. Quanto aos anestésicos locais, foi ressaltada a importância da sua seleção em função do procedimento a ser feito e da condição física do paciente, no sentido de salientar a importância da prevenção das superdosagens em crianças e pacientes geriátricos, bem como aqueles que fazem uso de vários medicamentos, sejam estes prescritos ou automedicados (*out the counter* – OTC), e ainda alguns medicamentos herbais que possam interferir no tratamento odontológico.

Em relação ao SBV, em novembro de 2010 foram publicadas as novas diretrizes da American Heart Association e do Comitê Europeu de Ressuscitação para a Ressuscitação Cardiopulmonar e Cuidados de Emergência Cardiovascular. Ocorreram mudanças na sequência do SBV que foram discutidas em situações extra-hospitalares para profissionais de saúde e socorristas leigos e adaptadas para o ambiente odontológico, para adultos, crianças e gestantes em situações especiais, além do próprio ambiente intra-hospitalar, uma vez que muitos cirurgiões-dentistas atualmente trabalham ou irão trabalhar em hospitais.

Sumário

Introdução, 1

Capítulo 1   Conhecendo os seus Pacientes, 3

Capítulo 2   Morte Súbita, 11

Capítulo 3   Prevenção das Emergências Médicas em Ambiente Odontológico, 23

Capítulo 4   Princípios Gerais de Emergências Médicas em Ambiente Odontológico, 45

Capítulo 5   Reconhecimento das Situações de Emergências Médicas, 53

Capítulo 6   Suporte Básico de Vida (SBV), 57

Capítulo 7   Controle Básico das Vias Aéreas Direcionado para a Odontologia, 67

Capítulo 8   Equipe e Preparo do Consultório e/ou Ambulatório para as Situações de Emergências Médicas – Parte I, 81

Capítulo 9   Equipe e Preparo do Consultório e/ou Ambulatório para as Situações de Emergências Médicas – Parte II, 87

Capítulo 10   Controle das Situações de Emergências Médicas, 93

Capítulo 11   Ressuscitação Cardiopulmonar (RCP) em Adultos, 109

Capítulo 12   Ressuscitação Cardiopulmonar (RCP) em Crianças, 123

Capítulo 13	Ressuscitação Cardiopulmonar (RCP) em Ambiente Odontológico, 131
Capítulo 14	Ressuscitação Cardiopulmonar (RCP) Intra-hospitalar, 145
Capítulo 15	Ressuscitação Cardiopulmonar (RCP) em Situações Especiais – Gestantes, 149
Capítulo 16	Desfibrilador Automático Externo (DAE) e Ressuscitação Cardiopulmonar (RCP), 153
Capítulo 17	Reações Alérgicas, 163
Capítulo 18	Anestésicos Locais, 191
Capítulo 19	Interação Medicamentosa, 229
Capítulo 20	*Diabetes Mellitus*, 241
Capítulo 21	Sedação e Importância do Controle da Dor, do Medo e da Ansiedade na Prevenção das Emergências Médicas, 261

Apêndice, 271

Introdução

É muito provável que emergências médicas aconteçam em ambiente odontológico. Apesar das diferentes etiologias, cada consultório deve estar preparado, ao menos em nível básico, para se deparar com essas situações, com resultados positivos. Tais situações podem estar diretamente relacionadas à terapia odontológica (p. ex., administração do anestésico local, terapia periodontal, endodontia, outras), administração de fármacos, interações, superdosagens ou reações adversas. Podem estar relacionadas a uma condição física preexistente (p. ex., hipertensão, insuficiência cardíaca, angina de peito, hipotensão ortostática, entre outras), a reações psicogênicas em função do ambiente odontológico, ou podem, ainda, ser mero acaso (p. ex., morte súbita, parada cardíaca, AVC etc.).

Apesar de todos os esforços para prevenir tais situações, infelizmente elas acontecerão.[1] No entanto, a capacitação e o treinamento em SBV e a introdução de um plano básico de ação no consultório, por parte dos profissionais, podem salvar vidas embora demandem algum tempo. Evidentemente, a leitura de publicações relacionadas ao assunto são passos importantes para a preparação, no entanto, os cursos de educação continuada em Emergências Médicas e de Capacitação em SBV devem ser considerados pelos profissionais e são fundamentais para a preparação e o controle de qualquer situação de emergências médicas.

A população está vivendo mais.[2,3] Com a evolução da medicina e a introdução de novas tecnologias, pacientes que, no passado, morriam ou se encontravam acamados ou hospitalizados, atualmente se encontram estabilizados ou controlados e apresentando uma "relativa" qualidade de vida. Contudo, atualmente ocorre também o fenômeno da polifarmácia, no qual os pacientes fazem uso de muitos remédios simultaneamente, alguns prescritos, mas muitos como automedicação, OTC (*out the counter*), herbais e suplementos alimentares; como consequência, aumentam as internações em hospitais,[3,4] em função das reações adversas aos fármacos, muitas vezes resultando na morte de pacientes.[3] Os avanços médicos e cirúrgicos têm aumentado o número de pacientes com condições médicas importantes, isto é, com complexidade médica, trazendo preocupações consideráveis à terapia odontológica. Transplantes de órgãos sólidos, reparações cirúrgicas complexas de válvulas cardíacas, cirurgias cardíacas de revascularização do miocárdio, introdução de articulações artificiais, marca-passos implantados, cardiodesfibriladores, bombas de insulina, antigos fármacos com novas indicações e novas medicações para diferentes terapias de doenças crônicas são somente alguns exemplos dos avanços médicos que aumentam o número de pacientes com uma complexidade médica que possivelmente irão se apresentar para o tratamento odontológico.

A Odontologia também avançou muito e introduziu novas tecnologias, como os implantes intraósseos, os tratamentos periodontais avançados combinados à Odontologia restauradora extensa com novas tecnologias e novos materiais, proporcionando uma Odontologia com longa vida e atraindo para os consultórios tanto pacientes com complexidades médicas como pacientes saudáveis.

A Odontologia atual pode e deve proporcionar o atendimento seguro para os diversos pacientes, no entanto, é razoável que os profissionais estejam atentos a assuntos como avaliação física, histórico médico, monitoração e possíveis interações medicamentosas. Deve ainda considerar a introdução de algumas modificações no sentido de diminuir o estresse dessa população perante a terapia odontológica. Esses são alguns fatores que muito ajudarão em situações de emergências médicas no ambiente odontológico.[1]

Neste trabalho, serão discutidas algumas sugestões para preparar o consultório e/ou o ambulatório odontológico para lidar com as emergências médicas a partir da prevenção, preparação e introdução de um plano básico de ação, salientando a importância do SBV para o controle das situações de emergências médicas.

Referências bibliográficas

1. Rosenberg M. Preparing for Medical Emergencies: The Essential Drugs and Equipment for the Dental Office. JADA 2010;141(suppl 1):14S-19S.
2. The Financial Impact of longevity risk. Chapter 4. International Monetary Fund. April 2012.
3. Bjerrrum L et al. Polypharmacy in general practice: differences between practitioners. Br J Gen Pract. 1999 March; 49(440): 195-198.
4. Walker UJ et al. Prevalence and predictors of polypharmacy among older primary care patients in Germany. Family Practice Advance Access published on 11 December 2006.

Conhecendo os seus Pacientes

Stanley F. Malamed

A prevenção e o tratamento da doença dental, a manutenção da função mastigatória e a melhora da aparência estão entre os principais objetivos da Odontologia contemporânea. Atingir essas metas sem dificuldade ou imprevistos é considerado a norma. O paciente difícil de anestesiar ou com problemas comportamentais permanece na memória de muitos cirurgiões-dentistas. Importantes também são aquelas raras, mas inevitáveis, emergências médicas que podem ocorrer durante as consultas odontológicas.

As emergências médicas podem e realmente acontecem nos consultórios de Odontologia. Em uma pesquisa com 4.309 cirurgiões-dentistas em toda a América do Norte, Malamed relatou um total de 30.608 emergências em sua vida de prática clínica[1] (Tabela 1.1). Nenhuma dessas emergências foi verdadeiramente "odontológica". Foram problemas médicos com risco de morte que se desenvolveram em pacientes que estavam em um consultório odontológico. Este livro do Dr. Francisco Barata é organizado de modo a auxiliar o cirurgião-dentista e sua equipe a (1) prevenir, (2) preparar-se, (3) reconhecer e (4) instituir conduta efetiva nesses tipos de emergência que podem ocorrer.

Mais gratificante do que tratar as emergências, porém, é preveni-las. Três quartos de todas as emergências médicas relatadas na pesquisa de Malamed provavelmente se desenvolveram como sequela de dor (p. ex., anestesia local inadequada) e/ou por falha do cirurgião-dentista no reconhecimento e tratamento de pacientes com medos relacionados à Odontologia. Algumas emergências que podem surgir durante o atendimento odontológico não são relacionadas a esses dois fatores, como alergia, hipotensão postural e dose excessiva de anestésico local (toxicidade) (Quadro 1.1).

A prevenção de emergências médicas permite que o cirurgião-dentista realize o tratamento dental planejado em um ambiente ideal de atendimento de qualidade, o que é muito mais gratificante do que ter de tratar condições com risco de morte. Assim, é muito importante que o cirurgião-dentista obtenha o máximo de informações possíveis antes de iniciar qualquer tratamento dental.

Componentes da avaliação física em Odontologia

A avaliação física básica do possível paciente odontológico tem quatro etapas (Quadro 1.2).

A resposta ao *questionário de história médica* é considerada padrão de atendimento antes de iniciar qualquer tratamento dental. O questionário de

Quadro 1.1 Emergências médicas relatadas por 4.309 cirurgiões-dentistas.[1]

Situações de emergências	Número relatado	%
Síncope	15.407	50,3
Reação alérgica leve	2.583	8,4
Angina de peito	2.552	8,3
Hipotensão postural	2.475	8,1
Convulsões	1.595	5,2
Crise de asma (broncoespasmo)	1.392	4,5
Hiperventilação	1.326	4,3
"Reação à epinefrina"	913	3,0
Choque insulínico (hipoglicemia)	890	2,9
Parada cardíaca	331	1,1
Reação anafilática	304	1,0
Infarto agudo do miocárdio	289	0,9
Dose excessiva de anestésico local	204	0,7

Nota: as emergências em negrito estão relacionadas ao estresse.

Quadro 1.2 Componentes da avaliação física.[1]

Questionário da história médica
História do diálogo
Exame físico a. Sinais vitais b. Exame visual.
Avaliação da condição física
Modificação do tratamento a. Protocolo de redução de estresse.

história médica pode ser respondido pelo paciente, por um guardião ou, em caso de menor de idade, pelos pais. Nos últimos anos, os formulários de história médica computadorizados simplificaram o processo de anamnese. Um excelente questionário de história médica, disponível em 36 idiomas, foi desenvolvido pela School of Dentisty da University of the Pacifif, em conjunto com a MetLife.[2] O cirurgião-dentista revisa o questionário respondido com o paciente, fazendo perguntas sobre os problemas médicos que o paciente apontou. Esse *diálogo sobre a história* visa a determinar a significância (se houver) de cada transtorno médico para o plano de tratamento dental proposto. Por exemplo, se um paciente teve infarto agudo do miocárdio (IAM; "ataque cardíaco"), o diálogo da história inclui as seguintes perguntas: (1) Quando (mês, ano) ocorreu o IAM? O atendimento odontológico eletivo tem sido tradicionalmente suspenso durante os primeiros 6 meses após IAM, embora as evidências recentes demonstrem que muitos pacientes pós-IAM toleram o estresse depois de 3 a 4 semanas;[3,4] (2) Qual o grau de dano que ocorreu no miocárdio? O paciente tem falta de ar crônica? Cansa-se com facilidade? Tem dores no peito?; (3) Quais medicamentos está tomando agora? O tratamento medicamentoso pós-IAM pode incluir alguns ou todos os seguintes: aspirina, antidisrítmicos, anti-hipertensivos e digitálicos.

O exame físico, inclusive inspeção visual do paciente e monitoração dos sinais vitais basais (pressão arterial, frequência e ritmo cardíaco), é o próximo passo de nossa avaliação. Os sinais vitais fornecem informações valiosas em tempo real sobre o estado do sistema cardiovascular dos pacientes. Recomenda-se veementemente que os sinais vitais basais sejam registrados, quando possível, para todos os novos pacientes, como parte rotineira da avaliação prévia ao tratamento.

Avaliação de risco. Ao término do questionário da história médica, do diálogo sobre a história e da avaliação física, o paciente é classificado de acordo com a categoria de estado físico. O Sistema de Classificação da American Society of Anesthesiologist's Physical Status (ASA-PS) tem sido usado por mais de 50 anos em hospitais em todo o mundo[5] e é "um excelente preditor dos desfechos perioperatórios adversos" durante a anestesia geral.[6] Consiste de seis classificações com o grau de risco (de evento clínico adverso durante a anestesia geral) aumentando de PS-1 para PS-6. McCarthy e Malamed adaptaram o sistema ASA-PS para uso em Odontologia.[7] O sistema é fácil de empregar, sendo a classificação ASA-PS atribuída pelo cirurgião-dentista, depois de considerar todas as informações disponíveis na história médica reunida, como já mencionado. A seguir, estão a descrição e os exemplos das classificações ASA-PS.

ASA PS-1: paciente saudável e normal. Depois da revisão das informações existentes (p. ex., questionário da história de saúde, sinais vitais, exame físico), determina-se que coração, pulmões, fígado, rins e sistema nervoso central (SNC) do paciente são normais e hígidos, com pressão arterial (PA) em adultos inferior a 140/90 mmHg. O paciente não é fóbico e tem menos de 60 anos de idade. Esse paciente representa um candidato excelente para atendimento cirúrgico ou odontológico eletivo, com risco mínimo de evento clínico adverso na ocasião do tratamento.

ASA PS-2: paciente com doença sistêmica leve. Os pacientes ASA PS-2 têm doença sistêmica leve ou são pacientes saudáveis (ASA PS-1) que têm extrema ansiedade e medo dos procedimentos odontológicos ou têm mais de 60 anos de idade. Os pacientes ASA PS-2 são, em geral, menos capazes de tolerar estresse do que os ASA PS-1; contudo, ainda representam risco mínimo durante o tratamento dental. A classificação ASA PS-2 representa "sinal amarelo" (tenha cuidado). O atendimento dental eletivo é justificado com aumento mínimo do risco para o paciente durante o tratamento. É preciso considerar as possíveis modificações do tratamento (Protocolos de Redução de Estresse, a seguir). Os exemplos dessas modificações são uso de técnicas sedativas (sedação inalatória [N_2O-O_2], sedação intravenosa, sedação oral), que possivelmente limitem a duração do tratamento e possível consulta médica.

São exemplos de ASA PS-2: (1) diabéticos tipo 2 bem-controlados (*diabetes mellitus* não insulino-dependente-DMNID); (2) epilepsia bem-controlada; (3) asma bem-controlada; (4) pacientes com transtorno hiper ou hipotireóideos bem-controlados que estão sob cuidados médicos e atualmente têm função normal da tireoide (são considerados eutireóideos); (5) pacientes ASA PS-1 que apresentam infecção do trato respiratório superior (IRS); (6) gestantes saudáveis (ASA PS-2 durante a gravidez); (7) pacientes com alergias (em especial a medicamentos) sem outros problemas de saúde; (8) pacientes com muito medo de procedimentos odontológicos sem outros problemas de saúde; (9) pacientes com mais de 60 anos de idade sem outro problema de saúde e (10) PA de adulto entre 140 e 159 mmHg e/ou 90 e 94 mmHg.

ASA PS-3: paciente com doença sistêmica grave que limite a atividade sem ser incapacitante. Em repouso, o paciente ASA PS-3 não apresenta sinais e sintomas de desconforto (fadiga não justificada, falta de ar, dor no peito), mas quando há estresse físico ou psicológico, sim. Um exemplo é o paciente com angina que está na sala de espera e não tem dor, mas passa a ter dor no peito quando senta na cadeira do cirurgião-dentista. Como a classificação ASA PS-2, a ASA PS-3 também representa "sinal amarelo" (tenha cuidado). O tratamento dental eletivo não é contraindicado, embora esse paciente represente maior risco durante o tratamento. A consideração séria deve preceder a possível implementação de modificações do tratamento.

São exemplos de pacientes ASA PS-3: (1) angina de peito estável; (2) estado pós-IAM sem sinais e sintomas residuais; (3) estado pós-acidente vascular cerebral (AVC, "derrame") sem sinais e sintomas residuais; (4) diabético bem-controlado (*diabetes mellitus* insulino-dependente); (5) insuficiência cardíaca congestiva (ICC) com ortopneia e edema de tornozelo; (6) doença pulmonar obstrutiva crônica (DPOC) – enfisema ou bronquite crônica; (7) asma induzida por exercício; (8) epilepsia menos que bem-controlada; (9) transtornos hipo ou hipertireóideos sintomáticos e (10) PA de adulto entre 160 e 199 mmHg e/ou 95 e 114 mmHg.

ASA PS-4: paciente com doença sistêmica incapacitante que representa risco de morte constante. Os pacientes ASA PS-4 têm problema(s) médico(s) de maior significância para o paciente do que o tratamento dental planejado. O tratamento dental eletivo é posposto até que a condição física do paciente melhore pelo menos para ASA PS-3. O desconforto está presente mesmo em repouso. Esse paciente apresenta-se no consultório do cirurgião-dentista com sinais e sintomas clínicos da doença em repouso. A classificação ASA PS-4 representa "sinal vermelho" – um alerta que indica que o risco é muito grande para permitir tratamento eletivo. A conduta nas emergências odontológicas, como infecção ou dor, devem ser tratadas de modo conservador no consultório dental até que a condição do paciente melhore. Se possível, o tratamento dental de emergência deve ser não invasivo, consistindo de prescrição de medicamentos como analgésicos e antibióticos para a infecção. Quando se percebe que a intervenção imediata é necessária (p. ex., incisão e drenagem [I&D], extração, extirpação da polpa), sugere-se que o paciente receba esse atendimento em uma unidade de atendimento agudo (isto é, um hospital) sempre que possível. Mesmo no ambiente hospitalar, o risco maior persiste, porém sua chance de sobrevida talvez seja maior se houver atendimento de emergência aguda em virtude do tempo de resposta menor.

Exemplos de pacientes ASA PS-4 incluem: (1) angina de peito instável (também conhecida como angina pré-infarto); (2) IAM nos últimos 6 meses com insuficiência cardíaca significativa resultante; (3) AVC no últimos 6 meses; (4) PA do adulto superior a 200 mmHg e/ou 115 mmHg; (5) ICC ou DPOC graves (exigindo suplementação de O_2 e/ou confinamento à cadeira de rodas); (6) epilepsia não controlada (com história de hospitalização) e (7) *diabetes mellitus* tipo 1 não controlada (com história de hospitalização).

ASA PS-5: paciente moribundo que não se espera que sobreviva 24 horas com ou sem cirurgia. Os pacientes ASA PS-5 quase sempre estão hospitalizados, com doença terminal. Em muitas instituições, há ordem de "NR" (não ressuscitar) ou "sem código". Os esforços de ressuscitação não são instituídos no caso de o paciente ter parada respiratória ou cardíaca. O tratamento dental eletivo é contraindicado; contudo, o atendimento de emergência no âmbito paliativo (isto é, alívio da dor e/ou infecção), pode ser necessário. A classificação ASA PS-5 representa "sinal vermelho" para tratamento dental.

São exemplos de pacientes PS-5: (1) hepatopatia em estágio terminal; (2) câncer em estágio terminal; (3) doença infecciosa em estágio terminal; (4) doença cardiovascular em estágio terminal e (5) doença respiratória em estágio terminal.

O sistema de classificação ASA PS é fácil de empregar em Odontologia, em especial quando um paciente tem apenas um problema médico isolado (ver exemplos em cada categoria ASA PS). No entanto, muitos pacientes apresentam diversos problemas, casos em que a determinação da classificação ASA PS pode deixar dúvidas. Nessas situações, o cirurgião-dentista deve pesar a significância de cada problema e escolher a categoria ASA PS adequada.

O sistema de classificação ASA PS não pretende ser inflexível; ao contrário, destina-se a funcionar como um sistema de valores relativos baseados no julgamento clínico do cirurgião-dentista e na avaliação dos dados médicos relevantes. Quando o cirurgião-dentista é incapaz de determinar a significância clínica de uma ou mais entidades patológicas, recomenda-se uma consulta com o médico do paciente ou com colegas médicos ou cirurgiões-

-dentistas. Em todos os casos, porém, a decisão de tratar ou adiar o tratamento deve ser tomada pelo cirurgião-dentista que atende o paciente. A responsabilidade final da saúde e segurança de um paciente está nas mãos do cirurgião-dentista que trata ou não o paciente.

O Quadro 1.3 resume o sistema de classificação ASA PS.

Modificação do tratamento (protocolo de redução de estresse)

Neste ponto de nossa avaliação pré-tratamento do paciente, revisamos os dados da história e da avaliação física e atribuímos uma classificação ASA. A maioria dos pacientes recebe ASA PS-1 ou ASA PS-2 (85% na maior parte dos consultórios particulares), com menos classificados como ASA PS-3 (cerca de 14%) e ASA PS-4.[8]

Todos os procedimentos odontológicos e cirúrgicos têm potencial de induzir estresse.[9] O estresse pode ter natureza fisiológica (dor, exercício extenuante) ou natureza psicológica (ansiedade, medo). Uma resposta do corpo ao estresse é o aumento da liberação de catecolaminas (epinefrina e norepinefrina) da medula adrenal para o sistema cardiovascular. Isso resulta em aumento da carga de trabalho do coração (maior frequência e força de contração miocárdica e maior necessidade de oxigênio para o miocárdio). Embora os pacientes ASA PS-1 possam tolerar essas mudanças da atividade cardiovascular, os pacientes ASA PS-2, PS-3 e PS-4 são crescentemente incapazes de tolerar essas alterações com segurança. O paciente com angina estável (ASA PS-3) pode responder com um episódio de dor no peito, podendo sobrevir várias disritmias. Pode-se desenvolver edema pulmonar em pacientes com insuficiência cardíaca. Os pacientes com transtornos não cardiovasculares também podem responder adversamente quando se deparam com maiores graus de estresse. O paciente com asma pode desenvolver um episódio agudo de desconforto respiratório, enquanto o epiléptico pode ter uma convulsão. Os graus incomuns de estresse no paciente ASA PS-1 podem ser responsáveis por várias situações de emergência induzidas psicogenicamente, como hiperventilação ou síncope vasodepressora.

As entrevistas com o paciente que tem medo do tratamento dental mostram que muitos começam a se preocupar sobre o tratamento dental ou cirúrgico um dia ou mais antes da consulta. Podem perder o sono na noite que antecede a consulta, chegando

Quadro 1.3 Sistema de classificação da American Society of Anesthesiologists Physical.

ASA PS	Definição	Exemplo	Recomendações de tratamento
1	Paciente hígido		Sem precauções especiais
2	Paciente com doença sistêmica leve	• Gravidez bem-controlada • Diabetes tipo 2 • Epilepsia • Asma • Disfunção tireóidea • PA 140-159/90-94 mmHg.	Tratamento eletivo pode ser realizado Considerar a modificação de tratamento
3	Paciente com doença sistêmica grave que limita a atividade, sem ser incapacitante	• Angina de peito estável • Pós-IAM > 6 meses • Pós-AVC > 6 meses • Asma induzida por exercício • Diabetes tipo 1 (controlado) • Epilepsia com menos controle • Disfunção tireóidea sintomática • PA 160-199/95-114 mmHg.	Tratamento eletivo pode ser realizado Consideração séria de modificação do tratamento
4	Paciente com doença sistêmica incapacitante que é risco de morte constante	• Angina de peito instável • Pós-IAM > 6 meses • Convulsões não controladas • PA > 200/115 mmHg.	Tratamento eletivo contraindicado; tratamento de emergência: não invasivo (p. ex., medicação) ou em ambiente controlado
5	Paciente moribundo com expectativa de vida de 24 horas com ou sem cirurgia	• Câncer em estágio terminal • Doença infecciosa em estágio terminal • Doença cardiovascular em estágio terminal • Disfunção hepática em estágio terminal.	Tratamento paliativo

para o procedimento fatigados e mais intolerantes ao estresse. O risco desse paciente durante o tratamento é maior.

Os protocolos de redução de estresse (PRE) são duas séries de procedimentos que, usados individual ou coletivamente, minimizam o estresse durante o tratamento, reduzindo, assim, o risco do paciente.[7,8] Esses protocolos, mostrados no Quadro 1.4, baseiam-se na crença de que a prevenção ou a redução do estresse deve começar antes do tratamento, continuar durante ele e, se indicado, ir até o período posterior.

Reconhecimento do risco médico e ansiedade

O risco médico é precisamente determinado pela adesão às medidas descritas neste capítulo. O reconhecimento da ansiedade é, com frequência, uma tarefa mais difícil.

Consulta médica

A consulta médica é considerada sempre que o cirurgião-dentista não tem certeza do grau de risco do paciente. A consulta médica não é necessária ou recomendada para todos os pacientes com algum comprometimento. Em todos os casos, é preciso lembrar que a consulta é apenas uma solicitação de mais informações referentes a um determinado paciente ou processo patológico. O cirurgião-dentista busca informações que o auxiliarão a determinar o nível de risco e quais alterações no tratamento podem ser benéficas. Como já foi aqui mencionado, a responsabilidade final pelo tratamento e segurança do paciente é unicamente do profissional que o trata.

Pré-medicação

Muitos pacientes apreensivos afirmam que seu medo da Odontologia ou de cirurgia é tão grande que são incapazes de dormir na noite que precede a consulta. Fatigados no dia seguinte, eles toleram menos o estresse adicional durante o tratamento. Em um paciente com comprometimento médico, o risco de exacerbação aguda de seus problemas é maior. No paciente ASA PS-1, esse tipo de estresse pode provocar resposta psicogênica.

Quando há alta ansiedade, deve-se determinar se ela irá interferir no sono dos pacientes. É bom que, na noite anterior à consulta, o sono seja tranquilo. A administração de sedativo oral é um modo de atingir essa meta. Um ansiolítico ou sedativo hipnótico, como diazepam, triazolam, flurazepam, zaleplom ou zolpidem, pode ser prescrito por via oral 1 hora antes de dormir.

Conforme a consulta se aproxima, o nível de ansiedade do paciente aumenta. Os medicamentos orais podem ser administrados mais ou menos 1 hora antes do horário do início do tratamento, de modo a permitir a concentração sanguínea terapêutica do agente. Se possível, recomenda-se que os sedativos orais sejam administrados no consultório de Odontologia. O uso adequado de ansiolítico ou sedativos hipnóticos orais é um meio excelente de minimizar o estresse pré-operatório.

Quadro 1.4 Protocolo de redução do estresse.[1]

Paciente saudável e normal (ASA PS-1)	Paciente com risco médico (ASA PS-2, PS-3 e PS-4)
Reconhecer os pacientes com ansiedade	Reconhecer o grau de risco médico
Pré-medicar (sedação na noite anterior ao tratamento, conforme necessário	Consulta médica antes do tratamento, conforme necessário
Pré-medicar (sedação) 1 hora antes da consulta, conforme necessário	
	Consulta matutina
No consultório, minimizar o tempo de espera	Monitorar sinais vitais pré e pós-operatórios
	Considerar sedação durante o tratamento
	Controle apropriado da dor (anestesia local)
Extensão da consulta – variável	Extensão da consulta – variável; não exceder os limites de tolerância dos pacientes
	Acompanhamento pós-operatório da dor
Telefonema depois do tratamento para pacientes sedados	Tefonema depois do tratamento para pacientes com ASA maior (ASA PS-3, PS-4)
Tratar os pacientes com medo ou comprometimento clínico no início da semana, para que o consultório esteja disponível nos próximos dias se houver complicações	

Adaptado de: Malamed SF. Medical Emergencies in the Dental Office. 6. ed. St. Louis: Mosby Elsevier, 2007. p. 54.

Agendamento da consulta

Os pacientes apreensivos ou com comprometimento clínico toleram melhor o estresse quando estão bem descansados. Para a maior parte dos pacientes, o horário preferido para o tratamento dental é no início da manhã. Esse também é o caso de crianças apreensivas ou com comprometimento médico.

Se o tratamento for marcado para a parte da tarde, o paciente com medo precisa lutar por muitas horas com o sinistro fantasma da consulta odontológica ou cirúrgica, que invalida tudo o que existe antes dela e lhe dá mais tempo para se preocupar. A ansiedade cresce, aumentando a possibilidade de reações psicogênicas adversas. Com a consulta de manhã, o paciente pode superá-la e continuar com suas atividades usuais livre da ansiedade.

A situação é semelhante para o paciente com comprometimento médico. Quando a fadiga se instala, eles são menos capazes de tolerar o aumento do estresse. A consulta agendada para o fim do dia, depois das horas de trabalho e, talvez, de um trânsito pesado até o consultório, pode levar o paciente a ter pouca ou nenhuma habilidade de lidar com estresse adicional associado ao tratamento dental. A consulta no início da manhã proporciona ao cirurgião-dentista e ao paciente um grau de flexibilidade no tratamento.

Minimização do tempo de espera

Uma vez no consultório odontológico ou médico, o paciente com medo não pode ficar na área de recepção ou na cadeira do cirurgião-dentista por períodos prolongados antes de iniciar o tratamento. Sabe-se que a previsão de um procedimento pode induzir mais medo do que o próprio procedimento.[9]

Sinais vitais (pré e pós-operatórios)

Antes de iniciar o tratamento de paciente com comprometimento clínico, o cirurgião-dentista deve monitorar e registrar os sinais vitais do paciente (PA, frequência e ritmo cardíacos e frequência respiratória). A comparação dos sinais vitais pré-cirúrgicos com os valores basais registrados em consulta anterior serve como indicador do estado físico e emocional do paciente no dia do tratamento. Embora seja importante principalmente para os pacientes com doença cardiovascular, recomenda-se que os sinais vitais pré-operatórios sejam registrados em todos os pacientes comprometidos (todos os ASA PS-3 e PS-4 e os ASA PS-2 pertinentes) antes de cada sessão. Os sinais vitais pós-operatórios também devem ser monitorados e registrados na ficha odontológica desses pacientes.

Sedação durante o tratamento

Se for necessário reduzir ainda mais o estresse, qualquer técnica de sedação disponível ou anestesia geral pode ser considerada. As técnicas não medicamentosas são iatrossedação (inclusive música e vídeo) e hipnose, embora o mais comum seja a sedação farmacológica, com agentes mínimos ou moderados por via oral, inalatória, intramuscular (IM), intranasal (IN) e intravenosa (IV).[10,11] O principal objetivo das técnicas de iatrossedação ou sedação farmacológica é reduzir ou eliminar o estresse. Quando as técnicas são usadas de modo adequado, essa meta é imediatamente atingida, sem aumentar o risco do paciente.

Controle adequado da dor durante o tratamento

Para que a diminuição do estresse tenha êxito, a dor precisa ser controlada. O tratamento bem-sucedido da dor é muito mais importante nos pacientes com comprometimento clínicos do que nos ASA PS-1. As possíveis ações adversas das catecolaminas endógenas liberadas sobre a função cardiovascular no paciente com doença cardiovascular substancial (ASA PS-3 e PS-4) justificam a inclusão de vasoconstritores na solução anestésica local.[12] Na ausência de controle adequado da dor, a redução do estresse pode não ser atingida, e passa a ser quase impossível sedar o paciente.

Duração do tratamento

A duração do tratamento é significativa para os pacientes comprometidos e com medo. Na ausência de fatores que indicam necessidade de consultas mais rápidas (p. ex., ASA PS-1), o tempo é determinado pelo cirurgião-dentista depois de considerar os desejos do paciente. Em muitos casos, o paciente saudável, mas com medo, prefere ter o menor número de consultas possível, independentemente de sua duração. As consultas com 3 horas ou mais podem ser a conduta preferida para esses pacientes que não têm problemas médicos. Contudo, satisfazer o desejo do paciente (ou dos pais ou responsáveis) com consultas mais extensas é desaconselhável se o cirurgião-dentista acredita que existem razões plausíveis para consultas mais breves. Há relatos de casos de morbidade mais grave e de óbito quando um cirurgião-dentista concordou com a vontade dos pais de concluir o tratamento dental de seus filhos em uma consulta prolongada.

Diferentemente do paciente ASA PS-1 com medo, o paciente com mais problemas de saúde não deve ser submetido a consultas prolongadas. Na cadeira do cirurgião-dentista, 1 hora de tratamento é estressante para muitas pessoas. O paciente ASA PS-1 pode ter dificuldade para tolerar consultas de 2 ou 3 horas. Sujeitar um paciente de alto risco a tratamento extenso pode aumentar desnecessariamente o risco relacionado ao procedimento. As consultas odontológicas em pacientes ASA PS-3 e PS-4 não devem exceder o limite de tolerância do paciente. Os sinais de que essa tolerância atingiu o máximo são evidências de fadiga, inquietação, sudorese e desconforto aparente do paciente. A conduta mais prudente nessa hora é terminar o procedimento dental o mais rápido possível e agendar nova sessão para concluir o tratamento.

Controle da dor e da ansiedade pós-operatórias

A conduta pós-operatória da dor e da ansiedade é tão importante quanto a pré e a perioperatória. Isso é especialmente relevante para o paciente que foi submetido a procedimento traumático (isto é, endodontia, cirurgia periodontal ou oral, extensa reconstrução oral ou procedimentos restauradores). O cirurgião-dentista deve considerar cautelosamente as complicações que podem surgir durante as 24 horas imediatas depois do tratamento, discuti-las com o paciente e tomar decisões que ajudem o paciente a lidar com elas. Esses passos incluem alguns ou todos os seguintes, quando indicado.

- Disponibilidade do cirurgião-dentista por telefone durante 24 horas
- Controle da dor: prescrição de analgésicos, conforme a necessidade
- Antibióticos: prescrição de antibióticos se houver possibilidade de infecção
- Medicamento ansiolítico se o cirurgião-dentista achar que o paciente pode precisar
- Relaxantes musculares depois de tratamento prolongado ou de múltiplas injeções em uma região (isto é, bloqueio de nervo alveolar inferior).

A disponibilidade do cirurgião-dentista por telefone durante 24 horas por 7 dias passou a ser o atendimento padrão entre as profissões de saúde. Com serviço de atendimento automático computadorizado, *pagers*, celulares e secretárias eletrônicas em todos os locais, os pacientes devem conseguir entrar em contato com o cirurgião-dentista sempre que for necessário.

Controle da dor: se houver possibilidade de desconforto (dor) depois do tratamento, o paciente deve ser avisado com antecedência e ter prescrição de um analgésico (como ibuprofeno 600 mg, 4 vezes por dia).[13,14]

Os protocolos de redução do estresse possibilitaram lidar com as necessidades dentais de uma ampla gama de pacientes com medo e problemas médicos, com uma taxa mínima de complicações.

Referências bibliográficas

1. Malamed SF. Managing medical emergencies. J Am Dent Assoc. 1993; 124:40-53.
2. University of the Pacific Arthur A. Dugoni School of Dentistry. Health history forms. Disponível em: http://dental.pacific.edu/Professional_Services_and_Resources/Dental_Practice_Documents.html. Accessed 26 January 2010.
3. Little JW. Chapter 4. Ischemic heart disease. In: Little JW, Falace DA, Miller CS, Rhodus NL, editors. Little: Dental management of the medically compromised patient. 7a ed. St. Louis: Mosby, 2007.
4. Shah KB, Kleinman BS, Sami H, Patel J, Rao TL. Reevaluation of perioperative myocardial infarction in patients with prior myocardial infarction undergoing noncardiac operations. Anesth Analg. 1990;71:231-235.
5. American Society of Anesthesiologists. New classification of physical status. Anesthesiology. 1963;24:111.
6. Khuri SF, Daley J, Henderson W, Hur K, Gibbs JO, Barbour G et al. Risk adjustment of the postoperative mortality rate for the comparative assessment of the quality of surgical care: results of the National Veterans Affairs Surgical Risk Study. J Am Coll Surg. 1997;185:315-327.
7. McCarthy FM, Malamed SF. Physical evaluation system to determine medical risk and indicated dental therapy modifications. J Amer Dent Assoc. 1979;99:181-184.
8. Malamed SF. Chapter 2: prevention. in: medical emergencies in the dental office. 6a ed. St. Louis: Mosby Elsevier, 2007. p. 15-58.
9. Corah NL, Gale EN, Illig SJ. Assessment of a dental anxiety scale. J Am Dent Assoc. 1981;97:816-819.
10. American Dental Association, council on dental education: guidelines for the use of sedation and general anesthesia by dentists, as adopted by the October 2007 ADA House of Delegates. Chicago, 2007, The Association.
11. American Society of Anesthesiologists Task Force on Sedation and Analgesia by Non-Anesthesiologists. Practice guidelines for sedation and analgesia by non-anesthesiologists. Anesthesiology. 2002;96:1004-1017.
12. Haas DA. An update on local anesthetics in dentistry. J Can Dent Assoc. 2002;68(9):546-551.
13. Oxford League Table of Analgesics in Acute Pain, 2007. Disponível em: www.medicine.ox.ac.uk/bandolier/booth/painpag/Acutrev/Analgesics/leagtab.html.
14. Hargreaves KM, Kaiser K. New advances in the management of endodontic pain emergencies. J Calif Dent Assoc. 2004;32(6):469-473.

2
Morte Súbita

Introdução

Uma situação extrema e catastrófica no consultório odontológico é a ocorrência da morte de um paciente. A seguir, uma breve explicação de alguns mecanismos da morte súbita, inesperada ou repentina, uma vez que certamente não será difícil o profissional deparar-se com situações de emergências médicas que envolvam risco de morte ao longo dos anos da prática odontológica.

Muitos avanços foram realizados em suporte básico de vida (SBV) e ressuscitação cardiopulmonar (RCP) durante a década de 1960. A morte súbita e inesperada permanecia uma observação estatística, e não um problema tratável. Posteriormente, com novos estudos e pesquisas, foram estabelecidas diretrizes (*guidelines*) pela American Heart Association (AHA), as quais difundiram os procedimentos de suporte básico de vida (SBV) e suporte avançado de vida (SAV). A AHA, então, treinou profissionais da Medicina de vários países, inclusive do Brasil: médicos e enfermeiros visitaram os Estados Unidos e receberam o treinamento em ACLS (*Advanced Cardiac Life Support*). A partir daí, um pequeno grupo brasileiro de profissionais da saúde tornou-se capacitador e iniciou o treinamento de médicos no país. Hoje, inclusive, existe a obrigatoriedade de determinadas categorias médicas receberem o treinamento em ACLS; o mesmo infelizmente não acontece na classe odontológica. Acreditamos que todo profissional de saúde deva realizar treinamentos periódicos em SBV, como é feito em diferentes países, em especial os cirurgiões-dentistas, que realizam intervenções diferentes em pacientes com o uso de anestésico local e ainda procedimentos cirúrgicos distintos.

Os cirurgiões-dentistas são profissionais da área de saúde e provavelmente irão se deparar com situações de emergências médicas e deverão lançar mão das manobras de SBV durante sua vida profissional. O autor acredita que é necessário introduzir, ainda na graduação do estudante de Odontologia, o treinamento em SBV e ressuscitação cardiopulmonar (RCP), como é realizado em outros países.

Definições de morte súbita

A OMS[1] define como morte súbita aquela que ocorre nas primeiras 24 horas do início dos sintomas. A maioria das vítimas (mais de 90%) apresenta uma anormalidade cardíaca, conhecida ou não, no exame pós-morte (necrópsia). Apresenta doenças coronarianas (coronariopatias), cardiomiopatias hipertróficas (com obstrução ou não) e estenose aórtica valvar na maioria dos casos. No entanto, uma pequena porcentagem não apresenta anormalidades estruturais no coração.[2]

A morte súbita de origem cardíaca costuma ser definida como inesperada em virtude de causas cardíacas envolvendo perda abrupta da consciência por causa da ruptura do fluxo sanguíneo cerebral, e ocorre em até 1 hora após o início dos sintomas. Adicionalmente, a morte súbita de origem cardíaca pode ocorrer em um paciente previamente estável, no qual a cardiopatia pode ou não ter sido reconhecida.[3] Cerca de 2/3 das mortes cardíacas inesperadas, repentinas, ocorrem sem reconhecimento prévio de doenças cardíacas.[2,4,5] Esses acontecimentos de morte repentina ou inesperada, decorridos de causas não acidentais em pessoas que previamente aparentavam estar em bom estado de saúde e não apresentavam histórico de doenças, podem ser definidos como morte súbita. Quanto ao tempo, a morte súbita ou repentina é definida como morte instantânea ou em 24 horas após o início dos sintomas.[2,6,7] O tempo do início dos sintomas até a morte é uma preferência acadêmica, desde que a maioria das mortes súbitas ocorra de forma instantânea.[6]

As doenças cardiovasculares são as principais causas de quase todas as mortes nos Estados Unidos e no Brasil. As estatísticas da AHA mostram que as doenças cardiovasculares são as principais causas de morte nos Estados Unidos, onde 310 mil mortes por doenças cardiovasculares ocorrem anualmente:[8] cerca de 2.400 norte-americanos morrem de doenças cardiovasculares a cada dia, uma média de uma morte a cada 37 segundos.[9]

A morte súbita de origem cardíaca, estima-se, é aproximadamente metade de todas as mortes por doenças cardiovasculares. A maioria destas mortes súbitas ou repentinas é causada por taquiarritmias ventriculares agudas (fibrilação ventricular), frequentemente originárias de eventos coronarianos.[5,7,10,11] Raramente, estas pessoas apresentam sintomas: 50% dos homens e 64% das mulheres vítimas de morte súbita de origem cardíaca não apresentavam sintomas prévios da doença; entre 70 e 89% das mortes súbitas de origem cardíaca ocorrem em homens e a incidência anual é de 3 a 4 vezes maior em homens do que em mulheres (Figuras 2.1 e 2.2). No entanto, esta disparidade diminui com o aumento da idade (envelhecimento). Pessoas que já sofreram ataque cardíaco apresentam chances 4 a 6 vezes maiores de sofrer morte súbita de origem cardíaca do que a população em geral.[9,10]

Causas da morte súbita

A morte súbita de origem cardíaca apresenta um pico de incidência bimodal, isto é, entre o nascimento até os 6 primeiros meses de vida (síndrome da morte súbita infantil – SMSI) e entre 45 e 75 anos de idade, em função do desenvolvimento de doenças da artéria coronária.[2]

As causas mais comuns da morte súbita são as doenças da artéria coronária (coronariopatias), doenças cerebrovasculares, miocardiopatias e defeitos de condução cardíaca [síndrome de Wolff-Parkinson-White (WPW), síndrome do QT longo (SQTL) e síndrome de Brugada].[6]

Síndrome da morte súbita infantil (SMSI)

Esta síndrome é uma morte repentina e inesperada de uma criança por volta de 1 ano de idade. Cerca de 2.600 bebês morrem nos Estados Unidos anualmente de SMSI.[12]

Nos Estados Unidos, a SMSI é também conhecida como morte no berço, porque, em geral, a morte ocorre quando a criança está dormindo no berço.

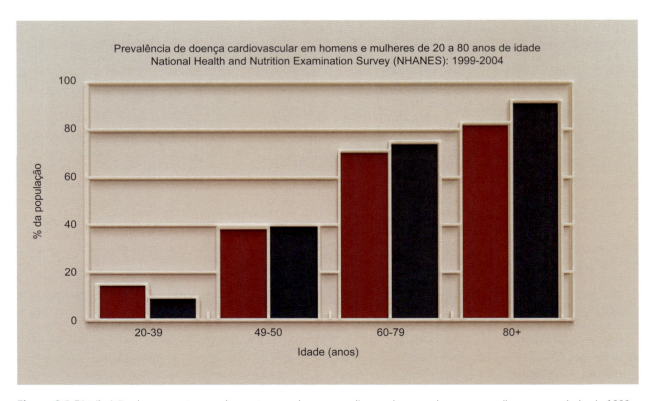

Figura 2.1 Distribuição das porcentagens de mortes por doenças cardiovasculares em homens e mulheres no período de 1999 a 2004, por grupos etários. Modificada de American Heart Association.[9]

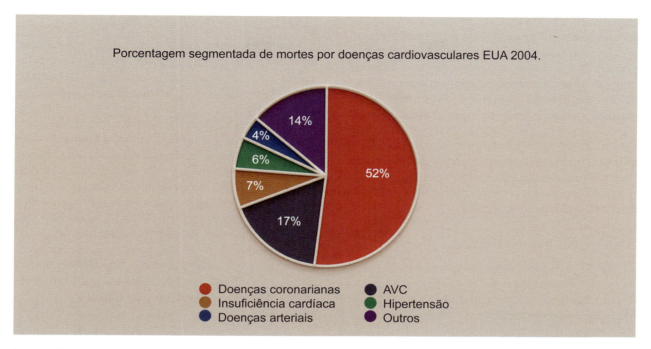

Figura 2.2 Porcentagem segmentada de mortes por doença cardiovascular. Modificado de American Heart Association.[9]

Essa é a maior causa de morte de bebês entre 1 mês a 1 ano de idade, ocorrendo com mais frequência entre os 2 ou 3 meses de idade.[12] A morte é repentina e imprevisível, e a criança aparenta boa saúde.

As causas exatas da morte súbita infantil ainda não estão totalmente esclarecidas e pesquisas sobre o tema estão sendo realizadas. No entanto, existem alguns fatores que tornam a criança mais vulnerável à morte súbita e que podem ser prevenidos, já outros não. Evidências mostram que as crianças que morrem de SMSI apresentam as características descritas a seguir.

- Anormalidades no cérebro, geralmente em função de exposição do feto a substâncias tóxicas ou da diminuição de oxigênio. Fumar durante a gestação, por exemplo, pode reduzir a quantidade de oxigênio ofertada ao feto
- Outras causas como falta de oxigênio durante o nascimento (eventos durante o nascimento ou logo após), excesso de dióxido de carbono, aumento da temperatura ou infecções, problemas no sistema imunológico e distúrbios metabólicos.

Síndrome de Wolff--Parkinson-White (WPW)

A condução elétrica no coração ocorre normalmente via nódulo atrioventricular (AV), feixe de Hiss e sistema de Purkinje. Os pacientes com síndromes de pré-excitação apresentam uma via de transmissão alternativa (via acessória), que conecta os átrios aos ventrículos e contornam (*bypass*) o nódulo AV. A síndrome de Wolff-Parkinson-White é causada por uma conexão acessória (*acessories bypass*) no nódulo AV, contornando este e o feixe de Hiss.[2] Com isso, há um defeito de condução no coração, uma vez que os impulsos elétricos são conduzidos ao longo de uma via acessória dos átrios até os ventrículos, fazendo os impulsos elétricos chegarem mais rápido ao ventrículo, causando a taquicardia. A causa da síndrome de Wolff-Parkison-White é congênita e seu tratamento depende do tipo de arritmia e sintomas associados. Em geral, o diagnóstico se faz com o eletrocardiograma (ECG). Entre 40 e 80% dos casos de taquicardia geralmente são episódios curtos e sem maiores consequências. No entanto, em alguns pacientes, pode originar episódios com risco de morte, e a morte súbita de origem cardíaca pode acontecer.[13]

Síndrome do QT longo

A síndrome do QT longo, por muito tempo, foi considerada como causa idiopática. Hoje em dia, é considerada de origem genética e afeta os canais de sódio e potássio, causando anormalidades e prolongando a repolarização, o que resulta no prolongamento do QT, no ECG. O paciente com o QT longo apresenta um grande risco de desenvolver uma arritmia cardíaca letal – a taquicardia ventricular polimórfica – conhecida como *torsades de pointes*, que, em geral, acontece em um cenário de atividade adrenérgica alta[2] (estresse físico ou emocional e excitação súbita). Embora cause frequentes episódios de perda da consciência, na maioria das vezes é uma situação autolimitante e volta ao normal. No entanto, o ritmo cardíaco pode se deteriorar para uma arritmia letal – a fibrilação ventricular. Muitas vezes, a inconsciência destes pacientes é interpretada como quadros de epilepsia.

Síndrome de Brugada

Em 1992, o cardiologista espanhol Pedro Brugada et al.[14] descreveram 8 casos de morte súbita de origem cardíaca em pacientes que não apresentavam alterações estruturais no coração e, no entanto, apresentavam aumento do segmento ST no ECG. A síndrome de Brugada, então, é caracterizada pelo aumento do segmento ST no eletrocardiograma e apresenta um grande risco de parada cardíaca súbita.[15,16] A síndrome de Brugada é responsável por mais ou menos 4 a 12% de todas as mortes súbitas; no entanto, alguns trabalhos[17] indicam que estas mortes chegam a 50% de todas as mortes súbitas, sem que o coração apresente alterações estruturais: a incidência da doença é na ordem de 5 para cada 10.000 habitantes.[16] Em algumas regiões, como Tailândia e Laos, os índices são próximos de 10 para cada 10.000 habitantes.[17] O diagnóstico da síndrome de Brugada é facilmente realizado com um eletrocardiograma.

Arritmias – Mecanismos

O mecanismo exato é difícil de estabelecer, uma vez que o paciente que sofre este colapso raramente está em observação constante ou assistida. Como resultado, este mecanismo pode ser interferido, uma vez que o processo está estabelecido. No entanto, vários estudos em pacientes monitorados continuamente (24 horas) em ambulatórios com ECG ou cardioversor-desfibrilador implantável (CDI) nos mostram que a taquiquardia e a fibrilação ventriculares são os principais causadores da morte súbita de origem cardíaca, na maioria dos episódios.[18,19] Nas civilizações ocidentais, 80% das mortes súbitas de origem cardíaca decorrem de coronariopatias.[8,11,19-22] Também é a causa mais comum de morte em muitas áreas do mundo onde a prevalência das doenças coronarianas é baixa,[20] seguida por miocardiopatias que dão origem ao desarranjo elétrico do coração, resultando em taquicardia e fibrilação ventriculares. De acordo com a NCHS Data Warehouse,[8] a taxa de mortalidade decorrente de doenças cardiovasculares ocorridas fora do hospital e dos serviços de emergência médica hospitalar[8] é de 310.000 anuais.

O Quadro 2.1 evidencia as principais causas que podem resultar em morte súbita.

Eletrofisiologia do coração

O coração pode ser considerado uma bomba elétrica. Nele é gerada energia elétrica, especialmente em suas células marca-passo (nódulo sinoatrial). Essa corrente elétrica atravessa o coração,

Quadro 2.1 Condições que, se despercebidas, podm levar à morte súbita de origem cardíaca.[20]

Cardiomiopatia hipertrófica
Cardiomiopatia arritmogênica do ventrículo direito
Cardiomiopatia dilatada (CMD)
Cardiomiopatia restritiva (RCM)
Miocardite
Doenças coronarianas
Canalopatias (síndrome de Wolff-Parkinson-White, síndrome do QT longo e síndrome de Brugada, Lev-Lenergres)
Anomalia da artéria coronária
Síndrome de Marfan
Outras condições cardíacas: fibroelastose endocárdica (FEE), síndrome de Churg-Strauss, doença de Kawasaki.

Modificado de Braunwald, 1997.

contraindo a musculatura cardíaca e produzindo o batimento cardíaco. O sangue é bombeado pelo coração para todos os órgãos do corpo, a partir das câmaras cardíacas, para que estes possam realizar suas atividades.

Este mecanismo pode ser interrompido por diversas maneiras, mas o resultado final na morte súbita é o mesmo: o sistema elétrico está irritado e não consegue produzir atividade elétrica para que o coração funcione como uma bomba e produza as contrações, isto é, os batimentos cardíacos. Os eventos de excelência exigidos para um ciclo cardíaco normal são as contrações rítmicas e o relaxamento dos átrios e ventrículos. O coração é composto por dois tipos de células principais: as células de trabalho e as células com especialização neural, como as células condutoras. As células de trabalho são o músculo cardíaco ou miocárdio dos átrios e ventrículos. As células especializadas incluem o nódulo sinoatrial (SA), o nódulo atrioventricular (AV), o feixe de Hiss e as fibras de Purkinje. Estas células iniciam e conduzem os impulsos elétricos por todo o miocárdio e regulam o ritmo cardíaco. Isto independe de nervos ou hormônios, mas a sua taxa real de trabalho pode ser influenciada por nervos autônomos, como os do sistema nervoso simpático (aumentando) e do sistema nervoso parassimpático (diminuindo).

Introdução ao ECG

Quando uma atividade muscular ocorre, uma atividade elétrica também acontece, e isso é o que é gravado no eletrocardiograma (ECG). Dentro da célula muscular, há uma carga negativa e fora, uma carga positiva. No potencial de repouso, não há diferença de potencial entre os dois pontos da célula. No ponto de estimulação, o potencial cai a zero porque a membrana celular torna-se eletricamente permeável e as cargas dos dois lados da membrana se neutralizam. Uma onda de excitação é criada e espalha-se pelas células musculares, produzindo uma diferença de potencial entre dois pontos quaisquer da célula, até que toda a superfície da célula muscular tenha perdido a sua carga positiva e despolarizado. Então, o coração é uma bomba de células musculares: uma vez que um ponto é estimulado, a propagação da onda espalha-se até que toda a superfície perca sua carga positiva e esteja despolarizada. Desde a vida fetal até a morte, esta estimulação elétrica e os batimentos cardíacos subsequentes continuam automaticamente e rítmicos. A interrupção deste ritmo nomal é denominada *disritmia* ou *arritmia*. A seguir, a Figura 2.3 ilustra a via elétrica do coração.

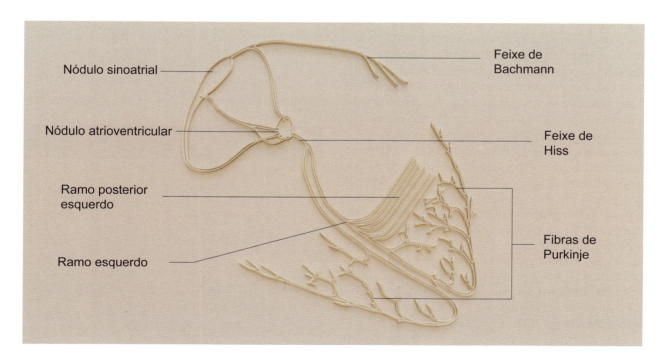

Figura 2.3 Sistema de condução elétrica do coração.

> **Acompanhamento a via elétrica do coração**
>
> O nódulo sinoatrial (1) inicia um impulso elétrico que flui sobre os átrios direito e esquerdo (2), fazendo essas câmeras se contraírem. Quando o impulso elétrico chega ao nódulo atrioventricular (3), sofre ligeiro retardo. Em seguida, o impulso dissemina-se ao longo do feixe de Hiss (4), o qual se divide em ramo direito (para o ventrículo direito) (5) e em ramo esquerdo (para o ventrículo esquerdo) (5). Em seguida, o impulso disssemina-se sobre os ventrículos, fazendo com que eles se contraiam.

ma de onda no oxímetro. Um paciente em parada cardíaca pode apresentar o complexo QRS normal do eletrocardiograma. As células do músculo do ventrículo estão despolarizando, mas não ocorre a contração. Esse fenômeno é chamado *atividade elétrica sem pulso*.

As várias partes do coração trabalham normalmente em uma determinada sequência: a contração atrial (sístole atrial) é seguida pela contração ventricular (sístole ventricular) e, durante a diástole, há o relaxamento das quatro cavidades. O nódulo sinoatrial (nódulo SA), o nódulo atrioventricular (nódulo AV), o feixe de Hiss com seus ramos direito e esquerdo e o sistema de Purkinje são as estruturas específicas que formam o sistema de condução do miocárdio. O nódulo SA despolariza-se mais rápido em condições normais, e o estímulo é conduzido para outras regiões ante a sua despolarização espontânea. Por isso, o nódulo SA é o marca-passo normal do coração. A sua despolarização rítmica determina a frequência cardíaca.

Eletrocardiograma (ECG)

Cada uma das deflexões indica determinadas ações do coração. Willem Eithoven[23] as descreveu como as letras P, Q, R, S e T.

O primeiro complexo de onda, a onda P, é causado pela despolarização dos átrios quando o estímulo se inicia no nódulo SA. O átrio se contrai exatamente depois do começo da onda P. Então, há um intervalo de pequena ou nenhuma deflexão. Isso é seguido por outro grupo de deflexões chamado complexo QRS, que é causado pela despolarização decorrente do impulso que vem do nódulo AV e passa sobre a musculatura ventricular. Depois do grupo PQR, há outro período, breve, ou sem potencial chamado intervalo ST, seguido pela onda T, que é causada pela repolarização dos ventrículos. É possível obter traçados de diferentes números de ondas (12 ou mais) colocando-se os eletrodos em vários pontos do corpo. Com o propósito de monitoração, apenas uma onda ou derivação é selecionada, a II. A Figura 2.4 ilustra a derivação II do ECG (PQRST) e a sequência de eventos que pode ser visualizada. O Quadro 2.2 relaciona os eventos fisiológicos com o ECG (1, 2, 3, 4, 5, 6, 7, 8).

Ao contrário das contrações dos átrios, a contração ventricular pode ser confirmada clinicamente pela palpação do pulso ou por um pulso em for-

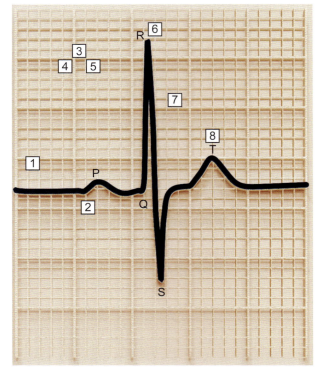

Figura 2.4 A derivação II do ECG (PQRST).

Quadro 2.2 Os 8 eventos fisiológicos do coração; apenas 3 são observados no traçado do ECG.

	Eventos fisiológicos	ECG
1	Nódulo SA inicia o impulso	Não visível
2	Despolarização dos átrios (músculo)	Onda P
3	Contração dos átrios	Não visível
4	Despolarização do nódulo AV e feixes comuns de Hiss	Não visível
5	Repolarização dos átrios (músculos)	Não visível
6	Despolarização dos ventrículos (músculos)	Complexo QRS
7	Contração dos ventrículos (músculo)	Não visível
8	Repolarização dos ventrículos (músculo)	Onda T

Controle cardíaco pelos nervos simpáticos e parassimpáticos

A quantidade de sangue bombeada pelo coração a cada minuto (débito cardíaco) pode ser aumentada pela estimulação simpática (sistema nervoso simpático) e reduzida pela estimulação parassimpática (sistema nervoso parassimpático).

Estimulação simpática

A estimulação simpática aumenta a força com que o músculo cardíaco se contrai, aumentando o volume de sangue bombeado e também a pressão de ejeção. Assim, a estimulação simpática pode aumentar o débito cardíaco, e a inibição do sistema nervoso simpático pode ser usada para diminuir o bombeamento cardíaco moderadamente. Quando a atividade do sistema nervoso simpático é deprimida, reduz a frequência cardíaca e a força da contração ventricular, o que diminui o nível do bombeamento cardíaco.

Estimulação parassimpática (ou vagal)

A estimulação vagal intensa do coração pode interromper os batimentos cardíacos por alguns segundos e também diminuir a força da contração ventricular. Essa redução não é maior pelo fato de as fibras vagais serem distribuídas, em sua maior parte, para os átrios e em menor proporção para os ventrículos, onde ocorre a principal contração cardíaca.

A grande redução da frequência cardíaca pode diminuir o bombeamento ventricular, sobretudo quando o coração está funcionando sob grande carga de trabalho.

Tratamento da fibrilação ventricular e da taquicardia ventricular sem pulso

O tratamento da parada cardíaca súbita com fibrilação ventricular (FV) é a ressuscitação cardiopulmonar (RCP) imediata e a aplicação do choque elétrico com desfibrilador.[24,25]

Para oferecer à vítima de parada cardíaca com FV ou taquicardia ventricular (TV) a melhor chance de sobreviver, três ações devem ser feitas nos primeiros momentos:[24]

- Ativação do serviço de emergências médicas
- Administração da RCP
- Operacionalização do desfibrilador automático externo (DEA ou DAE).

As chances de a vítima sobreviver diminuem com o aumento do tempo, e a desfibrilação precoce é o principal tratamento para a FV e a TV sem pulso,[25] uma vez que a FV, com o passar do tempo, tende a se deteriorar para a assistolia.[24,25] Para cada minuto que passa entre o colapso (parada cardíaca com FV) e a desfibrilação, as chances de sobrevivência diminuem de 7 para 10%, se a RCP não for administrada.[25] Estratégias em comunidades hospitalares devem ser desenvolvidas para reduzir o intervalo entre a parada cardíaca e a desfibrilação.

A American Dental Association (ADA), por meio do seu conselho científico em 2002, publicou uma diretriz em relação às emergências médicas em consultórios odontológicos,[26] determinando um *kit* básico com fármacos e equipamentos, e fez a recomendação no sentido de o cirurgião-dentista considerar a inclusão do desfibrilador automático externo (DEA/DAE) em seu *kit* de emergências médicas. Uma vez que, nas situações de parada cardíaca, a RCP antecipada e a precoce desfibrilação com a administração do choque com o DEA ou DAE é a chave para salvar vidas, o DEA, que é de simples manuseio, foi designado para ser usado por qualquer pessoa capaz de aprender a RCP básica – profissional de saúde ou não. O conhecimento do eletrocardiograma não é necessário, então o seu uso é muito simples e deve ser disseminado à população em geral.

Os assuntos ressuscitação cardiopulmonar, bem como a desfibrilação e a utilização do desfibrilador automático externo (DEA ou DAE) serão abordados com mais detalhes nos capítulos de ressuscitação cardiopulmonar e de desfibrilador automático externo.

Fatores ambientais: ambientes quentes e úmidos

As ondas de calor, isto é, o aumento excessivo de temperatura durante o verão, estão associadas com o aumento da taxa de morbidade e mortalidade. Uma estimativa conservadora diz que uma média de 240 mortes anuais está relacionada às ondas de calor nos EUA. Em 1980, uma onda de calor causou cerca de 1.700 mortes.[27]

Uma análise relacionando as alterações climáticas súbitas e infarto agudo do miocárdio (IAM), realizada entre 1946 e 1951 com 1.386 pacientes, concluiu que há aumento da frequência de IAM durante períodos de mudanças súbitas de temperatura, com ondas de calor ou ondas polares (frias), evidenciando que as mudanças climáticas afetam os pacientes com doenças coronarianas.[28]

Sob condições normais de ambiente, a convecção e a radiação são responsáveis pela perda de 65% de calor do corpo; a evaporação da pele e pulmões contribui com mais de 30%. O hipotálamo regula a perda de calor por meio dos mecanismos neuroendócrino e autônomo. O calor provoca a vasodilatação dos vasos da pele e o aumento da transpiração como resultado de uma descarga colinérgica. A vasodilatação, por sua vez, aumenta a frequência e o débito cardíacos[29] (quantidade de sangue bombeada a cada minuto pelo coração) e pode agravar as doenças crônicas.

A evaporação do suor torna-se o último mecanismo pelo qual o calor é perdido, porém, o aumento da umidade pode impedir o arrefecimento ou resfriamento do corpo por este mecanismo. Como consequência, a temperatura do corpo aumenta.

As mortes por cardiopatias aumentam durante as ondas de calor, isto é, em ambientes quentes e úmidos.[27,30,31] Em condições experimentais, um ambiente quente e úmido pode exacerbar a insuficiência cardíaca.[27,29] O débito cardíaco em pacientes com cardiopatias é reduzido, sendo próximo de 3 a 4,5 ℓ/minuto em repouso, em um ambiente com calor e umidade excessivos. Com a demanda regulatória da temperatura pelo corpo, o débito cardíaco pode chegar de 20 a 30 ℓ/minuto,[6,31] e um coração doente poderá falhar. Pacientes com insuficiência cardíaca devem evitar ambientes quentes e úmidos em excesso. Isso serve para os consultórios e ambulatórios odontológicos, onde o ambiente climatizado (ar condicionado) em uma temperatura ideal é importante para o atendimento dessa população de pacientes.

Morte e Odontologia

A seguir, será discutida a incidência de situações de emergências médicas na prática odontológica e casos isolados de mortes relacionados ao tratamento odontológico, embora poucas estatísticas existam sobre o assunto. As ocorrências de situações de emergências médicas na prática odontológica são poucas, porém essas situações apresentam grande probabilidade de acontecerem em ambiente odontológico. Além do mais, quando acontecem, em geral são situações que podem apresentar o envolvimento de risco de morte e solicitam cuidados imediatos por parte dos profissionais relacionados ao atendimento.

Está ocorrendo um aumento da população que apresenta risco médico: de acordo com o Comitê Europeu de Ressuscitação, a morte súbita de origem cardíaca é a líder de causas de mortes. Na Europa, ocorrem 700 mil mortes súbitas anualmente,[32] nos Estados Unidos e no Canadá cerca de 350 mil pessoas morrem de forma súbita e repentina em função de parada cardíaca, por ano.[24,25] Como já mencionado, o tratamento indicado nesta situação clínica, em que o coração apresenta um ritmo anormal e letal chamado *fibrilação ventricular*, na maioria das vezes[25,32] é a RCP antecipada e a desfibrilação[25,32] aplicando-se choque com o DEA ou DAE. Atualmente, é necessário que os profissionais de saúde, incluindo os cirurgiões-dentistas, estejam preparados para lidar com essas situações.

O tratamento odontológico pode aumentar esse risco, especificamente em função de procedimentos atuais invasivos, substâncias utilizadas (anestesia, resinas, látex, outros) e ainda em função da falta de controle efetivo da dor e ansiedade. Segundo o autor, a sedação está sendo subutilizada em Odontologia; no entanto, é um coadjuvante importante para a prática atual, pois 74 a 76% das situações de emergências médicas estão relacionadas a medo, estresse e ansiedade,[33,34] e diferentes técnicas de sedação estão ao alcance do cirurgião-dentista. Ele pode e deve lançar mão, desde que devidamente capacitado e treinado com alguma técnica.

Vários estudos na França,[35] Inglaterra,[36] Alemanha,[37] Austrália,[38] Estados Unidos,[33,34] Israel[39] e Brasil[40] registraram situações de parada cardíaca em consultórios odontológicos, embora esses episódios tenham se apresentado com uma baixa incidência quando comparados com os episódios de síncope. Justifica-se que o profissional prepare-se para lidar com tais situações, uma vez que os profissionais e alunos, em sua maioria, não estão capacitados e treinados para lidar com tais situações.[33,36-41] Todos os profissionais de saúde devem ser periodicamente capacitados em ressuscitação cardiopulmonar (RCP) e suporte básico de vida (SBV), bem como realizar cursos periódicos de educação continuada em emergências médicas.

Um recente estudo[39] publicado em Israel relata que, em dois institutos odontológicos, ocorreram seis episódios de parada cardíaca, de origem cardíaca e não cardíaca. Aconteceram durante, antes e após a intervenção odontológica. Todos os casos foram tratados a partir do protocolo de RCP e desfibrilação antecipada, no entanto, ocorreu uma morte. Conclui-se que a RCP e a desfibrilação foram realizadas com sucesso por profissionais treinados em RCP e emergências médicas.

Na Inglaterra, ocorreu um episódio de um paciente com 78 anos de idade que sofreu parada cardíaca na sala de espera de um consultório odontológico.[42] Foi tratado com sucesso com RCP e desfibrilação. Outro relato de 2002 cita um paciente de 73 anos de idade, na Austrália, que sofreu uma parada cardíaca em um procedimento restaurador de um dente inferior e foi tratado com RCP e desfibrilação, com sucesso.[43]

Uma pesquisa de 1997, realizada na Austrália,[39] e outras duas de 1999,[36,44] realizadas na Inglaterra, mostraram resultados similares em relação ao número de casos de angina e parada cardíaca, a partir de uma população pequena de cirurgiões-dentistas. O Quadro 2.3 evidencia o número de cirurgiões-dentistas pesquisados, os países e as ocorrências.

Em um trabalho recente[37] de 2005, realizado na Alemanha (Saxônia), questionários médicos foram enviados para 2.998 pessoas, em um período de 12 meses. Cerca de 57% dos cirurgiões-dentistas relataram até três situações de emergências médicas por ano, e 36% dos cirurgiões-dentistas relataram 10 situações de emergências médicas no mesmo período. A síncope (desmaio) foi a situação mais evidenciada dos 1.238 casos. No entanto, ocorreram duas paradas cardíacas. A partir disso, estima-se que ocorra uma parada cardíaca para cada 638.960 pacientes na prática odontológica. Salienta-se, então, que as emergências médicas podem não ser episódios tão raros na prática odontológica. Embora a maioria destes episódios não tenha sido fatal, os profissionais devem estar preparados para controlar essas situações que acontecem ao longo da vida profissional.

No Japão, uma pesquisa[45] conduzida entre 1980 e 1984 mostrou que entre 19 e 44% dos cirurgiões-dentistas tiveram seus pacientes em situações de emergências médicas em 1 ano. Cerca de 90% das complicações foram leves e próximo de 60% foram situações de síncopes (desmaio). No entanto, 8% das situações foram consideradas sérias e 35% dos pacientes apresentavam uma doença de base, principalmente doenças cardiovasculares.

Em 1999, foi realizada uma pesquisa,[36] por um período de 12 meses, para verificar a prevalência de situações de emergências médicas em 887 cirurgiões-dentistas de cinco cidades do norte da Inglaterra. A situação mais comum de emergência médica relatada foi a síncope vasovagal. Episódios de hipoglicemia, angina, convulsões, ataque de asma e anafilaxia também foram evidenciados. O Quadro 2.4 relaciona o número de situações de emergências médicas e o tipo de ocorrência.

No sentido de verificar a prevalência das situações de emergências médicas em Odontologia, uma pesquisa[44] foi feita durante 10 anos, entre cirurgiões-dentistas generalistas, na Inglaterra, País de Gales e Escócia. Relataram os seguintes resultados: 74% responderam que tiveram situações de emergências médicas – 36% convulsões, 18,1% ingestão de corpo estranho, 13,8% ataque de asma, 11% dor torácica relacionada à angina, 10,6% eventos relacionados a diabéticos, porém sem consequências mais sérias.

Outra pesquisa[34] envolvendo 4.039 cirurgiões-dentistas nos Estados Unidos e sete províncias do Canadá, em 1992, revelou 30.000 situações de emergências médicas em um período de 10 anos. O Quadro 2.5 relaciona as principais ocorrências de emergências médicas.

É evidente que não existem estatísticas quanto a mortes relacionadas à Odontologia porque felizmente estes são acontecimentos isolados. No entanto, algumas mortes acontecem em ambiente odontológico,[37,46-53] inclusive no Brasil,[54,55] sejam elas relacionadas a parada cardíaca, superdosagem anestésica, asfixia etc.

Quadro 2.3 Número de ocorrências de emergências médicas e número de cirurgiões-dentistas pesquisados.

Cidade	Austrália (1997)[39]	Reino Unido (1999)[36]	Reino Unido (1999)[44]
Número de cirurgiões-dentistas pesquisados	811	302	1.093
Frequência de casos de dores no peito, por cirurgiões-dentistas, por ano	0,03	0,2	0,03
% de casos de dores no peito que eram angina	93	96	90
Frequência de casos de parada cardíaca, por ano	< 0,005	< 0,005	< 0,005
% de sobrevida dos casos de parada cardíaca	75	100	53
% de casos que eram paradas cardíacas	< 0,01	0,45	1,0

Modificado de Chapman e Penkeyman, 2002.

Quadro 2.4 Tipos de situações de emergências médicas e número de ocorrências durante 12 meses, em cirurgiões-dentistas de cinco cidades do norte da Inglaterra.

Prevalência das situações de emergências médicas registradas pelos dentistas, em um período de 12 meses[36]	
Emergências	Número de situações de emergências médicas por ano
Síncope vasovagal	1,9
Angina	0,17
Epilepsia	0,13
Hipoglicemia	0,17
Asma	0,06
Engasgo	0,09
Anafilaxia	0,013
Infarto agudo do miocárdio	0,006
Parada cardíaca	0,003
Inespecífico (colapso)	0,026

Modificado de Girdler e Smith, 1999.

Quadro 2.5 Principais situações de emergências médicas e a quantidade de situações ocorridas em 10 anos, reportadas por 4.039 cirurgiões-dentistas dos Estados Unidos e 7 províncias do Canadá.

Situação de emergência médica	Números reportados
Síncope (desmaio)	15.407
Reação alérgica (leve)	2.583
Angina de peito	2.552
Hipotensão ortostática ou postural	2.475
Convulsão	1.595
Ataque de asma (broncoespasmo)	1.392
Hiperventilação	1.326
Reação à epinefrina (adrenalina)	913
Hipoglicemia	890
Parada cardíaca	331
Reação anafilática	304
Infarto agudo do miocárdio	289
Superdosagem do anestésico local	204

Frank Mc Carthy,[6] no final da década de 1970, fez duas considerações em relação às possíveis ocorrências de situações de emergências médicas durante a vida profissional do cirurgião-dentista, que merecem ser avaliadas:

- A incidência de morte repentina, súbita e inesperada é tão alta que um número significativo dessas mortes pode ocorrer, coincidentemente, no consultório odontológico ou logo após o tratamento. Além do mais, uma vez que a maioria das causas principais de morte súbita é influenciada pelo estresse físico e emocional, é provável que tais mortes no consultório odontológico possam estar secundariamente relacionadas ao estresse do tratamento. Isso é uma forte justificativa para o controle adequado da dor e da ansiedade dos pacientes odontológicos que estão aparentando boa saúde, e uma justificativa óbvia para uma compreensão aprofundada do reconhecimento e tratamento de uma vida
- Nas conclusões deste autor, baseadas em informações e puramente especulativas, o cirurgião-dentista, durante sua vida prática, experimentará, em média, uma ou duas mortes de pacientes, seja no consultório odontológico ou no prazo de 24 horas após o tratamento. Essas mortes, no entanto, não estão diretamente relacionadas ao tratamento odontológico: ocorrem de forma aleatória, mas o estresse do tratamento pode ser um fator contribuinte.

Essas afirmações foram feitas no final da década de 1970. Estamos em 2013 e a incidência de morte súbita de origem cardíaca aumentou consideravelmente. Como já mencionado, cabe ao profissional e ao estudante tirar as suas conclusões em relação ao assunto.

Conclusões

As situações de emergências médicas não são raras na prática odontológica. Podem e provavelmente acontecerão durante a vida profissional do cirurgião-dentista. Felizmente, a maioria dessas situações não são fatais, mas seu controle é necessário, uma vez que podem envolver potenciais situações de risco de morte que requerem cuidados imediatos. Todos os profissionais de saúde devem estar preparados para controlar tais situações.

Na comunidade odontológica, pode ser alcançado um alto grau de prevenção de mortes em ambiente odontológico, incluindo-se aí a avaliação física apropriada antes do tratamento, o controle efetivo da dor e da ansiedade (discutidos no Capítulo 3) e o conhecimento do controle das situações de emergências médicas pelo cirurgião-dentista e outros profissionais que trabalham em consultório e/ou ambulatórios. Para isso, se faz necessária uma melhoria no preparo para melhor gestão das situações de emergências médicas, a capacitação e o treinamento com a participação em cursos de suporte básico de vida padronizados, realizados periodicamente, no sentido de se atualizar com as diretrizes internacionais, além dos cursos de atualizações por meio da educação continuada em emergências médicas destinados a suprir as necessidades dos cirurgiões-dentistas.

Referências bibliográficas

1. World Health Organization Technical Report Series 726. Sudden cardiac death. Geneva: WHO, 1985.
2. Wever EFD, de Medina EOR. Sudden death in patients without structural heart disease. JACC. 2004;43(7):1137-44.
3. Zipes DP. Epidemiology and mechanisms of sudden cardiac death. Can J. 2005;21(SupplA):37A-40A.
4. Myerburg RJ, Kessler KM, Castellanos A. Sudden cardiac death: epidemiology, transient risk, and intervention assessment. Ann Intern Med. 1993;119:1187-97.
5. Doyle JT. Mechanisms and prevention of sudden death. Mod Conc Cardiov Dis. 1976;45:111-6.
6. Mc Carthy F. Medical emergencies in dentistry. Philadelphia: WB Saunders Company, 1982. p. 3-13.
7. Schatz PM. On sudden death (editorial). Circulation. 1971;43(1):7-10.
8. Vital Statistics of the U.S. Data Warehouse, NCHS. Disponível em: www.cdc.gov/nchs/datawh.htm.
9. American Heart Association. Heart disease and stroke statistics – Update. Dallas, Texas, 2008.
10. Myerburg RJ. Sudden cardiac death: epidemiology, causes and mechanisms. Cardiology 1987;74 (Suppl. 2):2-9 (DOI: 10.1159/000174281).
11. Huikuri HV, Castellanos A, Myerburg RJ. Sudden death due to cardiac arrhythmias. New England Medicine. 2001; 345(20):1473-82.
12. Health information. The Children's Hospital of Philadelphia. Disponível em: www.chop.edu/healthinfo/sudden-infant-death-syndrome-sids.html.
13. Nanula OS. Wolff-Parkinson-White syndrome: a review. Circulation. 1973;47:872-87.
14. Brugada P, Brugada J. Right bundle branch block, persistent ST segment elevation and sudden cardiac death: a distinct clinical and electrocardiographic syndrome. J Am Coll Cardiol. 1992;20:1391-6.
15. Probst V, et al. Long-term prognosis of patients diagnosed with Brugada syndrome. Results from the FINGER Brugada syndrome registry. Circulation. 2010;121(5):635-43.
16. Antzelevitch C et al. Brugada syndrome: a decade of progress. Circ Res. 2002; Dec 13;91(12):1114-8.
17. Brugada J et al. The syndrome of right bundle branch block ST segment elevation in V1 to V3 and sudden death - the Brugada syndrome. Europace. 1999;1:156-66.
18. Bayes de Luna A, Coumel P, Leclercq JF. Ambulatory sudden cardiac death: mechanisms of production of fatal arrhythmia on the basis of data from 157 cases. Am Heart J. 1989;117(1):151-9.
19. Dubner SJ, Pinski S, Palma S, Elencwajg B, Tronge JE. Ambulatory electrocardiographic findings in out-of-hospital cardiac arrest secondary to coronary artery disease. Am J Cardiol. 1989; 64(12):801-6.
20. Braunwald E. Heart disease: a textbook of cardiovascular medicine. 5a ed. Philadelphia: W.B. Saunders, 1997.
21. Timerman S, Castro Gonzales MM, Quiliqci AP. Guia prático para o ACLS. Barueri: Manole, 2008.
22. Turakhia M, Tseng ZH. Sudden cardiac death: epidemiology, mechanisms, and therapy. Current problems in cardiology. 2007; 32(9):501-46.
23. Einthoven W. Wikipedia. Disponível em: http://en.wikipedia.org/wiki/Willem_Einthoven.
24. Field JM, et al. Part 1: executive summary: 2010 American Heart Association Guidelines for Cardiopulmonary Resuscitation and Emergency Cardiovascular Care. Circulation. 2010 Nov 2.
25. Travers AH, et al. Part 4: CPR Overview: 2010 American Heart Association guidelines for cardiopulmonary resuscitation and emergency cardiovascular care. Circulation. 2010 Nov 2.
26. ADA Council on Scientific Affairs. Office emergencies and emergency kits. JADA. 2002;133:364-5.
27. Kalkstein LS, Valimont KM. Climate effects on human health. In Potential effects of future climate changes on forests and vegetation, agriculture, water resources, and human health. EPA Science and Advisory Committee Monograph nº 25389: 122-52. Washington, D.C. U.S. Environmental Protection Agency, 1987.
28. Teng HC, Heyer HE. The relationship between changes in weather and the occorrence of acute myocardial infarction. Am Heart J. 1995;49:9-20.
29. Besdine RW. Capítulo 67. Hyperthermia and hipoermia. Disponível em: www.merckmanuals.com/mm_geriatrics/sec8/ch67.htm.
30. Burch GE, Giles TD. The burden of hot a humid and environmental on the heart. Mod Conc Cardiovascular Disease. 1970;39:115-20.
31. Kladunde RE. Cardiovascular physiology concepts. Heart Failure – Introduction. Disponível em: www.cvphysiology.com/Heart%20Failure/HF002.htm.

32. Handley AJ, et al. European Resuscitation Council Guidelines for Resuscitation 2005 Section 2. Adult basic life support and use of automated external defibrillators. Resuscitation. 2005;67:S1,S7-S23.
33. Fast TB, Martin MD, Ellis TM. Emergency preparedness: a survey of dental practitioners. J Am Dent Assoc. 1986;112(4)499-501.
34. Malamed SF. Managing medical emergencies. J Am Dent Assoc. 1993;124(8):40-53.
35. Dreyphus PH, Foissac JC, Freysz M. Caractéristique des appels d'urgence au centre 15 provenant des cabinets dentaires. Médecine Buccale Chirurgie Buccale. 2000;6(1):40-1.
36. Girdler NM, Smith DG. Prevalence of emergency events in british dental practice and emergency management skills of british dentists. Resuscitation. 1999;41:159-67.
37. Muller MP, et al. A state-wide survey of medical emergency management in dental practices: incidence of emergencies and training experience. Emerg Med J. 2008;25:296-300 doi:10.1136/emj.2007.052936.
38. Chapman PJ. Medical emergencies in dental practice and choice of emergency drugs and equipment: a survey of australian dentists. Aust Dent J. 1997;42:103-8.
39. Finder M, Galli D. Cardiac arrest in dental office. Report of six cases. Refuat Hapeh Vehashinayim. 2002;19(1):79-78,103.
40. Gonzaga HFS, et al. Evaluation of knowledge and experience of dentists of São Paulo state, Brazil about cardiopulmonary resuscitation. Braz Dent J. 2003;14(3):200-22.
41. Santos JC, Rumel D. Emergência médica na prática odontológica no estado de Santa Catarina: ocorrência, equipamentos e drogas, conhecimento e treinamento dos cirurgiões-dentistas. Ciência & Saúde Coletiva. 2006;11(1):183-190.
42. Hunter PL. Cardiac arrest in the dental surgery. British Dental J. 1991;170:284. Published online: 20 de abril de 1991.
43. Chapman PJ, Penkeyman HW. Successful defibrillation of a dental patient in cardiac arrest. Aust Dental J. 2002; 47(2):176-7.
44. Atherton GJ, McCaul JA, Williams SA. Medical emergencies in general dental practice in Great Britain. Part 1: their prevalence over a 10-year period. Br Dent J. 1999; 186(2):72-9.
45. Matsura H. Analysis of systemic complications and deaths during dental treatment in Japan. Anes Prog. 1989;36:223-5.
46. Masuda T, Murayama T, Takada Y, Mukaida M. Medico-legal autopsy case of an infant suffering anaphylactic shock during dental treatment. Potential hazards in the use of a rubber-dam-sheet for infants. Nihon Hoigaku Zasshi. 2006;60(2):120-4.
47. Malamed SF. Morbidity, mortality and local anaesthesia. Prim Dent Care. 1999;6(1):11-5.
48. Hersh EV, Helpin ML, Evans OB. Local anesthetic mortality: report of case. ASDC J Dent Child. 1991;58(6):489-91.
49. Tragedia dal dentista. Paziente di 60 anni muore subito dopo l'iniezione. Disponível em: http://archiviostorico.corriere.it/1998/ottobre/ 23/Tragedia_dal_dentista_co_10_9810235372.shtml.
50. Coplans MP, Curson I. Deaths associated with dentistry and dental disease 1980-1989. Anaesthesia. 1993;48(12):1102-3.
51. Editorial. Death in the Dental Chair: an avoidable catastrophe? British J Anesthesia. 1998;(80)2.
52. Child chokes to death at a dentist's office. Scripps Howard News Service. Publicado em 12 de março de 2008, às 11:01h. Disponível em: www.timesrecordnews.com/news/2008/mar/12/child-chokes-death-dentists-office/.
53. ABC local. Young girl dies during dental procedure. Disponível em: http://abclocal.go.com/kabc/story?section=news/local &id=6011739.
54. Oglobo.com. Menina tem morte cerebral depois de extrair dente. Disponível em: http://oglobo.globo.com/sp/mat/2006/12/20/287134613.asp.
55. Soldado de 21 anos morre durante tratamento dentário. Disponível em: http://cercoebloqueiopm.blogspot.com/2009/10/soldado-de-21-anos-morre-durante.html.

3

Prevenção das Emergências Médicas em Ambiente Odontológico

Avaliação física – Objetivos

O objetivo da avaliação física é determinar um potencial risco e evitar as situações que envolvam emergências médicas ou, ainda, risco de morte que eventualmente possam se desenvolver depois de iniciado o atendimento odontológico.[1,2] Os objetivos da avaliação física estão relacionados a seguir.

- Determinar se o paciente está capacitado fisiologicamente a tolerar o tratamento planejado
- Determinar se o paciente está capacitado psicologicamente a tolerar o estresse do tratamento planejado
- Determinar quais modificações serão necessárias para permitir que o paciente tolere melhor o tratamento planejado
- Determinar se o uso de psicossedação é justificado e se será suficiente para aquele paciente melhor suportar a abordagem planejada
  a. Determinar qual o tipo de sedação estará mais bem indicado ou mais apropriado
  b. Determinar qual ou quais contraindicações existem para qualquer medicação que será usada no tratamento planejado.

A arte e a ciência da avaliação física utilizam-se da história médica, que, em geral, é preenchida pelo paciente no questionário médico. Pode ser acompanhada por testes de função e laboratoriais. Por outro lado, em Medicina, o diagnóstico físico (exame físico) estabelece o diagnóstico médico em resposta à queixa e, geralmente, conduz ao tratamento.[2] A história médica deve ser conduzida por um questionário médico preenchido pelo paciente. O profissional deve avaliar as respostas, realizar as coletas de dados de relevância e, posteriormente, discuti-los com o paciente (diálogo-histórico médico).[3,4]

A função do médico é diagnosticar e tratar o problema médico. Em Odontologia, quando há alguma dúvida sobre a condição física do paciente, o médico deve ser consultado. O médico é o membro vital da equipe de saúde e ele, na maioria das vezes, está habilitado a discutir os problemas e abordagens odontológicas e suas relações com os problemas médicos dos pacientes. O cirurgião-dentista e o médico devem se comunicar para evitar mal-entendidos; e o cirurgião-dentista deve conversar com o médico para expor os tipos de abordagens e fármacos que serão utilizados em determinadas situações, no sentido de trazer mais segurança e conforto ao paciente.

Em função dos avanços da prática médica e da idade da população, o perfil dos pacientes que buscam o tratamento odontológico está apresentando uma história médica mais complexa. Além dos pacientes com comprometimento médico, temos os pacientes com idade avançada que, em geral, são portadores de doenças crônicas. Na maioria das vezes, não se encontram totalmente "curados", e sim controlados, e fazem uso de medicamentos diferentes.[1,3]

Em Odontologia moderna, o profissional deve se adaptar a esta realidade, devendo se atualizar e introduzir na rotina do atendimento o questionário médico, a determinação de risco do paciente (ASA), monitorar e documentar os sinais vitais no sentido de proporcionar segurança ao paciente e evitar situações de emergências médicas, introduzir técnicas de sedação para a diminuição do medo, estresse e ansiedade.

Em Odontologia, a avaliação física consiste em história médica (questionário), exame físico (sinais vitais) e diálogo com o paciente (questionário médico).[1-4]

A partir desta avaliação física, o profissional deve:

- Determinar a condição física e psicológica do paciente, que permita ao profissional classificar o risco deste paciente (Estado Físico – ASA – Sistema de Classificação)
- Buscar a avaliação médica deste paciente, se necessário
- Instituir modificações apropriadas no tratamento.

O questionário médico é uma necessidade legal e moral para os profissionais da saúde. Além disso, o questionário médico (história médica) proporciona ao profissional informações valiosas da condição física e psicológica do paciente.

Todos os pacientes que serão submetidos a intervenções odontológicas devem preencher um questionário médico, no sentido de se obter a história médica do paciente. Um questionário médico sugerido aqui é o da University of the Pacific,[5] que está disponível no *site* em diversos idiomas – 36 diferentes – incluindo-se aí o português (Figura 3.1). Apresenta-se como um questionário simples, efetivo e seguro para se obter uma história médica de uma maneira simples e objetiva.

MetLife **Pacific Dental School**

HISTÓRICO DE SAÚDE
Portuguese

Nome do paciente: ______ Nº do Paciente: ______
Data de nascimento: ______

I. FAÇA UM CÍRCULO AO REDOR DA RESPOSTA APROPRIADA (deixe em branco se não entender a pergunta):

1.	Sim	Não	Você tem boa saúde geral?
2.	Sim	Não	Houve alguma alteração na sua saúde no último ano?
3.	Sim	Não	Você foi hospitalizado ou teve alguma doença séria nos últimos três anos? Se a resposta foi SIM, por quê? ______
4.	Sim	Não	Você está sendo tratado por um médico atualmente? Por que razão? ______ Data do seu último exame médico ______ Data do último exame dentário ______
5.	Sim	Não	Você já teve problemas com tratamento dentário?
6.	Sim	Não	Você está sentindo dor neste momento?

II. VOCÊ JÁ TEVE:

7.	Sim	Não	Dor no peito (angina)?	18.	Sim	Não	Tontura?
8.	Sim	Não	Tornozelos inchados?	19.	Sim	Não	Zunido nos ouvidos?
9.	Sim	Não	Falta de ar?	20.	Sim	Não	Dores de cabeça?
10.	Sim	Não	Perda de peso recente, febre, suores noturnos?	21.	Sim	Não	Desmaios?
11.	Sim	Não	Tosse persistente, ou tossir sangue?	22.	Sim	Não	Visão embaçada?
12.	Sim	Não	Problemas de sangramento, ou de formação de hematomas facilmente?	23.	Sim	Não	Convulsões?
				24.	Sim	Não	Sede excessiva?
13.	Sim	Não	Problemas relativos a sinusite?	25.	Sim	Não	Necessidade frequente de urinar?
14.	Sim	Não	Dificuldade em engolir?	26.	Sim	Não	Secura na boca?
15.	Sim	Não	Diarréia, prisão de ventre, sangue nas fezes?	27.	Sim	Não	Icterícia?
16.	Sim	Não	Vômitos ou náusea frequentes?	28.	Sim	Não	Dor ou rigidez nas articulações?
17.	Sim	Não	Dificuldade em urinar, sangue na urina?				

III. VOCÊ TEM ATUALMENTE, OU JÁ TEVE:

29.	Sim	Não	Doença cardíaca?	40.	Sim	Não	AIDS?
30.	Sim	Não	Ataques cardíacos, defeitos no coração?	41.	Sim	Não	Tumores, câncer?
31.	Sim	Não	Sopro cardíaco?	42.	Sim	Não	Artrite, reumatismo?
32.	Sim	Não	Febre reumática?	43.	Sim	Não	Doenças oculares?
33.	Sim	Não	Derrame ou enrijecimento das artérias?	44.	Sim	Não	Doenças de pele?
34.	Sim	Não	Pressão sanguínea alta?	45.	Sim	Não	Anemia?
35.	Sim	Não	Asma, tuberculose, enfisema ou outras doenças do pulmão?	46.	Sim	Não	Doenças venéreas (sífilis ou gonorreia)?
36.	Sim	Não	Hepatite ou outras doenças do fígado?	47.	Sim	Não	Herpes?
37.	Sim	Não	Problemas estomacais, úlceras?	48.	Sim	Não	Doenças dos rins ou da bexiga?
38.	Sim	Não	Alergia a: drogas, alimentos, medicamentos, latex?	49.	Sim	Não	Doença da tireoide ou da glândula suprarrenal?
39.	Sim	Não	História, em sua família, de diabetes, doença cardíaca, tumores?	50.	Sim	Não	Diabetes?

IV. VOCÊ TEM ATUALMENTE, OU JÁ TEVE:

51.	Sim	Não	Atendimento psiquiátrico?	56.	Sim	Não	Hospitalização?
52.	Sim	Não	Tratamentos de radiação?	57.	Sim	Não	Transfusões de sangue?
53.	Sim	Não	Quimioterapia?	58.	Sim	Não	Cirurgias?
54.	Sim	Não	Prótese de válvula cardíaca?	59.	Sim	Não	Marca-passo?
55.	Sim	Não	Implante de articulação artificial?	60.	Sim	Não	Lentes de contato?

V. ATUALMENTE VOCÊ ESTÁ USANDO/TOMANDO:

61.	Sim	Não	Drogas recreativas?	63.	Sim	Não	Tabaco, em qualquer forma?
62.	Sim	Não	Remédios, medicamentos, medicamentos comprados sem receita médica (inclusive aspirina), medicamentos naturais?	64.	Sim	Não	Bebidas alcoólicas?

Forneça o nome dos medicamentos: ______

VI. SOMENTE PARA MULHERES:

65.	Sim	Não	Você está (ou pode estar) grávida ou amamentando?	66.	Sim	Não	Você toma pílula anticoncepcional?

VII. PARA TODOS OS PACIENTES:

67.	Sim	Não	Você tem ou já teve alguma outra doença ou problema médico NÃO mencionado neste formulário?

Se a resposta foi sim, explique: ______

Tanto quanto eu saiba, respondi cada uma das perguntas de maneira completa e verdadeira. Informarei o meu dentista se ocorrer alguma mudança em relação à minha saúde ou os medicamentos que tomo.

Assinatura do paciente: ______ Data: ______

CORREÇÃO/CORREÇÕES EM CONSULTA SUBSEQUENTE:

1. Assinatura do paciente ______ Data: ______
2. Assinatura do paciente ______ Data: ______
3. Assinatura do paciente ______ Data: ______

The Health History is created and maintained by the University of the Pacific, Arthur A. Dugoni School of Dentistry, San Francisco, California.
Support for the translation and dissemination of the Health Histories comes from MetLife Dental.

Figura 3.1 Questionário médico da University of the Pacific. Disponível em: http://dental.pacific.edu/Documents/dental_prof/portuguese_health_history.pdf.

Diálogo – História médica

A partir do questionário médico preenchido, o profissional analisa os dados relevantes e discute com o paciente. Deverão ser adicionadas outras informações específicas que podem ser importantes e confirmem as informações preliminares obtidas no questionário. Nas áreas onde o cirurgião-dentista não está apto para atuar ou mesmo avaliar, isto é, doenças e condições que o cirurgião-dentista desconheça, deve-se então buscar ajuda médica para concluir a investigação.

No entanto, com a modernização da Medicina e da Odontologia, os pacientes fazem uso de um número maior de medicamentos, e o cirurgião-dentista deve se atualizar e obter conhecimentos específicos das principais medicações e as possíveis interações medicamentosas que possam ocorrer com as atualmente usadas em Odontologia.

Então, no diálogo com o paciente a partir do questionário médico, devemos apreender a condição física dele. A partir disso, devemos determinar a significância, isto é, se haverá risco do problema médico preexistente se exacerbar durante a abordagem ou intervenção odontológica planejada.

No Quadro 3.1, estão relacionados os algoritmos da história médica, utilizados em Medicina, que poderão ser adaptados para a Odontologia.[6]

Exame físico

A avaliação física em Odontologia visa a:

- Monitoração dos sinais vitais e documentação em ficha clínica
- Inspeção visual do paciente
- Testes de função quando indicados.

A avaliação física deve ser realizada na primeira visita do paciente em consultório e/ou ambulatório antes de se iniciar o tratamento.

Quadro 3.1 SAMPLE – Algoritmos de história médica que podem ser utilizados em Odontologia.

Sintomas
Alergias
Medicamentos
Prévia - "História médica"
Last Incident - "Último incidente"
Eventos que resultaram em problemas

Monitoração do paciente

Consciente ou inconscientemente, o cirurgião-dentista avalia, isto é, observa e acompanha as reações e o estado do paciente antes, durante e após os procedimentos odontológicos. O termo "monitorar" refere-se a vigilância do paciente empregando os sentidos – tocar (mecanorreceptores), observar (visão), ouvir (audição) e cheirar (olfato) – ou dispositivos que operam de forma química, física ou eletrônica para mensurar a adequação das várias funções fisiológicas.

A observação direta do paciente para a monitoração é inspeção, palpação, auscultação e percussão. Os médicos do antigo Egito eram familiarizados com o conceito de inspeção;[7] um médico vitoriano que se tornou autor, Sir Arthur Conan Doyle[8] (1859-1930), criou o insuperável detetive famoso na literatura por seu tremendo poder de inspeção, investigação e análise, Sherlock Holmes. O caráter literário se diz baseado em um médico real, cuja misteriosa e fantástica capacidade de observação tinha impressionado bastante o jovem médico Dr. Doyle. Embora os antigos, incluindo-se Hipócrates, tivessem alguma concepção de auscultação, esse método de diagnóstico não se tornou importante até o descobrimento do estetoscópio por Laennec[9] (1781-1826), em 1816. Desde o início, a inspeção foi um dos métodos mais importantes utilizados para a avaliação da saúde do paciente e permanece até hoje. Certamente, é a técnica de avaliação mais significativa utilizada pelos profissionais de saúde. Ao utilizar os principais métodos de diagnóstico físico, o cirurgião e o praticante da clínica geral odontológica podem acompanhar os pacientes com muita segurança.

Os sinais vitais, também conhecidos como basais, estão relacionados a seguir.

- Pressão arterial
- Frequência cardíaca (pulso) e ritmo
- Frequência respiratória
- Temperatura
- Peso
- Altura.

Introdução da fisiologia da pressão arterial

Apesar da complexidade da fisiologia cardiovascular, o objetivo essencial deste sistema é um pouco simplista: é necessário irrigar os órgãos vitais e tecidos com sangue oxigenado. O coração funcionar como uma bomba é fundamental para este processo. O ciclo cardíaco compreende todos os eventos que ocorrem desde uma sístole ventricular até o início de uma segunda. A sístole refere-se à contração das câmaras cardíacas e a diástole refere-se aos princípios de relaxamento. O ciclo cardíaco das câmaras contraindo e relaxando é descrito na Figura 3.2.

Os ventrículos enchem-se de sangue durante a diástole (relaxamento) e ejeta o sangue na artéria pulmonar e aorta durante a sístole (contração). O volume ejetado na aorta durante cada ciclo é chamado *volume sistólico*, e o volume total ejetado a cada minuto é o *débito cardíaco* (frequência *versus* volume sistólico).

Como em qualquer sistema fechado composto por uma bomba e tubos, a pressão é proporcional para a quantidade de líquido bombeado e a quantidade de resistência, resultante da tubulação.

Então, a pressão arterial (PA) é igual ao débito cardíaco *versus* resistência arterial, portanto, aumenta a pressão arterial quando há aumento da saída cardíaca, a partir de qualquer aumento no volume de curso ou da frequência cardíaca. Da mesma forma, a PA também aumenta com o aumento da resistência arterial causado pela diminuição no diâmetro das artérias.

A maior pressão ocorre durante a contração ventricular (sístole) e é designada pressão arterial sistólica (PAS); a menor pressão ocorre durante

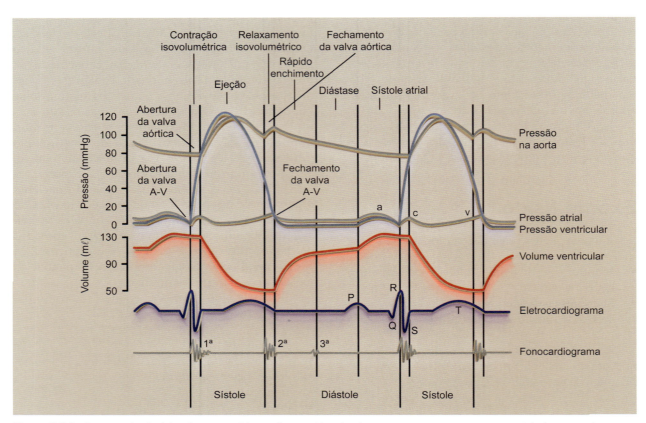

Figura 3.2 Parâmetros circulatórios durante o ciclo cardíaco, evidenciando os eventos que ocorrem no ventrículo esquerdo.

1. Ciclo cardíaco (volumes ventriculares aproximados em vermelho). No final da diástole, o ventrículo esquerdo ilustrado contém aproximadamente 120 a 130 mℓ de sangue, que é descrito como volume diastólico final (VDF). Aproximadamente 50 a 60 mℓ de sangue permanece no ventrículo no final da sístole. Esse volume é chamado de volume sistólico final (VSF). O volume ejetado durante a sístole é o volume sistólico (VS) ou débito sistólico. Nesse exemplo, corresponde a algo em torno de 70 a 80 mℓ de sangue. Então: VS=VDF-VSL; no nosso exemplo, seria: 130-50= 80 mℓ de volume sistólico ou débito sistólico, isto é, volume de sangue ejetado pelo ventrículo a cada sístole.

2. Ciclo cardíaco (pressão arterial (aórtica) em azul). Quando se inicia a sístole ventricular, a pressão aumenta de 0 a 80 mmHg, e isso "abre" a valva aórtica. A força do sangue ejetado pela aorta aumenta a pressão em até 120 mmHg. Essa é a pressão sistólica produzida pela ejeção ventricular. Note que, durante a diástole ventricular (relaxamento), a pressão ventricular se aproxima de zero. No entanto, a pressão aórtica não cai menos de 80 mmHg. Essa é a pressão diastólica. Essas pressões são transmitidas por meio da árvore arterial e são verificadas ou mensuradas indiretamente pelo esfigmomanômetro.

o relaxamento ventricular (diástole), designada pressão arterial diastólica (PAD). A pressão arterial média é a média ponderada da pressão arterial durante o ciclo cardíaco – não é uma verdadeira média da pressão sistólica e diastólica porque mais tempo é gasto durante o relaxamento dos ventrículos (diástole). A pressão arterial média (PAM) pode ser encontrada a partir da fórmula: PAM = PAS+2(PAD)/3. A pressão arterial média é uma medida importante para o diagnóstico de hipertensão arterial crônica.

A PA pode mudar com base em níveis de atividade e posição do corpo. Por exemplo: quando a pessoa esta em pé, o sangue tende a se atrair para as extremidades (em particular as pernas) com a força da gravidade. Assim, o coração precisa bombear com mais força, a fim de recuperar o sangue e fornecê-lo para o cérebro contra a força da gravidade; assim, a PA será mais alta. Em contrapartida, se uma pessoa está deitada, o sangue tende a se acumular no abdome e tórax, e os efeitos da gravidade tornam-se menores. Dessa forma, o coração não precisa bombear o sangue de forma tão rigorosa para garantir a circulação adequada, portanto, a PA tende a se tornar menor.

Pressão arterial – Resumo

A pressão arterial é o resultado do débito cardíaco *versus* resistência periférica, isto é, o débito cardíaco é igual ao volume sistólico (a quantidade de sangue expelida pelo ventrículo em cada sístole – contração – multiplicado pela frequência cardíaca, sendo na média de 5 a 6 ℓ/minuto).[10]

Sumário: PA = DC x RP
DC = VS x FC

De acordo com a American Heart Association,[11] a pressão arterial é a força exercida nas artérias quando o coração bate (pressão sistólica) e quando o coração está em repouso (pressão diastólica). É medida em milímetros de mercúrio (mmHg). A pressão arterial alta (ou hipertensão) é definida no adulto como uma PAS igual ou superior a 140 mmHg ou a pressão diastólica igual ou superior a 90 mmHg[10-12] (Quadro 3.2).

Para verificar a pressão arterial (PA), é necessário o esfigmomanômetro, que pode ser de coluna de mercúrio ou aneroide, e o estetoscópio.

Atualmente, existem aparelhos automáticos para a verificação da PA e podem ser utilizados na prática odontológica: são de fácil manuseio e seguros. Os pacientes ficarão agradecidos e se sentirão mais seguros durante a abordagem, e certamente será uma medida preventiva à hipertensão, uma vez que muitos pacientes são hipertensos e não sabem. A hipertensão essencial, na maioria das vezes, é uma doença assintomática. A verificação da pressão arterial não se limita apenas à primeira consulta, quando é realizada a avaliação física, mas sempre que houver administração fármacos, realização de intervenção, antes do procedimento e também como medida preventiva aos procedimentos odontológicos em que certamente ocorrerão administração de fármacos (anestesia local) e algum tipo de abordagem.

Para a verificação da PA, como procedimento de rotina pré-operatória na Odontologia, devemos sentar o paciente em uma posição em que seu braço esteja no mesmo nível do coração. Deve ser permitido ao paciente relaxar, no mínimo, por 5 minutos antes do procedimento, permitindo que esta aferição seja parecida com os sinais vitais basais.[13]

O lugar mais comum para mensuração da PA é no braço, usando como ponto de ausculta a artéria braquial (Figura 3.3).

A seguir, será descrito o método auscultatório de verificação de PA.

- Selecione o manguito de acordo com o tamanho do braço
- Posicione o paciente – braço na altura do coração
- Localize a artéria radial, na porção medial da fossa antecubital
- Aplique a braçadeira a 2,5 cm da dobra do cotovelo, localizando o manguito sobre a artéria braquial
- Posicione o estetoscópio sobre a artéria braquial, na fossa antecubital
- Feche a válvula e insufle o manguito no mínimo 30 mmHg acima do ponto que o pulso radial desapareça

Quadro 3.2 American Heart Association – níveis de pressão arterial.[11]

Pressão arterial – Classificação	Sistólica (mmHg)		Diastólica (mmHg)
Normal	inferior a 120	e	inferior a 80
Pré-hipertensão	120-139	ou	80-89
Hipertensão			
Fase 1	140-159	ou	90-99
Fase 2	160 ou superior	ou	100 ou superior

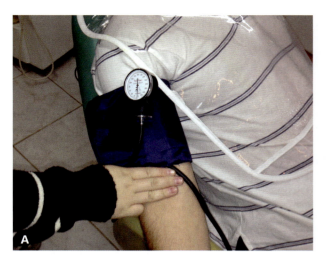 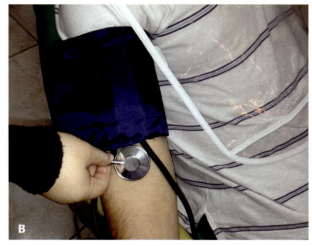

Figura 3.3 A. Seleção do manguito e posicionamento correto. **B.** Localização da ausculta (artéria braquial).

- Desinsulfle o manguito de modo que a pressão diminua de 2 a 3 mmHg por segundo
- Identifique a pressão sistólica (máxima) observando no manômetro o ponto correspondente ao primeiro batimento regular audível
- Identifique a pressão diastólica (mínima) observando no manômetro o ponto correspondente ao último batimento regular audível
- Desinsufle totalmente o aparelho com atenção voltada por completo ao desaparecimento dos batimentos cardíacos
- Retire o aparelho do braço do paciente e guarde-o cuidadosamente a fim de evitar danos
- Anote a PA e a hora. Exemplo: PA 120 x 78 mmHg; 11h22.

A seguir, são citadas as recomendações da American Heart Association para a verificação da PA.[11,13]

- A largura da bolsa de borracha do manguito deve corresponder a 40% da circunferência do braço
- O comprimento da bolsa do manguito deve envolver 80 a 100% da circunferência do braço.

O Quadro 3.3 traz a classificação da hipertensão arterial da American Society of Anesthesiologists (ASA).[11]

Quadro 3.3 Classificação da ASA para hipertensão arterial e considerações no tratamento odontológico por Malamed.[2]

Pressão arterial (mmHg ou torr)	ASA – Classificação	Considerações – Tratamento odontológico
< 140 e < 90	ASA 1	1. Tratamento odontológico/rotina 2. Verificar a cada 6 meses.
140 a 159 e/ou 90 a 94	ASA 2	1. Verificar a PA antes da abordagem odontológica, para 3 atendimentos consecutivos. Se em todas as verificações excederam estes limites: indicação de consulta médica 2. Implementação de protocolo de redução de estresse.
169 a 199 e/ou 95 a 114	ASA 3	1. Verificar a PA a cada 5 minutos 2. Se alta, consulta médica antes do atendimento odontológico 3. Implementação de protocolo de redução do estresse.
> 200 e/ou > 115	ASA 4	1. Verificar a PA a cada 5 minutos 2. Providenciar a consulta médica imediata 3. Contraindicado o tratamento odontológico 4. Atendimento de emergência (odontológica) apenas com tratamento medicamentoso (analgésicos e antibióticos).

Frequência cardíaca (pulso) e ritmo

O pulso (do latim *pulsus* – "batimentos") é sentido nas artérias como uma "onda" de pressão que se inicia na sístole ventricular. Pode ser verificado em vários sítios, comumente na artéria radial. Devem ser verificados: frequência, ritmo, volume, característica e qualidade do pulso.[14]

A frequência cardíaca varia de acordo com diversos fatores descritos a seguir.

- Sexo, idade, esforço físico ou atividade e estado geral da saúde
- Aumento do ritmo em crianças e idosos
- Diminuição do ritmo nas pessoas de alta estatura, em relação às de baixa estatura
- Variação de 10 a 12 batimentos com a pessoa em pé, em relação à pessoa deitada
- Frequência diminuída durante o sono, repouso e relaxamento.

A frequência e o ritmo cardíacos nos dão informações quanto à atividade elétrica do coração, devendo, de preferência, ser pesquisados no pulso radial. Quando se pesquisa a amplitude e a regularidade do pulso, que traduzem a função do ventrículo esquerdo, é chamado *pulso central*. Deve ser pesquisado para esta finalidade,[14] por exemplo, pulso carotídeo.

A amplitude de um pulso pode ser classificada em uma escala de 0 a 4 (Quadro 3.4).

Quadro 3.4 Classificação do pulso, de acordo com a amplitude.

0	Pulso ausente, não palpável
1	Diminuído, pulso pouco palpável
2	Normal
3	Aumentado
4	Muito aumentado (*bounding*)

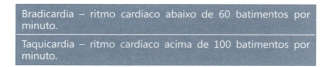

O pulso inferior a 40 batimentos/minuto leva o indivíduo à inconsciência. Qualquer variação importante, como um pulso menor que 60 (exceção aos maratonistas) e maior que 110, justifica imediatamente indicação de uma avaliação médica.[2,15-17]

O pulso deve ser normal, isto é, forte e regular. Um pulso irregular, ocasionalmente um batimento (contração) ventricular prematuro (PVC) conhecido como extrassístole, não apresenta grande importância em pessoas saudáveis. São benignas e geralmente decorrentes de tabagismo (cigarro), consumo de café, falta de sono e irritabilidade emocional, porém, quando muito pronunciada ou em pessoas portadoras de certas patologias (p. ex., insuficiência cardíaca ou hipertensão arterial), esta irregularidade é determinante para indicação da consulta médica[15,16] (Figuras 3.4A e 3.4B).

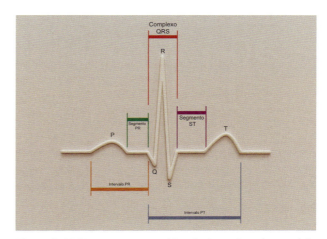

Figura 3.4A Diagrama esquemático do ritmo sinusal normal do coração humano visto no EGC.

Verificação da frequência e do ritmo do pulso radial

O pulso normal do adulto varia de 60 a 100 batimentos por minuto, com uma média de 72 a 80 batimentos/minuto. Em crianças, varia de 80 a 120 batimentos/minuto. No sexo feminino, temos o pulso aumentado em relação ao masculino.

Podemos classificar como bradicardia (diminuído) um ritmo cardíaco (pulso) abaixo de 60 batimentos/minuto e como taquicardia (aumentado), um ritmo cardíaco (pulso) acima de 100 batimentos/minuto.[15]

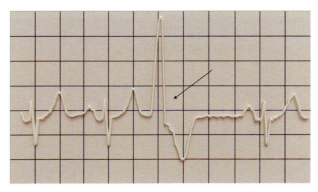

Figura 3.4B Contração ventricular prematura (extrassístole) em um ECG.

O segundo tipo de disfunção do pulso significativo é o alterno ou *pulsus alternans*, que é um achado do pulso arterial mostrando batidas alternadas fortes e fracas, indicando um comprometimento ventricular esquerdo[1,17-20] (insuficiência ventricular esquerda, hipertensão arterial severa e doença coronariana) e apresenta um prognóstico ruim – a indicação de consulta médica deve ser imediata.

Para a avaliação do pulso, devemos checar, no mínimo, por 30 segundos. O ideal é 1 minuto, com os dois dedos (indicador e médio) da mão direita do operador no braço esquerdo do paciente (Figura 3.5).

Com o antebraço do paciente ligeiramente pronado e o pulso ligeiramente relaxado, faça a compressão digital suave na cabeça do osso rádio, no pulso proximal, usando a polpa dos dedos (indicador e médio). O examinador deve se colocar do lado direito do paciente, as mãos do paciente deve estar no mesmo plano. Se o paciente estiver deitado, as mãos no plano do abdome; se sentado, mãos no plano das pernas. Devemos checar os lados direito e esquerdo do paciente, isto é, verificar o pulso dos dois lados.[17]

A seguir, no Quadro 3.5, é apresentada a média da frequência cardíaca em crianças.

O pulso rítmico é aquele que bate com regularidade; o pulso arrítmico é o que bate com irregularidade. O intervalo entre os batimentos em condições normais é igual, e o ritmo nestas condições é denominado *normal* ou *sinusal*.

O pulso irregular é chamado *arrítmico* e pode ser classificado:[17]

- Bradisfígmico: lento
- Dicrótico: dá a impressão de 2 batimentos
- Taquisfígmico: acelerado.

Quanto à verificação do volume do pulso, pode ser cheio ou filiforme. O volume de cada batimento é igual em condições normais, então, quando se exerce pressão moderada na artéria e há certa dificuldade de obliterá-la, o pulso é classificado como *pulso cheio*. Porém, se o volume é pequeno e a artéria é fácil de ser obliterada, classifica-se como *pulso fino* ou *filiforme*.[17,18]

Para verificar o pulso em situações de emergências médicas, podemos acessar o pulso carotídeo em adultos e pulso braquial em crianças (Figura 3.6).

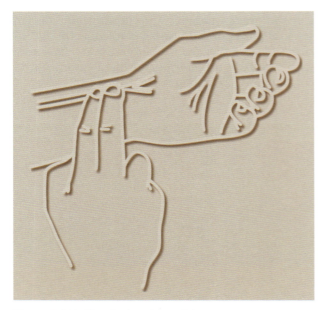

Figura 3.5 Verificação do pulso radial.

Quadro 3.5 Média da frequência cardíaca em crianças.

Idade (anos)	Abaixo do limite normal (batimentos/min)	Média (batimentos/min)	Acima do limite normal (batimentos/min)
Recém-nascido	70	120	170
1 - 11 meses	80	120	160
2	80	110	130
4	80	100	120
6	75	100	115
8	70	90	110
10	70	90	110

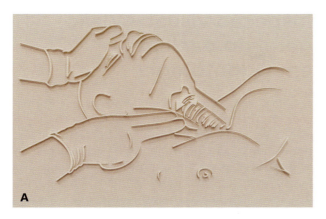 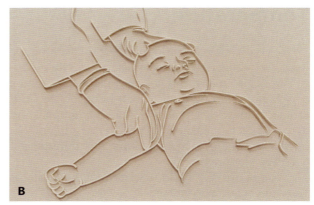

Figura 3.6 Localização da artéria carótida - pulso carotídeo. **A**. Localizaçãoda cartilagem tireoide (pomo de Adão); deslizamento lateral dos dedos indicador e médio até encontrar a fenda entre a cartilagem tireoide e o músculo esternocleidomastóideo. **B**. Crianças menores de 1 ano – verificar o pulso braquial, na parte superior interna do braço.

Frequência respiratória

A frequência respiratória deve ser avaliada de uma forma que o paciente não perceba que está sendo monitorado. Podemos dizer que a avaliação da respiração deva ser realizada de forma "secreta", sem que paciente note, uma vez que, percebida a monitoração, ele pode não respirar normalmente. Durante a verificação dos sinais vitais, o operador, quando estiver checando o pulso, deve observar os movimentos inspiratórios e expiratórios e anotá-los, em geral por 15 segundos, e depois multiplicar o valor por 4 (ideal é por 1 minuto).

Devemos observar o tipo de respiração, frequência e profundidade. O ritmo respiratório normal no adulto é 16 a 18 respirações por minuto e na criança, 24 a 28 respirações por minuto. O Quadro 3.6 apresenta a frequência respiratória normal em adultos e crianças.

Durante a respiração normal, deve-se observar se existe alguma dificuldade na respiração, se escutamos algum ruído ou som diferente (p. ex., sibilo) ou se sentimos algum odor diferente (p. ex., álcool, cigarro, odor adocicado indicador – cetônico, cetoacidose – de *diabetes mellitus* tipo 1, cheiro de "peixe morto" – encefalopatia hepática = cirrose).

Em Odontologia, a alteração mais comum na respiração será observada no quadro de hiperventilação, em que ocorre uma alteração no ritmo e na profundidade da respiração[21] e quase sempre decorre de uma manifestação de ansiedade. A hiperventilação também pode acontecer em pacientes com acidose[22] (*diabetes*).

Qualquer variação significativa na frequência ou profundidade respiratória deve ser avaliada antes de iniciar o tratamento odontológico.

Quadro 3.6 Frequência respiratória por idade.

Idade (anos)	Respiração/minuto
Neonato	40
1 semana	30
1	24
3	22
5	20
8	18
12	16
21	12

A avaliação de pressão arterial (PA), frequência cardíaca e ritmo e a respiração nos proporcionam informações sobre a condição do sistema cardiovascular. Os dados devem ser anotados na ficha clínica do paciente e ser uma rotina na avaliação física para todos os pacientes. As verificações e anotações dos sinais vitais remanescentes, como temperatura, altura e peso, são importantes também, mas são opcionais. No entanto, nos casos de administração de medicamentos parenterais (p. ex., benzodiazepínicos, anestésicos locais), devemos tomar conhecimento do peso do paciente para calcular a dosagem a ser administrada. Os anestésicos locais são calculados a partir do peso do paciente, então é importante saber o peso do paciente, em especial crianças que apresentam baixo peso, para calcular corretamente as doses do anestésico local. Facilmente, descobrimos o peso do paciente adicionando no questionário médico uma questão a mais, solicitando o peso do paciente e depois anotamos na ficha odontológica, para a verificação antes da administração de anestésicos locais.

Temperatura

A verificação da temperatura em Odontologia deve ser realizada de preferência na cavidade bucal. Aplica-se o termômetro na região sublingual e o paciente deve permanecer de boca fechada durante 2 minutos. Depois, verifica-se a temperatura do paciente. O paciente não deve ter se alimentado, fumado ou bebido nada nos últimos 10 minutos antes do procedimento.[1,23]

No Quadro 3.7 estão discriminados os valores da temperatura corporal.[23]

Durante o dia, ocorrem variações de temperatura: ela é mais baixa nas primeiras horas do dia (cedo) e aumenta à tarde. O Quadro 3.8 mostra essas variações.[1]

Quadro 3.7 Valores de temperatura corporal.

Valores da temperatura
Normal – 36,5 a 37,2°C/ 98 a 99°F
Febril – > 40°C ou 99°F
Hiperpirexia – > 41°C ou > 107°F (110°F ou > 43°C na "insolação")
Hipotermia – < 35°C ou < 95°F

Inspeção visual – Visão geral do paciente em Odontologia

Na observação visual, podemos obter informações importantes a respeito do *status* físico do paciente, se apresenta estresse, medo ou ansiedade; por exemplo, ao cumprimentar o paciente, o aperto de mãos nos dá informações se o paciente está tenso, nervoso – se apresentar mãos úmidas, suadas, frias, será sinal de medo e ansiedade perante a terapia odontológica. Estes fatores devem ser reconhecidos e as modificações no tratamento devem ser instituídas (protocolo de redução do estresse).

A aparência geral do paciente é um dos principais sinais que se deve notar. Quando fazemos o primeiro contato, temos uma ideia geral sobre se o paciente "aparenta" doenças ou problemas. Este é o passo mais importante no sentido de observar o aspecto geral do paciente, e não apenas um problema localizado, como dor de dente.

O exame clínico se inicia quando encontramos o paciente e o observamos – em Medicina, é conhecido como "olho clínico". Uma questão simples que devemos fazer é: "será que este paciente parece bem ou apresenta alguma doença moderada, severa ou necessita de uma atenção urgente?".

Quadro 3.8 Fatores que podem determinar variações de temperatura corporal.

24 horas – Variação da temperatura de 2 a 5°F.		
Temperatura	Aumenta	Período da tarde
Temperatura	Diminui	Durante o sono - "primeiras horas da manhã"
Temperatura	Aumenta	Alimentação; exercícios físicos, calor
Geral: a cada grau que a temperatura corporal aumenta, o pulso aumenta em 10 batimentos/minuto		

Resumo

Temperatura, respiração e pulso
1. Explique ao paciente o procedimento
2. Sequência lógica – Enquanto se verifica o pulso, mantém-se o termômetro na boca; por último, a respiração
3. Verificar o termômetro de mercúrio; "faça movimentos" para baixar a temperatura a menos de 35°C
4. Posicione o termômetro corretamente sob a língua e mantenha o paciente de boca fechada por 2 minutos
5. Identifique o pulso radial corretamente: mão direita do observador e esquerda do paciente; verifique por 1 minuto, atentando para anormalidades
6. Verifique a respiração após o pulso por 1 minuto
7. Observe os movimentos abdominais para verificar a respiração – 1 minuto
8. Anote os sinais vitais na ficha clínica
9. Exponha as considerações sobre o procedimento ao paciente e agradeça.

Poderemos ter diferentes tipos de apresentação, com relação à compleição física, corporal.
- A aparência física deve ser compatível com a idade; por exemplo, fumantes crônicos aparentam ser mais velhos
- Aparência saudável, em inglês *well built*, "bem construído", pele, aparência, postura, fala etc. Observar se o paciente é muito alto (gigantismo/acromegalia), muito baixo (nanismo, acondroplasia), gordo, magro, musculoso, com perda de massa muscular
- Nos obesos que perdem peso muito rápido: rápidas trocas de peso sugerem maiores mudanças nos fluidos do que nos tecidos
- Edemas (inchaço periorbital, facial, em mãos, pés e protusão do abdome); nesta etapa, devemos observar qualquer anormalidade, deformidade, assimetria, edema, por exemplo, lábios desproporcionais
- Postura e marcha. Alguns pacientes com certas doenças adotam certas posturas para aliviar seus problemas. Por exemplo, paciente com insuficiência cardíaca se torna dispneico na posição supina, prefere se sentar em posição mais elevada para aliviar os sintomas, por exemplo, falta de ar
- Enrijecimento do pescoço ou imobilidade da face ou pescoço (meningite, torcicolo, paralisia facial)
- Pacientes com insuficiência cardíaca ou doenças pulmonares crônicas geralmente apresentam dispneia quando em uma posição supina; devem sempre se sentar em uma posição mais elevada na cadeira odontológica, em razão da ortopneia severa[1,2]
- Pacientes com artrites geralmente apresentam rigidez no pescoço e podem necessitar fazer a rotação do tronco inteiro para girar a cabeça em direção ao profissional para o diálogo. O reconhecimento destes e outros sintomas serão importantes para o profissional determinar as alterações que serão necessárias para o tratamento odontológico
- A caraterística da fala pode ser significante, pois uma fala difícil e lenta pode ser sinal de acidente vascular cerebral (AVC); pacientes epilépticos que fazem uso de anticonvulsionantes por longos períodos apresentam uma fala lenta, "arrastada"; pacientes com miastenia grave* (doença degenerativa) geralmente apresentam uma voz anasalada.

Fatores adicionais podem ser observados visualmente, incluindo:

- Presença de veia jugular proeminente (pescoço) com o paciente sentado em uma posição elevada na cadeira odontológica pode ser um sinal de insuficiência cardíaca (ventricular direita)[1,2,24] (Figura 3.7)
- Dedos: baqueteamento digital pode ser um indicativo de doenças cardio-respiratórias[25] (Figura 3.8)
- Edema nos tornozelos pode ser um sinal indicativo de insuficiência ventricular direita, varicocele, doença renal e, ocasionalmente, gravidez a termo (entre 37 semanas completas e 42 semanas incompletas)[1]
- Exoftalmia indica hipertireoidismo.

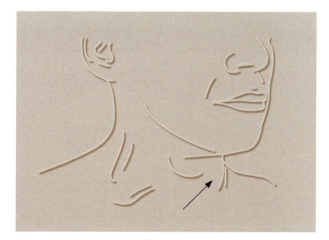

Figura 3.7 Insuficiência cardíaca: jugular proeminente.

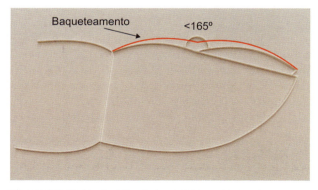

Figura 3.8 Dedo normal e dedo com baqueteamento.

---

*A miastenia grave é uma doença autoimune caracterizada pelo funcionamento anormal da junção neuromuscular que acarreta episódios de fraqueza muscular. Na miastenia grave, o sistema imunológico produz anticorpos que atacam os receptores localizados no lado muscular da junção neuromuscular. A doença raramente é fatal, mas pode ameaçar a vida quando atinge os músculos da deglutição e da respiração.

Quadro 3.9 Sinais e sintomas de hipo e hipertireoidismo.

Hipotireoidismo	Hipertireoidismo
Perda de peso	Perda de peso e hipercinesia
Intolerância ao calor	Palpitações
Dificuldade de concentração	Dores no peito
Sonolência	Nervosismo
Obstipação	Fraqueza
Inchaço das pálpebras	Tremores
Voz rouca ou arrastada	Exoftalmia
Alteração do ciclo menstrual	Febre
Pele seca	Taquicardia
Ganho de peso	Tireomegalia

Quadro 3.10 Sinais de doenças em crianças.

Sinais de "perigo" de doenças em crianças
Letargia, inconsciência
Não bebe líquidos, leite materno ou não se alimenta
Vômitos constantes
Convulsões
Rigidez no pescoço
Choro, "irritabilidade"
Cianose central
"A cianose central acontece quando o sangue que vem dos pulmões para a periferia do corpo já chega com pouco oxigênio, o que ocorre em algumas doenças do pulmão ou do coração"
Fontanelas "abaladas"

O Quadro 3.9 apresenta sinais e sintomas de hipo e hipertireoidismo. O Quadro 3.10 mostra sinais e sintomas de doenças em crianças. Os estudantes que buscam uma discussão mais detalhada devem consultar fontes adicionais.

Insuficiência cardíaca

Algo em torno de 5 milhões de norte-americanos sofrem de insuficiência cardíaca. Ela é a principal razão das hospitalizações de pessoas com mais de 65 anos de idade.[26] A insuficiência cardíaca é uma síndrome clínica complexa que pode ser resultado de um distúrbio cardíaco ou não cardíaco, estrutural ou funcional que prejudica a habilidade do coração em responder à demanda fisiológica que solicita o aumento do débito cardíaco. A insuficiência cardíaca é caracterizada por sintomas como falta de ar aos esforços e fadiga, e sinais como retenção de fluidos, além de sinais associados com distúrbios cardíacos como doença de base.[27]

A função primária do coração é bombear o sangue para todas as partes do corpo, levando nutrientes e oxigênio para os tecidos e removendo produtos residuais. Quando o corpo está em repouso, é necessária certa quantidade de sangue para executar tal função. Durante o exercício ou quando se aumenta a demanda do corpo, mais sangue é necessário. No sentido de equilibrar essa demanda, os batimentos cardíacos aumentam e diminuem, e os vasos sanguíneos dilatam-se para fornecer mais sangue ou contraem-se quando menos sangue é necessário. Quando a pessoa apresenta o diagnóstico de insuficiência cardíaca, isso não significa que o coração tenha "parado" de trabalhar, mas sim que ele não está trabalhando de forma efetiva como deveria. Em outras palavras, o termo "insuficiência" indica que o coração não está bombeando sangue de maneira efetiva suficiente para suprir as necessidades do corpo por sangue rico em oxigênio, seja durante o exercício ou em repouso.[28] Então, quando o coração não consegue enviar o suprimento de sangue oxigenado para o corpo realizar as suas funções, alude-se a um estado de insuficiência cardíaca. Se apenas o ventrículo esquerdo está alterado, os vasos pulmonares tornam-se congestionados. Se a alteração está localizada sobretudo no ventrículo direito, as veias e os capilares congestionarão. Se ambos os ventrículos estão alterados na sua função, é designado o quadro de insuficiência cardíaca congestiva. A situação conhecida como edema pulmonar agudo exibe excesso de fluidos nos pulmões e o paciente apresenta dificuldade de respiração – situação grave com envolvimento de risco de morte. Os pacientes que apresentam insuficiência cardíaca são os que apresentam certo risco durante o tratamento odontológico. A hipertensão faz o coração trabalhar mais e, eventualmente, pode conduzir a uma situação de insuficiência cardíaca.

O histórico médico do paciente deve ser avaliado durante a avaliação física, e a consulta médica deve ser considerada, uma vez que muitas doenças cardíacas podem enfraquecer o músculo cardíaco, resultando em problemas circulatórios e condições cardíacas que predispõem à insuficiência cardíaca.

A avaliação física deve ser realizada e os sinais vitais na consulta inicial devem ser considerados. Qualquer paciente com PA próximo de 160/95 mmHg deve ser considerado hipertenso e a consulta médica, indicada. O tratamento da hipertensão inclui dieta, exercícios e medicamentos. Muitos dos pacientes hipertensos não recebem ou não fazem uso de medicamentos adequados, ou seja, não realizam o tratamento de maneira eficaz: o profissional deve estar atento e verificar a PA de seus pacientes.

Ganho de peso de mais de 1,5 kg em 7 dias pode ser um indicativo de edema previamente a uma insuficiência cardíaca aguda. Os edemas nos tornozelos podem estar presentes, bem como a veia jugular proeminente, mesmo quando o paciente está em posição mais elevada. Se alguns destes sinais se fizerem presentes, o tratamento odontológico deve ser adiado e o paciente deve ser encaminhado para uma consulta médica.

O tratamento do paciente com hipertensão deve ser alterado (vide protocolo de redução de estresse) para um ambiente sem estresse. Se o paciente apresenta medo e/ou ansiedade perante o tratamento odontológico, alguma forma de sedação deve ser utilizada para a abordagem odontológica. Como será discutido no Capítulo 18 sobre anestésicos locais, o profissional deve instruir o paciente hipertenso a não alterar a sua rotina quanto aos seus medicamentos. O paciente deve ser instruído a usar seus medicamentos anti-hipertensivos corretamente e o profissional também deve avaliar o tipo de medicamento que está sendo usado e considerar possíveis interações com os anestésicos locais normalmente usados em odontologia (ver Capítulo 18).

Sinais e sintomas da insuficiência cardíaca incluem: frio, palidez, sudorese, edema cutâneo (demonstrado pela aplicação de pressão na área inchada: pressionando a pele com um dedo, se a reentrância persiste durante algum tempo após a liberação da pressão, o edema é referido como edema cutâneo) nos tornozelos, pouca diferença entre as pressões diastólica e sistólica, fadiga, dispneia (falta de ar) no esforço, hiperventilação e tonturas.

Sinais e sintomas do edema pulmonar agudo incluem todos os sintomas da insuficiência cardíaca, estertores úmidos (chiados), tosse, cianose (coloração azulada da pele), tosse com expectoração espumosa rosa ou tingida de sangue, aumento da ansiedade e dispneia em repouso.

Determinação do risco – Avaliação da condição física

Esta classificação representa um método pelo qual o profissional pode estimar o risco médico do paciente para procedimentos cirúrgicos, médicos e odontológicos e anestesia geral.

A mais antiga e frequente classificação de estado físico geral dos pacientes é a proposta pela Americam Society of Anesthesiologists (ASA) (Quadro 3.11). Introduzida em 1941 para fornecer um meio de comparação na estatística anestésica, foi modificada em 1963 e hoje também é usada como uma maneira de se prever a evolução dos pacientes. Em recente revisão, ficou padronizada a substituição da sigla ASA pela letra P, seguida dos números.[29]

Quadro 3.11 ASA – Classificação do estado físico.[29]

Estado físico	Descrição
ASA 1 (P1)	Paciente saudável sem alterações sistêmicas
ASA 2 (P2)	Paciente com alteração sistêmica leve ou moderada
ASA 3 (P3)	Paciente com alteração sistêmica grave com limitação funcional
ASA 4 (P4)	Paciente com alteração sistêmica grave que apresenta risco de morte
ASA 5 (P5)	Paciente moribundo que não é esperado sobreviver
ASA 6 (P6)	Paciente doador de órgãos
E	Condição de emergência

A seguir, alguns exemplos de ASA 1 a 5,[1,2,29-31] definidos por Malamed.[2]

ASA 1: pacientes saudáveis.

ASA 2: pacientes com doença sistêmica leve a moderada; pacientes ASA 1 que demonstram ansiedade extrema e medo em relação à Odontologia.

Pacientes ASA 2 apresentam risco mínimo durante o tratamento. O tratamento odontológico é permitido, porém são necessárias modificações no tratamento, e a consulta médica é indicada.

Esta classificação representa uma *"bandeira amarela"* para o tratamento odontológico, necessitando, portanto, de atenção.

Exemplos de ASA 2:

- *Diabetes mellitus* tipo 2 (bem controlado)
- Epilepsia (bem controlada)
- Hiper ou hipotireoidismo (bem controlado)
- ASA 1 com infecção no trato respiratório superior
- ASA 1 saudável – Gestação
- Pacientes saudáveis que apresentam quadro de alergia, em especial a fármacos
- Paciente saudável com mais de 60 anos de idade
- Paciente adulto com pressão arterial sistólica entre 140 e 159 mmHg e/ou diastólica entre 90 e 94 mmHg.

ASA 3: pacientes com doenças sistêmicas graves, que limitam a atividade, mas não são incapacitantes. Os pacientes são capazes de caminhar até um lance de escadas ou dois quarteirões na cidade, mas terão que parar no caminho por causa de fadiga (cansaço). Se for indicado o tratamento odontológico, deve-se usar um protocolo de redução de estresse e outras modificações serão indicadas. Esta classificação representa uma *"bandeira amarela"* para o tratamento; necessita de atenção.

Exemplos de ASA 3:

- Angina de peito (estável)
- Estado pós-IAM: até 6 meses pós-IAM
- Estado pós-AVC: até 6 meses pós-AVC
- *Diabetes mellitus* tipo 1 (bem controlado)
- Insuficiência cardíaca com ortopneia e edema nos tornozelos
- Epilepsia (menos controlada)
- Hiper ou hipotireoidismo (menos controlado)
- Adultos com pressão arterial sistólica entre 160 e 199 mmHg e/ou diastólica entre 95 e 104 mmHg.

Será indicada consulta médica previamente ao atendimento odontológico.

ASA 4: pacientes com doenças sistêmicas graves, que limitam atividade e apresentam risco de morte. Os doentes são incapazes de andar até um lance de escadas ou dois quarteirões.

A fadiga (cansaço) está presente até mesmo em repouso. Pacientes representam um risco significativo, uma vez que esta categoria possui um problema médico grave muito importante para o paciente do que o tratamento odontológico planejado. Se possível, o atendimento odontológico eletivo deverá ser adiado até que a condição médica do paciente tenha melhorado, no mínimo, a uma classificação ASA 3. Esta classificação representa uma *"bandeira vermelha"*, indicando que o risco envolvido no tratamento do paciente é demasiado grande para permitir tratamento eletivo; é preciso cuidado para prosseguir.

Exemplos de ASA 4:

- Angina de peito instável
- IAM recente: menos de 6 meses
- AVC recente: menos de 6 meses
- Adulto com pressão arterial acima de 200 mmHg ou 115 mmHg
- Insuficiência cardíaca severa ou DPOC, paciente com oxigênio suplementar constante, em cadeira de rodas.

ASA 5: pacientes moribundos e não se espera que sobrevivam mais de 24 horas, com ou sem uma operação. Estes pacientes estão hospitalizados e são doentes terminais. Tratamento odontológico eletivo é definitivamente contraindicado, exceto os cuidados de urgência, no âmbito do tratamento paliativo. Esta classificação representa uma *"bandeira vermelha"* para os cuidados dentários e qualquer atendimento deverá ser realizado no hospital.

Exemplos de ASA 5:

- Estágio final de câncer
- Estágio final de doença infecciosa
- Estágio final de doença renal
- Estágio final de doença pulmonar
- Estágio final de doença hepática.

Conclusões

Os pacientes ASA 1, 2 e 3 são candidatos para o tratamento odontológico tanto eletivo como de emergência.[1,2,30] O grau de risco apresentado por estes pacientes aumenta de acordo com a classificação, bem como as indicações para modificações no tratamento e para consulta médica.

Reconhecimento do medo, estresse e ansiedade e modificações no tratamento

Como já dito, o paciente saudável ASA 1, quando apresenta medo e ansiedade perante o tratamento odontológico, torna-se ASA 2,[1,2] consequentemente apresentando maior risco para a abordagem odontológica.

O medo dos pacientes perante o tratamento odontológico (estresse, medo e ansiedade) é um fator importante e deve ser reconhecido, pois estudos relacionam estresse e medo em procedimentos de restaurações dentárias a cirurgias orais, ambos com anestésicos locais, mostrando aumento do nível de cortisol na urina e na saliva,[32,33] bem como alterações cardiovasculares importantes, como arritmias e alterações de pressão arterial,[34] concluindo que alterações fisiológicas importantes acontecem em função do medo, estresse e ansiedade. Fica claro também em outros trabalhos que associam essa mensuração de cortisol na urina e na saliva adicionalmente a escalas analógicas de dor (VAS) e escala de ansiedade, desenvolvida para esta finalidade, chegando a resultados parecidos.[35]

Devemos, então, reconhecer o paciente ansioso e que tem medo do tratamento odontológico para evitar que se desenvolvam situações de emergências médicas durante a abordagem odontológica, em que o aumento da ansiedade e do medo do cirurgião-dentista pode resultar em exacerbação dos problemas médicos preexistentes no paciente, como angina, convulsões, asma e algumas doenças relacionadas ao estresse, como hiperventilação e síncope vasopressora (desmaios).

Na recepção da clínica, consultório ou ambulatório, a equipe que trabalha no ambiente pode ajudar o profissional a reconhecer estes pacientes: em geral, esse pessoal faz o primeiro contato por telefone e já pode reconhecer alguns sinais a partir das perguntas que o paciente faz a respeito do cirurgião-dentista e mesmo do procedimento. Então, este pessoal deve ser orientado a detectar estes sinais dos pacientes a partir do contato telefônico e avisar o profissional.

Quando o paciente entra no ambiente odontológico, quase sempre mostra os sinais de medo e ansiedade por meio do seu comportamento ansioso, gestos e perguntas que pode fazer ao pessoal, antes do contato com o cirurgião-dentista. Este paciente quase sempre quer coletar informações a respeito do procedimento previamente ao contato com o cirurgião-dentista, então os primeiros sinais de medo e ansiedade aparecerão neste momento.

Quanto ao contato do paciente com o profissional, um simples aperto de mãos pode mostrar o paciente "medroso". Quando as mãos do paciente se apresentam úmidas e frias, o profissional deve reconhecer o medo e o estresse relacionado ao tratamento odontológico e lançar mão de alguma técnica de controle do medo, estresse e ansiedade.

A partir do questionário médico, no diálogo com o paciente, o cirurgião-dentista deve mencionar e procurar obter informações do paciente a respeito de experiências prévias perante tratamentos anteriores, buscando determinar se o paciente apresenta algum tipo de estresse, medo e ansiedade, fatores importantes que devem ser reconhecidos.

Várias técnicas de sedação estão ao alcance da Odontologia para o controle destes pacientes: iatrossedação, sedação via oral, sedação sublingual, sedação intranasal, sedação inalatória com a mistura de $N_2O + O_2$, sedação intramuscular e a sedação intravenosa. Há alguns pacientes extremamente nervosos, medrosos e ansiosos em relação à Odontologia; nestes casos, indicamos a anestesia geral.

Infelizmente, poucos cirurgiões-dentistas brasileiros estão fazendo cursos de capacitação em sedação inalatória com $N_2O + O_2$, técnica segura e efetiva que pode ser utilizada no controle dos pacientes com comprometimento médico que apresentam medo perante o tratamento odontológico. Cumpre ressaltar que, na formação de graduação, ainda não estamos qualificados para administrar sedação no paciente; portanto, o profissional deve buscar cursos de educação continuada como Capacitação em Sedação, Suporte Básico de Vida, Avaliação Física, no sentido de administrar a sedação nos pacientes de forma efetiva e segura, uma vez que o profissional deve ser treinado nesta modalidade de abordagem, de acordo com a legislação vigente no nosso país.

A seguir, o Quadro 3.12 mostra as diferentes técnicas de sedação que podem ser utilizadas em Odontologia.

Quadro 3.12 Tipos de sedação.

Técnica de sedação	Vantagens	Desvantagens	Medicamentos
Iatrossedação*	Sem lançar mão de medicamentos		-
Sedação via oral	Geralmente benzodiazepínicos Aceitação universal	Não permite titulação	Diazepam, oxazepam Triazolam
			Não benzodiazepínicos Zolpidem Zaleplom
Sedação sublingual	Boa aceitação	Não permite titulação	Midazolam
Sedação intranasal	Indicado para crianças	Difícil aceitação, ardência nasal	Midazolam
Sedação intramuscular	Pouco uso Pacientes especiais	Não permite titulação	Midazolam Anti-histamínicos (p. ex., Prometazina)
Sedação inalatória	Mais usada e segura Permite titulação	Permite titulação Boa aceitação	$N_2O + O_2$
Sedação intravenosa	Pouco usada – segura Permite titulação	Permite titulação	Midazolam, diazepam, outros

*Iatrossedação = técnica de sedação sem uso de fármacos (iatra – pertinente ao profissional; sedação = o ato de deixar o paciente calmo). Definição: é o ato de acalmar o paciente por meio do comportamento do profissional, incluindo-se o espectro da comunicação verbal e não verbal (comportamento). Fonte: IATROSEDATION de Dr. Nathan Friedman. In: *Emergencies in Dental Practice (1967)* de Frank McCarthy.

Quadro 3.13 Classificação do estado físico da ASA, com considerações relacionadas ao tratamento odontológico.

Classificação ASA	Odontologia – Considerações
ASA 1 Paciente saudável	Nenhuma (redução do estresse s/n)
ASA 2 Paciente com alteração sistêmica leve ou moderada	Redução do estresse s/n e modificações específicas, se indicado
ASA 3 Paciente com alteração sistêmica grave com limitação funcional	Possíveis modificações estritas recomendadas: redução do estresse, modificações específicas e consulta médica priorizada
ASA 4 Paciente com alteração sistêmica grave que apresenta risco de morte	Modificações estritas: consultório *versus* hospital e o tratamento odontológico deve ser cuidadosamente avaliado; avaliação médica necessária
ASA 5 Paciente moribundo que não é esperado sobreviver	Tratamento em hospital, limitado a suporte de vida, por exemplo, manutenção da ventilação e controle de hemorragias

Modificações no tratamento odontológico

Os pacientes com comprometimento médico e os pacientes geriátricos requerem controle especial de dor, estresse e ansiedade, e apresentam risco maior do que a média dos pacientes. Então, se faz necessária uma avaliação física pré-operatória, um planejamento no tratamento e modificações no tratamento para proporcionar mais conforto e segurança ao paciente, bem como utilizar as técnicas de sedação quando indicadas.

A estimulação do sistema nervoso simpático em resposta ao perigo (dor, ansiedade e medo) resulta em aumento do ritmo e débito cardíaco (resposta à reação "luta ou fuga – *fight or flight*"), enquanto a estimulação do sistema parassimpático resulta em redução do ritmo e débito cardíacos (distúrbios agudos em resposta ao estresse) que pode resultar em arritmias perigosas e morte súbita.[36]

O Quadro 3.13 traz as classificações do estado físico e suas modificações no tratamento odontológico propostas por McCarthy.[36,37]

Protocolo de redução do estresse

McCarthy[36,37] propõe elementos de redução do estresse (SRE – s*tress reduction elements*). Posteriormente, Malamed[1] modificou e intitulou esses elementos como um protocolo de redução de estresse (PRE) para o tratamento de pacientes com comprometimento médico, no sentido de oferecer o tratamento odontológico aos pacientes que não toleram o tratamento planejado ao paciente saudável. O profissional deve realizar modificações para obter um atendimento seguro nestes pacientes. Este protocolo de redução do estresse não se aplica a todos os pacientes com comprometimento médico – a avaliação do profissional deverá julgar e indicar, determinando uma aplicação lógica ou em que circunstância do tratamento deverá implementar, objetivando o conforto e a segurança do paciente em questão. Dor, ansiedade e estresse comumente acompanham a morbidade e mortalidade no paciente com comprometimento médico, com atenção especial às doenças cardiovasculares (doenças coronarianas, hipertensão e insuficiência cardíaca), doença cerebrovascular, doenças pulmonares relacionadas a doenças cardíacas (enfisema pulmonar e bronquite crônica). O uso de SRE ou PRE tem sido sugerido[1,36-38] na abordagem do paciente com risco médico.

No Quadro 3.14 estão relacionados os procedimentos do PRE.

O profissional deve lembrar que estes pacientes devem estar "descansados" antes do procedimento, por isso, o atendimento pela manhã: o paciente ainda não passou pelo desgaste e desafios do estresse do dia a dia, além do que nas primeiras horas do dia o paciente ainda tem uma reserva funcional adequada.

Pacientes ansiosos, antes do procedimento, devem ter uma boa noite de sono, isto é, uma noite bem dormida, e devem estar descansados pela manhã antes da intervenção planejada. A indicação de uma medicação na noite anterior (hipnótico) pode ser planejada, se julgar necessário.

O trabalho cardíaco (estresse cardíaco) em pacientes com cardiopatias pode ser excessivo em ambiente quente e úmido. O débito cardíaco em uma

Quadro 3.14 Protocolo de redução de estresse.

Protocolo de redução de estresse	
Sedação pré-medicação	Benzodiazepínicos via oral, p. ex., diazepam, oxazepam, triazolam Na noite anterior e/ou logo cedo, pela manhã, 1 hora antes do procedimento
Sedação intraoperatória	Administração de mais uma dose durante o atendimento ou no consultório antes do procedimento ou administração de sedação inalatória N_2O+O_2
Controle efetivo da dor	2 tubetes de anestésico local, para pacientes com comprometimento médico. Realizar aspiração e evitar a administração acidental do anestésico local (intravascular)
Consulta pela manhã, logo cedo	Reserva funcional
Não ultrapassar a tolerância do paciente	Consultas ou atendimentos em ambulatórios e/ou consultórios não devem ser prolongadas
Ambiente úmido e quente	EVITAR – em caso de pacientes com comprometimento médico, usar "ar condicionado" Débito cardíaco – 3 a 4 ℓ (normal); em ambiente úmido e quente, débito cardíaco 20 a 30 ℓ
Prescrição pós-operatória	Controle da dor e s/n sedação pós-operatória
Telefonema pós-operatório	
ASA 3 e ASA 4	Medicação pós-operatória – parenteral Controle efetivo da dor pós-operatória

Na administração via oral de benzodiazepínicos, poderão ocorrer episódios de sedação excessiva; no entanto, o profissional deverá estar preparado para reverter os efeitos indesejados desta situação, com uso de agentes "reversores" ou antagonistas destas medicações e seus possíveis efeitos colaterais. Ele também deve ter treinamento em suporte básico de vida e manejo do paciente inconsciente (via aéreas).
Modificado de Malamed, 2000; McCarthy, 1982.

situação normal é de 3 a 4 ℓ/minuto; no clima quente e úmido, o débito cardíaco pode chegar a 10 a 20 ℓ/minuto, situação que pode trazer complicações para estes pacientes. O uso do ar condicionado buscando uma temperatura ideal, em torno de 20°C, se faz necessário nestes casos.

Pacientes com cardiopatias, doenças pulmonares e cerebrovasculares, isto é, doenças de base isquêmica, devem receber oxigênio suplementar durante o tratamento odontológico (O_2 umidificado) com cateter nasal ou máscara nasal (Figura 3.9), com um fluxo de 3 ℓ/minuto. O posicionamento do paciente deve ser em uma posição mais elevada, para mais conforto e segurança do paciente durante o atendimento. Geralmente, nestes pacientes, pode ser contraindicado o uso de isolamento absoluto, uma vez que o oxigênio suplementar está indicado e o isolamento absoluto pode restringir ou atrapalhar a respiração destes pacientes.

A posição supina, comumente usada em Odontologia, diminui de 10 a 15% a capacidade vital dos pulmões e pode comprometer a respiração em pacientes com doenças de base isquêmica (doenças cardíacas, pulmonares e cerebrovasculares), além de dificultar a limpeza da secreção dos brônquios durante o tratamento odontológico. Uma inclinação em torno de 10° (vertical) em relação ao plano horizontal (chão) é bem tolerada e indicada para estes pacientes.

A sedação deve ser utilizada quando indicada, trazendo grandes benefícios a estes pacientes que apresentam algum risco médico. Quando os fatores medo e ansiedade forem significativos,

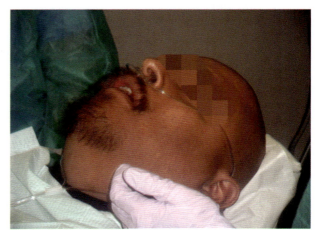

Figura 3.9 Administração do oxigênio com cateter nasal durante o tratamento odontológico.

deve ser selecionada a melhor técnica para cada paciente e situação, por exemplo, a técnica da sedação inalatória com a mistura de $N_2O + O_2$, uma vez que esta técnica proporciona ao paciente O_2 suplementar. A concentração máxima de 50% de N_2O é indicada, já que a desorientação e a excitação, sintomas da sedação excessiva, podem ser nocivos para estes pacientes.

A medicação pré-operatória com nitroglicerina sublingual em pacientes com angina de peito pode ser indicada. O uso profilático dos nitratos melhora o desempenho dos exercícios nestes pacientes (1 *spray* ou um tablete sublingual).

A monitoração de PA, pulso e oximetria pode e deve ser realizada em pacientes com comprometimento médico, durante a abordagem odontológica, a cada 5 ou 15 minutos. Estes pacientes sentem-se seguros quando monitorados, uma vez que a função da monitoração dos sinais vitais é se antecipar a situações de emergências médicas, possivelmente podendo envolver risco de morte.

Considerações adicionais – ASA 2 e pacientes geriátricos

ASA 2

Com a finalidade de esclarecer o assunto de classificação do estado físico (ASA), discutiremos um pouco mais sobre ASA 2, que serão os principais pacientes abordados em ambiente odontológico, dentro da classificação de pacientes com comprometimento médico.

A classificação do estado físico ASA foi introduzida pela primeira vez em Odontologia por McCarthy,[36] em 1965, modificada da New York Heart Association,[38] de 1928, que publicou a classificação do paciente com doenças cardíacas baseada na severidade do prognóstico (classificação da capacidade funcional). De forma simplificada, adotou alguns elementos para classificar o paciente com comprometimento médico de forma simples e objetiva.

Em algumas condições como insuficiência cardíaca e doenças pulmonares (obstrutivas), baseadas em alguma deficiência e fadiga ou "cansaço" (dispneia), determina que aquele indivíduo que é obrigado a descansar por causa de fadiga e dispneia, depois de uma atividade normal, é classificado como ASA 2. Se o indivíduo sofre dispneia, fadiga e cansaço em uma atividade normal, ele é ASA 3; o Quadro 3.15 exemplifica os pacientes classificados como ASA 2.

Quadro 3.15 Exemplos de ASA 2.

Condições atuais
Rinite alérgica
Sinusite crônica
Gestação

História de:
Alergia ou sensibilidade a qualquer medicamento
Hepatite B
AIDS ou ARC (complexo relacionado a AIDS) sem deficiências
Tuberculose sem deficiências
Fumante "pesado" e "tosse crônica"
Doença pulmonar crônica
Glomerulonefrite e pielonefrite sem deficiências
Doenças cardíacas sem deficiências
Hipertensão arterial controlada
Glaucoma "controlado"
Doença de Ménière
Problemas significativos de comportamento com profissionais de saúde (resposta atípica a estímulos pequenos a moderados de dor/ansiedade/resposta exagerada ao estresse)
Atitude com problemas significativos em relação a profissionais de saúde (hostilidade, intimidação)

Modificado de McCarthy, 1982.

Pacientes geriátricos

Bismarck, na Alemanha, (Otto von Bismarck – chanceler alemão – 1862-1890) determinou que os indivíduos com mais de 65 anos de idade deveriam se aposentar. Um mito persistente sobre o programa alemão é que adotou a idade de 65 anos como a idade legal de aposentadoria, porque essa era a idade de Bismarck,[39] mas foi o médico Willian Olsen[40] (1845-1924) que determinou, com bases científicas, a idade de aposentadoria. Mais tarde, a American Society of Anesthesiologists classificou como ASA 2 os pacientes com mais de 65 anos de idade.

Então, o paciente é considerado geriátrico com 65 anos de idade, fase em que grandes alterações fisiológicas estão acontecendo, tais como a diminuição da massa muscular, do líquido corporal (10 a 15%) e da albumina, aumento de gorduras, as ligações proteicas podem se apresentar alteradas, diminuição da função renal e da filtração glomerular (50% menor entre 50 a 90 anos de idade),[41-43] os rins crescem de 50 para 250 g nos primeiros 50 anos de vida; em contraste, aos 50 anos de idade, o seu peso diminui para 180 g.[44]

Desse modo, tais alterações podem ter efeitos significativos na administração de fármacos nestes pacientes. O Quadro 3.16 mostra algumas alterações anatomofuncionais que decorrem do envelhecimento.[42]

Quadro 3.16 Alterações fisiológicas no envelhecimento.

Órgão	Mudanças anatômicas	Mudanças funcionais
Composição do órgão	Fração lipídica aumentada Perda da musculatura esquelética e outros componentes da massa corporal	Aumento da meia-vida de medicamentos lipossolúveis Diminuição do consumo de O_2, produção de calor e débito cardíaco
Sistema nervoso	Desgaste dos neurônios Diminuição da atividade neurotransmissora	Desaferentação (*deafferentation*)*, atrofia neurogênica e diminuição da requisição de anestésicos
Sistema cardiovascular	Diminuição da elasticidade das artérias, hipertrofia ventricular, responsividade adrenérgica reduzida	Diminuição do débito cardíaco máximo, diminuição da ejeção ventricular esquerda, pressão do pulso alargada
Sistema respiratório	Perda da elastina nos pulmões Aumento da rigidez torácica Redução da superfície alveolar	Aumento do volume residual, diminuição da capacidade vital (pulmão), diminuição das trocas gasosas, trabalho respiratório aumentado
Sistema renal	Vascularidade reduzida Atrofia tecidual	Diminuição de fluxo plasmático, filtração glomerular, depuração renal (*clearance*), e habilidade de reabsorção de sal e água
Sistema hepático	Redução da massa tecidual	Redução de fluxo sanguíneo hepático e depuração de medicamentos (*clearance*)

* A eliminação ou a interrupção de impulsos nervosos sensoriais por ferir ou destruir as fibras nervosas sensoriais.
Modificado de Quinn, 2003.

É importante reconhecer a complexidade do tratamento desta população no sentido de reduzir as reações adversas e as interações medicamentosas. Os pacientes geriátricos apresentam alta incidência de doenças crônicas: 80% destes pacientes apresentam pelo menos uma doença crônica e muitos apresentam múltiplas doenças.[45] A seguir, o Quadro 3.17 evidencia as principais doenças em indivíduos com mais de 65 anos de idade.

As doenças crônicas são parcialmente responsáveis pela limitação funcional em alguns pacientes geriátricos. Essas limitações funcionais podem incluir dificuldade de caminhar, sair, vestir-se, além de outras atividades diárias. O processo de envelhecimento envolve mudanças psicofisiológicas que devem alterar a habilidade do paciente na resposta ao estresse, bem como a resposta à administração de fármacos. As reações adversas a fármacos e interações medicamentosas são comuns em pacientes geriátricos. Em função das doenças crônicas, estes pacientes fazem uso de diversos medicamentos.

A polifarmácia refere-se ao uso de múltiplas substâncias, incluindo-se a automedicação, o uso de mais de um medicamento para a saúde, substâncias prescritas ou de uso recreacional. A polifarmácia e a interação medicamentosa andam de "mãos dadas". A interação medicamentosa pode causar ações desejadas, quando planejada, ou indesejadas, chamadas reações adversas, que podem aumentar ou diminuir os efeitos destas reações, dependendo do número de fármacos que o paciente está usando. O tratamento com múltiplas medicações diz respeito à comorbidade (em Medicina, morbidade) e é usada para aumentar o seu efeito ou diminuir a toxicidade.[42]

Quadro 3.17 Principais doenças em pacientes com mais de 65 anos de idade.

Doenças crônicas em tratamento médico – Pacientes acima de 65 anos de idade
Hipertensão
Insuficiência cardíaca crônica
Angina estável
Fibrilação atrial
Hipercolesterolemia
Diabetes mellitus
Osteoartrite
Doença pulmonar obstrutiva crônica
Osteoporose
Depressão
Demência

Em função destes fatores, o paciente geriátrico apresenta alto risco durante o tratamento odontológico e procedimentos médicos; a diminuição da dosagem das medicações administradas a estes pacientes é importante, bem como a avaliação quanto à interação dos medicamentos utilizados.

O processo de envelhecimento afeta a farmacocinética e a farmacodinâmica de várias medicações.[41] Na farmacocinética (o que o corpo faz com a substância), ela é distribuída para o sangue e vários tecidos e é então metabolizada (biotransformação); assim acontece a diminuição da concentração da substância com o tempo. A farmacodinâmica (o que a substância faz no corpo), é a ação (desejada e indesejada) farmacológica produzida pela substância.

Em geral, os pacientes geriátricos são mais sensíveis aos fármacos em virtude de alterações na farmacocinética, o que resulta em maior concentração da substância no sangue, e de alterações da farmacodinâmica (aumento da sensibilidade às drogas) ou em função de ambos os fatores.

Para uma determinada dose de medicamento administrada, a concentração plasmática e o volume de distribuição (VD) são inversamente relacionados. A água total corporal diminui com a idade;[46] então, medicações hidrofílicas têm menor volume de distribuição: para a mesma dose, ocorre maior concentração plasmática. Isso resulta num efeito farmacológico maior. A morfina, por exemplo, tem um volume de distribuição em pacientes geriátricos que é a metade de uma pessoa jovem. Finalmente, o efeito da medicação depende, em grande parte, do volume de distribuição desta no seu sítio de ação.[46]

Por outro lado, em função do aumento do tecido adiposo nos idosos, o volume da distribuição de substâncias lipossolúveis aumenta, o que retarda a sua eliminação; é o que ocorre, por exemplo, com o diazepam – aumentando de forma significativa a meia-vida ($t_{1/2}$) da droga.[1,46] Os anestésicos locais são fármacos que se ligam às proteínas sanguíneas (ver Capítulo 18). No idoso, as proteínas plasmáticas estão 20% diminuídas, o que aumentam as chances de toxicidade anestésica.[41,46]

Os pacientes geriátricos são um grupo heterogêneo comparado com os pacientes mais jovens, pois eles respondem de modo diferente aos medicamentos em geral, incluindo os anestésicos. O aumento do tecido adiposo e a diminuição da água corporal e da massa muscular são responsáveis pelas alterações farmacocinéticas. As alterações nas funções hepática e renal[43] são responsáveis pela alteração da depuração ou *clearance* (média da capacidade do organismo em eliminar um fármaco).

Fica evidente a necessidade de diminuir ou ajustar a dose de medicações administradas nesses pacientes. A principal preocupação relacionada à Odontologia é o ajuste nas doses dos anestésicos locais, isto é, ajustando as doses máximas terapêuticas recomendadas para os pacientes geriátricos, bem como outras como substâncias para sedação (p. ex., benzodiazepínicos), analgésicos etc.

Para o profissional saber mais sobre interações medicamentosas, o site *Drug Interations* é muito útil, pois permite verificar as possíveis interações. Quando em dúvida sobre interações medicamentosas, podemos checar os medicamentos e os resultados aparecem – as principais interações. Pode ser visitado para consultas no website: www.drugs.com/drug_interactions.php.

Capacidade funcional

Para realizar as variadas atividades da vida diária, é preciso habilidade de fazer predominantemente trabalhos aeróbicos, pois são atividades que requerem esforços integrados do coração, pulmão e circulação para fornecer oxigênio à massa muscular metabolicamente ativa. Então, a verificação da capacidade funcional ou tempo de exercício aeróbico ou ainda o pico de consumo de oxigênio pelo corpo proporciona informações importantes para o diagnóstico e o prognóstico para inúmeras situações clínicas.

A avaliação dos sistemas (órgãos) na análise pré-operatória permite checar a condição (capacidade) funcional de cada órgão (sistemas), enfatizando-se a reserva funcional mais afetada pelos anestésicos (coração, pulmão, sistema nervoso central e vias aéreas).

A reserva funcional é a diferença entre a função basal e a função máxima dos sistemas. A reserva funcional é, então, a margem necessária para demandas aumentadas, como débito cardíaco, CO_2, excreção, dentre outros parâmetros fisiológicos.

O envelhecimento determina uma diminuição da reserva funcional; logo, o paciente geriátrico tem uma reserva funcional diminuída, ou seja, seus órgãos ou sistemas estão no limite ou próximo da sua capacidade, mesmo durante atividades comuns.[38] No entanto, quando diante de situações de estresse, essa reserva funcional diminuída contribui para as dificuldades de controlar a situação, envolvendo doenças crônicas preexistentes.

O paciente idoso que apresenta reserva cardiorrespiratória limitada pode estar incapacitado de lidar com o aumento do débito cardíaco e de fornecimento de oxigênio necessários no período pós-operatório. Essa limitação funcional deve ser avaliada e evidenciada no período pré-operatório, o que frequentemente é feito pelo número de equivalente metabólico (MET) que o paciente apresenta. O

Quadro 3.18 Classificação da capacidade funcional segundo Duke.

1-4 MET	Atividades mínimas como caminhar, alimentar-se, lavar-se; caminhar ao redor da casa, caminhar 1 ou 2 quarteirões a 3-5 km/h
5-9 MET	Subir escadas, caminhadas longas; caminhar em uma velocidade > 6 km/h, correr curtas distâncias. Atividades moderadas como jogar golfe, dançar, caminhar em montanhas
> 10 MET	Atividades esportivas extenuantes (nadar, jogar tênis, andar de bicicleta)

1 MET corresponde ao consumo de oxigênio de um homem de 40 anos de idade pesando 70 Kg em repouso ou 3,5 mℓ/kg/minuto.
Modificado de Eagle et al., 2002.

equivalente metabólico é baseado, então, no cálculo do requerimento do oxigênio basal em um homem de 40 anos de idade e 70 kg em repouso (próximo de 3,5 mℓ O$_2$kg^{-1} min^{-1}) e, assim, aumentando o trabalho aumenta-se o consumo de oxigênio. A habilidade de realizar exercícios maior que 4 MET está associada a um baixo risco de complicações; por exemplo, a incapacidade de se subir dois lances de uma escada tem um valor positivo e muito preditivo de complicações no período pós-operatório.[47,48]

O MET pode ser objetivamente encontrado e mensurado pelos testes de ECG e exercícios conhecidos como testes de esforço ou pelo questionário de Duke (*Duke Activity Status*). No entanto, a dificuldade apresenta-se em avaliar a capacidade funcional em alguns pacientes cujas atividades diárias são limitadas por artrites, cegueira ou doenças prévias, como acidente vascular cerebral (AVC).

A seguir, o Quadro 3.18 mostra a avaliação da capacidade funcional expressa em números de equivalentes metabólicos (MET).

Significado clínico do MET

A degeneracão das estruturas, a diminuição da reserva funcional nos diversos órgãos e as informações obtidas sobre as atividades cotidianas dos pacientes são importantes fontes de informação sobre a reserva funcional.

As cirurgias maiores, nas quais se desenvolve uma forte resposta inflamatória sistêmica, são associadas com aumento no requerimento de oxigênio de uma média de 110 mℓ O$_2$min^{-1} em repouso para uma média de 170 mℓ O$_2$min^{-1} no período pós-operatório. A inabilidade de encontrar esse requerimento pós-operatório pode criar um débito na oferta de oxigênio; a magnitude e a duração deste débito estão relacionadas à incidência de falência de órgãos e óbito. Assim, em geral, indivíduos com boa capacidade funcional, capazes de atingir 6 a 8 MET sem sintomas (para um indivíduo de meia-idade, é o equivalente a subir um a dois lances de escadas carregando uma sacola de compras), toleram bem uma cirurgia, enquanto aqueles com capacidade funcional ruim requerem avaliação cardiológica complementar e tratamento específico quando indicado. A capacidade funcional, em MET, pode ser obtida de maneira mais objetiva por meio de um teste ergométrico em esteira ou bicicleta.

Referências bibliográficas

1. Malamed SF. Medical emergencies in dental office. 6a ed. St. Louis: Mosby, 2000.
2. Mc Carthy MF. Medical emergencies in dentistry. Philadelphia: W.B. Saunders, 1982.
3. Brown RS, et al. Medical consultations for medically complex dental patients. CDA Journal. 2007;35(5).
4. Kanchan G. Management of medically compromised dental patient. Part I. Tufts Open Course Ware. 2007 Tufts University.
5. University of Pacific. Disponível em: http://dental.pacific.edu/Documents/dental_prof/portuguese_health_history.pdf. Acessado em: 30/8/2009.
6. New York State Department of Health. Disponível em: www.health.state.ny.us/nysdoh/ems/pdf/srgpadefinitions.pdf. Acessado em: 30/8/2009.
7. Medicine in Ancient Egypt Part1. Clinical examination. Disponível em: www.arabworldbooks.com/articles8.htm. Acessado em: 1/10/2009.
8. The literature network. Arthur Conan Doyle. Disponível em: www.online-literature.com/doyle/. Acessado em: 1/10/2009.
9. Laennec R. Wikipedia. Disponível em: http://en.wikipedia.org/wiki/René_Laennec/. Acessado em: 1/10/2009.
10. Med Line Plus. Blood pressure. Medline Plus. Disponível em: www.nlm.nih.gov/medlineplus/ency/article/03398.htm. Acessado em: 2/10/2009.
11. American Heart Association. Recommended blood pressure levels. Disponível em: www.americanheart.org/presenter.jhtml?identifier=2112.
12. Bur A et al. Classification of blood pressure levels by Ambulatory Blood Pressure in Hypertension. Hypertension. 2002; 40:817.
13. Recommendations for blood pressure measurement in humans and experimental animals – part 1: blood pressure measurement in humans: a statement for professionals from the subcommittee of professional and public education of the American Heart Association Council on High Blood Pressure Research. Hypertension. 2005;45:142.
14. Moreira AL. Pulsos e pressão arterial. Porto: Faculdade de Medicina da Universidade do Porto, 2004.
15. Braunwald. Heart Disease - A texbook of cardiovascular medicine. Philadelphia: W.B. Saunders, 1997.
16. Cardiovascular Phisyology. Disponível em: www.medstudents.com.br/basic/cardfs/cardfs5.htm.

17. Chatterjee K. Examination of the arterial pulse. Disponível em: http://cmbi.bjmu.edu.cn/uptodate/cardiac%20evaluation/Examination%20of%20the%20arterial%20pulse.htm. Acessado em: 11/10/2009.
18. Abrams J. Sinopsis of cardiac physical diagnosis. 2a ed. Boston, MA: Elsevier Health Sciences, 2001.
19. Andrew B, Freeman MD, Richard A. Steinbrook. Recurrence of pulsus alternans after fentanyl injection in a patient with aortic stenosis and congestive heart failure. Can Anaesth Soc J. 1985;32(6):654-7.
20. McGaughey WL, Maughan K, Sunagawa, Sagawa K. Alternating contractility in pulsus alternans studied in the isolated canine heart. Circulation. 1985;71:357-62.
21. Hyperventilation - Medline Plus. Disponível em: www.nlm.nih.gov/medlineplus/ency/article/03071. Acessado em: 11/10/2009.
22. Society of Critical Care Medicine and the World Federation of Pediatric Intensive and Critical Care Societies. Hiperventilation in severe diabetic ketoacidosis. Pediatric Critical Care Medicine. 2007;7.
23. Community Paediatrics Committee, Canadian Paediatric Society (CPS) Temperature measurement in paediatrics. Reference No. CP00-01. Disponível em: www.microlifeusa.com/pdfs/therm/taking_an_infants_temp.pdf.
24. Devine et al. Jugular venous pulse: window into the right heart South Med J. 2007;100(10).
25. Merck. Biologia dos pulmões e das vias aéreas. Manual Merck de Medicina. Disponível em: www.msd-brazil.com/msdbrazil/patients/manual_Merck/mm_sec4_31.html. Acessado em: 12/10/2009.
26. American Heart Association. Disponível em: www.americanheart.org/downloadable/heart/110063643124010%20WhatIsCngstveHrtFailure.pdf. Acessado em: 12/10/2009.
27. Scottish Intercollegiate Guidelines Network. Management of chronic heart failure. Disponível em: www.sign.ac.uk/pdf/sign95.pdf. Acessado em: 12/10/2009.
28. Soufer R. Yale University School of Medicine Heart Book. Heart failure. 1992; p. 177.
29. American Society of Anesthesiologists. Disponível em: www.asahq.org/clinical/physicalstatus.htm. Acessado em: 15/10/2009.
30. Maloney WJ, Weinberg MA. Implementation of the American Society of Anesthesiologists Physical Status classification system in periodontal practice. Abst J Periodont. 2008;79(7):1124-26.
31. Walker R. Ashburton - ASA and cepod scoring - World of Anesthesia Online. Issue 14 (2002) Article5. p. 1.
32. Brand HS. Anxiety and cortisol excretion correate prior dental treatment. Int Dent J. 1999;49(6):330-6.
33. Miller et al. Oral Surg Med Oral Pathol Oral Radiol Endod. 1995; 79(4):436-41.
34. Brand HS, et al. Cardiovascular and neuroendocrine response during acute stress induced by different types of dental treatment. Int Dental J. 1995;45(1):45-8.
35. Vasquez LMR, et al. Stress among primary dental care patients; Med Oral Patol Oral Cir Bucal. 2008;1:13(4):E253-6.
36. McCarthy FM. Recognition, assessment and safe management of the medically compromised patient in dentistry. Anesth Prog. 1990;37:217-222.
37. McCarthy FM. Essentials of safe dentistry for the medically compromised patients, Philadelphia: WB Saunders, 1989.
38. American Heart Association. Classification of functional capacity and objective assessment. Disponível em: www.americanheart.org/presenter.jhtml? identifier=4569. Acessado em: 16/10/2009.
39. Social Security Online, History. Otto Von Bismarck. Disponível em: www.ssa.gov/history/ottob.html. Acessado em: 15/10/2009.
40. Osler W. Disponível em: http://en.wikipedia.org/wiki/William_Osler. Acessado em: 17/10/2009.
41. Muravchicks. Preoperative assessment of the elderly patient. Anest Clin N A. 2000 vol. 18(1):71-9.
42. Quinn CL. The geriatric patient. In: Malamed SF. Sedation a guide to patient management. 4a ed. St. Louis: Mosby, 2003.
43. Fliser D, Nowarck E. Renal functional reserve in health eldery subjects. J Am Society of Nephrology. 1993;(3)7.
44. Aalami O, et al. Physiological features of aging persons. Arch Surg. 2003;138.
45. The Clinician's Ultimate Reference. Geriatric patient. Disponível em: www.globalrph.com/geriatric.htm. Acessado em: 18/10/2009.
46. Rivera R, Joseph A. Perioperative drug therapy in eldery patients. Anesthesiology. 2009;110(5):1176-81.
47. Cassot PG, et al. Preoperative evaluation of patients with, or at risk of, coronary artery disease undergoing non-cardiac surgery. British J Anaest. 2002;89(5):747-59.
48. Eagle, et al. ACC/AHA guideline update for perioperative cardiovascular evaluation for noncardiac surgery – executive summary. JACC. 2002;39(3).

4
Princípios Gerais de Emergências Médicas em Ambiente Odontológico

As emergências médicas em ambiente odontológico são situações incomuns. Eventos mais sérios são raros, mas acontecem.[1] As emergências médicas podem ocorrer a qualquer momento na prática geral odontológica. Os profissionais devem se preparar para controlar essas situações.

- Se possível, deve haver pelo menos duas pessoas disponíveis para lidar com situações de emergências médicas que podem acontecer durante o tratamento odontológico
- Todos os membros da equipe odontológica devem ser capacitados em suporte básico de vida (SBV) e proficientes em administrar ressuscitação cardiopulmonar (RCP)
- Todos os membros da equipe odontológica, isto é, que estiverem envolvidos no atendimento odontológico, devem estar preparados para se depararem com situações de emergências médicas e saber exatamente o que fazer. Também devem realizar treinamentos periódicos a partir de simulações de situações de emergências médicas, onde cada um terá uma tarefa preestabelecida.

Controle do paciente inconsciente por causas desconhecidas[2]

O objetivo primordial no controle de todas as situações de emergências médicas é prevenir ou corrigir a oxigenação insuficiente no cérebro e coração. No entanto, para controlar essas situações, deve-se ter a certeza de que o sangue oxigenado está sendo fornecido a esses órgãos críticos; isso é consistente com as bases do SBV, e todo cirurgião-dentista deve ser competente nisso. O SBV consiste em A-B-C (*Airway* – vias aéreas, *Breathing*; respiração e *Circulation* – circulação) e o profissional vai considerar a administração de fármaco somente após estes algoritmos serem estabelecidos.

O cirurgião-dentista e os profissionais de saúde devem:

- Reconhecer de imediato a alteração de consciência nos pacientes em tratamento odontológico. Os algoritmos P-A-B-C-D, que serão apresentados mais adiante, podem ser seguidos como princípios gerais no sentido de abordar essas situações
- Tratar os problemas que envolvam risco de morte assim que identificados antes de seguir no diagnóstico definitivo – por exemplo, em paciente inconsciente, acessar as vias aéreas e checar a respiração e o pulso (A-B-C), antes de procurar as causas do desmaio
- Reconhecer quando necessitar de ajuda extra e chamar o serviço de emergências médicas assim que achar necessário. Ligue 192 – SAMU: isso pode antecipar a chegada de ajuda especializada. Mais detalhes deste serviço nacional de emergências médicas no *website* do Ministério da Saúde: www.saude.gov.br/portal/saude
- Lançar mão de toda a equipe odontológica para ajudar, destinando tarefas preestabelecidas em simulações – por exemplo, enquanto o membro número 1 da equipe está atendendo a emergência médica, o membro número 2 providencia equipamentos e medicações, o membro número 3 chama ajuda (ligar 192) e o membro número 4 fica à espera da ambulância, facilitando o acesso às dependências da clínica, consultório e/ou ambulatório odontológico.

O objetivo principal do tratamento inicial, isto é, a abordagem inicial para as situações de emergências médicas, é manter a vítima viva, obter alguma melhora clínica do quadro e ainda "ganhar tempo" para o futuro tratamento, enquanto aguarda a ajuda especializada ou, ainda, até que ocorra a recuperação total da vítima.

Os pontos de relevância de cada parte do algoritmo A-B-C-D serão descritos a seguir.

A – *Airway* (vias aéreas)

O paciente deve apresentar uma via aérea aberta, isto é, desobstruída, para permitir que o oxigênio entre nos pulmões. Então, o primeiro passo para o controle efetivo é acessar a patência da via aérea, o que é óbvio se a pessoa está conversando e falando. No entanto, se o paciente está inconsciente, sua via aérea pode estar obstruída com fluidos, vômitos ou mesmo ser uma obstrução anatômica causada pelo relaxamento da língua.

É preciso, portanto, ver e sentir a respiração do paciente.

- Se houver alguma obstrução, remover (desobstrução das vias aéreas) corpo estranho, saliva ou sangue com aspirador e cânula apropriados
- Abrir as vias aéreas – extensão posterior da cabeça e levantamento do queixo (*head tilt-chin lift*)
- Administrar oxigênio em alta concentração (> 10 ℓ/min)
- Se disponível, utilizar oxímetro de pulso. A saturação deve permanecer normal (97-100%).

Principais exigências do algoritmo A (vias aéreas)
• Disponibilidade da sucção com cânula, com diâmetro apropriado
• Habilidade de administrar os "tapas nas costas" ou compressões abdominais (manobra de Heimlich) em casos de paciente com obstrução (p. ex., corpo estranho) e asfixia
• Habilidade de manobras de extensão posterior da cabeça e levantamento do queixo (*head tilt-chin lift*)
• Habilidade de manobras de avanço da mandíbula (*jaw trhust*)
• Habilidade de inserção da cânula orofaríngea
• Habilidade de inserção da cânula nasofaríngea.

B – *Breathing* (respiração)

Se as vias aéreas estão desobstruídas (abertas), o indivíduo deve estar respirando efetivamente, levando o oxigênio inspirado aos pulmões. Uma respiração "barulhenta" é um indicativo de obstrução, e o tipo de som produzido pela respiração poderá indicar a possível causa da obstrução – por exemplo, o broncoespasmo produz um som de chiado, assim como a sibilância ocorre nos quadros clínicos de asma e anafilaxia. A administração de oxigênio é essencial e, se o indivíduo não apresentar respiração, as ventilações devem ser administradas.

- Ver, ouvir e sentir a respiração do paciente e sinais de dificuldades na respiração
- Checar a frequência respiratória (normalmente de 12 a 20 respirações por minuto – frequência maior em crianças – ver Capítulo 3)
- Verificar a profundidade da respiração
- Se a profundidade e a frequência da respiração estiverem alteradas, considerar a administração de oxigênio suplementar com máscara facial e ambu (necessidade de treinamento para o selamento correto da máscara na face do paciente, bem como o posicionamento correto do profissional em relação ao paciente).

Principais exigências do algoritmo B (respiração)
• Localização rápida do oxigênio de emergência (vide fármacos e equipamentos) e conectar com a máscara facial
• Habilidade de utilizar a máscara facial de maneira apropriada (treinamento)
• Habilidade de utilizar a bolsa-valva-máscara (AMBU)
• Habilidade de administrar ventilações efetivas
• Habilidade de acessar a respiração
• Frequência
• Profundidade
• Sons (ruídos)
• Utilização de músculos acessórios da respiração
• Expansão bilateral do tórax.

C – *Circulation* (circulação)

Uma circulação efetiva é essencial para assegurar que um suprimento adequado de sangue oxigenado alcance os órgãos vitais. Em uma situação de emergências médicas, esse suprimento pode ser comprometido e precisa ser monitorado e, em uma situação de parada cardíaca, as compressões torácicas devem ser administradas de maneira efetiva, com, no mínimo, 100 compressões por minuto.[3]

- Verificar a respiração: pulso carotídeo
- Observar a cor das mãos, dedos, face e, principalmente, dos lábios

- Verificar o tempo de enchimento capilar (*capillary refill test*), realizando pressão na pele com a ponta do dedo, na altura do coração (aplicar pressão suficiente para que a superfície da pele fique "esbranquiçada" e observar quanto tempo demora para reverter a coloração normal da pele – deve ser um tempo menor que 2 segundos)
- Verificar a frequência do pulso
- Se paciente irresponsivo, chamar o serviço de emergências médicas (ligar 192).

Principais exigências do algoritmo C (circulação)
- Habilidade de verificar os pulsos central e periférico, para avaliar frequência, regularidade (ritmo) e volume
- Habilidade de verificar a pressão arterial
- Habilidade de mensurar e interpretar o tempo de enchimento capilar
- Habilidade de administrar compressões torácicas efetivas (no mínimo, 100 compressões por minuto)
- Uso seguro e efetivo do desfibrilador automático externo (DAE).

D–*Disability* (tratamento definitivo)

Para ajudar na exclusão das causas da inconsciência, é preciso:

- Revisar e tratar ABC, excluindo hipóxia e hipotensão
- Verificar as medicações administradas ao paciente (ficha clínica) para a reversão do quadro e possíveis substâncias que possam ter causado a inconsciência
- Verificar o nível de consciência pelo método AVPU: A (alerta), V (responde a estímulo vocal), P (responde a estímulo doloroso – *Pain*) ou U (irresponsivo a todos os estímulos – *Unresponsive*)
- Se disponível, verificar o nível de glicemia para excluir a hipoglicemia
- Monitorar o paciente inconsciente com as vias aéreas desobstruídas.

Se necessário, afrouxe a vestimenta do paciente, principalmente na região do pescoço e tórax.

Considerações adicionais

Na avaliação do paciente inconsciente, verifica-se o efeito da situação de emergência médica no cérebro e no sistema nervoso central do paciente. Para que o cérebro tenha um funcionamento adequado, é essencial uma oferta adequada de oxigênio e glicose. Se estes não forem efetivamente fornecidos, o nível de consciência do paciente será afetado. O método de avaliação do nível de consciência é a escala AVPU. Um teste também efetivo é a reação das pupilas à luz. O nível de glicemia, se disponível, pode ser avaliado por meio de um monitor adequado.

Utilização da escala AVPU para avaliar o nível de consciência
A – Alerta
V – (*Voice*, em inglês), respondendo a comandos verbais
P – Respondendo à dor (*Pain*, em inglês)
U – Irresponsivo (*Unresponsive*, em inglês)
• Acessar a reação da pupila e saber interpretá-la
• Habilidade de verificar a glicemia.

Emergências médicas no paciente consciente

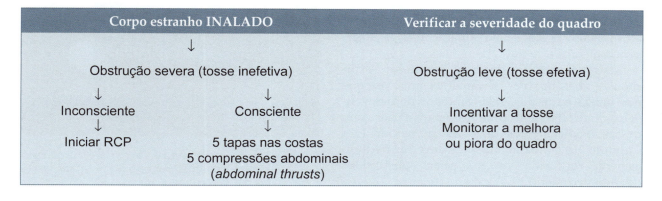

Os principais equipamentos a ser disponibilizados em ambiente odontológico para as situações de emergências médicas são:

- Aspirador portátil eficiente (para a desobstrução das vias aéreas, quando necessário remover sangue, saliva e outros líquidos)
- Oxigênio com válvulas, conectores prontos para administrar oxigênio, máscara facial (adulto e criança) com capacidade de administrar 10 ℓ/min. Cilindro tamanho E indicado – que proporciona de 20 a 40 minutos de oxigênio
- Adjuntos das vias aéreas
- Máscara facial para ventilação
- Desobturadores das vias aéreas, cânulas orofaríngeas e nasofaríngeas (necessidade de treinamento para utilizá-los, pois seu uso incorreto promove a obstrução das vias aéreas)
- AMBU
- Seringas descartáveis (1, 2, 5 e 10 mℓ) com agulhas (19, 21, 23 e 25)
- Desfibrilador automático externo (DAE), se possível.

Medicamentos para emergências médicas

Os consultórios e/ou ambulatórios odontológicos devem ter um *kit* com medicamentos para emergências médicas e todos os membros envolvidos no atendimento (equipe odontológica) devem saber a localização e o conteúdo desse *kit*. A apresentação do *kit* de medicamentos de emergências médicas varia consideravelmente e, portanto, a prática e o treinamento podem ser necessários para preparar a medicação adequada e administrá-la – por exemplo, como montar uma seringa. Para isso, é necessário treinamento com simulações e exercícios para dispensar a medicação na seringa a partir do seu recipiente original, no sentido de agilizar o atendimento perante uma situação real de emergência médica.

Os medicamentos desse *kit* devem ser verificados e checados periodicamente, uma vez que não fazem parte dos medicamentos de uso rotineiro do profissional. Uma ficha para a checagem desses medicamentos deve ser preparada (ver Capítulo 10) e a validade deles deve ser periodicamente verificada para que sejam substituídos quando necessário.

> **Medicamentos do *kit* de emergências médicas**
>
> - Conhecer a localização do *kit* de medicamentos de emergências médicas
> - Conhecer os tipos de medicamentos e a dosagem necessária para cada tipo de emergência
> - Conhecer as diferentes vias de administração de medicamentos (oral, intramuscular, inalatória, intranasal, intravenosa)
> - Praticar o preparo de medicações, nas seringas, prontas para a administração
> - Se possível, praticar a administração de medicações na via intramuscular.

Epilepsia: considerações especiais

No tratamento do *status epilepticus*, existe um consenso de valor na prática clínica em relação à administração do midazolam via intranasal, na dose de 0,2 mg/kg. Pode ser considerada uma alternativa razoável para esta situação de emergência médica.[4,5] O midazolam é absorvido rapidamente pela mucosa nasal, entrando rapidamente na corrente sanguínea, produzindo um rápido efeito na interrupção das convulsões. Contudo, quando utilizado via intranasal, o midazolam (líquido) deve ser dispensado nas duas narinas, o que pode tornar sua administração demorada. No entanto, o profissional deve ter treinamento para administrar benzodiazepínicos por todas as vias possíveis, uma vez que podem ocorrer reações adversas, sedação excessiva e outras consequências, como depressão respiratória, que o profissional deve saber controlar. A Figura 4.1 mostra o material necessário para administrar midazolam por via intranasal. As Figuras 4.2 e 4.3 mostram a administração e o atomizador utilizado.

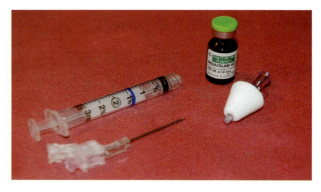

Figura 4.1 Seringa, agulha, midazolam injetável e atomizador para administração do midazolam por via intranasal (gentilmente cedida por www.intranasal.net).

Capítulo 4 | Princípios Gerais de Emergências Médicas em Ambiente Odontológico

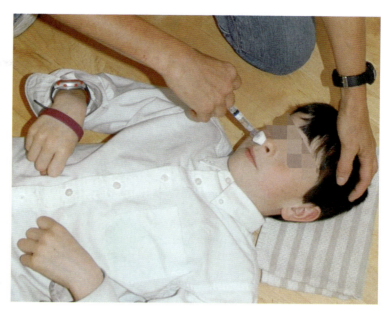

Figura 4.2 Administração de midazolam intranasal com seringa e atomizador (gentilmente cedida por www.intranasal.net).

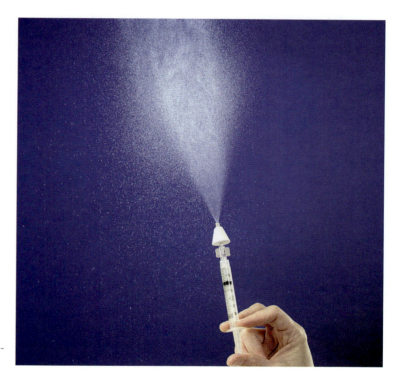

Figura 4.3 Dispositivo atomizador (cortesia de Wolfe Tory Medical Inc.).

Procedimento: controle da atividade convulsiva persistente

1. ABC – A (vias aéreas), B (*Breathing* – respiração), C (circulação)
2. Administre oxigênio a 100%, máscara facial (paciente em convulsão)
3. Utilize tabela de idade para determinar o volume apropriado de midazolam* para a atomização (Quadro 4.1)

---

*É necessário treinamento do profissional para a manutenção do paciente, pois, com a administração de benzodiazepínicos, pode ocorrer sedação excessiva e depressão respiratória. Se o profissional não tiver treinamento; deve-se administrar SBV e oxigênio e aguardar a chegada do serviço de emergências médicas.

49

4. Calcule, usando a fórmula a seguir:
   - Verifique o peso: criança (peso) em quilogramas = 10 + 2 (idade em anos)
   - Calcule a dose apropriada de midazolam, usando a fórmula a seguir:
   - Crianças: total kg (peso) x 0,2 mg = total mg de midazolam, máximo de 10 mg
   - Adultos com mais de 50 kg: 10 mg (2 mℓ) de midazolam
   - Total do volume (mℓ) de midazolam (usar apenas a concentração de 5 mg/mℓ) = Dose total dividida por 5 mg/mℓ + 0,12 mℓ para o espaço morto da seringa
5. Preencha a seringa com volume (mℓ) apropriado de midazolam (utilizar a concentração de 5 mg/mℓ) e conecte o atomizador nasal na seringa
6. Coloque o atomizador na narina
7. Comprima a seringa para administrar metade do volume de *spray* atomizado
8. Remova o atomizador da narina e repita a operação na outra narina, assim todo o medicamento (dose selecionada) será corretamente administrado
9. Continue ventilando o paciente, se necessário (indicado)
10. Se as convulsões persistirem por 5 minutos após o tratamento, considere administrar meia dose de midazolam intranasal, intramuscular ou intravenosa. Verificar a manutenção das vias aéreas, se necessário.

Quadro 4.1 Indicação de dosagem do midazolam.[5]

Idade do paciente (anos)	Peso (kg)	Midazolam intranasal mℓ* 5 mg/mℓ concentração Volume (mℓ)	Dose (mg)
Neonato	3	0,3	0,6 mg
< 1	6	0,4	1,2 mg
1	10	0,5	2,0 mg
2	14	0,7	2,8 mg
3	16	0,8	3,2 mg
4	18	0,9	3,6 mg
5	20	1,0	4,0 mg
6	22	1,0	4,4 mg
7	24	1,1	4,8 mg
8	26	1,2	5,2 mg
9	28	1,3	5,6 mg
10	30	1,4	6,0 mg
11	32	1,4	6,4 mg
12	34	1,5	6,8 mg
Adolescente pequeno	40	1,8	8,0 mg
Adulto	> 50	2,0	10,0 mg

Dosagem de midazolam intranasal para o tratamento de convulsões agudas ou persistentes. Modificado de Therapeutic Intranasal Drug Delivery, s.d.

Transferência do paciente para os paramédicos

A última responsabilidade da equipe odontológica em uma situação de emergências médicas é a transferência do paciente, com segurança, para os cuidados dos paramédicos. É de boa prática e muito importante que se forneçam informações sobre o paciente aos paramédicos, se o paciente foi monitorado durante o atendimento etc. Esses dados serão importantes para a avaliação do paciente e servirão como documentação para o cirurgião-dentista (vide ficha do Capítulo 3).

O acrônimo ou sigla SAMPLE ajuda a memorizar essas informações no sentido de garantir que todos os detalhes sejam incluídos de maneira apropriada.

Paramédicos: fornecer informações essenciais

- **S**intomas
- **A**lergias
- **M**edicamentos
- **P**regressa (histórico médico pregresso)
- *Last* (última ingestão oral)
- **E**ventos antes do incidente.

O trabalho em equipe

Todos os membros da equipe odontológica devem ter responsabilidades diferentes, as quais devem ser alternadas em treinamentos e exercícios de simulação de situações de emergências médicas. É um "ensaio" para as situações de emergências médicas; no entanto, todos os membros da equipe devem saber todos os passos para o atendimento destas situações. Evidentemente, apenas o cirurgião-dentista pode administrar as medicações ao paciente, porém, todos devem ser treinados para a administração do SBV. Essas simulações de possíveis situações ou cenários de emergências médicas devem terminar com a entrega do paciente aos paramédicos, incluindo a documentação do paciente.

Os cursos e a leitura de materiais são muito importantes para a capacitação de todos da equipe odontológica em emergências médicas e SBV. As simulações também são muito importantes, para que todos estejam familiarizados com as diferentes situações de emergências médicas que podem acontecer, e de fato acontecem, em ambiente odontológico.

Funções e responsabilidades da equipe

- Quem age como líder da equipe e a dirige? Geralmente, o cirurgião-dentista
- Quem é o responsável por localizar e preparar o equipamento e os medicamentos de emergências para as situações de emergências médicas?
- Quem faz as anotações na ficha clínica do paciente e anota a monitoração dos sinais vitais, com horário para o registro da situação e resultado das avaliações que serão realizadas durante o controle das emergências médicas?
- Quem chama o Serviço de emergências médicas e fica à espera dos paramédicos para facilitar o acesso destes ao local onde está acontecendo a situação de emergência médica?

Referências bibliográficas

1. Matsuura H. Analysis of systemic complications and deaths during dental treatment in Japan. Anes Prog. 1989;36: 223-5.
2. Resucitation Council (UK). Medical emergencies and resuscitation – Standards for clinical practice and training for dental practitioners and dental care professionals in general dental practice. July 2006. Revised May 2008.
3. Field JM, et al. Part 1: executive summary: 2010 American Heart Association Guidelines for Cardiopulmonary Resuscitation and Emergency Cardiovascular Care. Circulation. 2010;122(Suppl 3):S640-S656.
4. Kendall JL, et al. Intranasal Midazolam in patients with status epilepticus. Ann Emerg Med. 1997;29(3):415-7.
5. Therapeutic Intranasal Drug Delivery. Intranasal midazolam for acute seizure therapy. Disponível em: http://intranasal.net/SeizureRx/default.htm.

5

Reconhecimento das Situações de Emergências Médicas

Neste capítulo, são abordados os principais sinais clínicos de comprometimento potencial respiratório, cardiovascular e neurológico.

Nas emergências médicas, independentemente da doença de base que o paciente apresente nas situações agudas, ele poderá morrer em função da falência das funções respiratória, circulatória ou do sistema nervoso central, ou a combinação destes.[1] A partir disso, a principal preocupação é que o médico ou cirurgião-dentista reconheça rapidamente situações potenciais de falência destes três sistemas, pois, o reconhecimento precoce e o controle reduzirão a morbidade e mortalidade.

Reconhecimento do comprometimento respiratório

O comprometimento respiratório deve ser rapidamente verificado pelo exame do ritmo, esforço, simetria e efetividade da respiração.

Frequência respiratória

A frequência respiratória normal é de 14 a 20 respirações/minuto e varia de acordo com a idade. A taquipneia (frequência respiratória acima de 30 respirações/minuto em repouso) é um indicativo da necessidade do aumento da ventilação, em função de uma hipóxia associada a alguma doença que está afetando as vias aéreas, pulmão ou circulação, ou acidose metabólica.

Se a frequência respiratória for menor que 10 respirações/minuto, é um indicativo de necessidade de suporte ventilatório.[2]

Esforço na respiração

Se o paciente puder contar de 1 a 10 entre uma respiração e outra, certamente estará realizando esforço para respirar. Outros sinais sugestivos de esforço respiratório são o uso dos músculos acessórios da respiração, que, em situações normais, não participam do ciclo respiratório; barulhos (ruídos) durante a respiração, tais como "ronco" durante a inspiração (estridor: sinal de obstrução na traqueia/laringe). Na obstrução severa das vias aéreas, o estridor pode ocorrer na expiração, mas será um componente mais pronunciado durante a inspiração. Em contraste, o estreitamento das vias aéreas mais baixas resulta em sibilância (assobios, som áspero durante a respiração) e no prolongamento da fase expiratória.

Simetria da respiração

A expansão do tórax durante a respiração é um indicativo do volume de ar que está sendo inspirado e expirado. Achados similares serão obtidos a partir da auscultação.

> **Nota:** um "peito" silencioso é um sinal de extrema preocupação.

O oxímetro de pulso pode ser usado para medir a saturação do oxigênio arterial (SaO_2). Estes aparelhos não fazem uma leitura acurada quando a saturação de oxigênio (SaO_2) está abaixo de 70%, quando há uma baixa perfusão periférica e ainda na presença de carboxi-hemoglobina.

Efeitos da inadequação respiratória em outros órgãos

Frequência cardíaca

A hipoxemia produz taquicardia, no entanto, ansiedade e febre produzirão o mesmo sinal físico. A hipoxemia prolongada eventualmente resultará em bradicardia.

Cor da pele

Hipoxemia, em função da liberação das catecolaminas, produz vasoconstrição e resulta em palidez. A cianose é um sinal de hipoxemia severa. Cianose central é uma doença respiratória aguda, indicativa de parada respiratória iminente.

Condição mental

O paciente hipoxêmico estará agitado e posteriormente sonolento. Sinais semelhantes também acontecerão no paciente hipercápnico (aumento de CO_2 no sangue). O paciente apresentará vasodilatação e asterixis (o asterixis ou tremor *flapping* é um transtorno motor caracterizado por tremor grosseiro, como um "bater de asas", produzido por movimentos sucessivos das extremidades. É especialmente visível nas extremidades superiores, e particularmente nas mãos). Se a hipoxemia não for tratada, a função cerebral será afetada.

Reconhecimento de falência circulatória

Frequência cardíaca

A frequência cardíaca aumenta em paciente em choque por conta da liberação de catecolaminas, por exemplo, secundário à diminuição do volume circulatório. Existem várias razões para um adulto normal apresentar taquicardia (pulso > 100). Outros sinais precisam ser verificados para confirmar a falência circulatória.

Efetividade da circulação

Pulso

Embora a pressão sanguínea seja mantida até que o choque se torne severo ou grave (perda de, no mínimo, 1/3 do volume de sangue circulante), a verificação rápida da perfusão pode ser obtida examinando os pulsos periférico e central. O pulso radial desaparece se a pressão arterial diastólica estiver abaixo de 80 mmHg. Além do mais, a combinação de falta de pulso periférico e pulso central fraco é um indicativo de choque avançado ou hipotensão profunda.

Perfusão

O preenchimento capilar depois da pressão com um dedo (polegar) na pele por 5 segundos deve ocorrer normalmente em 2 segundos. Um tempo maior indica pobre perfusão na pele. Esse sinal não é válido se o paciente estiver hipotérmico.

Pressão arterial

A hipotensão na falência circulatória é um indicador de aumento da mortalidade.

O Quadro 5.1 mostra a classificação da hipertensão arterial a partir dos parâmetros da American Heart Association.[3]

Quadro 5.1 Classificação da hipertensão arterial: American Heart Association – níveis de pressão arterial.

Pressão arterial – Classificação	Sistólica (mmHg)		Diastólica (mmHg)
Normal	Inferior a 120	e	Inferior a 80
Pré-hipertensão	120-139	ou	80-89
Hipertensão			
Fase 1	140-159	ou	90-99
Fase 2	160 ou superior	ou	100 ou superior
Crise hipertensivsa Indicado tratamento Médico de emergência	Superior a 180	ou	Superior a 110

Modificado de American Heart Association, 2013.

Efeitos da inadequação circulatória em outros órgãos

Sistema respiratório

O aumento da frequência respiratória com o aumento do volume corrente (volume corrente = 500 mℓ de ar em cada inspiração), mas sem sinais de aumento do esforço respiratório é predominantemente causado por acidose metabólica associada à falência circulatória.

Pele

Palidez, frio e isquemia são indicativos de perfusão ruim.

Condição mental

Agitação, confusão, sonolência e inconsciência são estágios progressivos de disfunção associados à falência circulatória. Estes sinais são atribuídos a uma perfusão cerebral ruim.

Débito urinário

O débito urinário menor que 0,5 mℓ/kg/hora indica perfusão renal inadequada durante o choque.

Reconhecimento de comprometimento neurológico central

A alteração dos sistemas respiratório e circulatório apresenta efeitos centrais. A situação oposta também pode ocorrer; por exemplo, um paciente com *status epilepticus** apresenta consequências respiratórias e circulatórias.[4]

Nível de consciência

Uma avaliação rápida do nível de consciência de um paciente pode ser feita atribuindo ao paciente as categorias descritas a seguir.

AVPU – Graduação de consciência[5]
A – Alerta (*alert*)
V – Respondendo à voz (*voice*)
P – Respondendo à dor (*pain*)
U – Irresponsivo (*unresponsive*)

O estímulo doloroso pode ser realizado aplicando pressão na crista supraorbitária. Um adulto que responde apenas a estímulos dolorosos está inconsciente ou em algum grau de coma equivalente a 8 ou menos na escala de Glasgow[6] (*Glasgow Coma Scale*).

Postura

A postura anormal como postura descorticada (rigidez e flexão ou extensão dos braços, punhos cerrados e as pernas estendidas em linha reta – a pessoa mantém os braços dobrados e virados em direção ao corpo, com o pulso e dedos dobrados e colocados sobre o peito) é um sinal de disfunção cerebral. Um estímulo doloroso será necessário para eliciar esses sinais.[7]

Pupila

Várias substâncias e lesões cerebrais têm efeito no tamanho e reações da pupila. Os sinais mais importantes a ser verificados na pupila são a dilatação, pupilas não reativas a luz e pupilas desiguais. Indicam distúrbios cerebrais sérios.[8]

---

*Situação de emergências médicas: a definição do estado de mal epiléptico (EME) compreende uma crise prolongada ou crises recorrentes sem recuperação da consciência por 30 minutos. Além de frequente, tem taxas de mortalidade e morbidade altas. Há várias propostas de abordagem, sem uniformidade.[4]

Efeitos respiratórios em função de comprometimento cerebral (central) e outros sistemas

Existem padrões respiratórios anormais diferentes que devem ser reconhecidos e estão associados ao aumento da pressão intracraniana. No entanto, estes padrões respiratórios alternam-se e podem variar de hiperventilação, respiração periódica a apneia. A presença de qualquer anormalidade no padrão respiratório no paciente em coma sugere uma disfunção no tronco cerebral.

Efeitos circulatórios em função do comprometimento cerebral (central)

A hipertensão sistêmica com bradicardia sinusal é um indicativo de compressão da medula oblongata (bulbo raquidiano) causada pela herniação da amídala cerebelar através do forame magno. Esse é o último e pré-terminal sinal.[9]

Resumo

- Sistema respiratório: frequência, esforço e efetividade da respiração
- Sistema circulatório: frequência e efetividade
- Sistema neurológico: nível de consciência, postura e pupilas.

Exame geral do paciente

Histórico

Quase todos os diagnósticos médicos são feitos com um bom histórico que deve ser obtido do paciente. Ocasionalmente, por uma variedade de razões, isso não é possível. No histórico médico, um resumo ajuda a lembrar os itens de relevância. O mnemônico a seguir auxilia na obtenção do histórico.

PHRASED
P – Problema (*problem*)
H – História do problema presente
R – Relevância – no histórico médico
A – Alergias (*allergies*)
S – Revisão dos sistemas
E – Essencial – histórico familiar e social
D – Substâncias (*drugs*)

Visão geral do paciente

Uma visão geral da aparência do paciente é importante e pode fornecer informações de uma doença de base.

Uma visão geral clínica envolve:

- Postura
- Pigmentação
- Palidez
- Padrão respiratório
- Pronúncia
- Pulsação.

Referências bibliográficas

1. Malamed SF. Emergency medicine: beyond the basics. JADA. 1997;128.
2. Haas DA. Management of medical emergencies in the dental office: conditions in each country, the extent of treatment by the dentist. Anesth Prog. 2006;53:20-24.
3. American Heart Association. About high blood pressure. AHA, 2013. Disponível em: www.americanheart.org/presenter.jhtml? identifier=2112. Acessado em: 9/8/2009.
4. Agertt F, et al. Tratamento do estado de mal epiléptico em pediatria - revisão e proposta de protocolo. J. Epilepsy Clin Neurophysiol. 2005;11(4).
5. AVPU. Disponível em: www.paramedicine.com/pmc/AVPU.html. Acessado em: 9/8/2009.
6. Assessment Scales. Glasgow Scale. Center for neuro skills. Disponível em: www.neuroskills.com/glasgow.shtml. Acessado em: 9/8/2009.
7. Postura descortiçada. Enciclopedia Ilustrada de saúde. Disponível em: http://adam.sertaoggi.com.br/encyclopedia/ency/article/003300.htm
8. Andrade AF, Carvalho RC, Amorim RLO, Paiva WS, Figueiredo EG, Teixeira MJ. Coma e outros estados de consciência. Rev Med (São Paulo). 2007;86(3):123-31.
9. Moro ERP, et al. Má formação de Chiari tipo I. Arq Neuro-Psiquiatr. 1999;57(3A).

Suporte Básico de Vida (SBV)

As emergências médicas podem ocorrer em situações que envolvem estresse. Todos sabem que a profissão odontológica envolve medo, estresse e ansiedade. Segundo Malamed,[1] as situações que envolvem emergências médicas podem e são muito prováveis de acontecer em ambiente odontológico; essas situações podem ocorrer com qualquer pessoa em qualquer lugar e a qualquer momento. Ao contrário do que muitos pensam, nas situações de emergências médicas, o mais importante são as manobras de suporte básico de vida (SBV), e não a administração de medicamentos; estas ficam em segundo plano na abordagem de situações que envolvem risco de morte.

O objetivo deste capítulo é ressaltar a importância do SBV, uma vez que todos os profissionais de saúde inclusive os da área odontológica, devem estar capacitados em SBV.

Introdução

Os procedimentos incluem a manutenção das vias aéreas no paciente inconsciente, técnicas de administração de oxigênio no paciente consciente ou inconsciente em ambiente odontológico e monitoração dos dois sinais vitais mais importantes: a pressão sanguínea e o pulso cardíaco (frequência cardíaca); estes sinais dão informações importantes quanto à condição do sistema cardiovascular. Juntos, estes três procedimentos consistem no ABC do suporte básico de vida.

- A – *Airway* (vias aéreas)
- B – *Breathing* (respiração)
- C – *Circulation* (circulação).

Quando os três procedimentos (ABC) são empregados juntos, a técnica é chamada ressuscitação cardiopulmonar (RCP) – em inglês CPR (*cardiopulmonary resuscitation*).

Felizmente, o cirurgião-dentista será solicitado a executar a RCP apenas em raras ocasiões; no entanto, ao longo da sua vida profissional, é mais do que provável que o cirurgião-dentista enfrente situações que exigirão a implementação de passos de SBV. *Deve ficar claro e muito bem entendido que a administração de medicamentos, na maioria das situações de emergências médicas, deve ser secundária às manobras de SBV.* Uma vez que o ABC tenha sido satisfatoriamente estabelecido, o profissional pode dar atenção específica sobre qual ou quais foram as causas que determinaram a situação de emergências médicas, e então considerar a administração de medicamentos.

Manejo-controle do paciente inconsciente em ambiente odontológico

A perda da consciência é uma ocorrência relativamente comum em consultório odontológico. A situação clássica em ambiente odontológico é o paciente desmaiar logo após a administração do anestésico local em função do medo, estresse e ansiedade.[2-4]

Independentemente do fator precipitante, a perda da consciência traz ao profissional uma situação com um potencial risco de morte, demandando cuidados imediatos. A causa mais comum da perda da consciência em Odontologia é a síncope vasovagal[3-5] (desmaio), resultado do medo e ansiedade (apreensão). Na maioria das situações de inconsciência, o tratamento inicial é essencialmente o mesmo. A única exceção é a reação anafilática aguda, pois, neste caso específico, a administração de medicação (adrenalina/epinefrina) assim que possível é a primeira e mais importante medida que salvará a vida em questão.

A inconsciência é acompanhada por relaxamento muscular. Este fato é responsável pelos problemas associados pela hipóxia e/ou anóxia. O paciente inconsciente perde os reflexos de proteção das vias aéreas, o que resulta na obstrução da orofaringe pela base da língua (músculo relaxado). Isso ocorre sempre quando a cabeça está numa posição mediana (Figura 6.1A), o queixo quase encostado no tronco. Com o paciente em posição supina, além do relaxamento muscular, a força gravitacional "empurra" a língua para trás, obstruindo a orofaringe (Figura 6.1B). Além do relaxamento da língua, o relaxamento da musculatura faríngea, das tonsilas e das adenoides também resulta em obstrução anatômica das vias aéreas, e o paciente perde a habilidade de manter a patência destas.

A obstrução completa das vias aéreas pode resultar em asfixia e parada cardíaca num período de 5 a 10 minutos; já uma obstrução parcial das vias aéreas, por meio de mecanismos mais complexos, pode levar ao mesmo resultado.[6]

A massa do cérebro humano é apenas 2% da massa corporal, porém ele utiliza cerca de 20% do consumo total de oxigênio e 65% do consumo total de glicose; para isso, é necessário que 20% do sangue circulante chegue ao cérebro por minuto.[7,8]

Em todos os casos de inconsciência, o tratamento imediato consiste em reconhecer a obstrução das vias aéreas e iniciar as medidas necessárias para resolver o problema. Uma vez que se mantenha a via aérea patente, pela inclinação da cabeça-elevação do queixo (mento) ou tração da mandíbula, o profissional pode então proceder com medidas mais definitivas de suporte de vida[1,9,10] (RCP, administração de fármacos, outras).

O estabelecimento de uma via aérea permeável, desobstruída (via aérea patente) é a principal medida a ser tomada em todos os quadros de inconsciência.

O Quadro 6.1 lista as principais causas de inconsciência em ambiente odontológico.

Quadro 6.1 Principais causas da inconsciência.

Causas	Frequência
Síncope vasopressora (desmaio)	Mais comum
Fármacos: administração-ingestão	Comum
Hipotensão ortostática	Menos comum
Epilepsia	Menos comum
Hipoglicemia	Menos comum
Insuficiência adrenal	Rara
Reação alérgica aguda	Rara
Infarto agudo do miocárdio	Rara
Acidente vascular cerebral	Rara
Hiperventilação	Rara

Técnicas de manutenção das vias aéreas

Imediatamente após o reconhecimento do quadro de inconsciência, deve-se assegurar a abertura das vias aéreas, ou seja, manter uma via aérea patente. As medidas a seguir visam a essa manutenção.

P – Posicionamento do paciente

O paciente inconsciente deve ser posicionado na posição supina na cadeira odontológica. O tórax e a cabeça devem estar em posição horizontal, e os pés

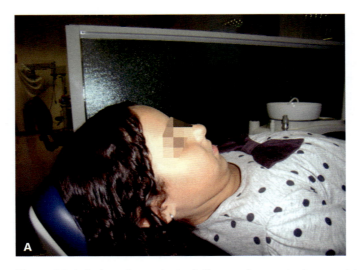
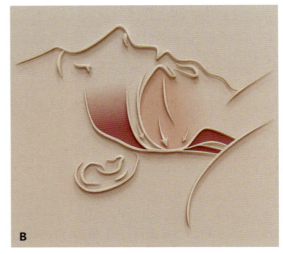

Figura 6.1 A. Paciente inconsciente. B. Com o relaxamento da musculatura, ocorre a obstrução das vias aéreas pela base da língua.

devem estar ligeiramente elevados, no sentido de fornecer irrigação sanguínea ao sistema nervoso central para evitar a redução do metabolismo cerebral decorrente da deprivação de oxigênio e deficiência de metabólicos; esta ligeira elevação dos pés também ajuda o sangue a retornar ao coração. Quaisquer tipos de encostos de cabeça da cadeira odontológica devem ser removidos neste momento (Figura 6.2).

A – Acessar e desobstruir as vias aéreas

Primeiramente, é preciso ver, ouvir e sentir se o paciente está respirando.

A inclinação ou extensão posterior da cabeça com o levantamento do queixo (*head tilt-chin lift*) (Figura 6.3) talvez seja a medida mais efetiva para a manutenção de uma via aérea patente. Procede-se à inclinação da cabeça e o levantamento da mandíbula aplicando uma mão na testa do paciente e a outra na mandíbula dele, fazendo a rotação da cabeça para trás (extensão dorsal da cabeça).

Dois tipos de obstruções das vias aéreas podem ser evidenciados: obstrução completa e obstrução parcial. Como já mencionado, um período aproximado entre 5 e 10 minutos de uma obstrução completa das vias aéreas muito provavelmente levará à morte biológica[6] (irreversível).

Obstrução completa das via aéreas

Há uma inabilidade de ouvir ou sentir o fluxo de ar pelo nariz ou boca, e de ver, isto é, observar a retração das áreas intercostais e supraclaviculares (movimentos inspiratórios e expiratórios). Na falta de movimentos respiratórios espontâneos (apneia), uma obstrução completa das vias aéreas será reconhecida pela inabilidade de inflar os pulmões durante a tentativa de ventilação artificial.[7,9,11]

Obstrução parcial das vias aéreas

É reconhecida como um fluxo de ar barulhento durante a respiração espontânea ou artificial. Dependendo do grau de obstrução presente, a retração inspiratória (dos espaços intercostais) pode ou não estar presente.

Em uma obstrução respiratória prolongada, os centros respiratórios tornam-se menos sensíveis do que o estímulo normal da tensão de CO_2; consequentemente, ocorre o quadro de falência respiratória e parada cardíaca. Nos casos de obstrução parcial, vários ruídos serão observados, dependendo do grau de obstrução em diferentes situações (Quadro 6.2).

Avanço da mandíbula (se necessário)

Embora a inclinação ou extensão posterior da cabeça com levantamento do queixo seja uma manobra efetiva no restabelecimento de uma via aérea patente, existem situações em que as vias aéreas ainda permanecerão obstruídas. Então, nesses casos, adicionalmente à inclinação da cabeça para trás, devemos realizar o avanço da mandíbula, em uma posição ou situação de prognatismo, o que faz a base da língua desobstruir completamente a hipofaringe. Uma vez que a língua está aderida à mandíbula, este avanço mandibular para a frente desloca a língua junto com a mandíbula, desobstruindo as vias aéreas[7,12] (Figura 6.4).

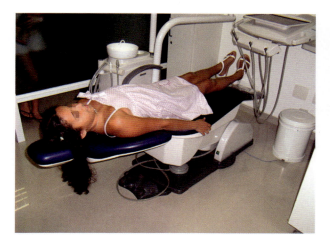

Figura 6.2 Paciente inconsciente na cadeira odontológica com os pés ligeiramente elevados.

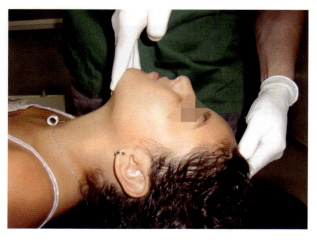

Figura 6.3 Elevação ou inclinação da cabeça com o levantamento do queixo (*head tilt-chin lift*).

Quadro 6.2 Obstrução parcial das vias aéreas – causas.

Ruído	Causas prováveis	Controle
Ronco	Obstrução da hipofaringe pela língua	Inclinação ou extensão posterior da cabeça – (head tilt) Desobstruir as vias aéreas
Sibilo – respiração com dificuldade, ofegante, assobios	Obstrução dos brônquios (= asma)	Administração de broncodilatador: salbutamol/albuterol
Estridor	Laringoespasmo (parcial)	Sucção: administração de oxigênio com pressão positiva
Gorgolejo ou som de borbulha	Corpo estranho (sangue, saliva, água, vômito) nas vias aéreas	Sucção com aspirador potente

Esta manobra é realizada colocando-se dois dedos (indicador e médio) na sínfise ou ângulo da mandíbula, movendo a mandíbula para a frente, alcançando uma posição oclusal "topo a topo" ou de prognatismo.

Estudos realizados nos últimos 20 anos demonstraram que esta é uma manobra de maior confiabilidade na desobstrução das vias aéreas.

Na manobra de inclinação da cabeça (extensão dorsal da cabeça – *head tilt*), é importante realizar a inclinação da cabeça o suficiente para o deslocamento da língua e a desobstrução das vias aéreas, porém, é preciso cuidado para não realizar um movimento muito extenso – hiperextensão – da cabeça, o que aumenta o risco de causar possível lesão às vértebras da vítima.

Uma maneira de verificar se a manobra de extensão posterior da cabeça e levantamento do queixo (*head tilt-chin lift*) está correta é examinar a relação entre os lobos da orelha e a ponta do queixo; uma relação adequada é uma linha reta e perpendicular à superfície onde a vítima está deitada[7] (Figura 6.3).

B – Avaliação da respiração e das vias respiratórias (patência das vias aéreas)

Posteriormente às manobras de inclinação (extensão dorsal) da cabeça (*head tilt*) e levantamento do queixo (*chin lift*), devemos verificar a patência da via aérea, isto é, se o paciente está respirando espontaneamente.

A vítima pode estar respirando de maneira espontânea, inadequada ou pode não estar respirando. Durante esta avaliação, o socorrista deve manter a cabeça da vítima inclinada para trás (extensão dorsal) e a mandíbula, elevada (ou avançada). Então, o socorrista deve se inclinar sobre a vítima, colocando o seu ouvido próximo ao nariz e à boca da vítima, enquanto olha na direção do tórax dela para avaliar seus movimentos respiratórios (Figura 6.5).

Usando esta técnica de "ver, ouvir e sentir", é possível determinar se a vítima está respirando. Observando os movimentos torácicos, tem-se um indicativo de que o paciente está tentando respirar,

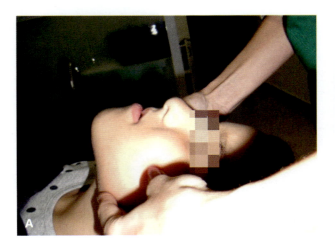
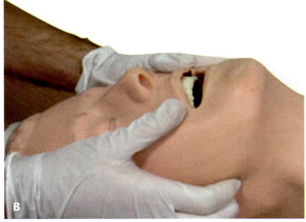

Figura 6.4 Avanço-tração. Deslocamento da mandíbula para anterior (*Jaw-thrust*). Desobstrução completa das vias aéreas.

mas não necessariamente que está ocorrendo a passagem efetiva de ar (trocas de ar, inspiração e expiração). "Sentir e ouvir" o movimento do ar durante a respiração, próximo ao nariz e à boca da vítima, é um indicativo de que a respiração espontânea está ocorrendo (trocas de ar — inspiração e expiração).

Se o paciente inconsciente está respirando espontaneamente, com as manobras de elevação da cabeça (extensão dorsal) e avanço da mandíbula,[12-15] o profissional deve administrar oxigênio como medida adicional e monitorar os sinais vitais (pressão arterial e frequências cardíaca e respiratória).

Se o paciente não apresentar respiração espontânea, deve-se concluir o diagnóstico de parada respiratória, e o profissional deve iniciar ventilação artificial.

Ventilação artificial (se necessário)

No diagnóstico de parada respiratória, ou seja, quando não há respiração espontânea, o profissional deve ventilar o paciente para oferecer O_2 suficiente para que alcance os tecidos[16] (SNC).

Para a administração de oxigênio – atmosférico –, o socorrista deve manter a cabeça da vítima inclinada para trás e a mandíbula elevada, e segurar firmemente a máscara em posição. O tórax da vítima deve movimentar-se a cada insuflação da bolsa-válvula-máscara.

Administração de ventilação artificial:

- Ar exalado
- Ar atmosférico (ambiente)
- O_2 enriquecido – ventilação.

Ar exalado-ventilação

Nessa técnica básica de ventilação artificial, conhecida como respiração boca-boca e boca-nariz (Figura 6.6), o socorrista transfere o ar exalado de seus próprios pulmões para o pulmão da vítima, como fornecimento de O_2, cuja concentração, neste caso, é de 16 a 18%.[16,17] Como essa técnica não necessita de equipamentos auxiliares, ela pode ser aplicada em qualquer situação de resgate.

Ar atmosférico-ventilação

A administração de uma concentração maior de oxigênio certamente trará mais benefícios nas manobras de ressuscitação e mesmo nas emergências médicas em ambiente odontológico.

A bolsa-válvula-máscara, como o ambu-Bag (bolsa reservatória) ou ressuscitador pulmonar manual, apresenta uma certa dificuldade de operar. Os profissionais da saúde devem receber treinamento específico para operar corretamente este equipamento, no sentido do selamento da máscara no paciente e manutenção das vias aéreas abertas ao mesmo tempo, o que é difícil de se obter sem treinamento prévio com o equipamento. O profissional deve ter este equipamento como parte do *kit* de emergências médicas no seu consultório, porém, antes de adquirir os equipamentos, ele deve receber treinamento para operá-los corretamente[7] (ver Capítulo 7).

O_2 enriquecido-ventilação

O cilindro de oxigênio no tamanho E proporciona uma média de 20 a 30 minutos de tempo de administração de oxigênio, é leve, de fácil transporte e manejo no ambiente odontológico e é utilizado em quase todas as situações de emergências médicas.

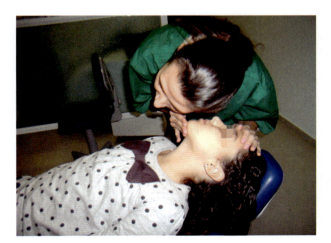

Figura 6.5 Ver, ouvir e sentir se o paciente está respirando.

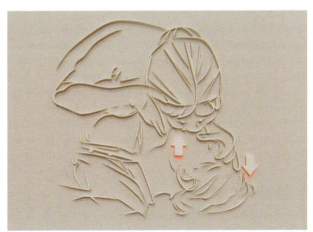

Figura 6.6 Respiração boca a boca.

Quadro 6.3 Porcentagens de oxigênio.

Boca-boca	16%
Boca-máscara	16%
Bolsa-válvula-máscara	21%
Bolsa-válvula-máscara+O_2 com bolsa reservatória	> 21% < 100%
Pressão positiva	100%

Quadro 6.4 Administração de oxigênio – ℓ/min e respectivas porcentagens de O_2.

Cânula nasal	1-6 ℓ/min	24-44% de O_2
Máscara facial	8-10 ℓ/min	40-60% de O_2
Máscara facial com reservatório	10 ℓ/min	~100% de O_2
Máscara de Venturi	24, 28, 35, 40%	O_2

Por isso, deve fazer parte do *kit* de emergências do consultório, devendo-se sempre ter fácil acesso a ele.

Nesta técnica de administração de O_2, será utilizada a máscara facial, bolsa-válvula com bolsa reservatória (ambu-Bag) conectada ao cilindro de oxigênio. O profissional deve possuir estes equipamentos no seu consultório e/ou ambulatórios, porém devem receber treinamento para operar, conhecer fluxo, conexões, dentre outros.

A porcentagem de oxigênio oferecida será maior, podendo chegar próximo de 100%, que é o ideal em determinadas situações de emergências médicas (Quadros 6.3 e 6.4).

Acessórios adjuntos para o controle da via aérea

Estes acessórios devem ser utilizados com o paciente em inconsciência profunda, quando as técnicas convencionais (manuais) não são suficientes ou são muito difíceis de aplicar. Contudo, só devem ser utilizados por profissionais bem treinados para o seu uso, pois podem provocar reações como vômitos, engasgos ou até mesmo lanringoespasmo, especialmente com o uso da cânula orofaríngea, o que adiará a obtenção de uma via aérea permeável e desobstruída para proporcionar uma ventilação adequada.

Cânula orofaríngea

Indicada especificamente em pacientes inconscientes. É a chamada cânula de Guedel, feita com plástico semicurvo, com lúmen que permite a passagem do ar e está disponível em tamanhos diferentes, tanto para crianças como para adultos. Quando colocada adequadamente e com tamanho apropriado, impede que a língua possa se deslocar para a orofaringe e provocar a obstrução da via aérea. O manuseio inadequado por pessoa não treinada ou quando usada em vítima não totalmente inconsciente pode provocar vômitos ou laringoespasmo (Figuras 6.7 e 6.8).

Cânula nasofaríngea

É um tubo de borracha bastante flexível, com cerca de 15 cm de comprimento. A extremidade distal posiciona-se na faringe posterior e a proximal fica na altura da narina, permitindo que o ar atinja o trato respiratório inferior. Tem a vantagem de poder ser utilizada em vítimas com algum grau de consciência, pois é mais bem tolerada que a cânula orofaríngea (melhor aceitação) (Figura 6.9).

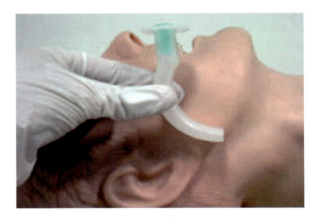

Figura 6.7 Seleção da cânula orofaríngea.

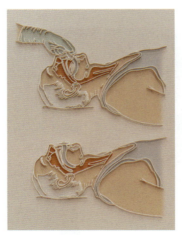

Figura 6.8 Inserção da cânula orofaríngea. Apenas profissionais com treinamento adequado devem utilizar estes acessórios (adjuntos) para o controle da via aérea.

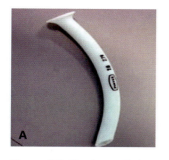 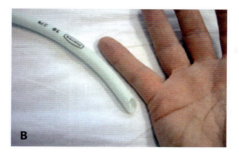 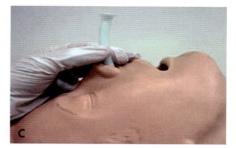

Figura 6.9 Cânula nasofaríngea.

C – Avaliação da circulação

Após estabelecer uma via aérea permeável (desobstruída), o socorrista deve determinar a avaliação da circulação. Deve-se monitorar o ritmo cardíaco e a pressão arterial (PA). Vários sítios podem ser utlizados para a verificação do ritmo cardíaco: pulso radial, pulso braquial e pulso carotídeo (artéria carótida) no pescoço. A artéria carótida é o sítio indicador mais confiável para a avaliação da função cardiovascular no adulto.[6,7]

A habilidade do socorrista (médico ou outro profissional de saúde) de localizar a artéria carótida apropriadamente é vital. O socorrista deve colocar umas das mãos proporcionando suporte à fronte (testa) do paciente; com a outra mão, palpa-se o pulso deslizando dois dedos (indicador e médio) da traqueia (cartilagem tireoidea – "pomo de Adão") em direção ao músculo esternocleidomastóideo; entre a cartilagem tireóidea e os músculos, há uma fenda onde se localiza a artéria carótida; nela são verificados seus batimentos, ou seja, o pulso carotídeo (Figura 6.10).

Ao localizar o pulso, o socorrista não deve demorar mais de 10 segundos para avaliá-lo; se o socorrista não encontrar o pulso, deve imediatamente iniciar as compressões torácicas externas.

Por outro lado, se o pulso foi avaliado e está fraco, porém presente, o socorrista deve continuar os passos de SBV até a chegada da assistência médica.

D – Tratamento definitivo

Uma vez que as vias aéreas estão desobstruídas e a circulação está adequada, o socorrista pode, então, prosseguir com o controle definitivo da situação, isto é, instituir tratamentos específicos, por exemplo: para hipoglicemia, administração de glicose; para simples desmaio, inalação de amônia aromática.

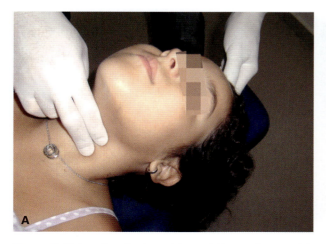 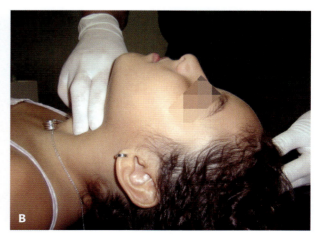

Figura 6.10 Localização da artéria carótida – pulso carotídeo – (A) a partir da localização da cartilagem tireóidea ("pomo de Adão"); (B) deslizamento lateral dos dedos indicador e médio até encontrar a fenda entre a cartilagem tireóidea e o músculo esternocleidomastóideo.

Os passos P-A-B, discutidos em detalhes, são segmentos do SBV e são medidas essenciais na manutenção da vida da vítima ou paciente. Embora que C – *Circulation* (circulação adequada) deve sempre ser determinada, se, na palpação do pulso por 10 segundos, ele não estiver presente, deve-se iniciar imediatamente as compressões torácicas.

O cirurgião-dentista raramente aplicará as manobras de RCP, mas, ao longo de sua vida profissional ele e outros profissionais da saúde certamente serão exigidos a abordar as manobras de SBV.[1,6,7,9,11] A obstrução das vias aéreas do paciente inconsciente resulta do relaxamento muscular que faz a base da língua obstruir a orofaringe. Por isso, conforme foi discutido em detalhes, o profissional deve estar atento a este fato e realizar treinamento em SBV e RCP. O Quadro 6.5 sugere uma sequência para o atendimento do paciente inconsciente.

Quadro 6.5 Controle do paciente inconsciente.

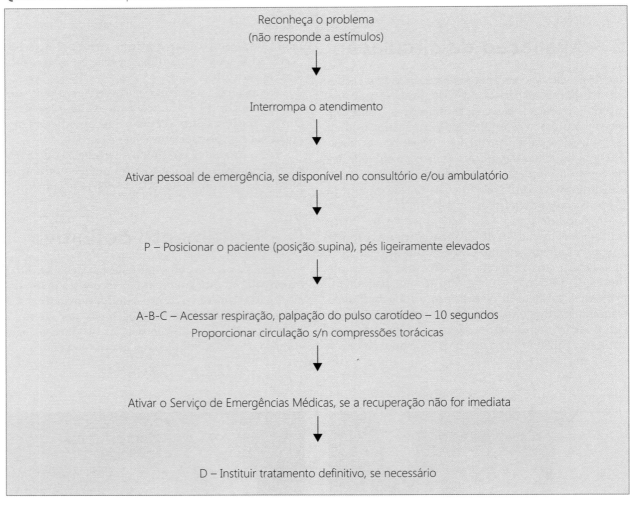

Referências bibliográficas

1. Malamed SF, Emergency medicine: beyond the basics. J Am Dent Assoc. 1997;128;843-54.
2. Boorin MR. Anxiety. Its manifestation and role in the dental patient. Dent Clin North Am. 1995;39(3):523-39.
3. Parry SW, Kenny RH. The Management of vasovagal syncope. QJ Med. 1999;697-705.
4. Matsuura H. Analysis of systemic complicatons and deaths during dental treatment in Japan. Anesth Prog. 1989;36: 219-28.
5. Vika M, et al. Fear of blood, injury, and injections, and its relationship to dental anxiety and probability of avoiding dental treatment among 18-year-olds in Norway, Int J Paed Dent. 2008;18(3):163-9.
6. McCarthy FM. Medical emergencies in dentistry. Philadelphia: W.B. Saunders, 1982.
7. Malamed SF. Medical emergencies in dental office. 6a ed. St Louis: Mosby; 2000.
8. Physiology. Intracranial pressure and cerebral blood flow-update anesthesia-issue 8-1998-Article4. Disponível em: www.nda.ox.ac.uk/wfsa/html/u08/u08_015.htm.
9. Safar P. Resuscitation in the dental office, presented before the Sixth Annual Meeting, American Dental Society of Anesthesiology, Inc., New York, September 13, 1959. Based on work supported by the Research and Develop- ment Division of the Surgeon General, U. S. Army, Contract No. DA-49-007- MD-858.
10. Part3:Overview of CPR. Circulation 2005. December 13, 2005. Disponível em: http://circ.ahajournals.org/cgi/reprint/112/24_suppl/IV-12.
11. Haas DA. Management of medical emergencies in the dental office: conditions in each country, the extent of treatment by the dentist. Anesth Prog. 2003;53:20-24 by the American Dental Society of Anesthesiology SSDI 0003-3006(06).
12. Acute upper airway obstruction-Med Line plus. Disponível em: www.nlm.nih.gov/medlineplus/ency/article/000067.htm
13. Acute upper airway obstruction – Overview. Disponível em: www.umm.edu/ency/article/000067.htm.
14. Choking and Foreign Body Airway Obstruction (FBAO). Disponível em: www.patient.co.uk/showdoc/40025193/.
15. Child Foreing Body Airway Obstruction (FBAO). Paediatric Guidelines-October 2006. Disponível em: www2.warwick.ac.uk/fac/med/research/hsri/emergencycare/prehospitalcare/jrcalcstakeholderwebsite/guidelines/child_foreign_body_airway_obstruction_fbao_2006.pdf.
16. Volker W, et al. Mouth-to-Mouth Ventilation During Cardiopulmonary Resuscitation: Word of Mouth in the Street Versus Science-2001 by the International Anesthesia Research Society Anesth Analg. 2001;93:4-6. 0003-2999/01.
17. Wenzel V, Idris AH, Banner MJ, Fuerst RS, Tucker KJ. The Composition of Gas Given by Mouth-to-Mouth Ventilation During CPR, 1994;106;1806-10. DOI 10.1378/chest.106.6.1806.

7

Controle Básico das Vias Aéreas Direcionado para a Odontologia

Introdução

Como foi descrito nos algoritmos de emergências médicas, a função do cirurgião-dentista e de toda a equipe que trabalha com ele, perante as situações de emergências médicas, é manter o paciente vivo, administrando suporte básico de vida (SBV), que inclui o reconhecimento dos sinais de parada cardíaca (*sudden cardiac arrest*); ataque cardíaco; AVC e obstrução das vias aéreas (obstrução anatômica em quadros de inconsciência e/ou corpo estranho); ressuscitação cardiopulmonar (RCP) e desfibrilação usando o desfibrilador automático externo (DEA),[1] até que o paciente se recupere totalmente ou até a chegada de ajuda especializada (serviço de emergências médicas – SEM).

Em Odontologia, as situações descritas incluem as manobras de SBV. Neste capítulo, evidenciaremos a necessidade do profissional e todos que trabalham com ele nas manobras de controle básico das vias aéreas. Outros capítulos irão descrever a ressuscitação cardiopulmonar (RCP) em crianças e adultos com mais detalhes, de acordo com as Diretrizes de 2010 da American Heart Association para RCP e cuidados de emergências cardiovasculares.

Obstrução das vias aéreas

A maioria dos casos de perda da consciência ou traumatismos, seguidos de morte, é resultante da obstrução das vias aéreas. No paciente inconsciente, ocorre relaxamento muscular e dos tecidos moles e, como consequência, uma obstrução anatômica das vias aéreas (língua, tonsilas e adenoides), além do relaxamento dos músculos da faringe. A habilidade do paciente em manter uma via aérea patente diminui de acordo com o estado de consciência. Com o aumento do relaxamento muscular das vias aéreas superiores, a língua "cai", isto é, desloca-se para trás (Figura 7.1) e, junto com o relaxamento da musculatura da faringe, obstrui as vias

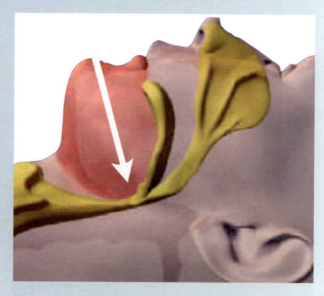

Figura 7.1 Relaxamento e deslocamento posterior da língua, obstruindo a orofaringe.

aéreas, interrompendo a passagem de ar e comprometendo a ventilação.

Em Odontologia, devemos estar atentos às manobras de SBV para controlar o paciente inconsciente, seja em consequência de um simples desmaio, hipoglicemia ou ainda de um quadro proveniente, por exemplo, de sedação excessiva. Cumpre ressaltar que o cirurgião-dentista deve estar apto a realizar as duas manobras mais importantes para a desobstrução das vias aéreas. São manobras de simples aplicação e que o profissional, e todos os membros da equipe odontológica, devem estar prontos para realizar em qualquer situação de perda de consciência do paciente. Fica claro que, neste momento, se o paciente já estiver em tratamento odontológico, o profissional deve ter aspirado tudo da boca dele: saliva, roletes de algodão, gazes, restos de materiais, de restaurações, de materiais de moldagem, se for o caso, certificando-se de que não haja nenhum corpo estranho em sua cavidade bucal. As duas manobras são descritas a seguir.

1. **Elevação ou extensão posterior da cabeça, acompanhada pela elevação do queixo** *(head tilt-chin lift)* (Figura 7.2): esta técnica tem se mostrado a mais eficaz para a abertura e a desobstrução das vias aéreas.[2] Na sequência deste procedimento, devemos avaliar se o objetivo foi atingido, isto é, se há desobstrução completa das vias aéreas e se o ar está realmente passando por elas (ver, ouvir e sentir) (Figura 7.3).

   Caso ainda haja obstrução, diagnosticada por meio de barulhos ou ruídos respiratórios (p. ex., ronco, estridor etc.), as vias aéreas ainda não foram totalmente desobstruídas. Conclui-se que a ventilação ainda está comprometida e damos sequência à segunda manobra.

2. **Deslocamento anterior ou avanço da mandíbula** *(jaw thrust)*: esta segunda manobra, com o deslocamento anterior da mandíbula, é realizada a partir de uma tração no ângulo da mandíbula, promovendo um avanço ou deslocamento desta para a frente (Figura 7.4). Para o cirurgião-dentista, fica claro que devemos alcançar uma relação oclusal "topo a topo" ou prognatismo, pelo deslocamento anterior da mandíbula, com uma ligeira abertura de boca. Com isso, a língua, que está inserida na mandíbula, desloca-se para a frente junto dela, determinando definitivamente a abertura ou desobstrução das vias aéreas.

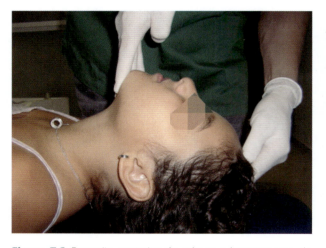

Figura 7.2 Extensão posterior da cabeça e levantamento do queixo (*head tilt-chin lift*).

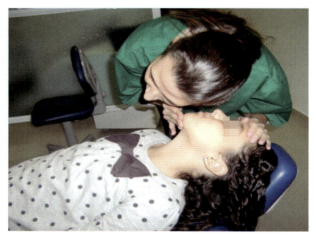

Figura 7.3 Ver, ouvir e sentir se o paciente está respirando (ventilação).

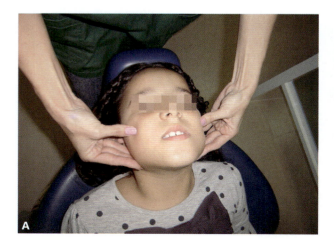

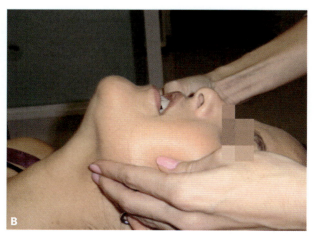

Figura 7.4 Deslocamento anterior ou avanço da mandíbula (*jaw thrust*) por meio de aplicação de tração anterior no ângulo mandibular.

A partir destas manobras, alcançamos uma via aérea permeável, isto é, desobstruída. Verificando-se a respiração, ela deve estar sem ruídos ou sons (ronco, estridor etc.) e o paciente, respirando.

Ficam evidentes, então, as duas manobras descritas – a extensão posterior da cabeça e levantamento do queixo (*head tilt-chin lift*) e o deslocamento anterior ou avanço da mandíbula (*jaw thrust*) – como manobras fundamentais na manutenção das vias aéreas em um paciente inconsciente. É evidente que, em ambiente odontológico (com o paciente já na cadeira do cirurgião-dentista) já foi estabelecida uma posição mais horizontal, supina, em que, além de promover um melhor fluxo sanguíneo para o cérebro, estamos facilitando o desempenho destas duas manobras, se indicadas.

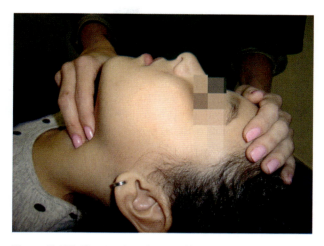

Figura 7.6 Verificação do pulso carotídeo, localizado entre a cartilagem tireóidea e o músculo esternocleidomastóideo – procedimento realizado com os dedos indicador e médio do profissional.

Checar a respiração (ver Capítulo 6 e Figura 7.5)

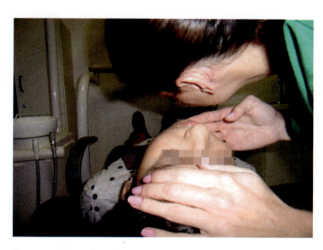

Figura 7.5 Verificando a respiração do paciente a partir das manobras iniciais de abertura das vias aéreas (ver, ouvir e sentir).

Checar o pulso (ver Capítulo 6)

A avaliação do pulso deve ser realizada por não mais do que 10 segundos, de acordo com as principais diretrizes internacionais.[1] No entanto, neste tempo parece difícil conseguir aferir o pulso, mesmo quando este procedimento é realizado por profissionais da saúde treinados.[3,4] Devemos, então, verificar o pulso o mais rápido possível, no sentido de verificar se existem batimentos cardíacos. Uma vez ausentes, deve-se imediatamente iniciar as compressões torácicas. A Figura 7.6 evidencia a verificação do pulso carotídeo.

Ventilação artificial

Na prática odontológica, quando indicada, a respiração artificial pode ser realizada de maneiras diferentes.

No paciente inconsciente, sem respiração espontânea, realizar:

- Boca-boca
- Boca-máscara
- Máscara-AMBU
- Máscara-AMBU-oxigênio suplementar.

No paciente consciente em ambiente odontológico, o oxigênio pode ser administrado das maneiras descritas a seguir:

- Cateter nasal – com oxigênio
- Máscara facial com oxigênio – máscara de Venturi
- Máscara facial com oxigênio.

Paciente inconsciente sem respiração espontânea

A administração da respiração pode ser boca-boca, boca-máscara, máscara facial com AMBU ou máscara facial com AMBU e oxigênio suplementar. É necessário treinamento para a administração de oxigênio com AMBU (Figuras 7.7 e 7.8).

Em toda técnica de ventilação (boca-boca, boca-máscara ou bolsa-valva-máscara-AMBU), deve ser evitada a ventilação excessiva. É necessária a seleção da máscara para o selamento correto entre a máscara facial e o paciente, no sentido de oferecer a ventilação adequada, bem como o manuseio do AMBU. O procedimento deve ser realizado por dois profissionais de saúde,[5] quando indicadas as compressões torácicas (RCP). Os profissionais de saúde geralmente proporcionam uma ventilação excessiva durante a RCP, o que é prejudicial, pois aumenta a pressão intratorácica e diminui o retorno venoso, diminuindo assim o débito cardíaco, o fluxo sanguíneo cerebral e a perfusão coronariana, além de aumentar o risco de regurgitação.[5]

Descreveremos a seguir as técnicas boca-boca e boca-máscara, e introduziremos o manejo da máscara facial.

Embora a RCP (respiração boca-boca) teoricamente apresente risco de transmissão de doenças infecciosas, este risco é muito baixo para o socorrista.[6] Além do mais, as barreiras de proteção não diminuem os riscos de transmissão de infecções[5] e algumas barreiras, inclusive, podem aumentar a resistência do fluxo de ar, prejudicando a ventilação. No entanto, para o uso da técnica boca-boca, é legítimo que o socorrista queira fazer uso de barreiras de proteção, mas a respiração boca-boca[5] não deve ser adiada por isso. As Figuras 7.9 a 7.11 mostram diversos modelos de barreiras de proteção para administração de respiração boca-boca, tais como chaveiros – pequenos pacotes lacrados que devem ser abertos no momento da utilização.

As máscaras faciais também são efetivas para a respiração. As Figuras 7.12 e 7.13 mostram modelos de máscaras faciais para a administração da respiração boca-máscara facial, e a Figura 7.14

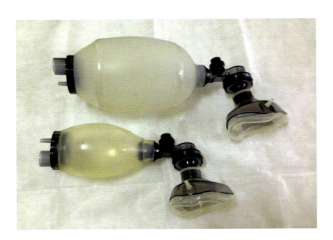

Figura 7.7 AMBU adulto e infantil.

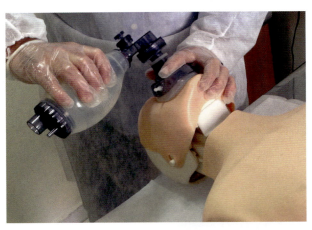

Figura 7.8 Ventilação com AMBU e máscara facial (é necessário treinamento para fazer o selamento adequado da máscara facial no paciente – pressão correta da máscara na face do paciente, bem como o manuseio correto do AMBU).

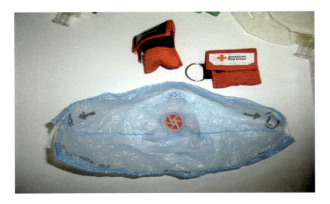

Figura 7.9 Diferentes tipos de barreiras de proteção, acondicionadas dentro de chaveiros, para realizar respiração boca-boca com barreira de proteção.

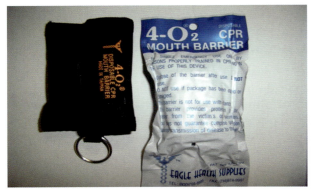

Figura 7.10 Barreiras de proteção para respiração boca-boca acondicionadas em chaveiros e saquinhos.

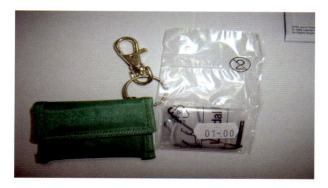

Figura 7.11 Barreira de proteção acondicionada em chaveiro e saco plástico.

mostra o posicionamento correto da máscara facial no paciente. Fica claro que, em ambiente odontológico, devemos ter em mãos máscaras faciais para essa finalidade. A Figura 7.15 evidencia a máscara facial e as diversas barreiras de proteção em diferentes modalidades.

Em consultório ou ambulatório odontológico, deve-se lançar mão da técnica boca-boca ou boca-máscara no caso de emergências. Se o profissional estiver treinado, poderá administrar a ventilação com AMBU-máscara facial (Figura 7.16).

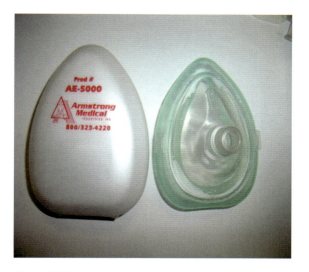

Figura 7.12 Embalagem e a máscara facial para realizar a respiração boca-máscara.

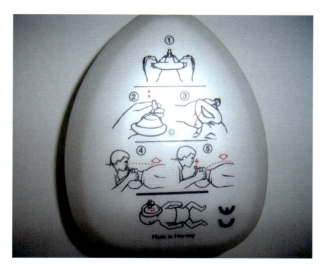

Figura 7.13 Embalagem (lado oposto) da máscara facial com detalhes das instruções para realizar a respiração boca-máscara, como no caso de crianças pequenas, nas quais a máscara pode ser utilizada de forma invertida, para melhor selamento.

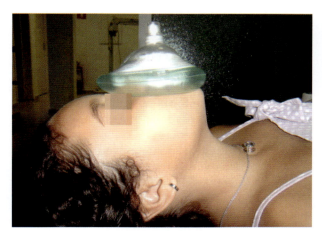

Figura 7.14 Posicionamento correto da máscara facial para a realização da respiração boca-máscara.

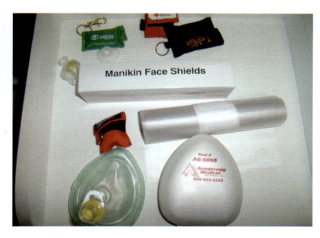

Figura 7.15 Máscara facial e diferentes tipos de barreiras.

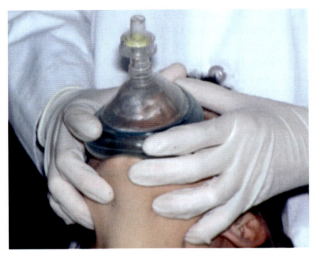

Figura 7.16 Respiração boca-máscara facial: ajuste da máscara no paciente com duas mãos.

Selamento da máscara facial

Embora se faça necessário treinamento para a adaptação e ventilação com o AMBU e máscara facial, será descrita brevemente, como ilustração, uma técnica efetiva para o selamento da máscara facial no paciente, denominada em inglês *CE clamp* (*clamp* = grampo). A Figura 7.17 mostra:

- O indicador e o polegar abertos em forma de grampo e da letra C; os outros dedos da mão – anular, médio e o mínimo – formam a letra E
- Os dedos indicador e polegar em forma de C tomarão a forma de um *anel*. Devem ser fechados para alcançar a base da máscara facial, realizando ligeira pressão nesta sobre a face do paciente, no sentido de alcançar um selamento efetivo
- Os outros três dedos em forma de E darão o suporte e apoio no selamento ao serem apoiados na base da mandíbula, durante a ventilação
- Durante a ventilação, as vias aéreas devem estar desobstruídas, mantendo-se o paciente em posição de elevação ou extensão da cabeça para trás, acompanhada pela elevação do queixo (*head tilt-chin lift*).

Considerações adicionais: controle das vias aéreas em crianças

Asfixias, engasgos e sufocamentos por corpo estranho obstruindo as vias aéreas é uma das principais causas de morte não intencionais de crianças com até 5 anos de idade.[5,7] Nos Estados Unidos, em 2002, cerca de 5.500 crianças morreram de injúrias provenientes da obstrução não intencional das vias aéreas, sendo que 84% destas crianças estavam próximas de 4 anos de idade.[8] Nos EUA, 60% das obstruções atendidas nos serviços de emergências médicas ocorrem por alimentos; 31% estão relacionadas a corpo estranho, como moedas; 19% são relacionadas à obstrução por doces e 9% dos casos são desconhecidos ou não relatados.[9]

Essas mortes ocorrem a partir de uma via aérea saudável que se torna obstruída, impedindo a passagem de ar. Consequentemente, a criança não consegue respirar (ventilar). Crianças, em especial aos 3 anos de idade, são vulneráveis a essa obstrução porque suas vias aéreas são menores anatomicamente e diferentes das do adulto, como será mostrado a seguir. A criança também tem a tendência de colocar objetos dentro da boca,[5] tais como balões, objetos pequenos e os alimentos (p. ex., cachorro quente, doces redondos, nozes e uvas). A Figura 7.18 mostra um sinal universal de sufocamento.

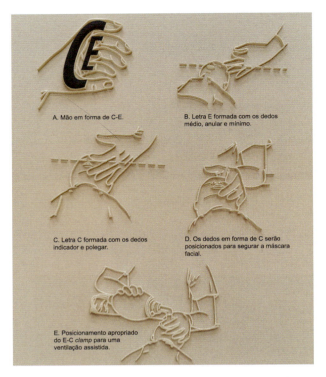

Figura 7.17 Sequência para o correto manuseio e adaptação da máscara facial, realizada por um profissional de saúde. Note que o E dos três dedos (médio, anular e mínimo) deve se apoiar na mandíbula, e não em tecido moles. O profissional deve apoiar os dedos para a fixação da máscara facial na borda da mandíbula, evitando, assim, o contato com tecidos moles; os dois dedos em forma de C (indicador e polegar) serão destinados a adaptar e segurar a máscara facial.

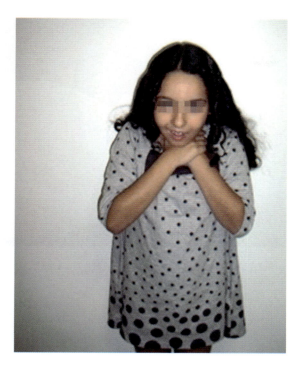

Figura 7.18 Criança com a mão no pescoço: sinal universal de sufocamento.

Diferenças anatômicas entre o adulto e a criança

A criança não é um adulto menor. O conhecimento das diferenças anatômicas das vias aéreas de adultos e crianças é importante e mostra por que estas obstruções ocorrem mais facilmente em crianças, como veremos a seguir.

A cabeça e o pescoço

A cabeça é proporcionalmente maior e mais pesada que o corpo. O corpo irá se equilibrar com a cabeça somente a partir dos 4 anos de idade, por isso, a criança fica mais propensa a traumatismos cranianos.

As vias aéreas e o sistema respiratório

As vias aéreas e o sistema respiratório ainda não estão completamente desenvolvidos no bebê e na criança. Além de a criança apresentar mais secreções (oral), a língua é proporcionalmente grande para a cavidade bucal. A base da língua está situada muito próxima à entrada da laringe, e as vias aéreas (nariz, faringe, laringe e traqueia) são mais estreitas que as do adulto, portanto, mais predispostas a uma obstrução. Podemos dizer que as vias aéreas da criança apresentam-se de forma cônica, enquanto as do adulto são de forma cilíndrica (Figuras 7.19 e 7.20).

O pescoço da criança é mais curto do que o do adulto, os músculos do pescoço ainda não estão totalmente desenvolvidos e não são tão fortes quanto os do adulto. Por isso, as crianças apresentam mais dificuldade na abertura das vias aéreas, em razão da dificuldade de manter a cabeça em posição fixa. Então, quando a criança está ferida, doente ou inconsciente, apresenta mais dificuldade de manter as vias aéreas abertas ou desobstruídas (Figura 7.21).

Em função de a cabeça ser maior e mais pesada que o corpo, a musculatura do pescoço ainda não estar totalmente desenvolvida e a língua ter tamanho desproporcional para a boca da criança, mesmo na posição supina, as vias aéreas podem ser obstruídas com mais facilidade do que no adulto. Uma medida que pode ser adotada quando a criança está na posição supina é colocar uma toalha dobrada embaixo da região dos ombros da criança. Isso ajuda a manter a cabeça alinhada e as vias aéreas desobstruídas, ou seja, pérvias (Figura 7.22).

Quando os bebês terminam o aleitamento, devem ser colocados para dormir em uma posição lateral, com uma toalha ou cobertor enrolado sob suas costas, a fim de evitar que o bebê se movimente e fique na posição supina, e, no caso de haver regurgitação, evitar que a criança engasgue e obstrua as vias aéreas (Figura 7.23).

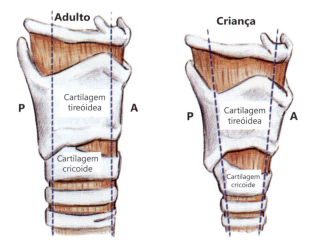

Figura 7.19 Diferenças entre as vias aéreas da criança e do adulto. A conicidade na anatomia das vias aéreas da criança (laringe) facilita a obstrução; no adulto, isso não ocorre, pois apresenta a forma cilíndrica.

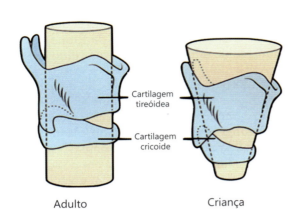

Figura 7.20 A laringe de um adulto e de uma criança evidenciando o ponto de menor diâmetro na criança, na cartilagem cricoide. Forma cilíndrica no adulto e cônica na criança.

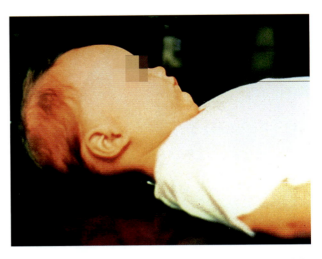

Figura 7.21 Dificuldade de manter a cabeça em uma posição mais favorável para as vias aéreas.

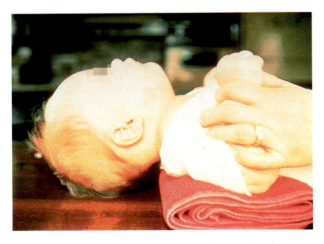

Figura 7.22 Criança com a toalha dobrada embaixo da região dos ombros, como medida de manutenção das vias aéreas desobstruídas.

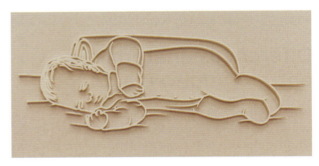

Figura 7.23 Bebê com anteparo (cobertor enrolado) nas costas para evitar que se vire para uma posição supina, o que facilita a obstrução das vias aéreas.

Manobras de SBV em crianças

A manutenção das vias aéreas da criança e do bebê é similar à do adulto, porém com movimentos menos intensos. Na manobra de inclinação da cabeça e levantamento do queixo (*head tilt-chin lift*), uma leve inclinação da cabeça, junto com o levantamento do queixo, é suficiente para a desobstrução anatômica das vias aéreas da criança e do bebê, no sentido de se evitarem movimentos de hiperextensão posterior da cabeça e possíveis lesões cervicais.

A traqueia nas crianças apresenta-se mais flexível e mais estreita do que no adulto, podendo facilmente se obstruir. A caixa torácica também é menos desenvolvida e mais elástica nas crianças. Como já dito, a musculatura ainda não está totalmente desenvolvida, incluindo-se os músculos do tórax, portanto, a criança usa muito mais o diafragma para respirar. Por esta razão, quando avaliamos a respiração de uma criança, devemos observar mais os movimentos do abdome do que os do tórax, facilitando a observação.

Fisiologia da criança

A frequência respiratória (FR) no adulto e no adolescente é de 12 a 15 respirações por minuto. Em crianças pequenas, a FR é de 15 a 30 respirações por minuto; nos bebês ou lactentes, a FR é de 25 a 50 respirações por minuto. O Quadro 7.1 mostra os parâmetros de sinais vitais de crianças de 0 a 12 anos de idade.

A fisiologia respiratória apresenta-se também com valores pulmonares diferentes na criança e no adulto, conforme mostra o Quadro 7.2.

A idade influencia na redução do metabolismo e do fluxo cerebral, como podemos concluir no Quadro 7.3, que mostra que o fluxo cerebral é maior em crianças.

O volume sistólico que vai para o cérebro no adulto é de cerca de 20%, enquanto na criança é de 40%. A atividade metabólica na criança é muito maior do que no adulto (em torno de 6 cc/kg/min, enquanto no adulto é de 3 cc/kg/min), bem como há maior consumo de oxigênio para o crescimento.

O consumo de glicose nas crianças é de 6,8 mg 100 mg^{-1}min^{-1}. No adulto, esta taxa cai para 5,5 mg de glicose 100 mg^{-1}min^{-1}. O cérebro depende de glicose para o seu metabolismo, no entanto, ele não armazena glicose; a sua reserva dura só 3 minutos para suprir o seu metabolismo e manter as suas funções normais.[10] Daí a importância do reconhecimento imediato e controle da obstrução das vias aéreas: a reserva respiratória na criança é muito pequena, acaba logo e qualquer alteração nas trocas gasosas (fornecimento de oxigênio) da criança torna-se uma situação de risco de morte, uma vez que a maioria dos óbitos pediátricos de causas cardiopulmonares decorrem de problemas respiratórios.[4,5,11] A Figura 7.24 evidencia as porcentagens de causas de paradas cardíacas em crianças.

Quadro 7.1 Sinais vitais das crianças de 0 a 12 anos de idade – observar a variação de acordo com a idade.

Idade	Frequência respiratória	Frequência cardíaca	Pressão arterial Sistólica	Pressão arterial Diastólica
Neonato	40	140	66	40
1 ano	30	120	96	66
3 anos	25	100	100	70
12 anos	20	80	110	60

Quadro 7.2 Volume e capacidade pulmonares.

	3 anos	5 anos	12 anos	Adulto
Volume corrente	112	270	480	575
Capacidade vital	870	1.160	3.100	4.000
Capacidade residual funcional	490	680	1.970	3.000

Quadro 7.3 Variação do fluxo cerebral em adultos, neonatos e crianças até 9 anos de idade.

Fluxo sanguíneo cerebral	Idade
50 mℓ-100 mg^{-1}(30-90 mℓ 100 g^{-1}min^{-1})	Adultos
42-48 mℓ- 100 g^{-1}min^{-1}	Neonatos
90 mℓ-100 mg^{-1}min^{-1}	4 a 6 meses
110 mℓ-100 g^{-1}min^{-1}	3 a 4 anos
78 mℓ-100 g^{-1}min^{-1}	9 anos

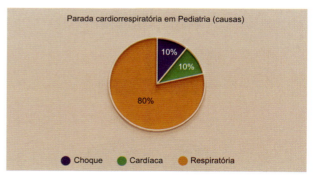

Figura 7.24 Cerca de 80% das causas de parada cardiorrespiratória em Pediatria são devidas a problemas pulmonares.[8] Modificado de Schindler, 1996.

SBV em Pediatria

A manutenção das vias aéreas (patente) tem sido uma prioridade em Medicina de Emergência em Pediatria. Em muitas circunstâncias, a administração de um SBV apropriado em crianças significa apenas a manutenção das vias aéreas desobstruídas, uma vez que esta obstrução pode levar a problemas mais sérios ou até mesmo ser fatal. A Figura 7.25 mostra a sequência dos fatos após a obstrução das vias aéreas, seja uma obstrução anatômica (língua) ou por corpo estranho.

SBV para crianças e bebês

A sequência anteriormente recomendada pela American Heart Association, em 2005, para RCP e cuidados em emergência cardiovascular para a ressuscitação cardiopulmonar era A-B-C (*airway, breathing* e *circulation*).[1] No entanto, as novas diretrizes da American Heart Association e cuidados em emergência cardiovascular recomendam uma nova sequência: a C-A-B (compressões torácicas, *airway* e *breathing*) para parada cardíaca em adultos e crianças.[4,5] Essas alterações serão discutidas detalhadamente nos Capítulos 11 e 12, que descrevem não só o tratamento da obstrução das vias aéreas em crianças e bebês, mas também a sequência da RCP, de acordo com as novas diretrizes de 2010.

Obstrução das vias aéreas por corpo estranho, em crianças e bebês

Quando um corpo estranho penetra nas vias aéreas superiores, a criança reage imediatamente tossindo, no sentido de "expulsar" esse corpo estranho. Esta tosse espontânea é mais efetiva do que qualquer manobra; no entanto, se a tosse é inefetiva ou ausente, o corpo estranho obstrui totalmente as vias aéreas. Medidas imediatas devem ser tomadas e essas manobras ou intervenções são fundamentais para salvar uma vida.

A maioria das obstruções das vias aéreas em crianças pequenas ocorre quando elas estão brincando ou durante as refeições, em geral com um educador ou algum parente presente. Normalmente, estas ocorrências são testemunhadas e as intervenções são realizadas de imediato e, na maioria das vezes, com a criança consciente.

A obstrução das vias aéreas por corpo estranho tem início rápido e apresenta desconforto respiratório imediato, isto é, esforço respiratório. Fisicamente, a ventilação torna-se forçada ou apresenta muito esforço, seguida dos sinais e sintomas de ruídos durante a respiração: ronco, gorgolejo (som de borbulha) e estridor.

Obstrução das vias aéreas em emergências

Procurar sinais de obstrução das vias aéreas

- A obstrução das vias aéreas causa movimentos paradoxais do tórax e uso dos músculos acessórios da respiração. Cianose central (lábios e língua) são sinais tardios da obstrução. Na obstrução completa das vias aéreas, não existem sons respiratórios na boca ou nariz
- Na obstrução parcial das vias aéreas, a entrada de ar está diminuída e geralmente é "barulhenta"
- O estridor na inspiração é causado por obstrução no nível da laringe ou abaixo
- Os sibilos expiratórios (assobios) sugerem a obstrução nas vias aéreas mais baixas, que tendem a sofrer colapso e a se obstruir durante a expiração – comumente vistos em pacientes com asma ou doenças crônicas obstrutivas
- O gorgolejo sugere a presença de líquido ou semilíquido como material estranho nas vias aéreas superiores
- O ronco acontece quando a faringe está parcialmente obstruída pela língua ou palato

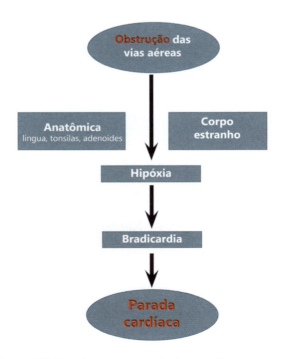

Figura 7.25 Sequência da obstrução das vias aéreas.

Avaliação da severidade da obstrução

A presença de corpo estranho pode causar uma obstrução leve ou severa das vias aéreas. Quando essa obstrução é leve, a criança ainda consegue tossir e emitir sons, mas quando esta obstrução é severa, ela não consegue fazê-lo.

Tratamento da obstrução das vias aéreas por corpo estranho em crianças e bebês

1. **Obstrução leve das vias aéreas**

   Se a obstrução das vias aéreas for leve e a criança conseguir tossir e falar, não se deve interferir. Deve-se permitir e incentivar que a vítima "limpe", ou seja, desobstrua sozinha as vias aéreas por meio da tosse, enquanto se observam possíveis sinais de uma obstrução severa.[5]

2. **Obstrução severa das vias aéreas**

   Se a obstrução for severa (p. ex., a vítima é incapaz de emitir sons), deve-se agir imediatamente para aliviar esta obstrução.

   Para crianças maiores, deve-se administrar a manobra de Heimlich:[5] devemos ficar por trás da vítima e fechar uma das mãos em formato de um punho. Ponha seus braços em torno da pessoa e agarre o punho com a outra mão na linha mediana, logo abaixo das costelas. Faça um movimento rápido e forte para dentro e para cima, na tentativa de ajudar a pessoa a tossir, até expulsar o objeto; caso contrário, a vítima ficará irresponsiva. Essa manobra deve ser repetida até que a pessoa seja capaz de respirar. Essa manobra proporciona pressão abdominal rápida e com força para cima, simulando uma tosse. Ela força o ar residual do pulmão a expulsar o corpo estranho que está obstruindo as vias aéreas.[12]

   Em crianças menores, administrar cinco "tapas" nas costas, seguidos de cinco compressões torácicas, até o objeto ser expelido ou a vítima se tornar inconsciente. As compressões abdominais (manobra de Heimlich) não são recomendadas para bebês, porque podem causar lesões no fígado, que, neles, é relativamente grande e desprotegido.

   Se a vítima se tornar inconsciente, iniciar a RCP com compressões torácicas (sem a verificação do pulso). Após 30 compressões torácicas (com dois dedos para bebês com menos de 1 ano de idade), realizar a manobra de abertura das vias aéreas (inclinação posterior da cabeça e levantamento do queixo – *head tilt-chin lift*). Se o corpo estranho for visualizado, deve-se removê-lo. No entanto, se não estiver visível, *não tente fazer a manobra de varredura cega com os dedos indicador e polegar. Ela pode deslocar o corpo estranho para uma posição mais profunda das vias aéreas (faringe), causando injúrias.[9] A tentativa de remover o corpo estranho com os dois dedos deve ser utilizada apenas se o objeto (corpo estranho) for visualizado.*

   Devem-se administrar duas respirações e continuar com os ciclos de compressões torácicas e ventilações até que o objeto seja expelido.

   Após 2 minutos, se o socorro estiver sendo realizado por apenas um socorrista, ativar o SEM. Se a criança recuperar a consciência e respirar efetivamente, coloque-a de lado (posição de recuperação), verifique o nível de consciência e monitore a respiração até a chegada do SEM.

   Os "tapas" nas costas são mais efetivos quando a criança está pronada,[13] pois a força da gravidade ajudará na remoção do corpo estranho. Em bebês, devemos seguir a seguinte manobra para a desobstrução: deitá-lo de bruços, com um braço suportando a criança e a mão segurando a cabeça no ângulo da mandíbula de cada lado (polegar de um lado e indicador e anular do outro lado do ângulo mandibular). Não comprimir os tecidos moles desta região (mandíbula), uma vez que exacerbará a obstrução. Apoiar a criança no joelho e, com a outra mão, aplicar os cinco "tapas", com a palma da mão no centro das costas entre as escápulas. O objetivo é remover o corpo estranho (Figura 7.26).

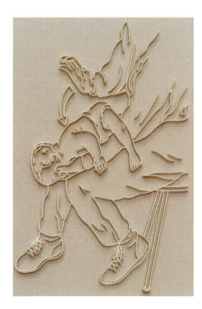

Figura 7.26 Criança pronada, apoiada no joelho do socorrista. Direção dos "tapas" administrados para a remoção do corpo estranho da vítima.

Resumo

O Quadro 7.4 mostra os sinais gerais da obstrução das vias aéreas. A Figura 7.27 apresenta o algoritmo da obstrução das vias aéreas.

Quadro 7.4 Sinais gerais da obstrução das vias aéreas.

Sinais gerais de "engasgo" – Obstrução das vias aéreas[1]	
• Geralmente ocorre durante a alimentação • A vítima pode "apertar o pescoço" – levando as mãos ao pescoço, sinal universal de "sufocamento"	
Sinais de obstrução SEVERA das vias aéreas	Sinais de obstrução LEVE das vias aéreas
Quanto à resposta para a pergunta "Você está engasgado?" • A vítima não consegue falar • A vítima pode responder apenas com acenos • Outros sinais: A vítima não consegue respirar. • Os sons da respiração podem apresentar chiados, que são sons estridentes (assobios) durante a respiração • A tentativa de tosse é silenciosa • A vítima pode estar inconsciente	Quanto à resposta para a pergunta "Você está engasgado?" • A vítima consegue falar e responde "sim" • Outros sinais: A vítima consegue falar, tossir e respirar

Modificado de Resuscitation Guidelines, 2010.[15]

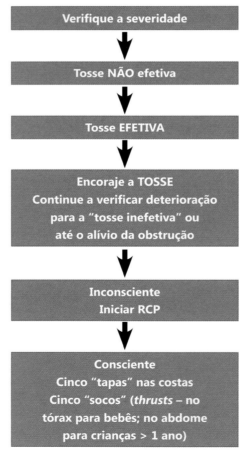

Figura 7.27 Algoritmo – Obstrução das vias aéreas por corpo estranho em crianças (Pediatria).[15]

Referências bibliográficas

1. Adult Basic Life Support; Part 4. Circulation AHA. 2005;112;IV-19-IV-34.
2. Guildner CW, Resuscitation-opening the airway. A comparative study of techniques for opening an airway obstructed by the tongue. JACEP. 1976;5(8):588-90.
3. Ruppert M, Reith MW, Widmann JH, Lackner CK, Kerkmann R, Schweiberer L, et al. Checking for breathing: evaluation of the diagnostic capability of emergency medical services personnel, physicians, medical students, and medical laypersons. Ann Emerg Med. 1999;34(6):720-9.
4. Hazinski MF, et al. Part 1: Executive Summary: 2010 International Consensus on Cardiopulmonary Resuscitation and Emergency Cardiovascular Care Science With Treatment Recommendations. Circulation. 2010 Oct 19.
5. Berg MD, et al. Part 13: Pediatric Basic Life Support: 2010 American Heart Association Guidelines for Cardiopulmonary Resuscitation and Emergency Cardiovascular Care. Circulation. 2010 Nov 2.
6. Bennet SD, Archibald DW. Risk of acquiring AIDS from salivary exchange through cardiopulmonary resuscitation courses and mouth-to-mouth resuscitation. Semin Dermatol. 1995;14(3):205-11.
7. "Airway Obstruction Injury Fact Sheet," Washington, DC, 2004. Louisiana Office of Public Health Injury Research & Prevention Section, 2003. Child injury pyramid reference: Preventing Unintentional Injury Among Children." National SAFE KIDS Campaign, 2003.
8. National Center for Injury Prevention and Control. Choking episodes among children. 2005. Disponível em: www.cdc.gov/ncipc/duip/spotlite/choking.htm. Acessado em: 29/9/2005.
9. Center for Disease Control and Prevention. Injury Prevention & Control: Home and Recreational Safety. Choking Episodes among children. Disponível em: www.cdc.gov/HomeandRecreationalSafety/Choking/default.html. Acessado em: 10/11/2009.
10. Chidananda SMN. Applies Aspects of Anatomy and Physiology of Relevance to Paediatric Anaesthesia. Indian J Anesth. 2004;48(5):333-9.
11. Schindler M, et al. Outcome of out-of-hospital cardiac or respiratory arrest in children. N Engl J Med. 1996;335:1473-9.
12. The Heimlich Institute. How to do a Heimlich Manouver. Disponível em: www.heimlichinstitute.org/default.php.
13. Resuscitation Council (UK). Ressuscitation Guidelines 2005. Disponível em: www.resus.org.uk. Acessado em: 12/12/2009.
14. Resuscitation Council (UK), Resuscitation Guidelines; 2010, p.25.
15. Biarent D, et al. European Resuscitation Council Guidelines for Resuscitation 2010 Section 6. Paediatric life support. Resuscitation. 2001;81:1364-88.

8

Equipe e Preparo do Consultório e/ou Ambulatório para as Situações de Emergências Médicas – Parte I

O Dr. Peter Safar[1] (1924-2003) – ícone médico, "pai" da ressuscitação cardioplumonar (RCP) e do suporte básico de vida (SBV) e autor de mais de 1.300 artigos, livros, capítulos de livros, entre outros –, em 1959, fez a seguinte afirmação: todo cirurgião-dentista deve estar preparado para lidar com emergências circulatórias e respiratórias em seu consultório. Será valioso para o cirurgião-dentista ter experiência em técnicas de ressuscitação, uma vez que a ventilação pulmonar deve ser iniciada em segundos. Todo cirurgião-dentista deve saber como tratar uma pessoa que não está respirando sem o uso de equipamentos, uma vez que o esboço das técnicas de ressuscitação é proporcionar vias aéreas abertas, ventilação pulmonar e ressuscitação cardíaca. É evidente que as diretrizes foram atualizadas e, hoje, existem *kits* de emergências médicas com oxigênio e medicação, e treinamentos disponíveis para a Odontologia atual, mas vale ressaltar que os fundamentos permanecem e a afirmação de uma personalidade tão importante na Medicina merece destaque. Com a evolução da Odontologia e a modernização da Medicina, é necessário não só que os cirurgiões-dentistas estejam capacitados em SBV, mas todos os que trabalham no ambiente odontológico, como tem sido sugerido ao longo desta obra. Desse modo, todo cirurgião-dentista deve ter conhecimento básico para reconhecer, acessar e controlar situações que potencialmente envolvem risco de morte, até que o paciente se recupere ou seja controlado e transportado para ambiente hospitalar pelo serviço de emergências médicas.

As situações de emergências médicas na prática odontológica são ocorrências relativamente raras e, quando acontecem, os profissionais não estão familiarizados para controlá-las, o que se inicia pela prevenção. Para o controle efetivo dessas situações, é preciso que todo o pessoal envolvido no atendimento odontológico, incluindo o cirurgião-dentista, o auxiliar de saúde bucal, o técnico de saúde bucal, a recepcionista, o pessoal de escritório e outros estejam preparados.[1-3] Então, os termos "time" ou "equipe" podem ser usados para designar todos os membros desse grupo. Tal equipe pode estar envolvida no atendimento do paciente tanto no consultório como no ambulatório odontológico.

O treinamento desse time para a abordagem de tais situações certamente aumentará as chances de se obter bons resultados.[2-4] Várias situações de emergências médicas podem se desenvolver em ambiente odontológico. Elas requerem cuidados imediatos, e inúmeros protocolos estão disponíveis para diferentes abordagens; no entanto, quando as situações de emergências médicas se desenvolvem, o diagnóstico preciso pode não estar definido imediatamente, o que dificulta a realização do plano de tratamento. Esse problema pode ser parcialmente solucionado com um simples princípio: o aspecto mais importante de praticamente todas as situações de emergências médicas é prevenir ou corrigir uma oxigenação insuficiente do cérebro e do coração.[5]

De maneira simplificada, se o paciente perde a consciência, isso é resultado de uma deficiência de oxigênio no cérebro (sangue); se o paciente sofre um episódio de crise de angina de peito, será em função de uma deficiência de oxigênio (sangue) em sítios específicos do coração (músculo cardíaco). Para o controle de todas as situações de emergências médicas, deve-se incluir a oxigenação correta, isto é, a certeza de que o oxigênio está sendo fornecido a esses órgãos críticos: o coração e o cérebro.[5]

O objetivo das manobras de SBV, também conhecido como RCP, é a manutenção do sistema nervoso central oxigenado, pode-se dizer, protegido, até que medidas definitivas sejam realizadas. O princípio do SBV é o A-B-C, (ver Capítulo 6); no entanto, após se estabelecer o A-B-C, o cirurgião-dentista deve considerar o D, ou seja, o tratamento definitivo: diagnóstico diferencial ou desfribilação.[2,4,5] Todos os envolvidos no atendimento odontológico devem ser proficientes na administração de SBV e RCP.

Sugestão de plano para o atendimento de situações de emergências médicas

O consultório, as clínicas e/ou ambulatórios devem desenvolver um plano para o atendimento de situações de emergências médicas, que deve ser idealizado e treinado por meio de simulação pelo menos 1 vez por ano. Em virtude da variação da prática, todo consultório, clínica e/ou ambulatório deve desenvolver seu plano individualizado para o atendimento das situações de emergências médicas buscando atingir as suas necessidades de acordo com o tipo de atendimento e, ainda, o perfil dos pacientes atendidos; por exemplo, se um consultório realiza o atendimento de pacientes pediátricos, deve direcionar-se às emergências possíveis em crianças; consultórios que realizam procedimentos em pacientes geriátricos devem direcionar-se para essa população; clínicos gerais devem enfatizar o perfil dos pacientes. Em suma, deve-se realizar treinamento em função do perfil dos pacientes que frequentam o consultório, clínica ou ambulatório.

O cirurgião-dentista deve desenvolver um protocolo e um plano de ação para que, junto com seu pessoal, possam seguir algumas medidas básicas pré-estabelecidas[2,3] caso alguma situação de emergência médica ocorra, sem desentendimentos, perda de tempo e desencontros. Esse protocolo deve ser seguido, o que facilitará a abordagem.

Como já mencionado, todo o pessoal do consultório e do ambulatório deve estar treinado em SBV e em RCP.[2,3,5,6] O atendimento dessas situações deve ser realizado principalmente pelo membro da equipe que presenciar a ocorrência, embora, na maioria das vezes, elas sejam presenciadas pelo cirurgião-dentista, uma vez que a maioria provavelmente acontecerá na cadeira deste. No entanto, teoricamente, pode ocorrer em qualquer local do consultório e/ou ambulatório; por exemplo: se um paciente desmaia na sala de espera, é provável que o primeiro membro da equipe seja o recepcionista, que deve estar apto a prestar o primeiro atendimento, verificar os sinais vitais e administrar SBV. Se o paciente não se recuperar, haverá a necessidade de chamar o segundo membro da equipe para trazer o *kit* ou o oxigênio, ou mesmo de chamar o serviço de emergências médicas.

Esse membro número 2 trará o *kit* de emergências médicas ao local e ajudará na administração do oxigênio com cateter nasal, máscara facial e monitoração dos sinais vitais (pressão arterial, frequência cardíaca e oximetria, se houver oxímetro disponível no consultório). Ele também anotará os sinais vitais e os procedimentos que serão realizados, bem como as medicações possivelmente indicadas e administradas para determinada situação. Ele deve pedir socorro ao cirurgião-dentista, que possivelmente estará atendendo outro paciente. Embora apenas o cirurgião-dentista decida sobre o tratamento definitivo, por exemplo, administração de fármacos ou não, não só ele mas todo o pessoal envolvido no atendimento odontológico, bem como o pessoal de escritório, devem estar certificados em SBV e RCP para realizar o primeiro atendimento nessas situações, através dos algoritmos básicos[2,3,5,6] P→A→B→C.

O membro número 3 da equipe deve auxiliar na monitoração dos sinais vitais, no preparo das medicações para o cirurgião-dentista administrar quando indicado, nas anotações importantes sobre os sinais vitais na ficha clínica ou ficha própria para essas situações. Deve também aguardar a chegada do serviço de emergências médicas (SEM), por exemplo, com o elevador no piso térreo, para acelerar a chegada desse pessoal ao local da ocorrência, bem como anotar a hora da chegada do SEM.

Embora muitos cirurgiões-dentistas hoje em dia trabalhem em hospitais, é evidente que as situações de emergências médicas não fazem parte de sua rotina. Por isso, ressalta-se a necessidade de montar uma equipe e treiná-la por meio de simulações dessas situações, no sentido de os profissionais não ficarem nervosos quando elas ocorrerem. A comunicação entre os membros durante o atendimento de uma situação de emergência médica deve ser de maneira colegiada, em que cada membro, quando desejar, deve dialogar de modo claro e direto. Não será apropriado deixar o nervosismo e o estresse tomarem conta da situação, resultando em gritos e desentendimentos; se alguém não entender alguma instrução, deve perguntar. Todos devem trabalhar juntos de maneira profissional e estar abertos para trocar ideias. Se algum membro da equipe quiser fazer alguma sugestão para ajudar outro membro que possa ter esquecido algum passo importante ou esteja realizando algum procedimento de maneira inapropriada, este deve se sentir livre para falar. A equipe deve estar concentrada no que for melhor para o paciente, e não em quem está certo durante o controle de uma situação de emergência médica.

Como as principais situações de emergências médicas ocorrem na cadeira do cirurgião-dentista, na presença do profissional, ele, na maioria das vezes, será o líder da equipe no consultório e/ou ambulatório odontológico, isto é, será o número 1 a prestar o atendimento. O Quadro 8.1 resume o atendimento de uma situação de emergência médica com as possíveis atribuições dos membros número

1 (P1), número 2 (P2) e número 3 (P3), ressaltando que a pessoa que presenciar a situação deve permanecer com o paciente e realizar o atendimento.

Recepção do consultório e/ou ambulatório: o pessoal da recepção do consultório e/ou ambulatório deve ter os números telefônicos do SEM local, de ambulâncias ou, no caso específico no Brasil, do Serviço de Atendimento Móvel de Urgência (SAMU),[7] que é destinado a prestar socorro à população em caso de emergência e está presente na maioria dos estados brasileiros. O número telefônico do SAMU é 192. Mais informações podem ser obtidas no *site* do Ministério da Saúde: www.saude.gov.br. Ter esses números disponíveis é importante em situações que envolvem risco de morte e não se sabe para quem pedir socorro. O objetivo é proporcionar estabilização rápida ao paciente, no momento da chegada do SEM, ou transportar rapidamente o paciente ao hospital, quando indicado. O pessoal da recepção deve estar preparado para realizar esse telefonema de emergência, e o número telefônico do SEM deve estar visível para que prontamente se efetue a ligação. Deve também anotar os horários dos acontecimentos, facilitar o fornecimento de informações ao SEM quanto ao endereço indicando vias de acesso (avenidas ou ruas) mais conhecidas para antecipar a chegada ao local e saber dialogar com o SEM, fornecendo, com a ajuda dos outros membros ou mesmo do líder, as informações médicas básicas do paciente, descrevendo o quadro médico da vítima e informando ao SEM o possível diagnóstico e as medicações administradas. Por exemplo: "paciente desmaiado a 12 minutos apresentou convulsão; PA 120 X 70 mmHg, administrando suporte básico de vida e oxigênio com máscara facial". O Quadro 8.2 exemplifica algumas informações que podem auxiliar o SEM.

São exemplos de questões feitas pelo SEM, quando acionado pelo telefone, para assegurar a melhor assistência possível à vítima:[8]

- Qual a idade do paciente?
- O paciente ou vítima está consciente?
- A vítima ou paciente está respirando?
- O paciente está completamente acordado?
- A vítima apresenta qual coloração? Ela mudou de cor?
- A vítima sofreu alguma injúria?
- O paciente apresenta histórico de problemas cardíacos?
- O paciente ou vítima fez uso de algum medicamento nas últimas 12 horas?

Kit básico de emergências médicas

O *kit* de emergências médicas (ver Capítulo 10) deve ser atualizado e revisado com frequência, uma vez que, nesta área de Medicina de Emergência, os protocolos atualizam-se periodicamente. A verificação do oxigênio também deve ser feita pe-

Quadro 8.1 Resumo do atendimento de uma situação de emergência médica e diferentes atribuições dos membros.

Membro número (P1)	Membro número (P2)	Membro número (P3)
Permanecer com o paciente	Quando chamado, trazer *kit* de emergências médicas	Chamar o SEM, quando indicado; aguardar sua chegada, para facilitar o acesso ao consultório (prédio e/ou casa, conjunto; esperar com o elevador pronto para facilitar o acesso etc.)
Administrar SBV e chamar por ajuda	Auxiliar no SBV, ajudar na administração de oxigênio e medicações, quando indicado	Auxiliar na monitoração dos sinais vitais, no preparo de medicações a serem administradas e nas anotações na ficha do paciente (p. ex., hora da ocorrência e chamada do SEM e hora da chegada do SEM)

Quadro 8.2 Informações que serão fornecidas ao SEM.

- Diagnóstico preliminar (p. ex., "possível infarto agudo do miocárdio")
- Informações sobre o paciente (p. ex., "paciente aos 69 anos de idade, apresentando dores no peito, consciente, pressão arterial 165 X 90 mmHg, frequência cardíaca a 89 batimentos/min)
- Procedimento que está sendo realizado no momento (p. ex., "SBV e administração de oxigênio com máscara facial-6 ℓ/min")
- Procurar facilitar o acesso do SEM, mostrando o endereço exato, se possível com as ruas próximas, mais conhecidas
- Fornecer o telefone do qual está sendo realizada a ligação para o SEM

Modificado de Malamed, 2007.

riodicamente, uma vez que o cilindro pode esvaziar com o tempo, mesmo porque há um prazo de validade. O *kit* e o cilindro de oxigênio devem ser guardados em um lugar de fácil e rápido acesso. Pode ser desenvolvida uma ficha com os fármacos e equipamentos para a checagem periódica (Quadro 8.3).

Treinamento e simulações

Simulações de situações de emergências médicas devem ser realizadas para aproximar, envolver e familiarizar os membros do consultório e/ou ambulatório odontológico, inclusive o cirurgião-dentista, com essas possíveis situações[2,3,5,6,9] (p. ex., simulação de síncope, paciente engasgado, obstrução parcial das vias aéreas superiores, reação alérgica aguda etc.). Desse modo, quando as situações de emergências médicas de fato ocorrerem, todos estarão prontamente aptos e preparados para atendê-las de maneira efetiva e, certamente, com resultados melhores. Essas simulações não devem se restringir apenas a SBV e RCP, e sim ao manuseio de equipamentos e medicações.

É necessário ainda que, durante o treinamento, seja realizado o manuseio do *kit* de emergências médicas (equipamentos e fármacos) e a simulação do manuseio do AMBU (lentamente), com o posicionamento correto. Deve-se treinar as conexões com o oxigênio, a colocação da máscara facial com o AMBU, o acerto no tamanho da máscara facial, a determinação do fluxo de oxigênio e da dosagem do oxigênio em ℓ/minuto e a determinação do selamento correto da máscara facial. É importante treinar com 2 pessoas: uma que realize SBV e outra que administre o O_2 com máscara facial, verificando as conexões de tubos e conectores em geral.

A seleção correta da máscara facial para o selamento efetivo, bem como as manobras com uma e duas mãos para fixar a máscara facial, deverão também ser treinadas para a efetividade de administração de O_2 no paciente inconsciente. É muito valiosa a familiarização de todos os membros com os equipamentos de emergências médicas no sentido de facilitar a abordagem de uma eventual ocorrência.

O treinamento para o preparo dos medicamentos presentes no *kit* básico de emergências médicas é importante para todos conhecerem os fármacos; por exemplo, abrir uma ampola de adrenalina 1:1.000 (presente no *kit*) e acondicionar em uma seringa de 1 mg/mℓ; abrir a ampola de

Quadro 8.3 Tipos de substância (dosagem e apresentação comercial) e equipamentos com quantidades, data de validade e data de verificação.

Substância	Apresentação	Dose	Nome comercial	Quantidade	Data de validade	Data da verificação
Oxigênio	Cilindro tamanho E			1		
Salbutamol (broncodilatador)	Inalante oral	0,1 mg/dose	Aerolin Spray	1		
GNT dinitrato de isossorbida	Spray	0,4 mg/dose	Não disponível	–		
	Sublingual	5 mg 1 comp. sublingual	Isordil	1 cx		
AAS	Comprimidos	325 mg	–	6		
Adrenalina	Solução injetável, ampola 1:1.000	1 mg/mℓ	Hipolabor, Drenalin			
Cloridrato de difenidramina	50 mg; ampola, solução injetável	50 mg/mℓ	Difenidrim	2		
Glucagon	1 mg/unidade/mℓ	Glucagon +diluente	Glucagon	1		
Glicose (oral)	Suco de laranja Refrigerantes Tabletes de açúcar			Diversos		

anti-histamínico e acondicionar na seringa 50 mg/ml. Parecem procedimentos simples, mas, por exemplo, deve-se quebrar a ampola em lugar pré-determinado. Por isso, é necessário treinamento para quem nunca teve acesso a esses fármacos, para que, no momento da situação de emergência médica, os profissionais já tenham realizado o manuseio prévio desses medicamentos e já tenham experiência no manuseio de seringas e ampolas; assim; certamente realizarão o atendimento com mais rapidez e efetividade.

Finalmente, os consultórios e/ou ambulatórios devem desenvolver fichas próprias para monitorar os pacientes durante essas intercorrências. As informações dessas fichas serão de grande valor quando a equipe de emergências médicas chegar. Paramédicos ou médicos darão sequência ao atendimento até a chegada do paciente ao hospital. Outro fator importante a considerar no caso de prédios comerciais, é alguém do consultório ir receber o pessoal do serviço de emergências médicas fora do edifício ou da casa para facilitar o acesso ao prédio ou conjunto comercial. Isso economizará tempo, o que certamente será muito importante para essas situações.

O Quadro 8.4 mostra o resumo de um plano de ação básico para as situações de emergências médicas.

Conclusões

Quando uma situação de emergência médica verdadeira acontece em ambiente odontológico, os primeiros minutos podem significar a diferença entre a vida e a morte do paciente. Por isso, os protocolos devem ser revisados anteriormente, bem como os exercícios de simulação de situações de emergências médicas, o que certamente proporcionará um atendimento mais seguro e efetivo.

Cada membro da equipe deve entender as ações básicas do plano para o consultório e/ou ambulatório odontológico, estando claro que a implementação do plano dependerá de todos. As iniciativas de treinamento e capacitação devem partir do cirurgião-dentista. Fica evidente que algum tipo de treinamento em SBV, RCP e medicamentos básicos se faz necessário na Odontologia moderna. A segunda evidência disso é que a melhor abordagem para as situações de emergências médicas é a prevenção (ver Capítulo 3), por meio de um histórico médico e de diálogo com o paciente, assim como modificações no atendimento, o que certamente diminuirá as chances da ocorrência de tais situações. No entanto, infelizmente, apesar do esforço dos cirurgiões-dentistas, situações de emergências médicas acontecerão; por isso, disponibilizar

Quadro 8.4 Sugestão de uma sequência para o atendimento de diferentes situações de emergências médicas.

Ação: pode ser indicada mesmo antes que a situação de emergência médica seja claramente diagnosticada. Medidas de suporte, que incluem a manutenção das vias aéreas, irão "ganhar tempo" até a determinação do problema e a intervenção definitiva

1. Interromper o procedimento e controlar a emergência – membro (P1) dentista OU se o paciente perder a consciência na sala de espera – membro (P1) recepcionista

2. P – Posicionar o paciente: paciente inconsciente – posição supina (aumento do fluxo sanguíneo cerebral) e chamar ajuda

3. ABC para controle da situação de emergência médica: vias aéreas, respiração e circulação

4. 192 (SAMU): chamar ajuda especializada se a situação aparentar gravidade

5. D – Baseado no diagnóstico inicial – Tratamento definitivo:
   a) Manobras, p. ex: manobra de Heimlich
   b) Medicamentos: veja *kit* de emergências médicas e protocolos
   c) Aguardar SAMU: monitoração dos sinais vitais (PA, FC, oximetria, entre outros)
   d) Chegada do pessoal do SAMU: estabilização do quadro; transporte para o hospital (s/n).

tempo para o preparo de toda a equipe odontológica e o desenvolvimento de um plano básico de ação para essas situações pode salvar vidas.

Referências bibliográficas

1. Safar P. Resuscitation in the dental office. Sixth Annual Meeting, American dental society of anesthesiology. New York, 13/9/1959.
2. Malamed SF. Medical emergencies: preparation & management. Metlife 2007. Disponível em: www.metdental.com.
3. Roberson J, Rothman CM. Eye on emergency: are you ready? five deadly misconceptions associated with medical emergency preparedness. AGD Impact. 2008;36(3).
4. American Heart Association. Part 3: effective resuscitation team dynamics. In: Advanced Cardiovascular Life Support Provider Manual: Professional. Dallas: American Heart Association. 2006. p.11-17.
5. Haas DA. Preparing dental office staff members for emergencies. Developing a basic action plan. JADA. 2010;141.
6. Malamed SF. Medical emergencies in dental office. 6a ed. St. Louis: Mosby; 2000.
7. SAMU – Serviço de Atendimento Móvel de Urgência. Disponível em: http://portal.saude.gov.br/saude/area.cfm?id_area =456.
8. Calling 111. Disponível em: www.111.govt.nz/calling_111/faqs-ambulance.html. Acessado em: 12/10/2010.
9. Morrison AD, Goodday HBR. Preparing for medical emergencies in the dental office. Journal of the Canadian Dental Association. 1999;65(5).

9

Equipe e Preparo do Consultório e/ou Ambulatório para as Situações de Emergências Médicas – Parte II

Introdução

As situações de emergências médicas na prática odontológica podem e provavelmente irão acontecer, uma vez que o ambiente odontológico envolve estresse, medo e ansiedade, principais elementos que engatilham essas situações.[1,2] As emergências médicas são acontecimentos inesperados, repentinos e ocorrem em situações muito estressantes, sendo caóticas para todos no consultório. Pode ocorrer ansiedade e confusão. Pode haver também a incapacidade de proporcionar à vítima um atendimento adequado, com protocolos, e uma sequência no atendimento, se um plano de ação não for estabelecido. A equipe, inclusive o cirurgião-dentista envolvido no atendimento dos pacientes para a terapia odontológica, deve se preparar para lidar com essas situações. O serviço médico de emergência, quando acionado, pode chegar rapidamente ou demorar, dependendo da região, área rural ou urbana. Independentemente da agilidade desse serviço, os profissionais devem proporcionar algum atendimento até a chegada de pessoal especializado.

Na preparação para as situações de emergências médicas, será sugerido como se preparar para lidar com essas ocorrências por meio do Suporte Básico de Vida (SBV) e do desenvolvimento de um plano de ação.

Preparação da equipe: prevenção e quem chamar

A preparação de todos que participam do atendimento dos pacientes em Odontologia envolve a capacitação periódica em SBV, histórico médico, avaliação física e classificação do *status* físico dos pacientes (p. ex., ASA 1, ASA 2, ASA 3 etc.), visando a prevenir as situações de emergências médicas por meio da monitoração dos sinais vitais e de modificações na terapia (ver Capítulo 3).

Como já discutido no Capítulo 8, os consultórios e ambulatórios devem estar preparados para chamar por ajuda e saber quem chamar nas situações de emergências médicas – o serviço de emergências médicas (SEM), no caso do Brasil, o SAMU,[3] pelo número 192. É um serviço de atendimento móvel de urgência, presente em todos os estados brasileiros. É sugerido que se faça presente e de fácil visualização o número do SAMU, 192, nas proximidades do telefone do consultório (ou da secretaria) ou algum número de outro serviço disponibilizado para essa finalidade. Os profissionais devem estar preparados para passar as informações sobre o paciente ao SEM quando telefonarem para acionar esse serviço (ver Capítulo 8).

As situações de emergências médicas e o SBV[4,5]

O objetivo principal no atendimento das situações de emergências médicas em ambiente odontológico é que a vítima melhore, isto é, se recupere ou, em último caso, que se mantenha com os sinais vitais estáveis até a chegada do pessoal de emergências médicas no consultório. O profissional nunca deve administrar medicamentos que desconheça ou não compreenda seu mecanismo de ação. Sugere-se avaliar de imediato o paciente, logo nos primeiros sinais de emergência médica, se antecipar e, se julgar necessário, acionar o SEM ou o SAMU. De preferência, solicite a alguém do consultório que chame ajuda e inicie o atendimento do paciente. O SEM, quando acionado, demorará certo tempo para chegar; assim, quanto antes for acionado, mais cedo a ajuda especializada chegará no consultório. O profissional deve julgar a necessidade de acionar o SEM de acordo com as condições que o paciente apresenta.

Na grande maioria das situações de emergências médicas em ambiente odontológico, que geralmente é uma ocorrência inesperada, pode-se incluir estimulação do sistema nervoso central, depressão respiratória e distúrbios circulatórios, bem como reações alérgicas. O SBV quase sempre será mais importante do que a administração de fármacos.

O sangue é constituído de 40% de células e 60% de plasma; 99% das células do sangue são células vermelhas e 1% são células brancas. A hemoglobina nas células vermelhas transporta 30 a 100 vezes mais oxigênio do que o oxigênio dissolvido no plasma. Ela é combinada ao oxigênio de forma reversível, uma vez que ocorre a liberação do O_2 para os tecidos, produzindo uma coloração vermelho claro nos tecidos.

No exame do paciente, isto é, quando acessamos um paciente, mesmo em situações de emergências médicas, as áreas perfundidas, como lábios e unhas, podem ser avaliadas quanto a sua coloração: uma região com baixa perfusão e oxigenação ruim apresenta uma coloração roxa-azulada. Para oxigenar as células do corpo, o coração funciona como uma bomba, e os vasos, como um circuito fechado, bombeando no sistema arterial e venoso, que transporta sangue para dentro e para fora do coração.

Na verificação do pulso e da pressão arterial, uma quantidade de informações importantes podem ser consideradas. A pressão arterial de 120/80 mmHg significa a leitura de 120 mm de mercúrio durante a sístole, importante período de contração do ventrículo esquerdo, que está bombeando sangue para o corpo. Nesse momento, a pressão de 80 mmHg está relacionada à diástole, intervalo no qual o ventrículo esquerdo está relaxando e sendo preenchido por sangue oxigenado. Observando que a pressão arterial é igual a débito cardíaco (DC) versus resistência periférica (RP), o débito cardíaco é o volume de sangue bombeado pelo coração em 1 minuto e depende da frequência cardíaca multiplicada pelo volume sistólico (volume de sangue que é ejetado pelo coração no momento da sístole). O volume sistólico refere-se ao volume de sangue que retornou ao coração para ser bombeado para o corpo pela força de contração do coração. Em situações de emergências médicas, geralmente ocorre uma alteração dessa fórmula, e o objetivo do tratamento é controlar essas situações e tentar corrigir esse desvio.

O SBV e a introdução de uma sequência básica para o atendimento das situações de emergências médicas

Resumidamente, a finalidade do SBV é prevenir ou corrigir a falta de oxigenação (sangue oxigenado) aos órgãos vitais, isto é, cérebro e coração. As manobras de SBV são simples, de fácil administração e não estão restritas aos médicos. Todos devem saber administrar as manobras de SBV; esta é uma das finalidades principais das diretrizes internacionais do Comitê Internacional de Ressuscitação (ILCOR),[6,7] que inclui a American Heart Association, o Comitê Europeu de Ressuscitação, entre outros.

As situações de emergências médicas não são comuns no dia a dia do cirurgião-dentista, mas quando ocorrem podem envolver um potencial risco de morte. Assim, é razoável que os profissionais tenham um plano básico para o atendimento do paciente nessas condições. Mesmo não sendo ainda estabelecido um diagnóstico preciso, se uma linha de atendimento for proposta, como uma sequência lógica de SBV, até que um diagnóstico possa ser proposto pelo cirurgião-dentista, talvez os profissionais apresentem maior segurança e possivelmente maior sucesso no atendimento dessas situações.

Há 50 anos, os fundamentos do SBV seguem uma sequência de A-B-C[6,7] (Quadro 9.1).

Os procedimentos incluem a manutenção das vias aéreas do paciente, técnicas de administração de oxigênio no paciente consciente ou inconsciente e a monitoração dos dois mais importantes sinais vitais, a pressão sanguínea e o pulso cardíaco (frequência cardíaca), que nos dão informações importantes quanto ao *status* do sistema cardiovascular. Juntos, esses três procedimentos consistem no ABC do SBV.

Para o controle de todas as situações de emergências médicas em ambiente odontológico, deve ser assegurado o SBV, garantindo que o sangue oxigenado chegue aos órgãos vitais (cérebro e coração). Se todos os envolvidos no atendimento dos

Quadro 9.1 O ABC do suporte básico de vida.

Airway – vias aéreas
Breathing – respiração
Circulation – circulação

pacientes lembrarem desse princípio, toda a sequência do atendimento fará sentido. De fato, esse é o princípio do treinamento do SBV, também conhecido como ressuscitação cardiopulmonar (RCP).[8]

O objetivo das manobras de SBV (A-B-C) é manter o cérebro oxigenado e protegido até que algo mais definitivo possa ser proporcionado.[9] Malamed[5,10] propôs um plano básico de ação a partir do SBV, só que iniciando com o algoritmo P, que significa posicionar o paciente. Isso faz sentido, uma vez que, quando acontecem as situações de emergências médicas o paciente geralmente está na cadeira do cirurgião-dentista. Então, posicioná-lo de maneira adequada pode ser um bom começo na abordagem dessas situações, uma vez que, dependendo da situação, o posicionamento adequado do paciente pode ser o tratamento definitivo; por exemplo, no quadro de síncope, quando posicionamos o paciente em uma posição supina, com os pés ligeiramente elevados, estamos melhorando a oxigenação do cérebro, e, muito provavelmente, este será o tratamento.

Por isso, é sugerido iniciar o SBV na sequência PABC, principalmente nas situações em que o diagnóstico ainda não está claro. O cirurgião-dentista ou os profissionais envolvidos no atendimento devem, então, posicionar (P) o paciente apropriadamente, acessar o paciente e, se necessário, controlar as vias aéreas (A), a respiração (B) e a circulação (C). Após a administração dessa sequência, o profissional deve considerar o algoritmo D, que consiste no tratamento definitivo, diagnóstico diferencial, medicação ou desfibrilação.

P – Posicionar o paciente. Se ele estiver consciente, deve ser colocado em uma posição mais confortável; se inconsciente, deve ser colocado em posição supina, com as pernas ligeiramente elevadas, 10° a 15° (Figura 9.1). Essa posição favorece o fluxo sanguíneo para o cérebro, ajudando a corrigir qualquer deficiência de oxigênio fornecido.

Desobstrução das vias aéreas – Acessar as vias aéreas

Se o paciente estiver consciente, esta manobra não é necessária. Se estiver falando, estará mantendo a patência nas vias aéreas, mas estas precisam ser observadas (faringe); verifique possível edema na laringe, um sinal de anafilaxia. Nesse momento, corpos estranhos devem ser removidos, como roletes de algodão, para eliminar qualquer bloqueio ou obstrução das vias aéreas.

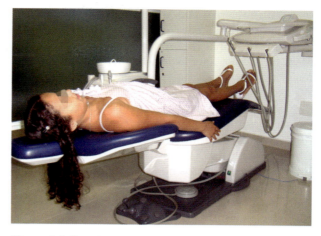

Figura 9.1 Correto posicionamento da cadeira odontológica: posição supina, com os pés ligeiramente elevados.

A manutenção das vias aéreas no paciente inconsciente é crucial, por meio da manobra de elevação posterior da cabeça e elevação do queixo (*head tilt-chin lift* – Figura 9.2), e deve ser administrada mediatamente. Essa manobra muito provavelmente assegura o fornecimento de oxigênio aos órgãos vitais (cérebro e coração) e os protege de possíveis danos (cérebro), pois ocorre um deslocamento da língua na parede posterior da faringe, realizando a desobstrução anatômica causada pela língua no paciente inconsciente.

Embora a inclinação ou extensão dorsal (posterior) da cabeça seja uma manobra efetiva no restabelecimento de uma via aérea patente, existem situações em que as vias aéreas ainda permanecerão obstruídas. Nesses casos, adicionalmente à inclinação da cabeça para trás, deve-se realizar o avanço da mandíbula anteriormente, em uma posição ou situação de prognatismo, fazendo a base da língua desobstruir completamente a hipofaringe ou orofaringe. Isso ocorre porque a língua está aderida na mandíbula, e o avanço mandibular desloca a língua junto com a mandíbula, desobstruindo as vias aéreas. Essa manobra é realizada colocando-se os 2 dedos (indicador e médio) na sínfise ou ângulo da mandíbula, deslocando a mandíbula para a frente, onde alcança uma posição oclusal topo a topo, ou de prognatismo (Figura 9.3).

Respiração

Os profissionais devem considerar o acesso à respiração logo após o restabelecimento das vias aéreas. Se o paciente está consciente, isso geralmente não será um problema, mas se ele estiver apresentando sons na respiração, por exemplo, estridor e dispneia, pode ser um sinal de broncoespasmo, comum nos casos de asma e anafilaxia. A monitoração da respiração inclui a verificação da coloração das mucosas.

Os profissionais devem checar a circulação do paciente logo após a verificação da respiração. Esse procedimento pode ser realizado em diferentes sítios anatômicos (radial, braquial), mas o pulso carotídeo (Figura 9.4) parece ser o mais indicado para adultos nessas situações.[10] Na localização do pulso, o socorrista não deve demorar mais de 10 segundos para avaliá-lo. Se o socorrista não encontrar o pulso, deve iniciar imediatamente as compressões torácicas externas[5,6,9,10] (30 compressões e 2 respirações). Contudo, se o pulso foi avaliado e está fraco, mas presente, o profissional deve continuar os passos de SBV até a chegada da assistência médica.

Tratamento definitivo

Uma vez que as vias aéreas estão desobstruídas e a circulação está adequada, o socorrista pode, então, prosseguir com o controle definitivo da situação, isto é, instituir tratamentos específicos, por exemplo: para hipoglicemia, administração de glicose; para simples desmaio, inalação de amônia aromática.

A Figura 9.5 propõe um algoritmo simplificado para o atendimento das situações de emergências médicas.

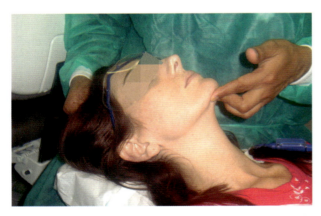

Figura 9.2 Manobra de elevação da cabeça e levantamento do queixo *(head tilt-chin lift)*, para abertura das vias aéreas.

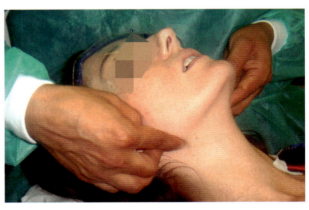

Figura 9.3 Manobra de deslocamento anterior da mandíbula *(jaw thrust)*.

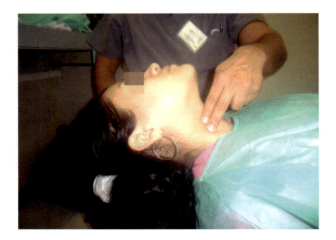

Figura 9.4 Localização da artéria carótida para tomada do pulso carotídeo: localização da cartilagem tireóidea ("pomo de Adão"); deslizamento lateral dos dedos indicador e médio até encontrar a fenda entre a cartilagem tireóidea e o músculo esternocleidomastóideo. Para localizar o pulso, o socorrista não deve demorar mais de 10 segundos para avaliá-lo. Se o socorrista não encontrar o pulso, deve iniciar imediatamente as compressões torácicas externas (30:2-mínimo de 100 compressões por minuto).[11]

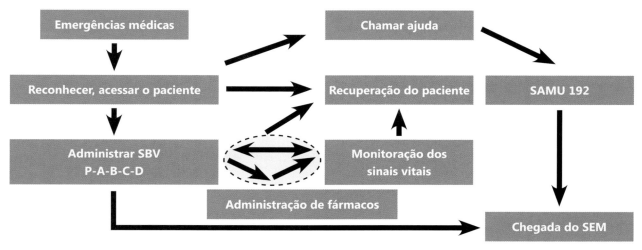

Figura 9.5 Algoritmo simplificado das situações de emergências médicas, mostrando uma sequência no atendimento até que o paciente se recupere ou até a chegada do SEM. É sugerido que o profissional não administre medicamentos que desconheça.

Ressuscitação cardiopulmonar e novas diretrizes – Modificação da sequência do SBV

Para o atendimento de uma situação em que o paciente sofre um colapso repentino e está inconsciente, não apresenta respiração ou a respiração é agônica e não apresenta pulso, deve-se assumir que o paciente sofreu uma parada cardíaca. As novas diretrizes da American Heart Association[11] para RCP e atendimento cardiovascular de emergência (ACE) alteraram o SBV: a sequência A-B-C (*airway* – vias aéreas; *breathing* – respiração; compressões torácicas) foi modificada para C-A-B (compressões torácicas; *airway* – vias aéreas; *breathing* – respiração) para pacientes adultos e pediátricos (excluindo-se recém-nascidos). Melhores resultados são encontrados quando se inicia a ressuscitação com compressões torácicas eficientes,[11] no mínimo 100 compressões por minuto; a cada 30 respirações, administrar 2 ventilações (30:2) (ver Capítulo 13).

Resumo

Certamente os cirurgiões-dentistas podem fazer o possível para prevenir as emergências médicas, mas infelizmente, apesar das melhores medidas adotadas, eles podem esperar que estejam envolvidos no diagnóstico e no tratamento de situações de emergência médica durante o curso clínico da prática.[5] Essas situações podem ser relacionadas diretamente ao tratamento odontológico ou podem ocorrer por acaso, no ambiente de consultório odontológico. Embora diferentes situações de emergências médicas possam ocorrer em ambiente odontológico, é prudente que todo pessoal envolvido no atendimento esteja preparado para administrar o SBV de maneira eficiente e procurar o serviço de emergências médicas (p. ex., SAMU 192) assim que julgar necessário.

Referências bibliográficas

1. Fast TB, Martin MD, Ellis TM. Emergency preparedness: a survey of dental practitioners. J Am Dent Assoc. 1986;112:499-501.
2. Malamed SF. Managing medical emergencies. J Am Dent Assoc. 1993;124:40-53.
3. SAMU. Disponível em: http://portal.saude.gov.br/portal/saude/area.cfm?id_area=1787.
4. Part 4: Adult basic life support. Circulation. 2005 Dec 13.
5. Malamed SF. Preparation. In: Medical emergencies in the dental office. 6a ed. St. Louis: Mosby; 2007. p. 59-65.
6. Nolan JP, et al. Part 1: Executive summary 2010 International Consensus on Cardiopulmonary Resuscitation and Emergency Cardiovascular Care Science With Treatment Recommendations. Resuscitation. 2010;81S: e1-e25.
7. Chamberlain DA, et al. Education in resuscitation: an ILCOR Symposium: Utstein Abbey. Stavanger, Norway, June 22-24, 2001.
8. Part 6: Advanced cardiovascular life support: Section 7: Algorithm approach to ACLS emergencies. Circulation. 2000 Aug 22.
9. Hass D A. Preparing dental office staff members for emergencies: developing a basic action plan. JADA. 2010;141:8S-13S.
10. Malamed SF. Emergency Medicine: Beyond the Basics. JADA. 1997;128;843-854.
11. Field JM, et al. Part 1: Executive summary: 2010 American Heart Association Guidelines for Cardiopulmonary Resuscitation and Emergency Cardiovascular Care. Circulation. 2010 Nov 2.

10
Controle das Situações de Emergências Médicas

Os cirurgiões-dentistas devem estar preparados para o controle das situações de emergências médicas em ambiente odontológico, que podem e apresentam uma probabilidade razoável de ocorrências ao longo de sua vida profissional.[1-5] Felizmente, as emergências médicas em Odontologia são ocorrências raras, mas, quando nos deparamos com elas, não nos sentimos confortáveis para abordá-las, pois não faz parte da rotina. No entanto, todos os profissionais de saúde devem estar preparados para controlar tais situações. Com isso, faz-se necessário revisar as principais situações de emergências médicas e estar preparado, seguindo os princípios básicos: prevenção, preparo e controle.

Nos Estados Unidos e Canadá, estudos[1,2] mostraram que a síncope é a situação mais presenciada pelos cirurgiões-dentistas. Revelaram também que em 10 anos foi indicada a incidência de 7,5 situações de emergências médicas por cirurgião-dentista. Quatro mil cirurgiões-dentistas foram consultados.

Outro estudo,[3] realizado no Japão entre 1980 e 1984 pelo Comitê de Prevenção de Tratamento Odontológico da Sociedade Odontológica Japonesa de Anestesiologia, mostrou que entre 19 e 44% dos cirurgiões-dentistas presenciaram situações de emergências durante o ano de prática. A maioria destas situações foi moderada (90%), mas 8% foram consideradas sérias. Também mostrou que 35% dos pacientes sabiam que apresentavam uma doença pregressa (doença de base); as doenças cardiovasculares foram encontradas em 33% destes pacientes.

Se essas complicações sistêmicas ocorrerem na prática odontológica, o profissional e todos que trabalham em ambiente odontológico devem prestar o pronto atendimento assim que possível, até o paciente se recuperar ou até o serviço de emergências médicas chegar ao local. A principal situação de emergência médica em ambiente odontológico é a síncope vasopressora,[1-6] definida como uma perda transitória da consciência com consequente perda da postura, comumente chamada de desmaio. Corresponde a 3% dos pacientes que visitam o departamento de emergências médicas nos Estados Unidos e a 6% das admissões hospitalares daquele país.[7] A perfusão inadequada e a má oxigenação cerebral resultam em perda da consciência. Mais comumente ocorrem com a queda da pressão arterial (PA) causada pela atividade vagal que leva à vasodilatação sistêmica[7] (síncope vasovagal, desmaio ou síncope) e pode ser ocasionada por estresse emocional ou dor. Alguns pacientes são mais propensos à síncope e apresentam história de desmaios repetidos.

A síncope pode ser classificada em: central (ocorre em resposta a estímulo emocional); postural (normalmente associada à permanência por tempo prolongado na posição ortostática) e situacional (após estimulação específica de aferentes sensoriais e viscerais).[8] A síncope mediada neurologicamente (vasovagal) está quase sempre relacionada a sintomas prodômicos (náuseas, tonturas, diminuição do campo visual, desconforto epigástrico) e sintomas residuais após o episódio, como fraqueza, tonturas e diaforese.[7,8] O tratamento da síncope é basicamente a administração de suporte básico de vida (SBV) e de oxigênio;[2,3,5,6] no entanto, o profissional deve estar preparado para se deparar com essas situações, além de reconhecer e providenciar rapidamente o controle apropriado, uma vez que elas provavelmente acontecerão em ambiente odontológico.

As emergências médicas ocorrem principalmente durante ou logo após a administração do anestésico local, em procedimentos de exodontia ou endodontia.[1,2] Fica evidente que a população, de maneira geral, se apresenta temerária frente às exodontias e abordagens em Endodontia, provavelmente porque esses procedimentos solicitam controle efetivo da dor e porque, ao longo da história da Odontologia, foram utilizados por cerca de 50 anos anestésicos locais do tipo éster (cocaína e procaína), que não apresentavam efetividade anestésica quando comparados com o desempenho farmacológico dos anestésicos locais atuais, além de causarem efeitos colaterais relacionados a sua administração.

Além da síncope vasopressora, outras situações de emergências médicas foram reportadas, incluindo reações alérgicas, angina de peito, infarto agudo do miocárdio (IAM), parada cardíaca, hipotensão postural, convulsões, broncoespasmo e situações de emergência envolvendo diabetes.[1-3]

O mais importante em todas as situações de emergências médicas no ambiente odontológico é a prevenção, por meio da história médica com modificações apropriadas no tratamento, como já mencionado no Capítulo 3.

Por conseguinte, as manobras de SBV ficam em primeiro plano. Fica evidente que o treinamento do profissional e de toda a equipe odontológica em SBV e ressuscitação cardiopulmonar (RCP) se faz necessário. Uma vez diagnosticada a situação, pode haver administração de fármacos, no sentido de proporcionar um fluxo de sangue oxigenado para órgãos críticos e prevenir ou corrigir um fluxo de sangue oxigenado insuficiente para o cérebro e para o coração, mas o cirurgião-dentista deve considerar a administração de fármacos somente após a administração do SBV em situações de emergências médicas.

Prevenção

A maneira ideal de abordar as situações de emergências médicas é preveni-las com base em:

a. Determinação do risco: é o produto do comprometimento médico "multiplicado" pela complexidade do procedimento

COMPROMETIMENTO MÉDICO X COMPLEXIDADE DO PROCEDIMENTO

A avaliação física do paciente odontológico engloba:

- História médica (questionário médico)
- Diálogo da história com o paciente
- Determinação do risco médico – ASA 1, ASA 2, ASA 3, ASA 4, ASA 5
- Modificações no tratamento.

b. Redução do risco e prevenção de situações que envolvam riscos: tendo reconhecido o risco aumentado (em função de uma doença ou doenças preexistentes e complexidade do procedimento), a prevenção então se resume em reduzir o risco (determinar o melhor controle do comprometimento médico) e evitar situações de perigo – reduzir medo, estresse e ansiedade; evitar alergênicos e interações medicamentosas; controlar a dor com anestesia local efetiva; reduzir o tempo do procedimento; evitar aspiração de corpos estranhos etc. A Figura 10.1 mostra os principais fatores de risco a ser considerados.

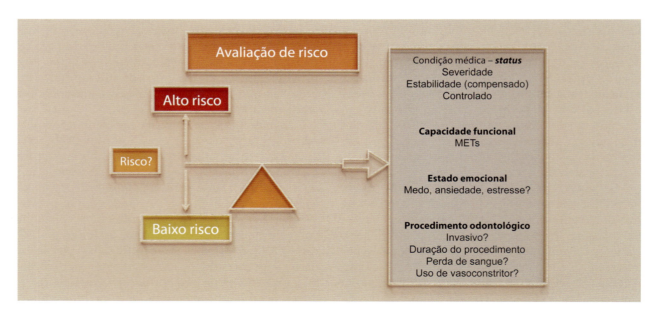

Figura 10.1 Avaliação de risco, classificação de risco (condição médica – ASA 1, ASA 2, ASA 3, ASA 4), avaliação da capacidade funcional (MET), reconhecimento do medo e da ansiedade do paciente, avaliação do procedimento em relação ao paciente, bem como as medicações selecionadas (individualizadas) para determinado paciente (ver Capítulo 3).

Preparo

a. Histórico médico (avaliação médica): não apenas mostra o risco médico, mas também como evitar o tipo de emergência que pode ocorrer, proporcionando informações sobre como proceder. Tendo essas informações importantes diante de um problema emergente, a avaliação guiará o profissional em diagnosticar prontamente o problema, sabendo como conduzir a situação, no sentido de controlar a emergência médica, por exemplo, um paciente que já apresentou broncoespasmo, isto é, paciente asmático

b. *Kit* básico de emergências médicas: um aspecto importante no controle das emergências médicas é ter um *kit* básico atualizado no consultório odontológico. Não adianta apenas ter um *kit* de emergências; é necessário conhecer os medicamentos, saber quando e como utilizá-los, bem como a sua manutenção; por exemplo, deve-se checar periodicamente os tubos de oxigênio e a validade dos medicamentos desse *kit*. No final deste capítulo, no item Anexos, há um exemplo de ficha dos medicamentos de emergência e as suas verificações periódicas.

Kit básico de emergências médicas – Fármacos e equipamentos

A American Dental Association (ADA), em 2002,[4] por meio do seu conselho científico, determinou um protocolo e um *kit* mínimo que os cirurgiões-dentistas devem ter em consultórios e/ou ambulatórios odontológicos. Esse protocolo deve ser incluído na rotina do ambiente odontológico (Quadro 10.1).

A seguir, são descritos os principais fármacos e equipamentos necessários para o controle das emergências médicas, segundo a ADA.[4]

Oxigênio – Cilindro tamanho E

O tempo de administração é de 20 a 40 minutos, suficiente para resolver o problema ou transferir o paciente para o hospital.[5] O oxigênio pode ser administrado em todas as situações de emergência médica, exceto no quadro de hiperventilação. Pode ser administrado com máscara facial no paciente com respiração espontânea, ou com AMBU no paciente apneico.[6]

Se o paciente está consciente, deve ser administrado com máscara facial em um fluxo de 6 a 10 ℓ/minuto, quantidade apropriada para qualquer adulto. Em paciente inconsciente e apneico, deve-se administrar o oxigênio com a máscara facial e AMBU em um fluxo de 10 a 15 ℓ/minuto.

É evidente que se faz necessário treinamento para a administração de oxigênio, a seleção da máscara facial e o uso correto da técnica, no sentido de se obter o selamento da máscara facial na face do paciente e, ainda, a familiarização na manipulação do equipamento.

Epinefrina/adrenalina

A adrenalina é o fármaco de escolha no tratamento da anafilaxia,[2,4,5,6,9] situação em que a asma não responde ao tratamento das medicações de primeira escolha (albuterol ou salbutamol), além de ser uma substância importante em ACLS[5,6,9] (*Advanced Cardiac Life Support*). É também indicada para o tratamento da parada cardíaca, mas, no ambiente odontológico, normalmente não é administrada,

Quadro 10.1 Protocolo da American Dental Association – 2002 – Conselho Científico.[4]

1. Certificação periódica em SBV (todos os membros do consultório odontológico)
2. Cursos didáticos e clínicos em emergências médicas (capacitação)
3. Simulações periódicas com treinamentos em situações de emergências médicas no ambiente odontológico, envolvendo todos os membros da equipe do consultório e/ou ambulatório
4. Números de telefone de serviços de emergências médicas, por exemplo, SAMU 192, ou outros serviços que proporcionem serviços de emergências médicas conveniados: ambulâncias particulares etc.
5. Medicamentos de emergências médicas (*kit*) e equipamentos, bem como o conhecimento para o seu uso nas diversas situações, dosagem e treinamento para uso
6. Verificação do kit e das medicações, validade (alterações) e ficha anexa para monitorá-las (data de fabricação e validade), e dos equipamentos de emergências médicas.

uma vez que o acesso venoso não está disponível. A administração intramuscular não é efetiva para este último quadro de emergências médicas, pois uma oxigenação adequada (SBV) e a antecipação da desfibrilação são mais importantes para a arritmia e com melhor prognóstico para fibrilação ventricular e taquicardia ventricular sem pulso.[10]

A adrenalina como medicação tem uma ação rápida e apresenta curta duração, em geral 5 a 10 minutos, quando administrada por via intravenosa. Em situações de emergência, a adrenalina deve ser preparada nas formulações descritas a seguir:

- Preparo da adrenalina de 1:1.000, equivalente a 1 mg/mℓ, para injeção intramuscular, incluindo a injeção intra ou sublingual[5,6] (assoalho bucal). Mais de 1 ampola de adrenalina (1:1.000 – 1 mg/mℓ) deve estar disponível no *kit* de emergências médicas, uma vez que, no quadro de anafilaxia, em geral, são administradas doses múltiplas,[5,6,9] como veremos a seguir
- A segunda formulação da adrenalina é 1:10.000, ou seja, 1 mg/10 mℓ, indicada para uso intravenoso e intraósseo em ACLS.[9,11] É difícil ser usada em Odontologia.

Adrenalina e anafilaxia

A anafilaxia é uma reação alérgica caracterizada pelo envolvimento de vários sistemas, incluindo pele, vias aéreas, sistema vascular e trato gastrintestinal. Casos mais severos podem resultar em obstrução total das vias aéreas e em colapso cardiovascular em função de um choque vasogênico.[9] Os sintomas iniciais da anafilaxia são frequentemente inespecíficos e incluem taquicardia, desmaios, rubor cutâneo, urticária difusa ou localizada, prurido e uma sensação de morte iminente.[5] A urticária é o achado físico mais importante; o paciente pode ficar agitado ou ansioso e apresentar rubor ou palidez. Um sinal comum no início do comprometimento respiratório é a rinite. Quando o comprometimento respiratório torna-se mais grave, ocorre edema das vias aéreas superiores (laringe), que causa o estridor durante a respiração. Já nas vias aéreas inferiores (asma; broncoespasmo), pode causar a sibilância. O colapso cardiovascular é comum na anafilaxia grave. Se não forem corrigidos, a vasodilatação e o aumento da permeabilidade capilar podem rapidamente levar à parada cardíaca.[9]

A adrenalina é a medicação de escolha para o tratamento da anafilaxia.[2,4-6,9] A dose inicial no tratamento do choque anafilático é de 0,2 a 0,5 mℓ (0,2 a 0,5 mg) de adrenalina 1:1.000 intramuscular[9] ou 0,1 mg intravenoso. Essas doses devem ser repetidas até resolver ou reverter o quadro.[9] No adulto, a adrenalina, se disponível autoinjetor (não comercializado no Brasil), deve ser administrada na dose de 0,3 mg, e, nos pacientes pediátricos, deve ser administrada na dose de 0,15 mg via intramuscular.[9] A administração intramuscular da adrenalina deve ser feita, de preferência, na zona anterolateral do terço médio da coxa, área que fornece melhor pico plasmático.[9] Doses similares devem ser consideradas no quadro de asma (broncoespasmo) que não responde, isto é, refratário às doses usuais do beta$_2$ agonista (albuterol ou salbutamol).[5,6]

Adrenalina e asma

A asma é responsável por mais de 2 milhões de visitas em departamentos de emergências médicas anualmente nos Estados Unidos, e por 5 a 6 mil mortes anuais nesse mesmo país. Muitas dessas mortes têm ocorrência pré-hospitalar.[9] A fisiopatologia da asma consiste de 3 anomalias:

- Broncoconstrição
- Inflamação nas mucosas das vias aéreas
- Muco (tampão mucoso ou impactação mucoide – *mucous plugging*).

A exacerbação de asmas mais graves é geralmente associada com hipercapnia (aumento da concentração do gás carbônico no sangue), acidose, hipotensão decorrente da diminuição do retorno venoso e estado mental deprimido; em geral, a morte se dá por asfixia.[9]

A sibilância é um achado clínico comum na asma, mas, se o paciente não apresentar os chiados, pode ser indicação de uma obstrução severa das vias aéreas; já o aumento do chiado pode ser uma resposta positiva ao tratamento com o broncodilatador.[9]

O tratamento primário para o ataque de asma é a administração de oxigênio e do beta$_2$ agonista de curta duração[5,6,9] (albuterol/salbutamol), que promove broncodilatação com mínimos efeitos colaterais.[5,6,9]

No entanto, no quadro de asma refratária às doses usuais do beta$_2$ agonista (albuterol ou salbutamol), a administração da adrenalina deve ser considerada.[5,6] Agentes adrenérgicos (adrenalina e terbutalina) podem ser administrados por via subcutânea em casos de asma aguda.[9] A dose de adrenalina subcutânea (concentração de 1:1.000) é 0,01 mg/kg, divididos em 3 doses de aproximadamente 0,3 mg, administradas em intervalos de 20 minutos.[9]

Anestésicos voláteis e asma. Alguns estudos sugerem um benefício potente dos anestésicos inalatórios sevoflurano e isoflurano em pacientes com crises asmáticas com risco de morte que não responderam aos tratamentos convencionais. Esses agentes podem apresentar efeitos broncodilatadores.[9] No entanto, esse tratamento requer a consulta de um especialista (em geral, médico anestesista) para que seja feito em ambiente hospitalar.

Adrenalina e ACLS

A dose de adrenalina para parada cardíaca é 1 mg intravenoso ou intraósseo a cada 3 a 5 minutos[11] em ACLS. O cloridrato de epinefrina produz efeitos benéficos durante a parada cardíaca, principalmente em função do seu efeito vasoconstritor e do aumento da perfusão cerebral durante a RCP.[11] A administração intramuscular de adrenalina nesse quadro não foi estudada e parece não ser efetiva,[6] mas está presente nas diretrizes da Advanced Pediatric Life Support (APLS), para crianças e adultos com dificuldade de acesso venoso à administração da adrenalina intraóssea.[7,11,12]

A adrenalina é uma medicação importantíssima nas situações de emergências médicas descritas, porém ela pode apresentar grande risco para pacientes com doenças cardíacas isquêmicas.[11] No entanto, é a medicação de primeira escolha nas situações de anafilaxia e quadros persistentes de broncoespasmo (asma) que não respondem ao tratamento convencional.[5,6,9]

Nitroglicerina/nitratos

Essas substâncias são indicadas para angina aguda ou IAM, caracterizadas por sua ação vasodilatadora e início de ação rápido. O interesse no atendimento pré-hospitalar do IAM foi desenvolvido na década de 1960, em função do grande número de óbitos antes da chegada do paciente ao hospital. Recentemente, tem sido demonstrado que 50% dos óbitos por IAM ocorrem na primeira hora de evolução, chegando esse percentual próximo a 80% nas primeiras 24 horas;[13,14] 50% dos óbitos por síndromes coronarianas agudas ocorrem antes do paciente chegar ao hospital.[15]

A nitroglicerina em *spray* ou tablete sublingual é a principal medicação indicada para o controle inicial do IAM fora do hospital, porém, no Brasil, está disponível apenas em solução injetável e transdérmica.[4-6,11,14-17]

Nos casos de IAM, se disponível, 3 doses de nitroglicerina devem ser administradas (tabletes ou *spray*) no intervalo de 3 a 5 minutos[15] (as ampolas de nitroglicerina comercializadas no Brasil, sob o nome comercial Tridil®, são de 25 mg com 5 mℓ, e 50 mg com 10 mℓ, e não são indicadas para administração pré-hospitalar). A formulação em *spray* da nitroglicerina é importada. A nitroglicerina tem efeitos hemodinâmicos benéficos, incluindo a dilatação das artérias coronárias,[15] em particular na região da ruptura da placa.

Nos outros países, a nitroglicerina em *spray* faz parte do *kit* de emergências médicas em Odontologia e Medicina, bem como dos paramédicos que fazem o primeiro atendimento do IAM em ambulâncias.

No Brasil, de acordo com as diretrizes da Sociedade Brasileira de Cardiologia sobre o tratamento do IAM,[14] os fármacos utilizados são os nitratos: dinitrato de isossorbida (Isordil®) e mononitrato de isossorbida (Monocordil®). Os pacientes com angina estável usam dinitrato de isossorbida.[13,14] Com os sinais e sintomas de angina de peito, um tablete de dinitrato de isossorbida de 5 mg ou *spray* (importado) sublingual (0,3 a 0,4 mg) deve ser administrado.[14,15] O alívio das dores da angina deve ocorrer em minutos. Se necessário, essa dose pode ser repetida até 3 vezes com um intervalo de 5 minutos entre uma dose e outra.[14,15,18]

Caso o paciente não apresente melhora após 3 aplicações (uma dose a cada 5 minutos) de nitroglicerina 0,4 mg sublingual ou dinitrato de isossorbida, deve-se pensar em IAM e o serviço de emergências médicas deve ser acionado imediatamente.[5,6,17]

No entanto, de acordo com as novas diretrizes de 2010 da American Heart Association para RCP e os cuidados de emergências cardiovascular,[15] o uso dos nitratos nos casos de IAM exige cautela, uma vez que os nitratos, em todas as vias de administração, são contraindicados em pacientes com hipotensão, isto é, pressão arterial inicial sistólica menor que 90 mmHg ou maior ou igual a 30 mmHg abaixo da linha de base, extrema bradicardia (menos de 50 batimentos/minuto), em pacientes com taquicardia e sem insuficiência cardíaca e em pacientes com infarto do ventrículo direito, bem como se o paciente tiver feito uso de sildenafil (Viagra®) ou medicamentos similares nas últimas 24 horas.[15]

Considerações adicionais sobre o IAM – Morfina, oxigênio, nitroglicerina e AAS (MONA)

No controle do IAM, deve-se seguir o seguinte protocolo[4-6,11,13-18] para o atendimento pré-hospitalar, antes da chegada da ambulância.

a. Administração de oxigênio: por cânula nasal ou máscara nasal (< 90%). É indicado apenas em pacientes dispneicos, anóxicos ou que apresentem sinais óbvios de insuficiência cardíaca.

Deve-se titular a administração e monitorar a saturação da oxi-hemoglobina por meio da oximetria (≥ 94%)[15]

b. Administração de vasodilatador: como já mencionado, nitroglicerina com administração sublingual na dose de 0,4 mg ou dinitrato de isossorbida em comprimido sublingual de 5 mg

c. A administração de morfina para o controle da dor do IAM está presente nas diretrizes do ACLS. No caso do cirurgião-dentista, o uso de morfina é raro pelo fato de não haver acesso venoso, porém uma dose de 5 mg pode ser administrada por via intramuscular;[17] a morfina também pode ser substituída pela administração da mistura de $N_2O_2 + O_2$, se estiver disponível no consultório. Além de proporcionar a oxigenação do miocárdio, também proporciona certo grau de analgesia[5,17]

d. Administração de ácido acetilsalicílico (AAS) de 325 mg: pedir para o paciente mastigar o(s) comprimido(s), pois isso acelera a absorção,[15] desde que o paciente não apresente alergia a essa medicação.

Anti-histamínicos injetáveis

Os anti-histamínicos são indicados nas reações alérgicas. Nas reações que não são situações de emergências médicas, podem ser administrados via oral, porém, perante o quadro de reações alérgicas agudas (anafilaxia) que envolve risco de morte, devem ser administrados via parenteral.

A medicação a ser considerada é a difenidramina (cloridrato de difenidramina), sob o nome comercial, no Brasil, de Difenidrin®, com apresentação em ampolas de 1 mℓ com 50 mg, isto é, 50 mg/mℓ; a posologia para os casos de reações alérgicas agudas em adultos é 25 a 50 mg, 1 ou ½ ampola por via intramuscular.[5,6]

Salbutamol ou albuterol

É um beta$_2$ agonista dos receptores adrenérgicos de curta duração, utilizado para o alívio do broncoespasmo em condições como asma e doença pulmonar crônica. O salbutamol em *spray*, sob o nome comercial Aerolin®, é a medicação de primeira escolha no caso de brocoespasmo, proporcionando broncodilatação seletiva com mínimos efeitos no sistema cardiovascular.[9] A dose no adulto são 2 *sprays* (200 mcg), que pode ser repetida, se necessário.[5,6] A dose pediátrica é 1 *spray* (100 μg), podendo ser repetida, se necessário.

AAS

O AAS é mais um fármaco reconhecido recentemente com o potencial de salvar vidas, pois tem demonstrado reduzir a mortalidade de vítimas de IAM. O propósito da sua administração nessas vítimas é prevenir a progressão da isquemia cardíaca e da lesão do infarto, bem como aumentar a sobrevida.[8,9]

O AAS tornou-se então recomendado como medicação antitrombolítica no tratamento de suspeita de IAM na fase pré-hospitalar. A administração de AAS é recomendada para todos os pacientes com suspeita de IAM e angina instável.[15,19] A posologia é 325 mg por via oral, e o paciente deve mastigar o comprimido para acelerar a absorção.[15]

Carboidratos via oral – Suco de laranja, refrigerantes e outros

O tratamento de escolha para episódios de hipoglicemia é o suco de laranja. Os anti-hipoglicêmicos são úteis no controle de reações hipoglicêmicas em pacientes com *diabetes mellitus* ou pacientes não diabéticos com hipoglicemia (baixo nível de açúcar no sangue) conscientes.[5,6]

Fármacos a serem considerados no *kit* de emergências médicas

Amônia: estimulante respiratório

A amônia aromática é o agente de escolha para estimular a respiração. No Brasil, não existem preparações especiais para esse fim: a amônia é vendida em frascos e pode-se prepará-la com algum aromatizante. Pode ser usada com algodão ou gaze (umedecer ligeiramente) para o paciente inalar em situações de síncope (paciente inconsciente). A amônia tem odor nocivo e é um irritante das mucosas do trato respiratório superior. Sua ação estimula os centros respiratórios e os centros vasomotores da medula. Essa ação aumenta a respiração e a pressão respiratória. Movimentos dos braços e pernas sempre ocorrem em resposta à inalação da amônia (paciente inconsciente) e ajudam a aumentar o fluxo sanguíneo e a pressão arterial,[5] em especial se o paciente estiver posicionado de maneira apropriada (com os pés ligeiramente elevados – posição supina).

Glucagon

Esta medicação permite o controle da hipoglicemia no paciente inconsciente, e sua administração pode ser realizada por via intramuscular. O ideal para o paciente inconsciente e com hipoglicemia severa é a administração de solução de dextrose a 50%, via intravenosa, o que envolve a venipuntura para o acesso venoso. Como dito anteriormente, o cirurgião-dentista não está familiarizado com esse procedimento. O glucagon, então, é indicado quando não está estabelecido o acesso venoso para a administração de medicamentos. A dose deve ser de 1 mg e, se o paciente tiver menos de 20 kg, a dose recomendada é 0,5 mg. O glucagon está disponível com 1 mg na sua formulação e deve ser diluído antes da sua aplicação.[5,17]

Corticosteroides

Os corticosteroides estão indicados para a prevenção da recorrência da anafilaxia, como a hidrocortisona, que também pode ser utilizada no controle de crise adrenal.[5,6,17] Sua ação de início lento apresenta desvantagem em situações de emergências médicas, motivo pelo qual esse fármaco não é considerado essencial na fase aguda da emergência. A hidrocortisona pode ser administrada em dose de 100 mg como parte do controle dessas emergências.[5]

Benzodiazepínicos injetáveis

O controle das convulsões prolongadas ou recorrentes e também o quadro chamado de estado epiléptico podem requerer a administração de benzodiazepínico intravenoso,[5,6,17] porém essas situações são consideradas raras em ambiente odontológico. O fármaco de escolha é o midazolam, que é solúvel em água. A dose intravenosa pode ser titulada, e a dose intramuscular inicial pode ser de 5 mg. Estudos recentes têm demonstrado o controle desses quadros com a administração de midazolam intranasal.[20,21]

Cabe ao profissional montar seu *kit* de acordo com as suas necessidades e habilidade para uso das medicações. Requer estudo, treinamento e capacitação, porém um *kit* básico de emergências médicas é muito importante no ambiente odontológico, uma vez que a ADA, como já citado, determinou, por meio de seu conselho científico, a necessidade de instituir uma quantidade básica de medicações obrigatórias que todos os profissionais devem possuir, bem como treinamento em SBV.

Anexos

O Quadro 10.2 resume as principais situações de emergências médicas em ambiente odontológico, bem como sinais, sintomas e abordagem com administração de fármacos.[4-6,13-28] O Quadro 10.3 mostra as principais medicações para a composição do *kit* de emergências médicas e a conduta indicada. Já o Quadro 10.4 apresenta um resumo dos princípios básicos para o controle e a prevenção das emergências médicas (protocolo de redução do estresse).

Quadro 10.2 Resumo das principais situações de emergências médicas, com sinais e sintomas (aspectos clínicos) e o tratamento principal indicado para seu controle, bem como os principais medicamentos e dosagens adulta e pediátrica sugeridas.[4-6,13-28]

Situação	Aspectos clínicos	Tratamento/resposta
Síncope vasovagal[5] (desmaio)	Desmaio, fraqueza, palidez, sudorese, pulso fraco, náusea, vômitos, pupilas dilatadas, espasmos musculares, hipoventilação	Coloque na posição supina, com pés ligeiramente elevados; alivie as vestimentas; se necessário, administre SBV P-A-B-C Administre oxigênio, monitore os sinais vitais. Geralmente, a recuperação é rápida
Hiperventilação[5]	Dispneia, respirações rápidas, desmaio, parestesia das extremidades, palpitações	Estimule a respirar menos, tente acalmar o paciente, respire o ar expirado, aproxime as mãos da face (nariz e boca); se necessário, administre diazepam 3-5 mg intramuscular; a via oral pode ser considerada: uma dose de 5 mg de diazepam via oral
Asma[4,5,9,15] (histórico médico)	Falta de ar, chiados na expiração, dispneia, cianose, sibilos audíveis (broncoespasmo) 1. Moderada: sibilos, fala normal 2. Aguda ou severa: desconforto respiratório ou taquicardia; o paciente não consegue falar uma sentença durante 1 respiração Frequência respiratória > 25/min Pulso > 110/min 3. Cianose: bradicardia, exaustão, confusão, diminuição do nível de consciência Frequência respiratória < 8/min Pulso < 50/min.	Coloque o paciente em posição mais elevada, sentado a 90° Administre broncodilatador, albuterol, salbutamol, *spray* Se necessário, adrenalina 1:1.000 0,3 mg subcutânea 1. Moderada: 2 *sprays* – albuterol inalatório 2. Chame ambulância (192); 2 *sprays* – albuterol inalatório – administrar oxigênio (10-12 ℓ/min) 3. Chame ambulância (192) – 4-6 *sprays* – albuterol inalatório. Administre oxigênio (10-12 ℓ/min) adrenalina 1:1.000 A dose de adrenalina subcutânea (concentração de 1:1.000) é 0,01 mg/kg, dividida em 3 doses de aproximadamente 0,3 mg administradas em intervalos de 20 minutos 	Fármaco	Apresentação	Crianças	Adultos	Comentários	|---|---|---|---|---|	**B₂ agonista de curta duração**						Salbutamol em *spray*	100 mcg/dose inalação oral (*spray*)	Igual à do adulto	4-8 *sprays* – 20 min – até 3 doses	O *spray* oral é tão efetivo quanto a solução nebulizadora se o paciente coordenar a manobra de inalação – uso de espaçador	

Continua

Quadro 10.2 Resumo das principais situações de emergências médicas, com sinais e sintomas (aspectos clínicos) e o tratamento principal indicado para seu controle, bem como os principais medicamentos e dosagens adulta e pediátrica sugeridas.[4-6,13-28] *(continuação)*

	β₂ agonista sistêmico				
	Adrenalina (1:1.000) solução injetável 1 mg/mℓ	Solução injetável 1 mg/mℓ (1:1.000)	0,01 mℓ/kg, dose intramuscular (máximo de 0,4-0,5 mℓ – 15-20 minutos para 3-4 doses)	0,2-0,5 mℓ intramuscular (máximo de 3 doses)	Indicada nos casos refratários ao uso do salbutamol A administração intramuscular é mais efetiva do que a via inalatória e causa mais efeitos adversos O uso em adultos é controverso e pode ser contraindicado na presença de doença cardiovascular significativa

Angina de peito[4-6,14,15] (histórico médico)	Dor moderada e "aperto" no peito (dor retroesternal) irradiados para o braço esquerdo, pescoço e mandíbula	Interrompa o tratamento, posicione o paciente mais elevado (sentado), administre dinitrato de isossorbida sublingual 0,6 mg ou *spray* sublingual. Repita a dose até 3 vezes a cada 5 minutos; administre oxigênio 10-12 ℓ/min, monitore os sinais vitais, PA. Se não melhorar, possível IAM
IAM[4-6,11,13-18] (histórico médico, p. ex., angina de peito, IAM, hipertensão, diabetes)	Dor no peito similar à da angina, progressiva, que não melhora depois da administração de nitratos, até 3 aplicações de *spray* ou tabletes. Suspeitar do paciente que sofre de angina quando as dores se apresentam mais intensas que o normal, ou se é o primeiro episódio de dor no peito	Chame ajuda (192), posicione o paciente confortável, mais elevado; monitore sinais vitais, administre oxigênio 100% – fluxo 10-12 ℓ/min, AAS 325 mg, nitroglicerina em *spray* 0,4 mg a cada 5 minutos após verificar a PA; dor: morfina IM, ou N₂O+O₂ 50% Nitratos: 1 tablete de dinitrato de isossorbida 5 mg ou *spray* (importado) sublingual (0,3 a 0,4 mg)[14,15] Morfina, oxigênio, nitrato e AAS (MONA) Os nitratos em todas as vias de administração são contraindicados em pacientes com hipotensão, isto é, com pressão arterial inicial sistólica < 90 mmHg ou ≥ 30 mmHg abaixo da linha de base, extrema bradicardia (< 50 batimentos/minuto), em pacientes com taquicardia e sem insuficiência cardíaca e em pacientes com infarto do ventrículo direito, bem como se o paciente tiver feito uso de sildenafil ou similares nas últimas 24 horas[15]

Continua

Quadro 10.2 Resumo das principais situações de emergências médicas, com sinais e sintomas (aspectos clínicos) e o tratamento principal indicado para seu controle, bem como as principais medicações e dosagens adulta e pediátrica sugeridas.[4-6,13-28] *(continuação)*

Parada cardíaca[9-11,15] (histórico médico, em especial angina e IAM)	Perda repentina da consciência, sem respiração e sem pulso	Irreversível lesão SNC – 3 a 5 minutos – chame 192 imediatamente Inicie RCP, desfibrilação o quanto antes (antecipar), oxigênio, ACLS (antecipar) Corrente da sobrevivência:[10] 1. Reconhecimento imediato de uma parada cardíaca e ativação do serviço de emergências médicas 2. Administração precoce da RCP com ênfase nas compressões torácicas (no mínimo 100 compressões/minuto, no mínimo 1/3 do diâmetro anteroposterior do tórax: 4 cm); permita a descompressão completa – retorno à posição inicial do tórax antes de administrar a compressão torácica seguinte. Alterne as pessoas que administram as compressões a cada 2 minutos 3. Desfibrilação rápida 4. Suporte avançado de vida efetivo (eficaz) 5. Cuidados pós-parada cardíaca integrados.
Epilepsia[5,6,17,20-22,25] (histórico médico, uso de medicamento e verificar o último episódio) Confirmar o uso de medicamentos; geralmente adolescentes interrompem o uso do medicamento por conta própria	Colapso súbito e perda da consciência, breve aviso (variável), perda da consciência, paciente torna-se rígido, cai, pode dar um grito; apneia repentina e cianose na fase tônica (rigidez – geralmente 30s), movimentos involuntários do corpo na fase clônica; a língua pode ser mordida; espuma pela boca e incontinência urinária podem ocorrer; a convulsão demora poucos minutos, mas o paciente permanece inconsciente (período variável), quase recupera a consciência, fica confuso	Posicione lateralmente, proteja contra injúrias, monitore sinais vitais, administre oxigênio, se necessário, chame ajuda (192) Convulsão > 5 minutos (ou repetidas) – chame ajuda (192) – administre benzodiazepínico intramuscular ou intranasal – Diazepam 10 mg intramuscular ou midazolam 0,2 mg/kg intranasal Comunique o serviço de emergências médicas (estado epilético), alto risco de recidiva, primeiro episódio, dificuldade de monitoração do pacientes nessas condições Doses pediátricas de midazolam: • 1-5 anos – 5 mg • 5-10 anos – 7,5 mg • Midazolam intranasal: tratamento da atividade convulsiva persistente • ABC – A (vias aéreas), B (*breathing* - respiração), C (circulação) • Administre oxigênio 100%, máscara facial (paciente convulsão) • Utilize tabela de idade para determinar o volume apropriado de midazolam para atomização (ver Quadro 9.1) • Calcule, usando a seguinte fórmula: Verifique o peso: criança (peso) em kg = 10 + 2 (idade em anos) Calcule a dose apropriada de midazolam, usando a fórmula a seguir: Crianças: total kg (peso) x 0,2 mg – total mg dose de midazolam, máximo de 10 mg Adultos com mais de 50 kg: 10 mg (2 mℓ) de midazolam É necessário treinamento do profissional para a manutenção do paciente, pois, com a administração de benzodiazepínicos, podem ocorrer sedação excessiva e depressão respiratória. O profissional deve ter treinamento, caso contrário, administrar SBV e oxigênio e aguardar a chegada do serviço de emergências médicas
Efeitos tóxicos – anestésico local (AL); superdosagem[5,6,17]	Toxicidade AL: estimulação do SNC, seguida por depressão e convulsões	Tratamento de suporte – SBV, administração de oxigênio Se necessário: anticonvulsionante, benzodiazepínicos, p. ex., midazolam 3 mg IM. Se necessário: CPR – ACLS

Continua

Capítulo 10 | Controle das Situações de Emergências Médicas

Quadro 10.2 Resumo das principais situações de emergências médicas, com sinais e sintomas (aspectos clínicos) e o tratamento principal indicado para seu controle, bem como os principais medicamentos e dosagens adulta e pediátrica sugeridas.[4-6,13-28] *(continuação)*

Efeitos tóxicos – anestésico local[5,17] vasoconstritor: adrenalina	Adrenalina: toxicidade – agitação, dor de cabeça, palidez, pulso acelerado (taquicardia), palpitação	Tratamento de suporte – controle básico: monitore os sinais vitais, administre O$_2$ até passarem os efeitos
Hipoglicemia[4,5,17] (histórico médico – insulino-dependente – diabetes)	Fala lenta, arrastada, alteração no comportamento, tremores e sudorese, dor de cabeça, visão dupla, dificuldade de concentração, pulso acelerado, apreensão, confusão, irritabilidade, agressão, perda da consciência (desmaio)	Cooperativo, consciente e capaz de deglutir com segurança: Administre suco de laranja 200 mℓ, ou glicose via oral, 2 colheres de açúcar ou refrigerantes etc., antes do desmaio Pós-perda da consciência, SBV e s/n tratamento parenteral: glicose ou glucagon (IV) Consciência alterada e incapacidade de deglutir com segurança: Glicose em gel via oral ou glucagon 1 mg intramuscular INCONSCIENTE: s/n SBV – P-A-B-C Uma vez que retornar à consciência, administre glicose via oral Doses pediátricas de glucagon: Crianças 8 anos ou < 25 kg, 0,5 mg de glucagon intramuscular
Obstrução das vias aéreas[9,10] (aguda)	Apneia repentina ou dispneia e cianose; tosse dificultosa e dificuldade de respirar	Tente remover a causa – corpo estranho (paciente em posição supina; pinça de Magil – tente visualizar o objeto); se não conseguir, remova: 5 tapas nas costas (crianças pequenas), manobra de Heimlich (adultos), se não conseguir remover, inicie RCP (com compressões torácicas) Administre oxigênio, chame ajuda (192) – transfira para hospital – broncoscopia
Reação alérgica severa (anafilaxia) (histórico médico de alergia)	Sintomas como rubor, prurido, semelhança com asma (broncoespasmo), laringoespasmo, dificuldade de respiração (sibilos, roncos), dispneia, pulso fraco, palidez, colapso circulatório e parada cardíaca, em seguida à administração de fármacos	Chame ajuda (192) – Administre adrenalina 1:1.000 (0,3-0,5 mℓ) 1 mg/mℓ intramuscular, s/n administre outra dose depois de 5 minutos, máximo 3 doses Administre: anti-histamínico: difenidramina IM, oxigênio a 100%, 10-12 ℓ/min e RCP, se ocorrer parada cardíaca Administração de anti-histamínico intramuscular em adultos: cloridrato de difenidramina: 50 mg – intramuscular (IM) Crianças: cloridrato de difenidramina: 1 a 2 mg/kg intramuscular (IM) Advertência: perigo de arritmias em pacientes que fazem uso de antidepressivos tricíclicos Nota: risco de hipertensão severa em pacientes que fazem uso de betabloqueadores não seletivos

Tabela de dosagens (Reação alérgica severa):

Idade						Dose usual
Peso lbs/kg	11 lbs/5 kg	22 lbs/10 kg	44 lbs/20 kg	66 lbs/30 kg	88 lbs/40 kg	
Bebês (0-12 meses)	0,1 mℓ	0,2 mℓ				0,05-0,1 mℓ
Crianças (13 meses-10 anos)			0,4 mℓ	0,6 mℓ		0,1-0,3 mℓ
Adolescentes (11-18 anos)					0,8 mℓ	0,3-0,5 mℓ
Adultos				1 mℓ (max dose)	1 mℓ (max. dose)	0,3-0,5 mℓ
Dose: 1 mg/kg						
2 mg/kg	0,2 mℓ	0,4 mℓ	0,8 mℓ			

Continua

103

Quadro 10.2 Resumo das principais situações de emergências médicas, com sinais e sintomas (aspectos clínicos) e o tratamento principal indicado para seu controle, bem como os principais medicamentos e dosagens adulta e pediátrica sugeridas.[4-6,13-28] (*continuação*)

Acidente vascular cerebral[29]	Fraqueza facial: sorriso? Boca ou olhos caídos, desvio de rima labial, ou um lado da face caído?	Chame serviço de emergências médicas (192)
	Fraqueza nos braços: os 2 braços levantam igualmente? Observe se um braço permanece mais baixo do que o outro	Se necessário, administre SBV – A-B-C
	Problemas com a fala: o paciente apresenta fala clara e entende o que se está falando?	MONITORE OS SINAIS VITAIS
	Testar todos os 3 sintomas	Se hipertensão: posicione em uma posição de semi-Fowler (elevação da cabeça em 30°), administre oxigênio, máscara facial; 10-12 ℓ/min
	Se apresentar algum dos 3 sintomas, o tempo é importante: chame o serviço de emergências médicas	Paciente inconsciente: Administre SBV: P-A-B-C até a chegada do serviço de emergências médicas
	F.A.S.T. (*Stroke Association*) **"Tempo = Cérebro"** Dissolver os coágulos no tratamento do AVC isquêmico agudo é muito benéfico nas primeiras 4, 5 horas após o início do quadro[29]	

Referências de fármacos.[4-6,13-29]

Quadro 10.3 Principais fármacos para a composição do *kit* de emergências médicas, com sua respectiva apresentação, dosagem, nome comercial, quantidade, data do vencimento e da verificação, que deve ser realizada periodicamente.[4-6,17]

Fármaco	Apresentação	Dose	Nome comercial	Quantidade	Data de vencimento*	Data da verificação*
Oxigênio	Cilindro – tamanho E			1		
Salbutamol (broncodilatador)	Spray	0,1 mg/dose	Aerolin®	2		
Nitroglicerina	Spray, tabletes	0,4 mg/dose	*Spray* – indisponível no Brasil	1		
Nitratos	Comprimidos sublinguais	5 mg – 1 comp. sublingual	Isordil®, Isocord®	1		
AAS	Comprimidos	100 mg	Aspirina® ou AAS®	2-4 envelopes		
Adrenalina/epinefrina	Solução injetável ampola 1:1.000	1 mg/ml	Hipolabor® Drenalim®	2-4 ampolas		
Cloridrato de difenidramina	Solução injetável – 50 mg	50 mg/ml	Difenidrim®	2-4 ampolas		
Glucagon	1 mg/unidade/ml	Glucagon + diluente	Glucagon®	2 unidades + diluente		
Glicose	Suco de laranja Refrigerantes Tabletes de açúcar			Diversos		

* A ser preenchida pela equipe ou pelo cirurgião-dentista.

Quadro 10.4 Resumo dos princípios básicos para o controle das emergências médicas e protocolo de redução de estresse.

Princípios básicos para controle das emergências médicas em Odontologia[5,6] SBV: treinamento em RCP – SBV – ABC
1. Posicione o paciente em posição supina – na maioria das vezes
2. Chame assistência
3. Certifique-se de que o paciente está consciente
4. Realize a manutenção das vias aéreas
5. Administre oxigênio, se indicado, na maioria das situações de emergências médicas
6. Monitore os sinais vitais
7. Faça o diagnóstico da natureza do evento
8. Inicie tratamento específico
9. Documente tudo.

Protocolo de redução do estresse e ansiedade ou elementos de redução do estresse.[5]
1. Reconheça o nível de estresse e ansiedade do paciente
2. Considere o uso de pré-medicação ou sedação (se capacitado)
3. Agende consultas pela manhã
4. Minimize o tempo de espera e a duração do atendimento
5. Tenha certeza de que está realizando um controle efetivo da dor (anestesia local eficiente), pois isso varia de paciente para paciente
6. Monitore os sinais vitais
7. Encaminhe para consulta médica, quando indicada.

Referências bibliográficas

1. Fast TB, Martin MD, Ellis TM. Emergency preparedness: a survey of dental practitioners. J Am Dent Assoc. 1986;112:499-501.
2. Malamed SF. Managing medical emergencies. J Am Dent Assoc. 1993;124(8):40-53.
3. Matsura H. Analysis of systemic complications and deaths during dental treatment in Japan. Anes Prog. 1989;36:223-5.
4. ADA Council on Scientific Affairs. Office emergencies and emergency kits. J Am Dent Assoc. 2002;133:364-5.
5. Malamed SF. Medical emergencies in the dental office. 5a ed. St Louis: Mosby; 2000.
6. Haas DA. Emergency drugs. Dent Clin North America. 2002;46:815-30.
7. Scarebelli CC, Scarabelli TM. Neurocardiogenic syncope. BMJ. 2004;329.
8. Kuhmmer R, et al. Síncope vasovagal e suplementação de sal. Rev HCPA. 2008;28(2).
9. Terry L, et al. Part 12: Cardiac arrest in special situations: 2010 American Heart Association Guidelines for Cardiopulmonary Resuscitation and Emergency Cardiovascular Care. Circulation. 2010 Nov 2.
10. Travers AH, et al. Part 4: CPR Overview: 2010 American Heart Association Guidelines for Cardiopulmonary Resuscitation and Emergency Cardiovascular Care. Circulation. 2010 Nov 2.
11. Neumar RW, et al. Part 8: adult advanced cardiovascular life support: 2010 American Heart Association Guidelines for Cardiopulmonary Resuscitation and Emergency Cardiovascular Care. Circulation. 2010 Nov 2.
12. American Heart Association. Pediatric intraosseous access. Disponível em: www.americanheart.org/presenter.jhtml?identifier=3035256. Acessado em: 10/12/2009.
13. Sociedade Brasileira de Cardiologia (SBC). II Diretriz da SBC para Tratamento do IAM. Arq Bras Cardiol. 2000;74(supl. II).
14. IV Diretriz da Sociedade Brasileira de Cardiologia sobre tratamento do infarto agudo do miocárdio com supradesnível do segmento ST. Arq Bras Cardiol. 2009;93(6 supl. 2):e179-e264.
15. O'Connor RE, et al. Part 10: acute coronary syndromes: 2010 American Heart Association Guidelines for Cardiopulmonary Resuscitation and Emergency Cardiovascular Care.
16. Ryan JT, et al. ACC/AHA Guidelines for the management of patients with acute myocardial infarction: Executive Summary. Circulation. 1996;94:2341-50.

17. Hass DA. Management of medical emergencies in the dental office: conditions in each country, the extent of treatment by the dentist. Anesth Prog. 2006;53(1):20-4. doi:10.2344/0003-3006(2006).
18. Anderson JL, et al. ACC/AHA 2007 Guidelines for the management of patients with unstable angina/non–ST-elevation myocardial infarction – executive summary. J Am Coll Cardiol. 2007;50:652-726.
19. American Heart Association. Aspirin in heart attack and strock prevention. Disponível em: www.americanheart.org/presenter.jhtml?identifier=4456.
20. Holsti M, Sill BL, Firth SD. Prehospital intranasal midazolam for the treatment of pediatric seizures. Pediatric Energency Care. 2007;23:148-53.
21. Harbor MG, et al. Use of intranasal midazolam to treat acute seizures in pediatric community settings. Journal of Pediatrics and Child Health. 2004;40(9-10):556-8(3).
22. McCarthy FM. Emergency drugs and devices – less is more. Canadian Dental Association Journal. 1993. Fev; 19-25.
23. Herman WW, Konzelman JL. Angina: an update for dentistry. Journal of the American Dental Association. 1996;127:98-104.
24. Morrison AD, Goodday RHB. Preparing for medical emergencies in the dental office. J Can Dent Assoc. 1999;65:284-6.
25. Labat E, et al. Comparison of intranasal midazolam with intravenous diazepam for treating febrile seizures children: prospective randomised study. British Medical Journal. 2008.
26. Scarebelli CC, Scarabelli TM. Neurocardiogenic syncope. BMJ. 2004;329.
27. UK Resuscitation Council (UK). Emergency treatment of anaphylactic reactions. Guidelines for heathcare providers. Jan. 2008.
28. Kuhmmer R, et al. Síncope vasovagal e suplementação de sal. Rev HCPA. 2008;28(2).
29. American Stroke Association. Disponível em: www.strokeassociation.org/STROKEORG/.

11

Ressuscitação Cardiopulmonar (RCP) em Adultos

Histórico da RCP

Em 1956, Dr. Peter Safar inventou a ressuscitação boca-boca e os militares norte-americanos a adotaram como método de tratamento para as vítimas irresponsivas. Já a ressuscitação cardiopulmonar (RCP) foi desenvolvida somente a partir de 1960. A American Heart Association (AHA) iniciou um programa para familiarizar os médicos com massagens no peito para a reanimação cardíaca e tornou-se precursora no treinamento de RCP para o público em geral.[1] Em 1966, a AHA publicou as primeiras diretrizes de RCP, que têm sido periodicamente atualizadas até os dias atuais. Durante os últimos 50 anos, os fundamentos das diretrizes são o reconhecimento precoce ou antecipado e a ativação do tratamento – RCP antecipada ou precoce, antecipar a desfibrilação e o acesso ao serviço de cuidados médicos de emergência, que tem salvo milhares de vidas em todo o mundo.[2] Os objetivos de todas as organizações e *experts* em ressuscitação é prevenir a morte prematura por causas cardiovasculares. Em casos de parada cardíaca ou emergências que envolvam risco de morte, uma resposta hábil e rápida pode fazer a diferença entre a vida e a morte do paciente, e entre a sobrevida intacta e a debilitação.

Introdução

O sistema circulatório ou cardiovascular é vital para a manutenção da vida. Sua função é realizar as trocas de oxigênio e dióxido de carbono das células do corpo. O coração é o elemento mais importante desse sistema e funciona como uma bomba, distribuindo e coletando o sangue para o corpo. Durante a parada cardíaca, o coração para de bombear e a morte acontece em minutos, caso nenhum tratamento seja imediatamente proporcionado para reverter esse processo e fazer o coração voltar a bombear.

O socorrista tem que tomar uma decisão importante sobre como proceder durante o tratamento de uma parada cardíaca, pois a ressuscitação do paciente é uma situação dramática de vida ou morte que pode terminar em um ritmo cardíaco perfusivo (sobrevida) ou não (morte).

Durante o período da parada cardíaca, não há circulação no músculo cardíaco nem no cérebro, ocorrendo uma rápida deterioração do estado metabólico desses tecidos. Essa deterioração pode ser parcialmente revertida por meio das compressões torácicas e ventilações.

Embora o reconhecimento antecipado seja parte da corrente da sobrevida, uma baixa porcentagem das vítimas de parada cardíaca fora do hospital recebe a RCP.[3] O objetivo principal da RCP é fornecer oxigênio para os órgãos vitais até que a circulação espontânea seja obtida. Quanto antes a RCP for iniciada, melhores serão os resultados.[4] A respiração agônica pode ser um fator que confunda o socorrista a iniciar a RCP e adie o seu início.[5]

Reconhecimento da parada cardíaca: respiração agônica

Nos primeiros minutos após a parada cardíaca, a vítima pode "quase" não respirar ou apresentar uma respiração anormal ou irregular, com ruídos respiratórios designados como respiração agônica, que não deve ser confundida com uma respiração normal.[6] A respiração agônica apresenta um padrão anormal, mais lento (3 a 4 respirações por minuto), de inspiração irregular seguida por pausas ofegantes. Ela ocorre porque os centros nervosos (neurônios do tronco encefálico e superiores) tornam-se cada vez mais hipóxicos durante a parada cardíaca.[7] Cerca de 40% das vítimas de parada cardíaca extra-hospitalar apresentam respiração agônica.[7,8] A respiração agônica é comum no estágio inicial da parada cardíaca e frequentemente confundida com um sinal de vida, adiando o início da RCP.[5,8]

De acordo com as novas diretrizes da AHA,[2] os profissionais de saúde devem reconhecer a respiração agônica e iniciar de imediato a RCP.[6,8] Estudos em animais demonstraram que a respiração agônica (*gasping*) pode produzir uma ventilação com importância clínica, oxigenação e circulação;[7] no entanto, parece apresentar um cenário desfavorável para o início da RCP, confundindo o socorrista.

Melhorar a RCP: um passo crítico na corrente da sobrevida

A RCP é o método de fornecer oxigênio e circulação de sangue por meio de administração da respiração artificial e de compressões torácicas nas vítimas de parada cardíaca. A parada cardíaca é causada com mais frequência por um ritmo cardíaco anormal designado *fibrilação ventricular* (FV), em que o coração perde a sua capacidade de bombear o sangue de forma apropriada e distribuir o oxigênio aos tecidos do corpo. Pode ocorrer após o início de um ataque cardíaco como resultado de eletrocussão ou afogamento, ou outras causas.[2] A parada cardíaca é a via final comum a muitos distúrbios fisiopatológicos. O tratamento desses distúrbios pode auxiliar no esforço da ressuscitação ou prevenir a recorrência da parada.

O Quadro 11.1 mostra algumas situações que podem levar à parada cardíaca e indicação de RCP.[2,6]

De acordo com a Associação Americana de Parada Cardíaca Súbita (Sudden Cardiac Arrest Association – SCAA),[9,10] a parada cardíaca súbita é a líder das causas de mortes nos Estados Unidos, ocorrendo próximo de 300.000 mortes por ano. As vítimas que apresentam sinais de parada cardíaca estão inconscientes, irresponsivas, não apresentam respiração normal e não se movem. A falta de oxigênio pode influenciar todo o sistema circulatório da vítima, causando dano cerebral permanente ou morte em menos de 8 minutos.[2,8] A AHA calcula que a RCP, se administrada logo após a parada cardíaca súbita, pode dobrar ou triplicar a chance de sobrevida, por ajudar a manter o fluxo sanguíneo vital para o coração e o cérebro.[9] Além da RCP, uma vítima em parada cardíaca apresenta FV e necessita de desfibrilação. A administração de um choque no coração elimina o ritmo cardíaco anormal e possibilita que este retorne ao normal.[2,9-11] A RCP tem demonstrado aumentar o tempo em que o choque elétrico do desfibrilador é efetivo.[2,11]

Diretrizes de 2010 da AHA para RCP e atendimento cardiovascular de emergência (ACE)[2]

As novas diretrizes de 18 de outubro de 2010 da AHA para RCP e atendimento cardiovascular de emergência (ACE) não definem a única maneira que a ressuscitação deve ser obtida ou alcançada. Elas representam meramente uma extensa aceitação de como a ressuscitação deve ser realizada de maneira efetiva e segura. A publicação dos tratamentos pelas novas recomendações não implica que a conduta clínica atual seja inefetiva ou não segura.[2]

Essas novas diretrizes (2010 American Heart Association Guidelines Cardiopulmonary Resuscitation and Emergency Cardiovascular Care) substituíram as de 2005. Houve apoio unânime à ênfase continuada em uma RCP de alta qualidade, com compressões de frequência e profundidade adequadas, possibilitando retorno total do tórax (*complete chest recoil*), minimizando as interrupções das compressões torácicas e evitando ventilação excessiva.[2,11] A RCP de alta qualidade é fundamental para um sistema de cuidados que pode aperfeiçoar os resultados e possbilitar o retorno da circulação espontânea (RCE). Retornar à qualidade de vida anterior, bem como ao estado funcional da saúde, é o objetivo final desse sistema de cuidados de reanimação.

RCP de qualidade

Socorristas leigos

A partir de 2005, esforços foram realizados no sentido de simplificar as recomendações para a RCP e enfatizar a importância fundamental: proporcionar uma RCP de alta qualidade. A AHA, outras instituições (como a ILCOR*) e outros es-

Quadro 11.1 Etiologias da parada cardíaca e indicações de RCP.[2,6]

Parada cardíaca súbita
Acidente vascular cerebral (AVC)
Traumatismo
Engasgo
Afogamento
Choques elétricos e relâmpagos
Infecção grave
Reação alérgica grave
Drogas – superdosagem
Sangramento excessivo
Hipotermia/hipertermia

tudos demonstraram a grande importância do espectador (pessoa que presencia a parada cardíaca extra-hospitalar)/socorrista leigo e o impacto positivo da RCP na sobrevida após a parada cardíaca extra-hospitalar. Quando o socorrista leigo administra a RCP somente com compressões torácicas (*hands-only CPR*), parece obter resultados similares aos procedimentos convencionais de ressuscitação que envolvem compressão e ventilação na maioria dos adultos com parada cardíaca extra-hospitalar. No entanto, em crianças, a RCP convencional (compressão e ventilação) é superior.[2]

Algumas recomendações foram feitas para incentivar o treinamento em RCP para o público leigo e para incorporar esse treinamento no currículo escolar, com o benefício de aumentar o número de pessoas treinadas em RCP para administrá-la em vítimas de parada cardíaca, uma vez que estudos[13] mostram que, quando os socorristas são treinados em RCP, a porcentagem de se administrar RCP é muito maior do que quando o socorrista não é treinado (Figuras 11.1 e 11.2).

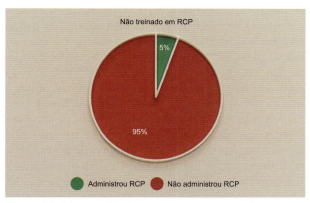

Figura 11.1 Apenas 5% dos socorristas não treinados em RCP administraram tais manobras nas vítimas de parada cardíaca extra-hospitalar. Modificada de Cave et al., 2011.

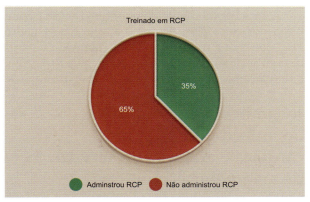

Figura 11.2 Cerca de 35% dos socorristas treinados em RCP administraram tais manobras nas vítimas de parada cardíaca extra-hospitalar. Modificada de Cave et al., 2011.

A parada cardíaca é uma situação de emergência médica final, e o tratamento deve ser instituído de imediato. Nessa situação, o paciente está inconsciente, não apresenta respiração espontânea e pulso.

- O desfibrilador automático externo (DAE) pode ser utilizado segura e efetivamente por pessoas sem treinamento prévio; o seu uso não deve ser restrito a socorristas treinados. No entanto, o treinamento deve ser incentivado no sentido de melhorar o tempo, isto é, de antecipar o choque e garantir a colocação das pás no sítio anatômico correto
- Os cursos em vídeos de curta duração, com instrutor ou não, combinados com a prática (*hands-on practice*), podem ser considerados uma alternativa efetiva para o treinamento em RCP e suporte básico de vida (SBV)
- Quando utilizar o DAE, é preciso minimizar as interrupções das compressões torácicas. Não se deve interromper ou descontinuar a RCP para checar a vítima, a menos que ela comece a apresentar sinais de consciência, como tosse, abertura dos olhos e movimentos propositais, ou comece a respirar normalmente.

Destaques das diretrizes de 2010 da AHA[2,14,15]

Mudança de A-B-C para C-A-B

As novas diretrizes da AHA para RCP e ACE foram alteradas na sequência do SBV: a sequência A-B-C (*airway, breathing*, compressões torácicas) mudou para C-A-B (compressões torácicas, *airway, breathing*) para pacientes adultos e pediátricos, excluindo-se recém-nascidos. Embora os *experts* concordem com a importância na redução do tempo para a primeira compressão torácica, eles estão cientes de que essa troca requer uma reeducação de todos que já estudaram e foram treinados em RCP. A seguir, serão descritas, de forma resumida, as principais razões para essas alterações nas diretrizes da AHA:

- A maioria das paradas cardíacas ocorre em adultos, e há um alto índice de sobrevida de vítimas de parada cardíaca presenciada. Registra-

---

* A ILCOR, International Liaison Committee on Resuscitation, inclui 8 organizações de ressuscitação: AHA, European Resuscitation Council (ERC), Heart and Stroke Foundation of Canada (HSFC), Resuscitation Council of Southern Africa (RCSA), The Australia and New Zealand Council on Resuscitation (ANZOR) e The International Heart Foundation (IAHF)[12]

do em pacientes de todas as idades, o ritmo cardíaco verificado foi FV e taquicardia ventricular (TV). Nesses pacientes, os elementos críticos da RCP são compressões torácicas e desfibrilação
- Na sequência A-B-C, as compressões torácicas são sempre adiadas, uma vez que o socorrista primeiro verifica as vias aéreas e administra respiração boca-boca, encontra uma barreira de proteção para a respiração ou equipamentos de ventilação etc. Alterando a sequência do SBV para C-A-B, as compressões torácicas são antecipadas e administradas inicialmente; a ventilação é adiada por um curto período até que se complete o primeiro ciclo de 30 compressões torácicas, o que tem que ocorrer em 18 segundos
- Menos de 50% das vítimas de parada cardíaca recebem socorro (RCP). Um dos impedimentos pode ser a sequência A-B-C, que se inicia com o procedimento em que os socorristas encontram mais dificuldade: abertura ou desobstrução das vias aéreas e administração das ventilações. Iniciar a RCP com as compressões torácicas pode assegurar que mais vítimas de parada cardíaca recebam a RCP e que os socorristas que estejam impossibilitados por alguma razão de perfazer as ventilações administrem ao menos as compressões torácicas
- É razoável que os profissionais de saúde adaptem a sequência do SBV e as ações de resgate ou salvamento para a provável causa da parada cardíaca. Por exemplo, se um profissional de saúde sozinho presencia uma vítima sofrer um colapso repentino, ele pode assumir que essa vítima tenha sofrido uma parada cardíaca com FV, uma vez que ela se apresenta irresponsiva, sem respiração ou com respiração agônica. Nesse caso, o profissional deve ativar imediatamente o serviço de emergências médicas, se possível pegar o desfibrilador automático externo (DAE), administrar RCP e usar o DAE. No entanto, para uma suposta vítima de afogamento ou parada em função de asfixia, a prioridade é administrar 5 ciclos de RCP (próximo de 2 minutos) convencional (incluindo as respirações boca-boca) antes de ativar o serviço de emergência médica. Também nos casos de paradas em recém-nascidos, a etiologia mais provável é respiratória, e a ressuscitação deve ser tentada com a sequência A-B-C, a menos que a origem seja cardíaca.

Resumo das alterações

Os socorristas que iniciarem a administração da RCP em uma vítima adulta que se apresente irresponsiva (inconsciente) e que não esteja respirando ou esteja com uma respiração anormal (agônica) devem administrar a proporção de 30 compressões para duas ventilações (30:2). Elas são indicadas para um único socorrista leigo e podem ser aplicadas em bebês, crianças ou adultos vítimas de parada cardíaca (excluindo-se recém-nascidos). Essa proporção única é designada no sentido de facilitar o ensino (treinamento), aumentar o número de compressões torácicas administradas e diminuir a interrupção das compressões. As alterações mais significativas nas diretrizes de 2010 para SBV foram as recomendações para C-A-B (compressões, *airway, breathing*) em vez de A-B-C (*airway, breathing*, compressões), no sentido de diminuir o atraso das compressões torácicas e a ressuscitação. Em outras palavras, os socorristas de vítimas adultas de parada cardíaca devem iniciar a ressuscitação com as compressões em vez de abrir as vias aéreas e administrar ventilações.[2]

Corrente da sobrevida

AHA-ACE[11]

Buscando padronizar o atendimento em todos os níveis de socorristas, a AHA criou um algoritmo universal por meio de um quadro conceitual para a sequência do atendimento de vítimas de parada cardíaca, para que ele seja realizado de maneira organizada. Ao encontrar uma vítima adulta de parada cardíaca súbita, o socorrista deve primeiro reconhecer que a vítima sofreu uma parada cardíaca, baseado na responsividade do paciente e na ausência de uma respiração normal. Após o reconhecimento, o socorrista deve ativar imediatamente o sistema de emergência médica, localizar um desfibrilador, se disponível, e iniciar a RCP com compressões torácicas. Se o DAE não estiver por perto, o socorrista deve proceder diretamente à RCP. Se outras equipes de resgate estiverem presentes, o primeiro socorrista deve encaminhá-las para ativar o sistema de emergências médicas, providenciar o DAE e iniciar imediatamente a RCP.

A corrente da sobrevida ou sobrevivência é composta por cinco elos, descritos a seguir no Quadro 11.2, que traz a nova corrente da sobrevida a partir das novas diretrizes de 2010 da AHA para RCP e cuidados de emergências cardiovasculares[11] dos adultos.

Reconhecimento rápido ou antecipado da parada cardíaca e ativação do serviço de emergências médicas

O reconhecimento rápido ou antecipado de uma vítima de parada cardíaca constitui o primeiro elo da corrente de sobrevida. Para o reconheci-

Quadro 11.2 Corrente da sobrevida da AHA (RCP e ACE).[11]

Os elos da nova AHA ACE – Corrente da sobrevida dos adultos é a seguinte:
1. Reconhecimento imediato de uma parada cardíaca e ativação do serviço de emergências médicas
↓
2. Administração precoce da RCP com ênfase nas compressões torácicas
↓
3. Desfibrilação rápida
↓
4. Suporte avançado de vida efetivo
↓
5. Cuidados pós-parada cardíaca integrados

mento, o socorrista deve certificar-se de que a vítima está inconsciente, a respiração está ausente ou anormal (agônica). É importante que o socorrista não confunda a respiração agônica com a respiração normal. A verificação do pulso, mesmo quando realizada por profissionais de saúde, não é confiável e requer tempo adicional.[2,4,11,13-15] Se o profissional de saúde é treinado, não deve levar mais de 10 segundos para verificar o pulso. A manobra de ver, ouvir e sentir a respiração foi removida das diretrizes e não é mais recomendada,[2,11] uma vez que se perde muito tempo para realizá-la. No entanto, os profissionais de saúde treinados podem utilizar manobras adicionais para reconhecer a parada cardíaca. Nessa situação, o socorrista deve ativar o serviço de emergências médicas (SEM) imediatamente, também válido para as situações intra-hospitalares. Se mais de uma pessoa estiver presente, a outra pessoa deve chamar ajuda e procurar/trazer um DAE, se disponível. Utilizar o telefone celular para chamar ajuda especializada (SEM). Somente deixar a vítima se não houver outra opção para chamar o SEM. O socorrista que telefonar para o SEM local deve ser orientado por pessoal de saúde treinado em emergências médicas a reconhecer uma respiração normal e anormal, bem como estar alerta de que um breve período de convulsões generalizadas pode ser o primeiro sinal de parada cardíaca. Quem trabalha no atendimento telefônico do SEM deve reconhecer o quadro de parada cardíaca e dar as instruções por telefone ao socorrista leigo, por exemplo, reconhecer a respiração agônica e iniciar as compressões torácicas imediatamente. Os socorristas que telefonam para o SEM devem receber as instruções iniciais na administração da RCP e também as específicas nas compressões torácicas sem ventilações. Nos casos de suspeita de asfixia, é razoável que o atendimento seja direcionado às ventilações iniciais seguidas por compressões. Então, o pessoal de saúde que trabalha no atendimento telefônico do SEM é parte integrante da resposta desse serviço e tem um papel importante no atendimento dos pacientes que são vítimas de parada cardíaca extra-hospitalar.

Iniciar o quanto antes a RCP a partir das compressões torácicas – C-A-B

A geração de um fluxo sanguíneo por meio das compressões torácicas é resultado do aumento da pressão intratorácica (teoria da bomba torácica). O efeito mecânico da compressão do coração entre o esterno e a coluna vertebral sobre o sistema valvular cardíaco possibilita a liberação de um fluxo sanguíneo, principalmente unidirecional. No entanto, na melhor das circunstâncias de efetividade de compressões torácicas, o volume (débito cardíaco) obtido ou gerado a partir das compressões torácicas é 20% do volume de sangue normal.[4] A interrupção das compressões torácicas diminui essa perfusão – toda vez que as compressões são interrompidas, é preciso uma quantidade significativa de tempo para o restabelecimento da perfusão aórtica e coronariana, então, deve-se evitar as interrupções nas compressões torácicas, que devem ser mínimas durante a RCP. As interrupções podem ser extremamente prejudiciais: não compressão significa não perfusão.

Os socorristas devem se empenhar em proporcionar uma RCP de alta qualidade:[11]

- Fazer as compressões torácicas em uma frequência adequada – no mínimo 100 compressões por minuto (100 comp. min^{-1})
- Fazer a compressão torácica em uma profundidade adequada:
  - Adultos: a profundidade da compressão deve ser no mínimo de 5 cm
  - Em crianças e bebês (lactantes): a profundidade da compressão torácica deve ser no mínimo de 1/3 do diâmetro anteroposterior do tórax ou 4 cm para bebês e 5 cm para crianças
- Aguardar o retorno completo do tórax (*complete chest recoil*) antes de administrar a compressão seguinte
- Minimizar as interrupções nas compressões torácicas
- A relação compressão torácica *versus* ventilação recomendada é 30:2
- Evitar ventilações excessivas.

Se houver mais de um socorrista presente na ressucitação, fazer alternância de funções (compressões e ventilações) a cada 2 minutos.

Qualidade da RCP: compressões torácicas

Minimizar o intervalo entre as compressões torácicas e a administração do choque do desfibrilador (menor pausa pré-choque) melhora as chances de sucesso do choque e a sobrevida do paciente.[2]

As compressões torácicas consistem em aplicações rítmicas de pressão sobre a metade inferior do esterno. Essas compressões criam um fluxo sanguíneo em função do aumento da pressão intratorácica e da compressão direta do coração. Esse mecanismo gera fluxo sanguíneo e fornecimento de oxigênio para o miocárdio e o cérebro.[7] Então, as compressões torácicas são componentes críticos da RCP, em função da perfusão que proporcionam. Embora as compressões torácicas devam ser de alta prioridade, a ação inicial na administração da RCP em um adulto vítima de parada cardíaca é aplicar as compressões de maneira vigorosa e rápida.

Se a administração da compressão torácica for imprecisa, isto é, se não esperar o retorno completo do tórax (*incomplete chest recoil*) para aplicar a próxima compressão torácica, haverá aumento da pressão intratorácica e diminuição sensível da hemodinâmica, incluindo-se da perfusão coronariana, do índice cardíaco, do fluxo sanguíneo no miocárdio e da perfusão cerebral.[14]

Quatro pontos são fundamentais nas manobras de compressão torácica.[15]

- Frequência adequada (30:2)
- Profundidade adequada (adultos 5 cm; crianças 5 cm ou 1/3 do diâmetro anteroposterior do tórax e bebês/lactantes 4 cm ou 1/3 do diâmetro anteroposterior do tórax)
- Retorno completo do tórax para administrar a compressão torácica seguinte (*complete chest recoil*)
- Evitar interrupções desnecessárias das compressões.

A Figura 11.3 mostra a compressão torácica no sentido anteroposterior, e a Figura 11.4 mostra o retorno completo do tórax para a administração da compressão torácica subsequente.

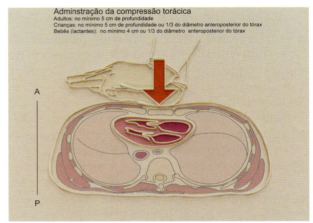

Figura 11.3 Compressão torácica: para adultos, mínimo de 5 cm de profundidade do tórax; para crianças, mínimo de 1/3 do diâmetro anteroposterior do tórax ou 5 cm; para bebês, mínimo de 1/3 do diâmetro anteroposterior do tórax ou 4 cm. A: anterior. P: posterior.

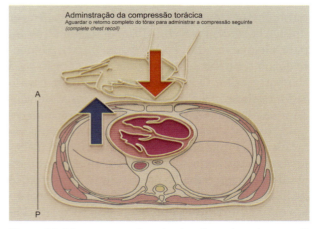

Figura 11.4 Retorno completo do tórax (*complete chest recoil*) para a administração da compressão torácica subsequente, trazendo efetividade na RCP. A: anterior; P: posterior.

Vias aéreas e ventilações

A abertura das vias aéreas pelas manobras de inclinação posterior da cabeça e elevação do queixo (*head tilt-chin lift*) e/ou deslocamento anterior da mandíbula (*jaw thrust*), seguida por ventilações, pode melhorar a oxigenação e a ventilação durante a parada cardíaca; no entanto, essas manobras necessitam de treinamento e causam interrupções nas compressões torácicas, em particular para socorristas que estejam sozinhos e não tenham treinamento. Então, os socorristas leigos devem realizar apenas compressões torácicas, e o socorrista habilitado (treinado) a realizar essas manobras de abertura das vias aéreas deve administrar as ventilações e compressões torácicas, na relação 30 compressões iniciais seguidas de 2 ventilações até o desfibrilador automático externo (DAE) estar disponível ou até a chegada do SEM com o DAE.

As ventilações também devem ser administradas se a vítima apresentar alta probabilidade de parada cardíaca por asfixia (p. ex., bebês, crianças ou vítimas de afogamento).

Profissionais de saúde e vias aéreas

Os profissionais de saúde devem utilizar a manobra de inclinação posterior da cabeça e levantamento do queixo para abrir as vias aéreas em vítimas sem evidências de traumatismo (Figura 11.5). Entre 0,12 a 3,75% das vítimas de traumatismo apresentam injúria espinhal.[14] Deve ser realizado um ciclo de 30 compressões torácicas para 2 ventilações até a chegada do SEM, e continuar com as compressões torácicas com as ventilações, 1 respiração a cada 6 a 8 segundos (8 a 10 ventilações por minuto). A ventilação excessiva deve ser evitada, pois pode causar insuflação gástrica e resultar em complicações, como regurgitação e aspiração.[14] A Figura 11.6 mostra a ventilação ou respiração boca-máscara feita por profissionais de saúde treinados.

- Administrar cada respiração (ventilação) por 1 segundo
- Deve-se administrar a ventilação com um volume suficiente (500 a 600 mℓ) para que se produza um movimento visível do tórax.

Quando se obtém uma via aérea avançada, em geral após a chegada do SEM e ainda com 2 profissionais, administrar 1 respiração a cada 6 a 8 segundos, o que resultará em 8 a 10 respirações por minuto, e não devem haver mais pausas ou interrupções nas compressões torácicas.

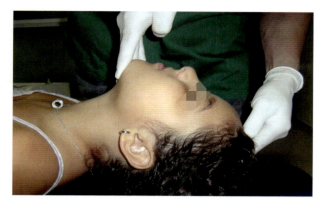

Figura 11.5 Manobra de abertura das vias aéreas: inclinação posterior da cabeça e levantamento do queixo realizados por socorristas treinados em SBV ou profissionais de saúde.

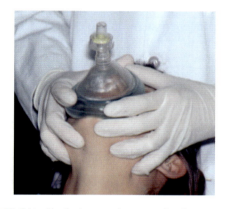

Figura 11.6 Ventilação boca-máscara realizada por profissional de saúde com treinamento em SBV. Cada ventilação deve ser administrada por 1 segundo, com efetividade, observando o levantamento do tórax.

Desfibrilação antecipada

Todos os profissionais de saúde, ou não profissionais, mas com treinamento em SBV, devem estar habilitados no uso do DAE e capacitados em administrar a desfibrilação, uma vez que a FV é o ritmo inicial, mais comum e tratável em adultos em parada cardíaca testemunhada.[16,17]

Os DAE são seguros e eficazes quando utilizados por socorristas não treinados e por profissionais de saúde nas situações intra ou extra-hospitalares. Seu uso pelo socorrista leigo e sua disponibilidade tornam possível a terapia elétrica (desfibrilação) das vítimas de parada cardíaca extra-hospitalar muito antes da chegada do SEM. No entanto, o treinamento do uso do DAE agiliza a colocação correta de suas pás e a administração do choque quando indicado,[18] bem como a avaliação da qualidade das compressões torácicas em alguns modelos de DAE (conforme discutido no Capítulo 16).

A desfibrilação antecipada é crítica para a sobrevida de pacientes com parada cardíaca.[17,18] A integração do DAE no sistema de atendimento é fundamental para a corrente da sobrevida, por isso, deve ser considerada a colocação de DAE em lugares públicos ou de grande circulação de pessoas fora dos hospitais.[2]

Com a chegada do DAE e o posicionamento das pás, interrompe-se a RCP; o DAE, então, verificará o ritmo cardíaco. Quando se constatar a fibrilação ventricular ou a taquicardia ventricular sem pulso, o DAE indicará o choque: todos os socorristas devem se afastar da vítima e o choque deve ser administrado. A RCP deve ser reiniciada imediatamente após o choque, a partir das compressões torácicas sem a verificação do pulso, por 2 minutos antes da próxima verificação do ritmo pelo DAE.[19]

Durante o tratamento da FV/TV, os profissionais de saúde devem assegurar a coordenação entre RCP e aplicação do choque, no sentido de diminuir as interrupções e aplicar um choque eficiente.[11] Quando o ritmo cardíaco caótico (FV) está presente por alguns minutos, o coração (miocárdio) sofre depleção de oxigênio e substratos metabólicos. Um breve período de compressões torácicas efetivas, isto é, com profundidade torácica e frequência adequadas, pode fornecer oxigênio e substratos energéticos, aumentando as chances do retorno de uma circulação ou ritmo perfusivo após a administração do choque.[2,19] Portanto, administrar RCP enquanto se prepara o DAE, bem como evitar as interrupções desnecessárias nas compressões torácicas, são recomendações para o tratamento de todos os pacientes em parada cardíaca.[19]

Posicionamento das pás.[18] O DAE tem duas pás, que devem ser posicionadas no paciente (no Capítulo 16 será descrito detalhadamente o manuseio do DAE).

Coloque uma pá do DAE à direita do osso esterno, abaixo da clavícula. Coloque a outra pá aproximadamente na linha axilar média esquerda, mais próximo à posição do eletrodo de ECG V6. Conforme mencionado, os profissionais de saúde e socorristas treinados apresentam mais eficiência na colocação das pás no paciente, bem como no manuseio do DAE. No entanto, as expressões gráficas dos DAE mostram como e onde colocar as pás nos pacientes (sítio anatômico) e a sequência do atendimento da RCP e administração do choque.

Suporte avançado de vida efetivo – ACLS

O Advanced Cardiac Life Support (ACLS) afeta vários elos na corrente de sobrevida, incluindo intervenções para prevenir a parada cardíaca e realizar seu tratamento, e ainda melhora os resultados de pacientes que conseguem o retorno de uma circulação espontânea após a parada cardíaca. As diretrizes da AHA de 2010 para RCP e ACE continuam a enfatizar a fundação do ACLS a partir do sucesso do SBV,[2,19] começando com a RCP de alta qualidade com o mínimo de interrupção, como já descrito, e, para FV/TV sem pulso, a tentativa de desfibrilação em poucos minutos do colapso.[2,11,19] Então, o ACLS é uma ligação essencial entre o SBV e a sobrevida do paciente com uma boa função neurológica.[2]

As novas diretrizes da AHA de 2010 determinam que não existem evidências suficientes que demonstrem que a administração de qualquer fármaco ou uso de dispositivos melhore os resultados após a parada cardíaca.[2]

Importância dos cuidados pós-parada cardíaca integrados

Esse é um novo elo da corrente da sobrevida, recentemente introduzido nessas novas diretrizes de 2010, na sequência do elo ACLS. Enfatiza a importância do cuidado multidisciplinar abrangente, que se inicia com o reconhecimento da parada cardíaca e continua até a dispensa ou alta hospitalar do paciente.[2,20]

Esses programas multidisciplinares focam na otimização das funções hemodinâmicas, neurológicas e metabólicas, incluindo a hipotermia terapêutica, que pode melhorar a sobrevida desses pacientes. A hipotermia terapêutica tem mostrado melhorar o resultado dos quadros comatosos de vítimas adultas de parada cardíaca extra-hospitalar testemunhada, que apresentavam um ritmo de FV.[14,20]

Os objetivos dos cuidados pós-parada cardíaca são:[20]

- Otimização da função cardiopulmonar e perfusão dos órgãos
- Transporte do paciente para um hospital apropriado, isto é, com um sistema especializado abrangente de cuidados pós-parada cardíaca que incluem intervenções coronarianas agudas
- Atendimento neurológico especializado e dirigido, visando a cuidados intensivos e hipotermia terapêutica
- Identificação das causas da parada cardíaca e prevenção de recidiva.

Objetivos subsequentes:[20]

- Controlar a temperatura corpórea para otimizar a sobrevida e a recuperação neurológica
- Identificar e tratar as síndromes coronarianas agudas

- Otimizar a ventilação mecânica para minimizar a lesão pulmonar
- Reduzir o risco de lesões em múltiplos órgãos
- Avaliar o prognóstico da recuperação para os sobreviventes
- Auxiliar nos serviços de reabilitação.

Resumo da RCP

A RCP é uma série de manobras ou ações para o salvamento de vidas que melhoram as chances de sobrevida de vítimas de parada cardíaca, embora uma ótima abordagem da RCP possa variar, dependendo do socorrista, da vítima e de quão antecipada e efetiva tenha sido a administração da RCP. A parada cardíaca continua sendo a causa mais comum de mortes prematuras, e uma pequena melhora na sobrevida pode ser traduzida em milhares de vidas salvas a cada ano. O rápido reconhecimento e a ação pronta ou imediata perante uma situação de parada cardíaca são as prioridades das novas diretrizes de 2010 da AHA.

Quando um adulto sofre um colapso súbito, quem estiver próximo deve acionar o SEM e iniciar a RCP a partir das compressões torácicas (independentemente do grau de treinamento em SBV). Os socorristas leigos treinados e os profissionais de saúde capacitados devem proporcionar compressões torácicas e ventilações. Ao contrário do que muitos acreditam, a RCP não é prejudicial e seu início antecipado pode salvar vidas.

Compressões torácicas[14,21]

Todos os socorristas devem realizar compressões torácicas para todos os pacientes em parada cardíaca. A aplicação de RCP somente com compressões torácicas é recomendada apenas para os socorristas leigos e leigos treinados se forem incapazes de realizar intervenções de abertura das vias aéreas e administração de ventilações ou respirações em vítimas de parada cardíaca. A administração de compressões torácicas com ventilações é razoável para leigos treinados que são capazes de realizar a RCP com ventilações em vítimas de parada cardíaca.

Socorristas profissionais devem fazer compressões com ventilações em vítimas de parada cardíaca. Há evidências insuficientes para apoiar ou refutar a disposição das compressões torácicas, a abertura das vias aéreas e a insuflação de oxigênio por socorristas profissionais durante os primeiros minutos de ressuscitação de uma parada cardíaca. No entanto, a qualidade da RCP é crítica. As compressões torácicas devem ser administradas, empurrando-se forte e rapidamente no centro do peito (ou seja, compressões torácicas devem ser de frequência e profundidade adequadas). Os socorristas devem possibilitar o retorno total do tórax após cada compressão e minimizar as interrupções das compressões torácicas. Eles também devem evitar a ventilação excessiva. O choque deve ser administrado sem atrasar as compressões torácicas, quando houver DAE disponível. Com a prestação imediata do socorro à vítima de parada cardíaca, vidas poderão ser salvas todos os dias.

Soco precordial[22]

O soco precordial não deve ser utilizado em situações extra-hospitalares de parada cardíaca não testemunhada. No entanto, pode ser considerado em pacientes para situações testemunhadas, monitoradas, que apresentem taquicardia ventricular instável, incluindo a taquicardia ventricular sem pulso, se o DAE não estiver disponibilizado de imediato. Essa manobra não deve adiar o início da RCP e a administração do choque (desfibrilação). Não há evidências suficientes para recomendar ou não o soco precordial para uma situação testemunhada de início de assistolia.

Profissionais de saúde e RCP

As pessoas envolvidas nos esforços de RCP, sejam profissionais de saúde ou não, raramente sabem como evolui o quadro da parada cardíaca após a admissão do paciente no hospital, mesmo mesmo que ele tenha sinais vitais estáveis. Infelizmente, muitos desses pacientes admitidos no hospital não sobrevivem, e dos que sobrevivem, muitos sofrem algum grau de lesão neurológica.[23] A partir disso, justificam-se mais esforços na difusão da RCP aos profissionais de saúde, bem como ao público leigo em geral. A demora para iniciar a RCP e a desfibrilação (choque), bem como o atraso na chegada do pessoal de suporte de vida avançado (ACLS), tem um grande efeito no potencial de sobrevida das vítimas de parada cardíaca extra-hospitalar.[24] Mesmo em países ou áreas onde os SEM são bem desenvolvidos, a maioria das vítimas de parada cardíaca não recebe a RCP e, quando realizada, a qualidade desta não costuma ser satisfatória. A necessidade, portanto, não é somente para que mais pessoas do público leigo administrem RCP, mas que se melhore a qualidade dela.[25]

Geralmente os profissionais de saúde relutam para frequentar cursos de capacitação em SBV, embora numerosos estudos tenham mostrado que tais profissionais não são uniformemente proficientes em SBV. Os requisitos para a formação de profissionais em SBV variam muito entre os diferentes países. Alguns apresentam certificação com credenciais apropriadas, enquanto outros não exigem certificação ou treinamento formal. Os cursos de capacitação devem se adaptar às configurações dos alunos (intra-hospitalar e extra-hospitalar). Por isso, os elementos que constituem o formato dos cursos de capacitação variam no estilo, conteúdo e formato. No entanto, todos os profissionais de saúde devem ser capazes de demonstrar competência nas manobras de SBV.

O desafio dos programas educacionais de ressuscitação é duplo: além de assegurar aos socorristas aquisição e manutenção dos conhecimentos necessários, das habilidades e do comportamento da equipe para maximizar os resultados, também deve ajudar os sistemas de resposta no desenvolvimento, implementação e sustentação de uma cadeia baseada na corrente da sobrevida.[26]

Barreiras para o uso do DAE[26]

Alguns socorristas podem ser intimidados pela ideia do uso do DAE para efetuar a desfibrilação, no entanto, os DAE são dispositivos modernos e seguros,[17,18,26] já que podem ser utilizados efetivamente com ou sem treinamento prévio. Ainda que breve, um treino aumenta a capacidade do socorrista de utilizar o DAE.[17,18,26] Para maximizar o seu uso, o acesso público ao DAE deve-se fazer presente e deve ser incentivada a sua utilização pelo público leigo. Ainda que existam obstáculos para a administração da RCP e para o uso do DAE, esses obstáculos só serão ultrapassados com programas educacionais.[26] O número exato de voluntários socorristas necessário para aumentar a probabilidade de uma vítima específica receber a RCP é desconhecido, mas é razoável supor que a maximização do número de pessoas treinadas em uma comunidade e do fornecimento de instruções e encorajamento no momento em que ocorre um evento melhore as chances de um espectador se envolver nos esforços de reanimação.

Treinamento de profissionais de saúde em SBV[25]

- O formato do curso de formação em SBV deveria adotar princípios educacionais
- O conteúdo do curso e as mensagens educativas devem ser adaptados a cada grupo de profissionais, com simplicidade, como uma meta aceitável
- O treinamento deve incluir as habilidades dos profissionais de saúde, em geral precisas, como o uso de equipamentos auxiliares, por exemplo, máscaras faciais, AMBU e DAE
- Os requisitos especiais são a administração da RCP por dois profissionais em situações especiais como traumatismos, afogamentos e gravidez
- A simulação de cenários realísticos é importante na aprendizagem contextual e de relevância
- A certificação pode ser necessária, mas uma declaração ou certificado sobre a competência deve ser uma decisão local.

Fórmula da sobrevida

Desde o final da década de 1950 até os dias atuais, muitos estudos foram realizados e muitos avanços foram feitos na direção de salvar vidas de vítimas de parada cardíaca, trazendo a evolução das técnicas de RCP e SBV, que são termos intercambiáveis. No entanto, o treinamento e a capacitação de profissionais de saúde, bem como um programa de ampla divulgação e base educacional ao público ainda, se fazem necessários, a partir da fórmula teórica da sobrevida.[27] Na Figura 11.7, pode-se concluir que o primeiro fator é a ciência: estamos relativamente atualizados e alterando as diretrizes a cada 5 anos, em função da evolução da ciência da RCP. Claro que, no futuro, novas conclusões e diretrizes virão para melhorar a RCP, resultando, junto com a implementação de programas educacionais em RCP e SBV, em maior sobrevida de pacientes vítimas de parada cardíaca. Atualmente, em alguns países, estão sendo introduzidos cursos de capacitação em SBV no ensino secundário, para o público leigo, bem como a capacitação efetiva dos profissionais de saúde e a melhoria na efetividade do SEM extra-hospitalar.

No entanto, se estamos bem embasados na parte científica, que representa um dos primeiros fatores nessa fórmula, os esforços na implementação de

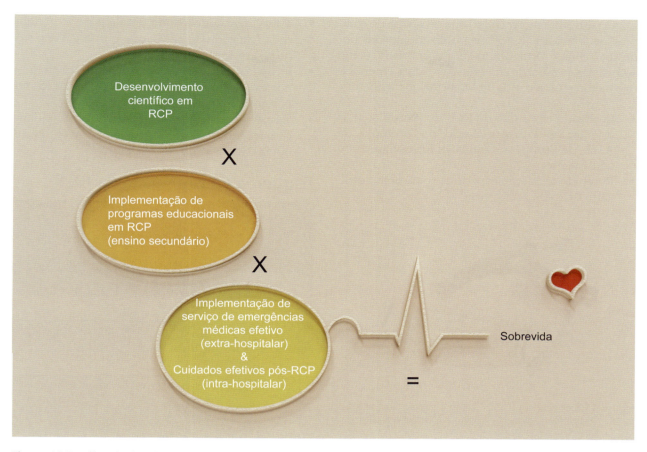

Figura 11.7 A fórmula da sobrevida, modificada de Johansen, 2007, mostra que o desenvolvimento atual, a implementação de programas educacionais para o público leigo em geral a partir do ensino secundário e a implementação de SEM intra e extra-hospitalares efetivos terão como resultado a maior sobrevida.

melhorias dos outros fatores podem ser um desafio, mas pode-se alcançar um resultado de melhoria significativa na sobrevida.

Considerações adicionais em RCP: atualidades

Equipamentos para a administração de RCP

Novos equipamentos foram desenvolvidos para administrar compressões torácicas e melhorar a RCP. Será abordado um deles: o LUCAS® (*Chest Compression System*). Trata-se de um dispositivo portátil para RCP a gás (oxigênio ou ar) ou de ativação elétrica que proporciona compressão torácica automática e descompressão ativa.[28] Esse dispositivo contém um pistão que produz uma taxa de compressão torácica consistente e profunda. Ele está incorporado a uma peça de sucção (ventosa) que é colocada no esterno, o qual retorna à posição normal depois da compressão automática[22] (Figuras 11.8 e 11.9). Esse dispositivo ajuda o socorrista nas compressões torácicas, realizando 100 compressões por minuto, com uma profundidade de 4 a 5 cm.[29] No entanto, para que possa ser utilizado por profissionais socorristas, é preciso treinamento[15] para que não se interrompam as compressões torácicas durante sua adaptação no paciente. Mesmo assim, mostra-se eficiente para o transporte do paciente ao hospital, sem interromper as compressões torácicas.

De acordo com a AHA,[22] ainda não há evidência suficiente para apoiar ou refutar o uso rotineiro de dispositivos de pistão mecânico no tratamento da parada cardíaca. Tais dispositivos podem ser utilizados, em situações específicas e por pessoal devidamente treinado, para o tratamento da parada cardíaca de adultos em circunstâncias que tornam difícil a reanimação manual (p. ex., durante os procedimentos de diagnóstico e de intervenção). Os socorristas devem tentar limitar as interrupções substanciais em RCP durante a implantação do dispositivo.

O fabricante recomenda[29] que o sistema de compressão torácica LUCAS® seja utilizado apenas por pessoas com a formação médica apropriada, como socorristas, pessoal de emergência médica, enfermeiros, médicos ou técnicos de Medicina que tenham:

- Realizado um curso de RCP de acordo com as orientações da ressuscitação, por exemplo, da AHA, do European Council of Resuscitation ou equivalente
- Recebido formação específica sobre como utilizar o LUCAS®.

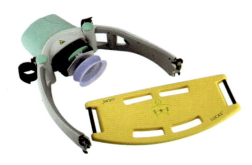

Figura 11.8 Dispositivo LUCAS®, com a porção que se aplica na parte posterior do paciente (costas) e a outra parte ativa que realiza as compressões torácicas.

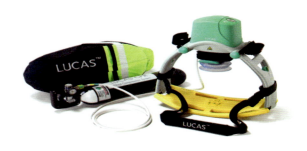

Figura 11.9 Equipamento LUCAS® completo com a bolsa para transporte e o cilindro de ar para ativar o dispositivo.

Finalização dos esforços de ressuscitação em parada cardíaca extra-hospitalar[30] em adulto

As equipes de resgate que iniciam o SBV ou RCP devem continuar a ressuscitação até que uma das seguintes situações ocorra:

- Restabelecimento efetivo da circulação espontânea
- Transferência da vítima para equipe especializada (chegada do SEM), que proporcione o suporte avançado de vida (ACLS)
- Incapacidade do socorrista em continuar a RCP por exaustão ou pela presença de riscos, como perigos ambientais ou locais perigosos
- Cumprimento de critérios válidos e de confiança para indicação de morte irreversível, morte óbvia e rescisão da ressuscitação.

Esquema de conclusão da RCP

Parada cardíaca não testemunhada.
Realização da RCP pelo socorrista.
NÃO retorno da circulação espontânea (antes do transporte ao hospital).
NÃO foi aplicado choque (DAE – desfibrilação) antes do transporte.

1. Se todos os critérios estão presentes, considere terminar os esforços de ressuscitação.

2. Se ALGUM critério está faltando, continue a ressuscitação e o transporte.

Conclusão

Vale a pena citar uma frase de Kouwenhoven[31] da década de 1960, que pode refletir parcialmente uma verdade na RCP atual e ser condizente com as novas diretrizes de 2010 da AHA, que enfatizam as compressões torácicas na corrente da sobrevida; pode ainda incentivar os socorristas de todos os níveis no atendimento das vítimas de parada cardíaca extra-hospitalar a administrar RCP:

"Qualquer um, em qualquer lugar, pode agora iniciar procedimentos de ressuscitação cardíaca. Tudo que se faz necessário é duas mãos."[31]

Referências bibliográficas

1. History of CPR American Heart Association. Disponível em: www.heart.org/HEARTORG/CPRAndECC/WhatisCPR/CPR-FactsandStats/History-of-CPR_UCM_307549_Article.jsp.
2. Field JM, et al. Part 1: executive summary: 2010 American Heart Association Guidelines for Cardiopulmonary Resuscitation and Emergency Cardiovascular Care. Circulation. 2010;122(Suppl 3):S640-S656.
3. Herlitz J, Svensson L, Holmberg S, Angquist KA, Young M. Efficacy of bystander CPR: intervention by lay people and by health care professionals. Resuscitation. 2005;66:291-5.
4. Papadima, et al. Cardiopulmonary resuscitation by chest compression alone: a reality check hellenic J Cardiol. 2010;51:55-61.

5. Perkins GD, et al. Teaching recognition of agonal breathing improves accuracy of diagnosing cardiac arrest. Resuscitation. 2006;70,432-7.
6. Nolan JP, et al. European Resuscitation Council Guidelines for Resuscitation 2010 Section 1. executive summary. Resuscitation. 2010;81:1219-76.
7. Rea TD. Agonal respirations during cardiac arrest. Current Opinion in Critical Care. 2005;11(3):188-91.
8. Resucitation Council (UK). 2 Adult Basic Life Support.2010 Resuscitation Guidelines, p. 21.
9. Learn More about Sudden Cardiac Arrest, Sudden Cardiac Arrest Association Education Materials. Disponível em: http://associationdatabase.com/aws/SCAA/pt/sp/edmaterials.
10. CPR Fact Sheet,Sudden Cárdiac Arrest Association. Disponível em: http://associationdatabase.com/aws/SCAA/asset_manager/get_file/6059/fact_sheet-cardiopulmonary_resuscitation.pdf.
11. Traves AH, et al. Part 4: CPR Overview: 2010 American Heart Association Guidelines for Cardiopulmonary Resuscitation and Emergency Cardiovascular Care. Circulation. 2010 Nov 2.
12. American Heart Association. ILCOR 201 Guide. Disponível em: www.americanheart.org/presenter.jhtml?identifier=3052119.
13. Cave DM, et al. Importance and implementation of training in cardiopulmonary resuscitation and automated external defibrillation in schools: a science advisory from the American Heart Association. Circulation. 2011 Fev 15.
14. Berg AR, et al. Part 5: Adult basic life support. 2010 American Heart Association Guidelines for Cardiopulmonary Resuscitation and Emergency Cardiovascular Care. Circulation. 2010 Nov 2.
15. Hazinski MF, et al. Part 1: executive summary: 2010 International Consensus on Cardiopulmonary Resuscitation and Emergency Cardiovascular Care Science With Treatment Recommendations. Circulation. 2010 Oct 19.
16. American Heart Association:About Cardiac Arrest. Disponível em: www.heart.org/HEARTORG/Conditions/More/CardiacArrest/About-Cardiac-Arrest_UCM_307905_Article.jsp.
17. Link MS. Part 6: Electrical therapies: automated external defibrillators, defibrillation, cardioversion, and pacing: 2010 American Heart Association Guidelines for Cardiopulmonary Resuscitation and Emergency Cardiovascular Care. Circulation. 2010 Nov 2.
18. Resucitation Council (UK). 3 The use of Automated External Defibrillators. 2010 Resuscitation Guidelines, p. 29.
19. Neumar RW, et al. Part 8: adult advanced cardiovascular life support. 2010 American Heart Association Guidelines for Cardiopulmonary Resuscitation and Emergency Cardiovascular Care. Circulation. 2010 Nov 2.
20. Peberdy MA, et al. Part 9: post-cardiac arrest care: 2010 American Heart Association Guidelines for Cardiopulmonary Resuscitation and Emergency Cardiovascular Care. Circulation. 2010 Nov 2.
21. Sayre MR, et al. Part 5: adult basic life support. 2010 International Consensus on Cardiopulmonary Resuscitation and Emergency Cardiovascular Care Science With Treatment Recommendations. Circulation. 2010 Oct 9.
22. Cave DM, et al. Part 7: CPR techniques and devices. 2010 American Heart Association Guidelines for Cardiopulmonary Resuscitation and Emergency Cardiovascular Care. Circulation. 2010 Oct 9.
23. Paetu R, Silfvast T. Optimal timing of electrical defibrillation in out-of-hospital ventricular fibrillation. Scand J Trauma Resusc Emerg Med. 2004;12:103.
24. Weaver WD, et al. Improved neurologic recovery and survival after early defibrillation. Circulation. 1984;69(5):943-8.
25. Chamberlain DA, et al. Education in resuscitation: an ILCOR symposium: Utstein Abbey: Stavanger, Norway: June 22-24, 2001. Circulation. 2003 Nov 18.
26. Bhanji F, et. al. Part 16: education, implementation, and teams. 2010 American Heart Association Guidelines for Cardiopulmonary Resuscitation and Emergency Cardiovascular Care. Circulation. 2010 Nov 2.
27. Johansen JK. Has survival after out-of-hospital cardiac arrest improved during the last 50 years? Scand J Trauma Resusc Emerg Med. 2007;15:138.
28. Steen S, et al. Evaluation of LUCAS, a new device for automatic mechanical compression and active decompression resuscitation. Resuscitation. 2002;55(3):285-99.
29. Jolife. Disponível em: www.jolife.se/en.
30. Morrison JL, et al. Cardiopulmonary resuscitation and emergency cardiovascular care. Part 3: ethics. 2010 American Heart Association Guidelines for. S670 Circulation. 2010 Nov 2s.
31. Kouwenhoven WB, Jude JR, Knickerbocker GG. Closed-chest cardiac massage. JAMA. 1960;173:1064-67.

12

Ressuscitação Cardiopulmonar (RCP) em Crianças

Introdução

Em novembro de 2010, a American Heart Association (AHA) publicou as novas diretrizes para ressuscitação cardiopulmonar (RCP) e cuidados de emergência cardiovascular (CEC)[1] ou atendimento cardiovascular de emergência (ACE), alterando a sequência do suporte básico de vida (SBV) para adultos, crianças e bebês, no sentido de estimular o público em geral a prestar socorro, isto é, administrar RCP nas vítimas de parada cardíaca extra-hospitalar. No Capítulo 11 foi abordada a RPC em adultos. Neste capítulo, será contemplada a RCP em crianças.

Parada cardíaca em crianças

A parada cardíaca é um evento incomum em crianças. Diferentemente dos adultos, em que a parada cardíaca súbita em geral apresenta origem cardíaca,[1] em crianças saudáveis não ocorre como resultado dessas causas. A parada cardiorrespiratória em pacientes pediátricos é raramente um evento súbito e, muitas vezes, não resulta de uma causa cardíaca primária;[1-3] em geral, é secundária. A parada respiratória (asfixia) resulta principalmente da falta de substratos celulares, e não de um evento cardíaco súbito.[2] Geralmente, as paradas cardíacas em crianças estão associadas à morte ou outro resultado negativo, no que diz respeito a comprometimento neurológico.[3] Concluímos, então, que a maioria das paradas cardíacas em Pediatria são causadas por asfixia, e apenas de 5 a 15% apresentam fibrilação ventricular (FV). Os resultados da RCP nesses pacientes, a partir de estudos em animais, apresentam maior efetividade com uma combinação de ventilações e compressões torácicas.[1,4,5] A Figura 12.1 evidencia as porcentagens de causas de paradas cardíacas em crianças.[6]

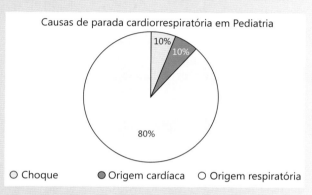

Figura 12.1 Este gráfico mostra que 80% das causas de parada cardiorrespiratória em Pediatria são decorrentes de problemas respiratórios. Modificado de Biarent et al., 2010.

Novas diretrizes da AHA para RPC e CCE em Pediatria[1,4,5]

A-B-C ou C-A-B?

Apesar da importância de se proporcionar a combinação de ventilações e compressões torácicas em crianças vítimas de parada cardíaca[4,5] (asfixia), as novas diretrizes da AHA recomendam a alteração da sequência do SBV para o atendimento de bebês e crianças, modificando a sequência A-B-C para C-A-B (compressões torácicas, *airway* – vias aéreas – e *breathing* – ventilações ou respirações). Teoricamente, essa sequência deve adiar a primeira ventilação em cerca de 18 segundos[1] (menos tempo quando estiverem presentes dois socorristas). Como relata o sumário executivo de 2010 do Consenso Internacional de Ressuscitação Cardiopulmonar e Cuidados Cardiovasculares de Emergência,[4] as novas diretrizes de 2010 *não definem a única maneira que a ressuscitação deve ser obtida ou alcançada, e sim representam meramen-*

te uma extensa aceitação da direção de como a ressuscitação deve ser realizada de modo efetivo e seguro, e não implica que as diretrizes de 2005 sejam inefetivas ou não seguras.

Corrente da sobrevida em Pediatria[7]

Para melhor sobrevida e qualidade de vida, o SBV pediátrico deve fazer parte de um esforço da comunidade em relação a prevenção, administração precoce da RCP, acesso rápido ao serviço de emergências médicas (SEM) e suporte avançado de vida pediátrico (PALS), seguidos de cuidados integrados pós-parada cardíaca. Esses cinco elos configuram a nova corrente da sobrevida em Pediatria da AHA. O Quadro 12.1 mostra essa corrente.[7]

Prevenção da parada cardiorrespiratória em crianças[5]

As principais causas de mortes em crianças são falência respiratória, síndrome da morte súbita infantil, septicemia, doenças neurológicas e injúrias.[8] Em bebês (aproximadamente até 1 ano de idade), malformações congênitas, complicações de nascimento prematuro e síndrome da morte súbita infantil estão entre as principais causas.[7] As injúrias ou traumatismos são líderes de causa de mortes em crianças com mais de 1 ano de idade e adultos jovens.[7,8] No entanto, muitas dessas mortes podem ser prevenidas: as causas mais comuns dessas injúrias em crianças são os traumatismos causados no veículo (em acidentes de trânsito) onde as crianças são passageiras, as injúrias de pedestres causadas por acidentes de bicicleta, afogamento, queimaduras e armas de fogo.[7,8]

SBV em Pediatria

A alteração da sequência do SBV de A-B-C para C-A-B, recentemente recomendada pela AHA[1,7] para bebês, crianças e adultos (excluindo-se os recém-nascidos), visou a simplificar o treinamento de socorristas e aumentar o número de vítimas de parada cardíaca que recebem RCP.[1,4,9]

Para o propósito das diretrizes da AHA em RCP e CEC de 2010, o Quadro 12.2 traz a classificação das idades.[7]

Sequência no SBV para o socorrista leigo[7]

Quando há mais de uma pessoa presenciando a parada cardíaca, deve-se simultaneamente iniciar a RCP de imediato e ativar o serviço de emergências médicas (SEM). Quando houver um único socorrista, deve-se iniciar a RCP ao ciclo de 30 compressões e 2 respirações por cerca de 2 minutos (5 ciclos) antes de deixar a criança (vítima) para ativar o SEM.

Reconhecimento da parada cardíaca em crianças

Verificação da necessidade de RCP[3]

Se for verificada uma respiração regular, a vítima não necessita de RCP. Se não houver evidência de traumatismos, é indicado virar a vítima de lado (posição de recuperação), o que ajuda a manter as vias aéreas desobstruídas e diminui o risco de aspiração.[7,9]

Quadro 12.1 Os cinco elos que constituem a corrente da sobrevida em Pediatria.[7] No entanto, apenas os 3 primeiros elos representam o SBV pediátrico.

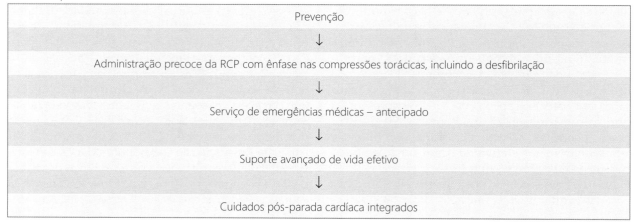

Quadro 12.2 Classificação etária de bebês, crianças e adultos.[7]

Bebês (lactantes)	< de 1 ano de idade, aproximadamente
Crianças	Aproximadamente de 1 ano até a puberdade
Adultos	Após a puberdade

Se a vítima estiver irresponsiva, não estiver respirando ou apenas apresenta suspiros (*gasping*), o socorrista leigo deve assumir que está diante de uma situação de parada cardíaca. Portanto, há necessidade de RCP.

Verificação da resposta da vítima[7]

Se a vítima estiver irresponsiva, sem respiração ou apenas apresentando suspiros, como já dito, deve-se iniciar a RCP. Muitas vezes, as vítimas de parada cardíaca apresentam esses suspiros, que podem ser confundidos com uma respiração normal. No entanto, a vítima deve ser tratada como se não estivesse respirando e a RCP deve ser iniciada imediatamente.[1,4,5,7]

Verificação do pulso[1,4,7,9,10]

Este procedimento não é mais enfatizado pelas novas diretrizes da AHA,[1,4,7,10] uma vez que os profissionais de saúde em geral não conseguem obter fielmente a presença ou a ausência de pulso em bebês ou crianças em 10 segundos.[9,10] No entanto, a palpação do pulso pode não ser o único determinante para o reconhecimento da parada cardíaca e a indicação das compressões torácicas.[1] Se a vítima não responde, não respira normalmente e não apresenta sinais de vida, os socorristas devem iniciar imediatamente as compressões torácicas.[1,4,7,9] Os profissionais de saúde não devem demorar mais de 10 segundos para concluir a verificação do pulso e iniciar as compressões torácicas, caso negativo.[1,4,7,9] De acordo com a idade da criança, varia o pulso a ser selecionado para verificação: para bebês, usa-se o pulso braquial ou femoral (entre a espinha ilíaca anterossuperior e a sínfise púbica); para crianças, usa-se o pulso carotídeo. As Figuras 12.2, 12.3 e 12.4 mostram a verificação do pulso em bebês e crianças. Como há muitas evidências da dificuldade pelos profissionais de saúde em verificar o pulso em 10 segundos, as novas diretrizes de 2010 apenas desenfatizaram o procedimento,[1,4,7,9,10] sem removê-lo, mesmo porque os profissionais de saúde que trabalham em situações especializadas têm habilidades na verificação do pulso de forma efetiva.

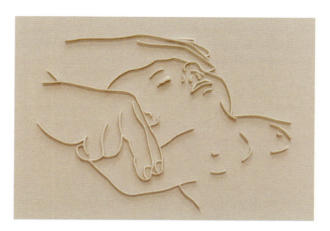

Figura 12.2 Verificação do pulso braquial em bebês (lactentes).

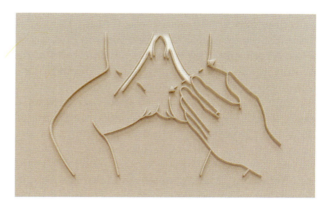

Figura 12.3 Verificação do pulso femoral (entre a espinha ilíaca anterossuperior e a sínfise púbica) em bebês (lactentes).

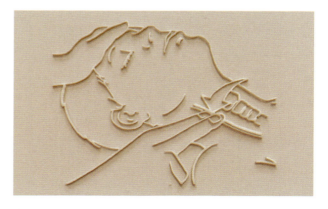

Figura 12.4 Verificação do pulso carotídeo em crianças.

Compressões torácicas de alta qualidade[1,4,5,7,9]

- Compressões torácicas com frequência e profundidade apropriadas
  Rápido: em uma frequência de, no mínimo, 100 compressões por minuto
  Forte: com uma força suficiente para deprimir o tórax no mínimo a 1/3 do diâmetro anteroposterior ou cerca de 4 cm para bebês e 5 cm para crianças. Uma compressão torácica inadequada é comum mesmo quando aplicada por profissionais de saúde
- Permita o completo retorno do tórax antes de administrar a compressão torácica subsequente
- Minimize as interrupções das compresssões torácicas
- Evite ventilação excessiva
- Para melhores resultados, administre as compressões torácicas com a vítima sobre uma superfície rígida.

Para bebês, em situações com um socorrista (profissionais de saúde ou socorrista leigo), as compressões torácicas devem ser administradas com dois dedos sobre o esterno (Figura 12.5), não devendo comprimir o processo xifoide ou as costelas. As compressões torácicas devem ser em uma profundidade de, no mínimo, 1/3 do diâmetro anteroposterior do tórax, ou 4 cm.

Para a RCP em crianças, socorristas leigos e profissionais de saúde devem comprimir na metade inferior do esterno, com uma profundidade de, no mínimo, 1/3 do diâmetro anteroposterior do tórax ou 5 cm, usando uma das mãos (cutelo da mão) ou ainda com as duas mãos. As compressões não devem ser executadas sobre o processo xifoide ou costelas. Dependendo do tamanho do socorrista e da criança, uma (Figura 12.6) ou duas mãos podem ser utilizadas nas compressões torácicas em crianças, mas independentemente dessa escolha, os socorristas devem atingir a profundidade requerida das compressões para uma RCP efetiva.

Após cada compressão torácica, deve-se permitir o completo retorno do tórax antes de administrar a compressão subsequente. A fadiga dos socorristas leva a compressões torácicas inapropriadas quanto a profundidade, frequência e retorno do tórax. A partir desse fato, quando houver dois socorristas, estes devem alternar as manobras de compressões torácicas a cada 2 minutos para evitar a fadiga. Essa troca deve ser realizada do modo mais rápido possível (idealmente em menos de 5 segundos), para minimizar as interrupções das compressões torácicas e não comprometer a efetividade da RCP. A ressuscitação com compressões torácicas combinadas com ventilações, conforme mencionado, apresenta um resultado melhor na ressuscitação em crianças. No entanto, se o socorrista não for treinado para proporcionar as ventilações ou se estiver impedido de realizar as manobras conjuntas, deve continuar com as compressões torácicas ("*hands only*") até que a ajuda especializada chegue (SEM).

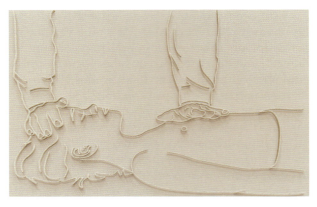

Figura 12.6 Compressão torácica com uma mão, indicada para crianças.

Abertura das vias aéreas[1,4,7]

Em situações com apenas um socorrista, a proporção recomendada de compressões e ventilações é de 30:2. Depois de administrar 30 compressões torácicas e abrir as vias aéreas, administre 2 respirações. Na criança irresponsiva ou inconsciente, a língua pode obstruir as vias aéreas e interferir nas ventilações. A abertura das vias aéreas pode ser realizada pela manobra de inclinação posterior da cabeça (*head tilt-chin lift*) para crianças sem traumatismos ou traumatizadas[3]

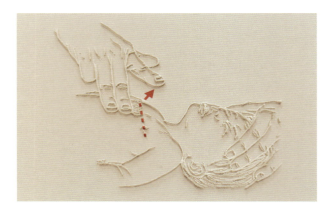

Figura 12.5 Compressão torácica em bebês realizada com dois dedos: comprimir o peito do bebê (terço inferior do osso esterno), enquanto a outra mão apoia o bebê.

(Figura 12.7). A manobra de avanço ou deslocamento anterior da mandíbula não é recomendada para socorrista leigo sem treinamento.[8]

Para administrar as respirações em bebês, utilize a técnica boca-boca-nariz (Figura 12.8); para administrar respiração em crianças, utilize a técnica boca-boca (Figura 12.9). O socorrista deve demorar 1 segundo para cada ventilação. Se o tórax da criança não se movimentar, reposicione a cabeça dela, faça um selamento mais efetivo e tente novamente.

Em bebês, se houver dificuldades de um selamento efetivo na técnica boca-boca-nariz, tente a respiração boca-nariz ou boca-boca. Na técnica boca-boca, o nariz pode ser pinçado com dois dedos para melhorar a ventilação. Se a técnica de respiração for boca-nariz, a boca deve ser fechada. Nos dois casos, o socorrista deve se certificar dos movimentos do tórax durante as ventilações. Na presença de só um socorrista, está recomendada a administração de 2 respirações, com a menor pausa possível nas compressões torácicas, após 30 compressões torácicas.

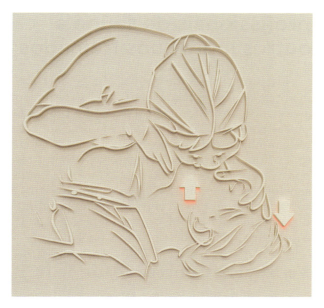

Figura 12.9 Respiração boca-boca.

Coordenação das compressões torácicas e respirações[4,7]

Imediatamente após a administração das 2 ventilações, o socorrista administra 30 compressões torácicas. No caso de um único socorrista presente, deve-se continuar o ciclo de 30 compressões e 2 respirações por cerca de 2 minutos (5 ciclos) antes de deixar a criança (vítima) para ativar o SEM e obter o desfibrilador automático externo (DAE), se disponível.

Ativação do SEM[1,4,7]

Em situações com dois socorristas presentes, um socorrista inicia a RCP e o outro deve ativar o SEM local (p. ex., 192 - SAMU) e obter um DAE se disponível no local (p. ex., aeroportos). A maioria dos bebês e crianças com parada cardíaca apresenta a asfixia como principal causa,[2] *então a administração de 2 minutos de RCP antes de ativar o SEM e providenciar um DAE se justifica para situações com só um socorrista*. Após ativar o SEM e providenciar o DAE (se possível), o socorrista deve, assim que possível, retornar à vítima e utilizar o DAE, se dis-

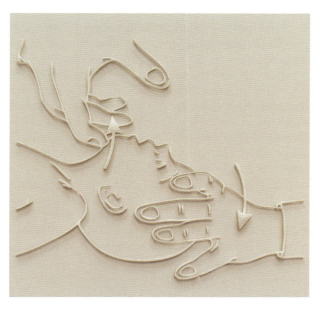

Figura 12.7 Manobra de abertura das vias aéreas, inclinação posterior da cabeça e levantamento do queixo (*head tilt-chin lift*).

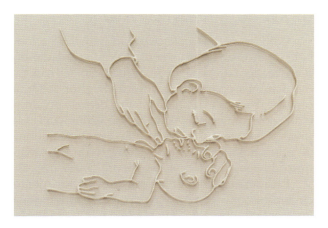

Figura 12.8 Respiração boca-boca-nariz, indicada para bebês (lactentes).

ponibilizado, ou iniciar novamente a RCP, com início de 30 compressões torácicas e 2 respirações, até que o SEM chegue ao local ou a vítima comece a respiração espontânea.

Sequência do SBV com dois socorristas para profissionais de saúde e outros indivíduos treinados[7]

Os profissionais de saúde, em geral, trabalham em equipe. É razoável que eles determinem a sequência do atendimento a partir das prováveis causas da parada. Por exemplo, em uma situação testemunhada em que ocorre um colapso súbito (p. ex., um atleta adolescente), com vítima irresponsiva e sem respirar, o profissional de saúde concluirá que a vítima sofreu uma parada cardíaca súbita e o ritmo provável é FV. Então, deve imediatamente acionar o SEM, providenciar um DAE e instituir a RCP e a desfibrilação antecipada.

Verificação da necessidade de RCP

Se a vítima inconsciente não responde a estímulos e não está respirando, ou apresenta apenas suspiros, solicite que alguém ative o SEM, e inicie a RCP.

Verificação do pulso[1,4,7-9]

Se o bebê ou a criança está irresponsiva e sem respiração (suspiros não devem ser considerados como respiração normal), o profissional de saúde não deve levar mais de 10 segundos para verificar o pulso – pulso braquial em bebês e pulso carotídeo ou femoral em crianças.[7,9] Se em 10 segundos de verificação não sentir ou se não tiver certeza de ter sentido o pulso, inicie as compressões torácicas. A verificação do pulso pode ser difícil, principalmente em uma situação de emergência, e estudos mostram que mesmo profissionais de saúde apresentam dificuldades nessa verificação.[1,4,7,8]

Respiração inadequada com presença de pulso[7]

Na presença de pulso palpável de 60 batimentos ou mais por minuto, porém com presença de respiração inadequada, administre respirações (ventilações) na frequência de 12 a 20 por minuto (1 respiração a cada 3-5 segundos), até que a vítima apresente uma respiração espontânea. O pulso deve ser verificado a cada 2 minutos, por 10 segundos.

Bradicardia com perfusão sistêmica ruim[7]

Se o pulso apresentar menos de 60 batimentos por minuto (bradicardia) e houver sinais de perfusão sistêmica ruim (p. ex., palidez, cianose), inicie as compressões torácicas, apesar da necessidade de apoio na oxigenação e ventilação. O débito cardíaco em bebês e crianças depende da frequência cardíaca. A bradicardia pronunciada com uma perfusão sistêmica ruim é um indicativo de parada cardíaca iminente e, iniciando-se as compressões torácicas antes da parada cardíaca, o resultado é uma sobrevida melhor.[7]

Compressões torácicas – profissionais de saúde[1,4,7]

Nos bebês e crianças irresponsivos, sem respiração e sem pulso (ou se não tem certeza da presença ou não do pulso), inicie as compressões torácicas da mesma maneira que foi descrita para o socorrista leigo (Figura 12.5). A única mudança nas compressões torácicas para os profissionais de saúde é para os bebês. Quando um único socorrista profissional de saúde estiver realizando a RCP, este deve utilizar dois dedos para as compressões torácicas (comprimir a metade inferior do esterno pelo menos até 1/3 da profundidade do tórax do lactente – cerca de 4 cm). Quando dois socorristas (profissionais de saúde) estão administrando a RCP, é recomendada a técnica com dois polegares e movimentos circulares (circundando o tórax do bebê com as mãos – Figura 12.10).

Descrição da técnica de compressão torácica em bebês com dois polegares para dois profissionais de saúde, ao realizar RCP[7,11,12]

Colocar os dois polegares lado a lado, na metade inferior do esterno, com as pontas apontando para a cabeça do bebê. Abrir ambas as mãos com os dedos juntos, envolvendo a porção inferior do tórax do bebê, com as extremidades dos dedos apoiando o dorso, e com os dois polegares realizando a compressão do esterno, comprimindo a metade inferior do esterno pelo menos até 1/3 da profundidade do tórax do bebê, cerca de 4 cm (Figura 12.10).

Essa técnica com dois polegares e movimento circulares com as mãos (2 thumb-encircling hands) apresenta melhora na qualidade da RCP em bebês ao obter maior pico de pressão de perfusão sistólica e coronariana[11,12], acompanhado por uma boa profundidade e força de compressão.[7,11,12] Se os profissionais de saúde não conseguirem realizar as compressões torácicas com essa técnica, deverão lançar mão das compressões torácicas com dois dedos (Figura 12.5).

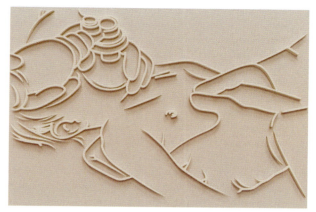

Figura 12.10 Compressões torácicas realizadas com os dois polegares (no terço inferior do osso esterno), com dois profissionais de saúde.

Ventilações[7]

Após as 30 compressões (15 compressões, se forem dois socorristas), efetue a manobra de abertura das vias aéreas com a inclinação posterior da cabeça e o levantamento do queixo, e administre 2 respirações. Na evidência de traumatismos, a manobra de avanço ou deslocamento anterior da mandíbula está indicada. Em função da necessidade da manutenção das vias aéreas desobstruídas para proporcionar uma ventilação (respiração) adequada na RCP pediátrica, se a movimentação anterior da mandíbula não for eficiente para a abertura dessas vias, utilize a manobra de inclinação posterior da cabeça e o levantamento do queixo.

Compressões torácicas e ventilações coordenadas[4,7]

Para um único socorrista, como já foi dito, é indicado que a proporção entre compressões torácicas e ventilações seja de 30:2. Para dois socorristas na RCP em bebês e crianças, um deles deve administrar as compressões torácicas enquanto o outro administra as ventilações em uma proporção de 15:2. A administração das ventilações deve ser realizada com um mínimo de interrupções das compressões torácicas.

Desfibrilação[7,8,13]

A FV pode ser a causa do colapso súbito ou pode se desenvolver durante as tentativas de ressuscitação.[7,8] As crianças vítimas de um colapso súbito (p. ex., durante um evento atlético) são suscetíveis a apresentar FV ou taquicardia ventricular (TV) sem pulso, e vão necessitar de RCP e desfibrilação imediatas.[3,5] A FV e TV são ritmos passíveis de choque designados porque respondem ao choque elétrico[1,4,6-11] (desfibrilador).

O DAE reconhece esses ritmos. Alguns são equipados com dispositivos para reduzir a energia para crianças de 1 a 8 anos de idade. Em instituições que cuidam de crianças e têm um programa de ressuscitação integrado, com um programa para o DAE, é recomendado que este tenha alta especificidade de reconhecer os ritmos chocáveis em Pediatria e contenham um sistema de atenuação da dose administrada pelo dispositivo. Nas situações de emergências em que esse sistema atenuador de dose para crianças não estiver disponível, deve-se administrar a dose padrão do DAE, isto é, a dose ou energia (choque) para adultos.[7,8,13]

Sequência no uso do DAE

- Ligue o DAE
- Siga as instruções
- Termine o ciclo de RCP (para que o DAE analise o ritmo) com compressões, se possível
- Inicie as compressões torácicas imediatamente após o choque (minimize as interrupções das compressões torácicas).

Posicionamento das pás[13]

O DAE apresenta-se com duas pás que devem ser posicionadas no paciente. Coloque uma pá à direita do osso esterno, abaixo da clavícula, e a outra pá na linha axilar média esquerda (Figura 12.11). Conforme mencionado, os profissionais de saúde e socorristas treinados apresentam mais eficiência na colocação das pás no paciente, bem como no manuseio do DAE. No entanto, as expressões gráficas dos DAE mostram como e onde colocar as pás nos pacientes (sítio anatômico) e a sequência do atendimento da RCP e administração do choque.

A Figura 12.11 mostra as pás do DAE posicionadas na região anterolateral da criança.

RCP apenas com compressões para bebês e crianças[7,8]

Vários estudos demonstram a superioridade na ressuscitação pediátrica quando a RCP é composta por compressões e ventilações, uma vez que a principal causa da parada nas crianças é a asfixia, e não a FV e TV. Uma RCP otimizada em bebês e crianças inclui os dois procedimentos de ressuscitação: compressões torácicas e ventilações; no entanto, é preferível administrar apenas compressões torácicas do que não administrar RCP.

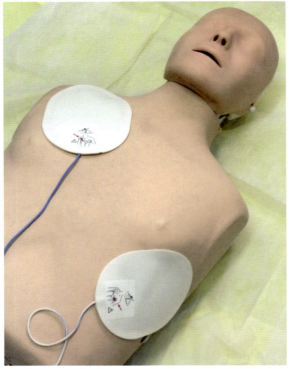

Figura 12.11 Posição das pás do DAE na criança de acordo com as suas respectivas indicações.

Referências bibliográficas

1. Field JM, et al. Part 1: Executive summary. 2010 American Heart Association Guidelines for Cardiopulmonary Resuscitation and Emergency Cardiovascular Care. Circulation. 2010;122(Suppl 3):S640-S656.
2. Hazinski MF, et al. Part1: Executive summary. 2010 International Consensus on Cardiopulmonary Resuscitation and Emergency Cardiovascular Care Science with Treatment Recommendations. Circulation. 2010 Oct 19.
3. Berg MD, et al. Part 13: pediatric basic life support. 2010 American Heart Association Guidelines for Cardiopulmonary Resuscitation and Emergency Cardiovascular Care. Circulation. 2010 Nov 2.
4. Schindler M, et al. Outcome of out-of-hospital cardiac or respiratory arrest in children. N Engl J Med. 1996;335:1473-9.
5. Part 11: pediatric basic life support. Circulation. 2005 Dec 13.
6. Biarent D, et al. European Resuscitation Council Guidelines for Resuscitation 2010. Section 6. Paediatric life support. Resuscitation. 2010;(81):1364-88.
7. Kleinman ME, et al. Part 10: Paediatric basic and advanced life support. 2010 International Consensus on Cardiopulmonary Resuscitation and Emergency Cardiovascular Care Science with Treatment Recommendations. Circulation. 2010 Oct 19.
8. Richmond S, Wyllie J. European Resuscitation Council Guidelines for Resuscitation 2010. Section 7. Resuscitation of babies at birth. Resuscitation. 2010;(81):1389-99.
9. Kattwinkel J, et al. Part 15: Neonatal resuscitation. 2010 American Heart Association Guidelines for Cardiopulmonary Resuscitation and Emergency Cardiovascular Care. Circulation. 2010 Nov 2.
10. Link MS, et al. Part 6: Electrical therapies: automated external defibrillators, defibrillation, cardioversion, and pacing. 2010 American Heart Association Guidelines for Cardiopulmonary Resuscitation and Emergency Cardiovascular Care. Circulation. 2010 Nov 2.

13
Ressuscitação Cardiopulmonar (RCP) em Ambiente Odontológico

Introdução

Raramente, o cirurgião-dentista será solicitado a realizar ressuscitação cardiopulmonar (RCP) em ambiente odontológico, porém, como já mencionado (ver Capítulo 6), é mais do que provável que o profissional lance mão de manobras de suporte básico de vida (SBV) para o controle das diversas situações de emergências médicas que podem surgir durante a sua vida profissional. No entanto, diversas publicações na França,[1] Inglaterra,[2,3] Alemanha,[4] Austrália,[5] Estados Unidos,[6,7] Israel[8] e Brasil[9] relataram ocorrências de parada cardíaca em ambiente odontológico.

Um estudo[10] mostra incidências de parada cardiorrespiratória em ambientes médico e odontológico; foi feito um levantamento dos serviços de emergências médicas (SEM) nas cidades de Seattle e King Country, no estado de Washington (população combinada: 1,5 milhões de pessoas), em que foi calculada a incidência anual de paradas cardíacas e o tipo de prática (levantamento de dados realizado entre janeiro de 1990 e dezembro de 1996), com resultados de 142 paradas cardíacas nas práticas médicas e odontológicas, um número relativamente alto (> 0,746 parada cardíaca/prática/ano) (Quadros 13.1 e 13.2).

A American Heart Association (AHA)[11] recomenda que cirurgiões-dentistas e profissionais de saúde, bem como toda equipe que trabalha em ambiente odontológico, recebam treinamento em SBV (The Standards and Guidelines for Cardiopulmonary Resuscitation CPR e Emergency Cardiac Care – ECC), em ACLS (Advanced Cardiac ou Cardiovascular Life Support) e para operar o desfibrilador automático externo (DAE).

Muitos cirurgiões-dentistas trabalham em hospitais, ambulatórios, consultórios privados ou, ainda, prestam serviços no setor público. A partir disso,

Quadro 13.1 Características das paradas cardíacas nas práticas médica e odontológica, em locais públicos e em residências.

	Prática médica/odontológica	Locais públicos	Residência
Número total	142	1.598	6.348
Idade média/anos	66	61	69
Homens	78/142(55)	1.291/1.598(81)	4.001/6.348(63)
Testemunhada/SEM	9/142(6)	123/1.598(8)	707/6.348(11)
Testemunhada/leigo/*bystander*	118/133 (89)	949/1.366(69)	2.568/5.566(46)
Testemunhada – iniciando RCP	121/133(91)*	873/1.498(58)	2.887/5.558(52)
Colapsos presumidos; causas cardíacas	111/142(78)	1.350/1.598(84)	4.683/6.348(74)
Pacientes com ritmo inicial – FV	80/142(56)	1.015/1.598(64)	2.067/6.348(33)
Sobrevida	48/141(34)**	432/1.598(27)	678/6.348(11)
Sobrevida – FV	36/80ᶠ;29/64(45)ᴵᴵ	382/1.050(32)	485/2.067(23)

SEM: serviço de emergência médica; RCP: ressuscitação cardiopulmonar; FV: fibrilação ventricular; números e porcentagens;* incluem RCP pela equipe médica; **: um paciente – resultado desconhecido; ᶠ: incluem 16 pacientes que receberam desfibrilação antes da chegada do SEM; ᴵᴵ: excluem 16 pacientes que receberam desfibrilação antes da chegada do SEM. Reproduzido com permissão de JAMA-Becker L, Cardiac Arrest in Medical and Dental Practices Arch Intern Med. 2001;161:1509-1512. Copyright © American Medical Association. Todos os direitos reservados.

Quadro 13.2 Incidência de parada cardíaca e tipo de prática.

Locação	Número de práticas	Número de paradas em 7 anos	Incidência anual de parada cardíaca	Número de práticas, para 1 parada por ano
Alta incidência Diálise	9	47	0,746	1
Incidência média Cardiologia	35	11	0,045	22
Serviço de urgência	17	4	0,034	29
Medicina interna e prática de Medicina de família	718	50	0,011	100
Baixa incidência				
Outras práticas médicas	952	10	0,002	667
Prática odontológica	976	6	0,001	1111
Desconhecido	....	14	....	....
TOTAL	2707	142	0,008	1930

....: números não disponíveis. Reproduzido com permissão de JAMA-Becker L, Cardiac Arrest in Medical and Dental Practices Arch Intern Med. 2001;161:1509-1512. Copyright © American Medical Association. Todos os direitos reservados.

é razoável que todos saibam reconhecer e controlar as possíveis situações de emergências médicas, incluindo a parada cardíaca, não em função da incidência, mas sim pela gravidade da situação que possa surgir em ambiente odontológico. É evidente que os pacientes que se apresentam para um tratamento odontológico esperam que os profissionais envolvidos no seu atendimento tenham o conhecimento e as habilidades específicas para controlar tais situações.

Conforme descrito no Capítulo 2, alguns mecanismos levam à condição de parada cardíaca súbita. Dentre as síndromes genéticas, existem a síndrome de Jarvell e a de Lange-Nielsen com surdez congênita, que são muito raras, e a de Romano Ward, que é mais frequente. Estas são síndromes geneticamente relacionadas que têm a morfologia do ECG expressa como QT longo e anormalidades de repolarização que podem desencadear morte súbita.

A síndrome do QT longo, cardiomiopatias, entre outras, devem fazer parte do questionário médico, conforme descrito a seguir.

1. Você ou alguém na sua família imediata foi diagnosticado com síndrome do QT longo?
2. Você ou alguém na sua família foi diagnosticado com cardiomiopatia hipertrófica?
3. Você já teve, ou está preocupado que possa ter, anorexia nervosa ou qualquer outro transtorno alimentar?
4. Você tem algum desequilíbrio eletrolítico?
5. Você já experimentou uma perda ou ganho de peso inexplicado desde a sua última visita ao cirurgião-dentista ou nos últimos 6 meses?
6. Existe alguma chance de você estar desidratado hoje?
7. Você está utilizando algum medicamento novo? Qual?

Todas as razões expostas podem ser causas de parada cardíaca súbita. No entanto, a síndrome do QT longo e a cardiomiopatia hipertrófica são as cardiopatias congênitas que precisam ser observadas e monitoradas com mais cuidado. A síndrome do QT longo, como já mencionado, pode ter um componente hereditário que frequentemente atinge vários membros da família. Essa síndrome também pode ser adquirida pelo uso de determinados tipos de medicamentos,[12] como antiarrítmicos (p. ex., flecainida), diuréticos (indapamida), anti-hipertensivos, antibióticos e outros, como azitromicina, gatifloxacina e levofloxacino. Certificar-se de ter um histórico médico completo e observar tudo o que pode levar à parada cardíaca súbita é vital para a saúde e a segurança do paciente no tratamento odontológico, bem como a reputação do próprio cirurgião-dentista.

Parada cardíaca e infarto agudo do miocárdio

O infarto agudo do miocárdio (IAM) geralmente é causado por um bloqueio do fluxo sanguíneo em uma ou mais artérias do coração, iniciando um processo de necrose do miocárdio classificado como síndrome coronariana aguda. A parada cardíaca súbita é a interrupção dos batimentos normais do coração em função de um problema elétrico (condução). O IAM geralmente apresenta sinais de aviso ou de alerta. Na parada cardíaca súbita, ocorre um colapso sem avisos ou sinais. Se a ajuda não chegar em minutos, pode ocorrer uma lesão cerebral e até mesmo morte. O IAM pode levar à parada cardíaca, e seus principais mecanismos foram discutidos no Capítulo 2. No entanto, pode-se fazer uma analogia dos eventos que acontecem no coração para explicar a morte súbita como uma catástrofe natural.

Em uma catástrofe natural, a energia acaba, as luzes se apagam, todo mundo sai de casa à procura de abrigo. É uma cena comum sair de casa durante um furacão ou tufão para procurar um abrigo subterrâneo. Essa cena é muito semelhante com a tentativa de explicar a morte cardíaca súbita. O coração "sofre uma afronta", a eletricidade é um curto circuito, o coração não consegue bombear e o corpo morre.

O coração é uma bomba elétrica que gera eletricidade, em especial as células marca-passo. Essa faísca elétrica (corrente elétrica) que atravessa o coração faz toda a musculatura cardíaca se contrair e produzir o batimento cardíaco. O coração bombeia o sangue a partir das câmaras cardíacas para todos os órgãos do corpo, para que eles possam fazer o seu trabalho.

Esse mecanismo pode ser interrompido de diversas maneiras, mas o resultado final na morte súbita é o mesmo: o sistema elétrico está irritado e não consegue produzir atividade elétrica para que o coração funcione como uma bomba, gerando as contrações, isto é, os batimentos cardíacos.

Na parada cardíaca em adultos testemunhada, o coração, na maioria das vezes, apresenta como seu ritmo inicial uma arritmia letal designada fibrilação ventricular (FV) ou taquicardia ventricular (TV) sem pulso. O tratamento definitivo exige a desfibrilação elétrica[13] o quanto antes. A importância da RCP é aumentar as chances de uma desfibrilação efetiva, pelo aumento da perfusão coronariana a partir das compressões torácicas de qualidade (ver Capítulo 11), que pode sustentar uma atividade elétrica no coração até que a desfibrilação esteja disponível. A disponibilidade do DAE o quanto antes em situações de parada cardíaca pode significar a diferença entre a vida e a morte.

A Figura 13.1 mostra o ritmo sinusal normal; a Figura 13.2 mostra a FV; e a Figura 13.3 mostra a TV.

A desfibrilação faz parte do SBV, uma vez que algo em torno de 40% das paradas cardiorrespiratórias extra-hospitalares apresentam o quadro de FV[14] e TV sem pulso, que são ritmos chocáveis. O Quadro 13.3 mostra a incidência de FV e TV durante a parada cardíaca, em países diferentes.

Vários estudos demonstraram o efeito do tempo em relação à desfibrilação e o efeito do socorrista e da RCP na sobrevida da vítima de parada cardíaca. Para cada minuto que passa entre o colapso e a desfibrilação, a taxa de sobrevida de uma parada cardíaca testemunhada com ritmo inicial FV diminui de 7 a 10%, se a RCP não for administrada. Quando o socorrista administra a RCP, a diminuição da taxa de sobrevida é mais gradual: de 3 a 4% por minuto do colapso até a desfibrilação. A RCP pode dobrar ou triplicar a taxa de sobrevida de pacientes vítimas de parada cardíaca testemunhada na maioria dos intervalos até a desfibrilação.[15]

A desfibrilação precoce é o principal tratamento para parada cardiorrespiratória em FV e TV sem pulso. Foi proposto um modelo de três fases temporais que reflete a sensibilidade ao tempo da fisiologia da ressuscitação.[16,17] Esse modelo sugere o tratamento otimizado de acordo com a fase específica após a parada cardíaca e apresenta três fases temporais distintas (Quadro 13.4 e Figura 13.4).

1. Fase elétrica – de 0 a 4 minutos: é a primeira fase da parada cardíaca; se a desfibrilação for aplicada nos primeiros 3 minutos, há uma in-

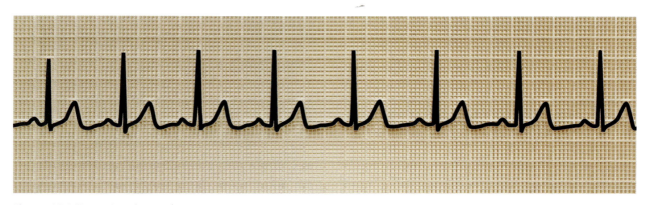

Figura 13.1 Ritmo sinusal normal.

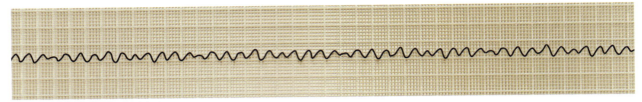

Figura 13.2 Fibrilação ventricular.

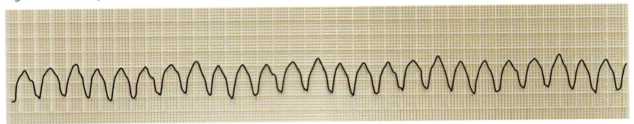

Figura 13.3 Taquicardia ventricular.

Quadro 13.3 Incidência de paradas cardíacas fora do hospital, com fibrilação ventricular e taquicardia ventricular sem pulso.

Local	Ano	Incidência
Finlândia (Helsinki)	1999	48,2%
EUA (Seattle)	2000	41%
EUA (Miami)	2001	38,6% 47,8%*
Suíça (Goteborg)	1997	32%
Suíça	2001	28%* (na residência) 41%* (fora da residência)
Japão (Osaka)	1999	16,8%*
Taiwan (Taipei)	2001	12,6% 15,6%*

*Parada cardíaca presenciada/testemunhada.
Referências: Resuscitation. 2003;59:329. 2004;60:283, 2004;63:137. Eur Heart J. 2000;21:1251. Lancet. 2001;358:473. JAMA. 2002;288:3008 e Circulation. 2002;106:1058.

Quadro 13.4 As três fases do modelo temporal da RCP.

1. Fase elétrica: 0 a 4 minutos
2. Fase circulatória: 4 a 10 minutos
3. Fase metabólica: 10 minutos

cidência de 70% de sobrevida. Se for aplicada nos 5 minutos após a parada cardíaca, há 50% de sobrevida[18,19]

2. Fase circulatória – de 4 a 10 minutos: estudos em animais mostraram que quando a desfibrilação é aplicada nessa fase sem RCP, resulta em assistolia refratária a medidas futuras.[8-10] Nessa fase, são indicados cinco ciclos de RCP ou 2 minutos para depois aplicar o choque com o DAE[14,18,19]

3. Fase metabólica – mais de 10 minutos: após esse período, ocorre morte celular (SNC e miocárdio), sendo necessária intervenção rápida do Suporte Avançado de Vida (ACLS) para reverter a parada cardiorrespiratória. O diagnóstico é ruim, com poucas chances de sobrevida.[18,19]

A Figura 13.4 ilustra o modelo temporal de RCP a partir da parada cardíaca e os 10 minutos subsequentes, com as três fases distintas: elétrica, circulatória e metabólica.

Com base nesse modelo temporal, estima-se uma taxa de sobrevida. A Figura 13.5 faz uma estimativa (%) das chances de sobrevida em função da administração da RCP e do choque ou não, de acordo com o tempo. Note que, quando a RCP e a desfibrilação são feitas precoce ou antecipadamente (situação D), ocorre um aumento significativo da sobrevida; já quando a RCP não foi administrada e a desfibrilação foi tardia (situação A), as chances de sobrevivência diminuem consideravelmente.

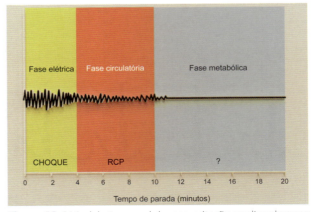

Figura 13.4 Modelo temporal de ressuscitação cardiopulmonar de 0 a 10 minutos, evidenciando as três fases: elétrica (0-4 min), circulatória (4-10 min) e metabólica (> 10 min).

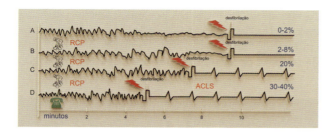

Figura 13.5 Estimativa de sobrevida em relação à antecipação da RCP e desfibrilação em situações de parada cardíaca, a partir de quatro situações diferentes (A-B-C-D):
A: Situação em que não se administrou RCP, apenas a desfibrilação tardia
B: Situação em que se administraram RCP e desfibrilação tardiamente
C: Situação em que se administraram RCP e desfibrilação antecipadamente
D: Situação em que se administraram RCP e desfibrilação muito antecipadamente

RCP em Odontologia: C-A-B[13,20,21]

A seguir, será descrito um cenário de parada cardíaca na cadeira do cirurgião-dentista. A abordagem será realizada a partir da corrente da sobrevida (Quadro 13.5), de acordo com as novas diretrizes de 2010 da AHA para RCP e CEC,[13,20,21] descritas em detalhes no Capítulo 10, a partir de uma mudança na sequência do SBV de A-B-C para C-A-B.

Reconhecimento precoce

O primeiro passo do reconhecimento antecipado é identificar a ocorrência. Possível cenário: o paciente sofre um colapso súbito antes, durante ou após o tratamento odontológico. O paciente está inconsciente, irresponsivo, não apresenta respiração ou a respiração é anormal (p. ex., respiração agônica) e não apresenta pulso periférico. Nesse cenário, a parada cardiorrespiratória ocorreu hipoteticamente na cadeira de tratamento, porém cabe salientar que essa ocorrência pode acontecer em qualquer local do ambiente odontológico, consultório e/ou ambulatório, como sala de espera, corredores, anexos etc., o que justifica a necessidade de todos que trabalham no ambiente odontológico estejam capacitados em RCP e SBV.

O paciente em parada cardiorrespiratória é normalmente irresponsivo, com respiração ausente ou agônica, pulsos ausentes ou pouco detectáveis (ver Capítulo 11). O algoritmo "ver, ouvir e sentir" a respiração para reconhecer a parada cardíaca foi removido das diretrizes de 2010 da AHA.[13,20,21]

Reconhecimento antecipado e ativação do SEM

É importante reconhecer a perda da consciência, apertar o ombro, estimulá-lo com movimentos (*shake and shout*) e chamá-lo pelo nome, uma vez que ele está inconsciente e não responde. O profissional deve reconhecer a parada cardíaca: o paciente está inconsciente, sem respiração ou com respiração anormal (agônica). Nesse momento, devem ser removidos todos os objetos da boca do paciente (p. ex., roletes de algodão, dique de borracha, matriz, gazes, entre outros), no sentido de prevenir uma obstrução das vias aéreas.

Chamar ajuda

No Brasil, o serviço a ser chamado é o Serviço de Atendimento Médico de Urgência (SAMU), pelo telefone 192. Em regiões onde se disponibilizam outros serviços, estes devem ser acionados neste mo-

Quadro 13.5 Corrente da sobrevida, composta por cinco elos.[13,20,21]

Elos da nova corrente da sobrevida dos adultos
1. Reconhecimento imediato de uma parada cardíaca e ativação do SEM
↓
2. Administração precoce da RCP com ênfase nas compressões torácicas
↓
3. Desfibrilação rápida, se indicada
↓
4. Suporte avançado de vida efetivo
↓
5. Cuidados pós-parada cardíaca integrados

mento. Imediatamente, solicite a alguém da equipe que acione o serviço, objetivando a chegada rápida do DAE. Em situações de dúvida, é melhor acionar o SEM com antecedência do que tardiamente, uma vez que esse serviço demora por volta de 15 minutos em cidades grandes, com tráfego pesado. Em cidades como Nova York, o SEM demora em torno de 12 minutos para chegar ao local, quando acionado por telefone.[22]

O cirurgião-dentista é o líder da equipe e deve decidir a necessidade ou não de chamar por assistência especializada. No entanto, essa liderança na equipe requer habilidades para reconhecer a situação e priorizar as ações, determinando o que é importante em determinado ponto a tempo de essa ação apresentar efetividade. O pânico é contagioso: uma vez que o líder da equipe apresente sinal de pânico, todos ficarão inseguros. Permanecer calmo é fundamental nessas situações, pois ajuda a coletar informações que propiciarão um resultado racional durante esse período de estresse.

Administração precoce da RCP – Ênfase nas compressões torácicas

P – Posicionar o paciente: posição supina com a cadeira abaixada, cabeça e tórax do paciente paralelos ao chão, com os pés ligeiramente elevados, para administrar as compressões torácicas (Figura 13.6).

Embora a manobra de verificação do pulso tenha sido desenfatizada a partir das novas diretrizes de 2010 da AHA para RCP e ACE, é razoável que os profissionais de saúde capacitados em SBV[20,21] realizem tal manobra (Figura 13.7). No entanto, ela não deve demorar mais de 10 segundos, para não atrasar o início das compressões torácicas.

Na ausência de pulso confirmada, ou em casos de dúvidas quanto à presença ou não de pulso com outros sinais evidentes de parada cardíaca (inconsciência, sem respiração, com respiração agônica ou suspiros), o profissional deve iniciar imediatamente a RCP a partir das compressões torácicas.

RCP a partir das compressões torácicas[13,20,21]

De acordo com as novas diretrizes de 2010 da AHA, a RCP deve ser iniciada com as compressões torácicas, uma vez que o paciente já está em uma posição supina, na cadeira odontológica, com o tórax paralelo ao solo. Está indicado iniciar as compressões torácicas na própria cadeira, desde que esta apresente uma sustentação razoável em relação ao solo (fixação) para que suporte as compressões.

As compressões torácicas podem ser administradas na cadeira do cirurgião-dentista[23] e devem ser iniciadas imediatamente, com compressões de qualidade, para obter efetividade na RCP (Figura 13.8).

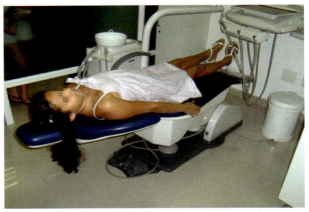

Figura 13.6 Posição supina da paciente, com os pés ligeiramente elevados.

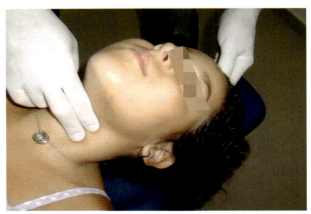

Figura 13.7 Verificação do pulso carotídeo por 10 segundos.

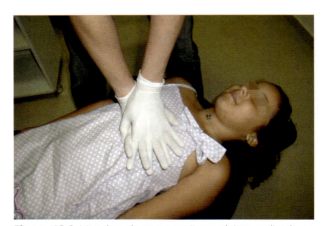

Figura 13.8 Manobra de compressões torácicas realizada na cadeira odontológica: a cadeira deve estar paralela ao solo e ter sustentação.

Compressões torácicas de qualidade

Inicie os ciclos de compressões torácicas na proporção de 30 compressões para 2 ventilações (30:2) em adultos. No caso de dois profissionais presentes, como é comum entre profissionais de saúde, inverta as funções a cada 2 minutos,[20,21] para evitar a fadiga dos profissionais socorristas.

Em crianças e bebês, quando dois profissionais estão administrando a RCP, a proporção deve ser 15:2 (a cada 15 compressões torácicas, administrar 2 ventilações).[24]

Os socorristas profissionais de saúde devem focar em administrar compressões torácicas de alta qualidade para maximizar a efetividade da RCP.

- Compressões torácicas em frequência adequada (no mínimo 100 compressões por minuto)
- Compressões torácicas com profundidade torácica adequada
- Adultos: a compressão torácica deve ter, no mínimo, 5 cm de profundidade
- Crianças e bebês: a profundidade torácica deve alcançar, no mínimo, 1/3 do diâmetro anteroposterior do tórax ou 4 cm para bebês e 5 cm para crianças
- Retorno completo do tórax antes de administrar a compressão torácica subsequente
- Mínimas interrupções entre as compressões torácicas
- Sem ventilações excessivas
- Se mais de um profissional estiver realizando as manobras de RCP, eles devem alternar as tarefas (compressões e ventilações) para evitar a fadiga dos profissionais.

Como já dito, pode-se realizar a RCP com o paciente na cadeira do cirurgião-dentista. Estudos[23] mostram que isso apresenta efetividade, pois não é preciso movimentar o paciente para o chão, correndo riscos desnecessários; pode-se deixá-lo na cadeira e iniciar os procedimentos de RCP.

Abertura das vias aéreas e administração das ventilações[20,21]

Os profissionais de saúde com treinamento devem realizar a manobra de abertura das vias aéreas – inclinação posterior da cabeça e levantamento do queixo para a administração das ventilações (Figura 13.9).

Será abordada a respiração boca-boca e a boca-máscara, embora outras técnicas de respiração estejam ao alcance do cirurgião-dentista. No entanto, se faz necessário treinamento para o manuseio de máscaras faciais e AMBU, o selamento correto do equipamento na face do paciente e a eficiência nas ventilações.

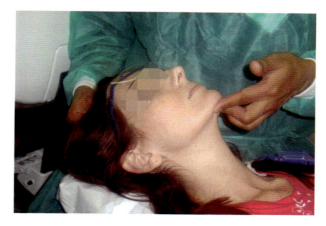

Figura 13.9 Abertura das vias aéreas – extensão posterior da cabeça e levantamento do queixo, proporcionando desobstrução da língua na parede posterior da faringe.

Ventilações

Administre cada ventilação por 1 segundo, com técnica boca-boca ou boca-máscara facial, desde que seja treinado para o selamento correto dessa máscara. Caso contrário, deve-se administrar respiração boca-boca para adultos (Figuras 13.10 e 13.11).

- Administre um volume suficiente de ventilação para que aconteça o movimento do tórax do paciente (elevação do peito durante a ventilação), e que tal movimento seja visível
- Quando houver dois profissionais de saúde com treinamento em obtenção e manutenção de uma via aérea avançada (p. ex., LMA – *laringeal mask airway* – máscara laríngea), pode ser administrada uma ventilação a cada 6-8 segundos, tentando sincronizá-la entre as compressões torácicas (resultando de 8 a 10 respirações por minuto)
- AMBU: pode proporcionar uma ventilação adequada se usado por profissionais treinados, com oxigênio suplementar ou não. No entanto, pode produzir uma insuflação gástrica e complicações. Faz-se necessário treinamento dos profissionais de saúde para o manuseio correto desses equipamentos que, em geral, estão indicados para dois profissionais treinados.

Para a técnica de respiração boca-boca ou boca-máscara, a respiração artificial fornece oxigênio e ventilação para a vítima. Para a administração da respiração boca-boca, após a manobra de abertura das vias aéreas (inclinação posterior da cabeça e levantamento do queixo), deve ser realizado o pinçamento do nariz da vítima (Figura 13.12) e administrada a respiração na boca do paciente, criando um selamento para que a respiração seja efetiva (Figura 13.10). Administre 1 respiração por 1 segundo para uma respiração regular não profunda, e administre a segunda respiração também por 1 segundo. Realizando uma respiração regular, em vez de uma respiração profunda, previne-se episódios de tonturas e vertigens no socorrista, bem como impede a hiperinsuflação dos pulmões da vítima.[20] A principal causa da ineficiência das respirações é uma abertura inapropriada das vias aéreas. Então, se na primeira respiração não acontecer a elevação do tórax do paciente, reposicione a vítima, repita a manobra de inclinação posterior da cabeça e levantamento do queixo, e administre a segunda respiração. Para a administração das respirações boca-máscara facial, é necessário o manuseio correto e selamento da máscara na face do paciente, além da manutenção das vias aéreas desobstruídas (inclinação posterior da cabeça e levantamento do queixo) durante as respirações boca-máscara (Figura 13.11).

Desfibrilação antecipada: chegada do DAE

Assim que disponível, o desfibrilador deve ser aplicado no paciente sem interrupções nas compressões torácicas. Uma vez que o DAE esteja

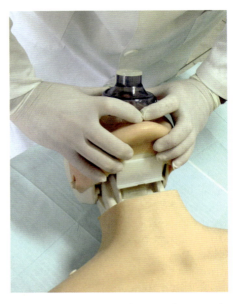

Figura 13.11 Abertura das vias aéreas e selamento da máscara com as duas mãos para a administração da respiração boca-máscara.

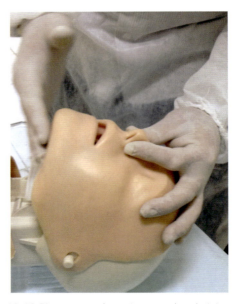

Figura 13.12 Pinçamento do nariz antes de administrar a respiração boca-boca.

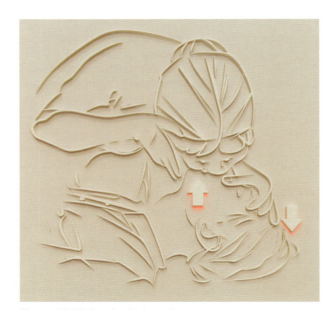

Figura 13.10 Respiração boca-boca.

instalado (Figuras 13.13 e 13.14), interrompe-se a RCP para que o DAE faça a análise do ritmo (se apresenta FV, TV – ritmos chocáveis). Se o DAE indicar o choque (desfibrilação), o profissional deve avisar a todos para se afastarem do paciente em função do choque que será administrado. Alguns modelos de DAE têm comando de voz, ajudando os socorristas nesses passos, determinando uma situação segura para que o profissional libere o choque. Se o DAE não indicar o choque, ele indicará a sequência na RCP a partir das compressões torácicas.

Mesmo quando o choque for indicado, além do profissional liberar o choque (desfibrilação), deve-se, em seguida, dar sequência à RCP a partir das compressões torácicas por 2 minutos, sem a verificação do pulso antes da próxima análise do DAE quanto ao retorno da circulação espontânea com um ritmo perfusivo.

A RCP só deve ser interrompida quando o paciente voltar a ter um ritmo cardíaco e respiração adequados, ou durante a avaliação do ritmo pelo DAE. Mesmo durante a ligação e a aplicação das pás no paciente, a RCP deve ser realizada por outro socorrista. A Figura 13.13 mostra as pás do DAE, e a Figura 13.14 ilustra essas pás colocadas em um paciente pediátrico.

Então, com a chegada do DAE, duas situações são possíveis:

1. **Choque indicado:** administre o choque e reinicie imediatamente a RCP a partir das compressões torácicas (2 minutos), para, então, analisar o ritmo com uso do DAE
2. **Choque não indicado:** reinicie imediatamente a RCP a partir das compressões torácicas (2 minutos), para nova análise do ritmo pelo DAE.

Passos para o uso do DAE

1. Ligue o aparelho – botão *on-off*
2. Faça a conexão das pás no paciente (Figura 13.14)
3. Encaixe as pás no aparelho; alguns aparelhos já vêm encaixados; sendo desnecessário este passo
4. O DAE iniciará a análise do ritmo cardíaco presente. Nesse momento, todos os socorristas devem se afastar da vítima e interromper a RCP
5. Uma vez que o DAE faz a leitura do ritmo cardíaco e reconhece os ritmos chocáveis do coração (FV e TV sem pulso), ele indica o choque. Nesse momento, todos os socorristas devem se afastar da vítima e o socorrista que estiver operando o DAE deve apertar o botão que libera o choque no paciente. A RCP deve ser iniciada imediatamente após o choque, por 2 minutos antes de nova avaliação do ritmo pelo DAE
6. Após o retorno da vítima, o aparelho não deve ser desligado. Ele deve permanecer no paciente até que o SEM chegue ao local para assumir o caso e administrar medicação (ACLS), se for preciso. Durante esse período, o DAE continua analisando o ritmo cardíaco e monitorando o paciente.

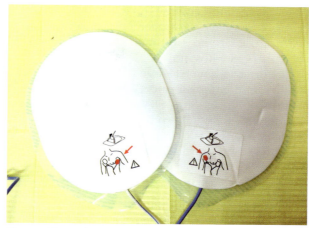

Figura 13.13 Pás do DAE e localização anatômica para posicionamento.

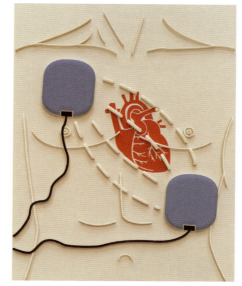

Figura 13.14 Pás do DAE colocadas em paciente pediátrico.

As Figuras 13.15 e 13.16 apresentam alguns modelos de DAE disponíveis no mercado nacional.

Provavelmente, nesse ponto, está próxima a chegada do SEM, que foi acionado no início da RCP, após o reconhecimento precoce, que auxiliará na avaliação e no manejo do paciente. O SEM deve oferecer o DAE no momento da chegada, se ainda não foi disponibilizado. O cirurgião-dentista auxiliará os paramédicos proporcionando informações dos procedimentos realizados. A partir desse ponto, o SEM dará sequência ao atendimento, administrando a desfibrilação se indicada e se ainda não foi disponibilizado o DAE, ou dando sequência ao atendimento conforme a corrente da sobrevida.

No suporte avançado de vida (ACLS) efetivo, a partir de uma RCP de qualidade e desfibrilação antecipada, conforme descrito, será iniciada a abordagem com a obtenção de uma via aérea avançada (p. ex., LMA), acesso venoso ou intraósseo, administração de fármacos, estabilização e transporte do paciente para o hospital.

As diretrizes da AHA de 2010 para RCP e CEC continuam a enfatizar que a fundação do ACLS é a partir do sucesso do SBV,[2,19] começando com a RCP de alta qualidade com o mínimo de interrupção, como já descrito, e, para FV/TV sem pulso, a tentativa de desfibrilação em poucos minutos do colapso.[2,11,19] Então, o ACLS é uma ligação essencial entre o SBV e a sobrevida do paciente com uma boa função neurológica.[2]

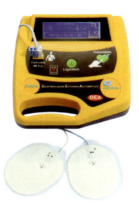

Figura 13.15 DAE e pás. No painel, os botões *liga/desliga* e *tratamento*, que libera o choque no paciente quando indicado. Note que, no painel do aparelho e nas pás, está ilustrado o local para a colocação das pás no paciente. Cortesia de Cmosdrake: www.cmosdrake.com.br.

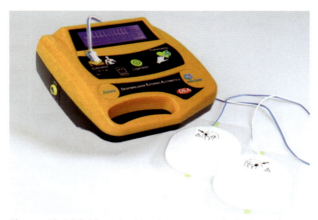

Figura 13.16 DAE e pás. No visor superior do DAE, será mostrado o tipo de ritmo durante o atendimento. Cortesia de Cmosdrake: www.cmosdrake.com.br.

Cuidados pós-parada cardíaca integrados

Este é o novo elo (5º) da corrente da sobrevida. Ele envolve programas multidisciplinares que focam na otimização das funções hemodinâmicas, neurológicas e metabólicas, incluindo a hipotermia terapêutica, que pode melhorar a sobrevida desses pacientes. A hipotermia terapêutica tem mostrado melhorar o resultado dos quadros comatosos de vítimas adultas de parada cardíaca extra-hospitalar testemunhada, que apresentavam um ritmo de FV.[14,20]

Odontologia e emergências médicas: capacitação e preparação

De acordo com as novas diretrizes da AHA para RCP e CEC, será proposta uma situação idealizada (Quadro 13.5) com a nova sequência do SBV (C-A-B), no sentido de ilustrar a importância do reconhecimento antecipado da parada cardíaca e da desfibrilação antecipada a partir de uma situação de parada cardíaca em consultório ou ambulatório odontológico, em que os cirurgiões-dentistas e todos os profissionais que participam do atendimento estão capacitados e treinados em SBV e no manuseio do DAE, e ainda em um ambiente onde tal dispositivo já esteja disponibilizado.

A partir desse cenário idealizado, porém apresentando manobras razoavelmente efetivas e antecipadas, tal qual atualmente preconizadas, baseado na Figura 13.17, o momento exato da parada cardíaca foi denominado momento 0; o reconhecimento foi rápido (próximo de 30 segundos), considerando o treinamento realizado para o reconhecimento da parada cardíaca; o profissional que reconheceu imediatamente a situação acionou a ajuda (assistente, outro profissional, secretária, outros), que imediatamente acionou o SEM; imediatamente se iniciou a RCP a partir de compressões torácicas de qualidade, acompanhadas por respirações, na proporção 30:2, durante 2 minutos; o DAE foi disponibilizado assim que a ajuda foi solicitada, e, durante a administração da RCP, o outro profissional preparou o equipamento no paciente (colocação das pás, adaptação, conexões, acionamento etc.); quando pronto, interrompeu-se a RCP para que o DAE fizesse a análise do ritmo (hipotético), que se apresentou como um ritmo chocável (FV); o DAE indicou o choque; o profissional avisou a todos para se afastarem do paciente em função do choque que seria administrado; o profissional liberou o choque; logo em seguida, reiniciou-se a RCP a partir das compressões torácicas acompanhadas por ventilações (30:2) por 2 minutos; novamente se interrompeu a RCP para que o DAE fizesse a nova análise do ritmo; neste momento, o choque não foi indicado; aconteceu o

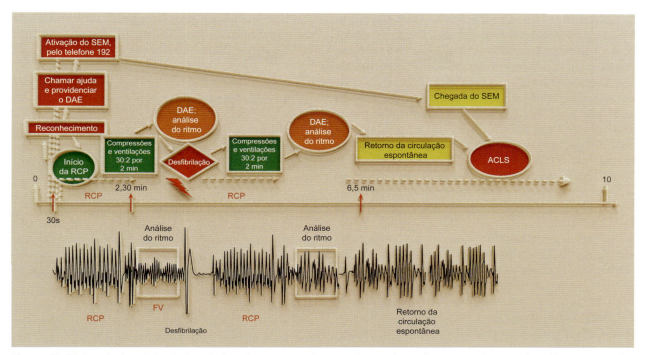

Figura 13.17 Sequência otimizada (possível cenário) no atendimento da parada cardíaca em ambiente odontológico por profissionais capacitados e treinados em SBV e RCP, e com disponibilidade de DAE. A parte superior da figura mostra a sequência das manobras de SBV e RCP. A parte inferior mostra o ritmo cardíaco correspondente do quadro clínico (parada cardíaca em FV) e os ritmos correspondentes às manobras realizadas, até o retorno da circulação espontânea.
*RCP: ressuscitação cardiopulmonar; DAE: desfibrilador automático externo; SEM: serviço de emergências médicas; FV: fibrilação ventricular; ACLS: suporte avançado de vida.

retorno da circulação espontânea; neste momento, momento, já está próxima a chegada do SEM, que foi antecipadamente requisitado (pelo telefone 192); ou até já pode ter chegado ao local, dependendo da situação, por exemplo, em uma cidade pequena com o SEM efetivo e pouco trânsito, a chegada será rápida. Então, a partir da RCP de qualidade e da desfibrilação antecipada, o próximo passo de acordo com a corrente da sobrevida será o ACLS, com acesso venoso ou intraósseo, obtenção de uma via aérea avançada, monitoração, administração de fármacos, entre outros procedimentos. O sucesso do ACLS depende da efetividade da RCP. A corrente da sobrevida apresenta os cinco elos que precisam ser fortalecidos para trazer melhores resultados à sobrevida dos pacientes vítimas de paradas cardíacas extra-hospitalares, com funções neurológicas intactas. A partir disso, o paciente será transportado ao hospital e submetido a cuidados especializados (multidisciplinares) e integrados, incluindo a hipotermia terapêutica.

Essa sequência foi feita para facilitar o entendimento dos profissionais envolvidos no atendimento odontológico perante situações extremas, como a parada cardíaca, elucidando a corrente da sobrevida e as recentes alterações na sequência do atendimento do SBV para a parte prática, e evidenciando que a RCP é um conjunto de manobras simples que devem ser realizadas de maneira objetiva. É razoável que todos os profissionais envolvidos no atendimento de pacientes estejam aptos a realizar essas manobras com efetividade, isto é, devidamente qualificados para o atendimento dessa situação. É evidente que apenas a leitura de textos e livros não é suficiente para esse preparo. Por isso, preconiza-se treinamento em cursos específicos, com simulações de situações, reconhecimento de quadros clínicos, lançando mão de vídeos educativos, no sentido de preparar e capacitar os profissionais, tornando-os proficientes em RCP e SBV.

Resumo

De acordo com a Sudden Cardiac Arrest Association, as paradas cardíacas súbitas são líder de causas de mortes nos Estados Unidos. Próximo de 300.000 pessoas morrem a cada ano, o que é mais que a soma das mortes causadas por câncer de mama, câncer de pulmão e HIV/AIDS;[25] na Europa, cerca de 700.000 pessoas morrem anualmente de parada cardíaca súbita.

A partir desses números, aumenta a preocupação com os procedimentos de ressuscitação, bem como a prevenção dessas mortes. As novas diretrizes de 2010 da AHA enfatizam a RCP a partir das compressões torácicas, altera a sequência do SBV para C-A-B para facilitar o aprendizado do público leigo em geral e a administração da RCP a partir das compressões torácicas, uma vez que apenas 50% das vítimas de parada cardíaca extra-hospitalar recebem RCP.[13,20,21]

O reconhecimento e a ativação do SEM antecipadamente são elementos essenciais para melhorar os resultados finais a partir de uma parada cardíaca súbita.

O quinto elo da corrente da sobrevida da AHA era esperado,[26] para envolver o tratamento dos pacientes que sobrevivem à parada cardíaca, incluindo a hipotermia terapêutica pós-ressuscitação de uma parada cardíaca, em que a temperatura do paciente é diminuída para reduzir as funções dos principais órgãos. Esse elo está crescendo e prometendo tendências, como cuidados imediatos pós-ressuscitação, nos sobreviventes da parada cárdica súbita. Médicos e pesquisadores estão publicando a respeito de uma melhora significativa nos pacientes submetidos a esse tratamento, em especial porque tais pacientes apresentaram as funções neurológicas intactas ou pouco alteradas, uma vez que eles se submeteram rapidamente à hipotermia terapêutica.[27] O objetivo dessa terapia é limitar os danos ao coração, cérebro e outros órgãos vitais, limitando também os danos permanentes causados nos sobreviventes da parada cardíaca súbita.[26,27]

A AHA preconiza o uso da hipotermia terapêutica pós-ressuscitação. O hospital da Universidade de Commonwealth, em Richmond, no estado da Virginia (EUA), é um dos pioneiros nessa técnica. Em janeiro de 2009, uma cidade do estado de Nova York (EUA) implementou no seu SEM as diretrizes para que as vítimas de paradas cardíacas e ressuscitadas sejam transportadas a hospitais que tenham serviços de hipotermia terapêutica. (Ou seja, o SEM dessa cidade norte-americana, similar ao SAMU no Brasil, depois de administrar o ACLS, tem que levar os sobreviventes para hospitais próximos ao evento que tenham facilidades no serviço de hipotermia terapêutica.) Esse fato está incentivando os hospitais de diversas regiões dos Estados Unidos a instituírem esse serviço, tal a sua importância na fase pós-ressuscitação, fortalecendo o quinto elo da corrente da sobrevida.

Aqui, foi apresentado o DAE portátil que, em geral, chega com o SEM. No estado da Flórida[28] (EUA) e em mais 11 estados norte-americanos, tornou-se lei que se disponibilize o DAE em consultórios e ambulatórios odontológicos,[29] tal a incidência de paradas cardíacas súbitas, provavelmente em função do perfil da população.

Atualidades

Existem pacientes que correm sério risco de sofrer paradas cardíacas súbitas. Esses pacientes são avaliados pelos médicos e, quando está contraindicado o uso do cardioversor/desfibrilador implantável, atualmente há um tipo de desfibrilador que permanece com o indivíduo, um objeto eletrônico que o paciente carrega com ele. Seu nome em inglês é *Weareable Cardioverter Defibrillator* (WCD)[30] (em português, "desfibrilador usável") (Figura 13.18).

Para estes pacientes, será de muita utilidade e certamente salvará muitas vidas, uma vez que não serão necessários socorrista, familiares ou paramédicos para apertar o botão do choque. Esse aparelho faz a análise do ritmo cardíaco 24 horas por dia para reconhecer uma arritmia maligna (FV ou TV) e administra o choque quando necessário, sozinho. Não é invasivo, pois fica fora do corpo.

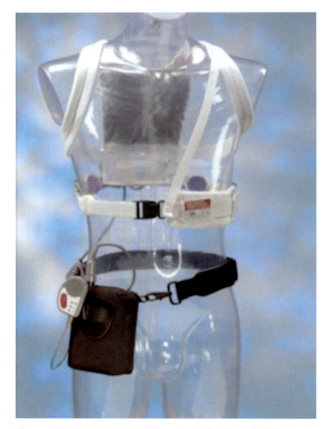

Figura 13.18 *Weareble Cardioverter Defibrillator* (WCD). Fonte: http://www.suddencardiacarrest.org/aws/SCAA/asset_manager/get_file/36921?ver=2217.

O WCD consiste de dois componentes principais: a vestimenta para sustentar o aparelho ao corpo do paciente (*garment*) e um monitor; ambos ficam embaixo da roupa.

Diversas informações e atualidades sobre o assunto podem ser encontradas no *site* da Sudden Cardiac Arrest Association (www.suddencardiacarrest.org).

O Quadro 13.6 resume a sequência do atendimento da parada cardíaca por profissionais de saúde, de acordo com as novas diretrizes de 2010 da AHA para RCP e ACE.

Quadro 13.6 Resumo da sequência do atendimento da parada cardíaca por profissionais de saúde, de acordo com as novas diretrizes de 2010 da AHA para RCP e ACE.

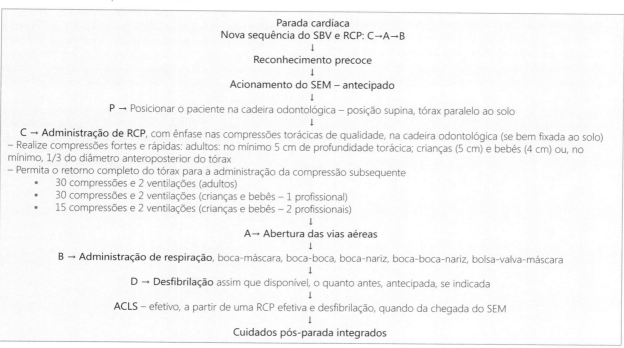

Referências bibliográficas

1. Dreyphus PH, Foissac JC, Freysz M. Caractéristique des appels d'urgence au centre 15 provenant des cabinets dentaires. Médecine Buccale Chirurgie Buccale. 2000;6(1):40-1.
2. Girdler NM, Smith DG. Prevalence of emergency events in British dental practice and emergency management skills of British dentists. Resuscitation. 1999;41:159-67.
3. Hunter PL. Cardiac arrest in the dental surgery. British Dental Journal. 1991;170:284.
4. Muller MP, et al. A state-wide survey of medical emergency management in dental practices: incidence of emergencies and training experience. Emerg Med J. 2008;25:296-300. doi:10.1136/emj.2007.052936.
5. Chapman PJ, Penkeyman HW. Successful Desfibrilation of a Dental Patient in Cardiac Arrest. Australian Dental Journal. 2002;47(2):176-7.
6. Fast TB, Martin MD, Ellis TM. Emergency preparedness: a survey of dental practitioners. J Am Dent Assoc. 1986;112(4):499-501.
7. Malamed SF. Managing medical emergencies. J Am Dent Assoc. 1993;124(8):40-53.
8. Finder M, Galli D. Cardiac Arrest in Dental Office. Report of six cases. Refuat Hapeh Vehashinayim. 2002;19(1):79-78,103.
9. Gonzaga HFS, et al. Evaluation of knowledge and experience of dentists of São Paulo state, Brazil about cardiopulmonary resuscitation. Braz Dent J. 2003;14(3):220-2.
10. Becker L, et al. Cardiac arrest in medical and dental practices. Arch Intern Med. 2001 Jun;161.
11. Snyder JA, CPR for dental care provider. Anesth Prog. 1981;28(2):52,56.
12. Woosley RL. Drugs that prolong the qt interval and/or induce torsades de pointes. Disponível em: www.arizonacert.com.
13. Field JM, et al. Part 1: executive summary: 2010 American Heart Association Guidelines for Cardiopulmonary Resuscitation and Emergency Cardiovascular Care. Circulation. 2010 Nov 2.
14. American Heart Association Guidelines 2005 for Cardiopulmonary Ressuscitation and Emergency Cardiovascular Care. Circulation. 2005;112:IV-19-IV-34.
15. Link MS, et al. Part 6: electrical therapies: automated external defibrillators, defibrillation, cardioversion, and pacing. 2010 American Heart Association Guidelines for Cardiopulmonary Resuscitation and Emergency Cardiovascular Care. Circulation. 2010 Nov 2.
16. Weisfeldt ML, Becker LB. Resuscitation after cardiac arrest: a 3-phase time-sensitive model. JAMA. 2002;288:3035-8.
17. Weisfeldt ML. A three phase temporal model for cardiopulmonary resuscitation following cardiac arrest. Trans Am Clin Climatol Assoc. 2004;115:115-22.

18. Niemann JT, Cairns CB, Sharma J, Lewis RJ. Treatment of prolonged ventricular fibrillation. Circulation. 1992;85:281-7.
19. Niemann JT, Cruz B, Garner D, Lewis RJ. Immediate countershock versus cardio- pulmonary resuscitation before countershock in a 5-minute swine model of ventricular fibrillation arrest. Ann Emerg Med. 2000;36:543-6.
20. Berg RA, et al. Part 5: n 2010 American Heart Association Guidelines for Cardiopulmonary Resuscitation and Emergency Cardiovascular Care. Circulation. 2010 Nov 2.
21. Traves AH, et al. Part 4: CPR overview: 2010 American Heart Association Guidelines for Cardiopulmonary Resuscitation and Emergency Cardiovascular Care, Circulation. 2010 Nov 2.
22. Alexander RE. The automated external cardiac defibrilator: lifesaving device for medical emergencies. JADA. 1999 Jun;130.
23. Lepere AJ, et al. Efficacy of cardiopulmonary resuscitation performed in a dental chair. Australian Dental Journal. 2003; 48(4):244-7.
24. Berg MD, et al. Part 13: pediatric basic life support: 2010 American Heart Association Guidelines for Cardiopulmonary Resuscitation and Emergency Cardiovascular Care. Circulation. 2010 Nov 2.
25. Sudden Cardiac Arrest Association. Are you at risk for cardiac arrest? Disponível em: http://associationdatabase.com/aws/SCAA/asset_manager/get_file/6065.
26. Post-resuscitation care/therapeutic hypothermia; Penn Medicine at University of Pennsylvania. Disponível em: www.med.upenn.edu/resuscitation/hypothermia/. Acessado em: 17/6/2009.
27. Sudden Cardiac Arrest Association; Fact sheet: therapeutic hypothermia and sudden cardiac arrest recovery. Disponível em: http://associationdatabase.com/aws/SCAA/asset_manager/get_file/6067. Acessado em: 17/06/2009.
28. Florida - Chapter 64B5-17 Dental practice and principles 64b5-17.015 office safety requirement. Disponível em: www.prlog.org/10181917- florida-dental-offices-cpr-training-and-aed-automated-external-defibrillator-requirements.html. Acessado em: 17/6/2009.
29. Asted PA. Automated external defibrillators (AEDs): why put one in a dental office? Crest® Dental ResourceNet Practice Management Toolkit at dentalcare.com. Disponível em: www.dentalcare.com.
30. Sudden cardiac arrest association. Weareable cardioverter defibrillator (wcd). Disponível em: http://associationdatabase.com/aws/SCAA/asset_manager/get_file/7200. Acessado em: 17/6/2009.

14
Ressuscitação Cardiopulmonar (RCP) Intra-hospitalar[1]

Modificada das diretrizes de 2010 do Resuscitation Council (UK)

Introdução

Estas diretrizes são destinadas principalmente aos profissionais de saúde que, em geral, são os primeiros a presenciar e atender a uma situação de parada cardíaca, mas também podem se aplicar a profissionais de saúde em outras situações clínicas.

Na parada cardíaca intra-hospitalar, a divisão entre suporte básico de vida (SBV) e suporte avançado de vida (SAV) é arbitrária, e o processo de ressuscitação é contínuo.

Para todas as situações de paradas cardíacas intra-hospitalares, certifique-se de que:

- A parada cardiorrespiratória seja reconhecida de imediato
- A ajuda seja solicitada de imediato com números de telefones-padrão
- A ressuscitação cardiopulmonar (RCP) deve ser iniciada imediatamente com o uso de dispositivos adjuntos das vias aéreas, tais como máscaras faciais (*pocket mask*). Se indicada, a desfibrilação deve ser realizada rapidamente, próximo de 3 minutos (profissionais de saúde treinados).

Sequência no atendimento de pacientes que sofrem colapso súbito intra-hospitalar

1. Certifique-se da segurança pessoal

2. Certifique-se da responsividade do paciente:
   - Quando um profissional de saúde se depara com um paciente que sofreu um colapso súbito ou um paciente inconsciente em uma área clínica, ele deve, primeiro, chamar ajuda; depois deve checar se o paciente está responsivo. Suavemente, aperte e balance o ombro do paciente e pergunte: "Você está bem?"
   - A partir disso, será possível realizar várias ações simultâneas se outros profissionais chegarem à cena

3. **A)** Se o paciente responde:
   - Uma avaliação médica se faz necessária: chame a equipe médica (p. ex., pessoal de emergências médicas) para uma avaliação mais detalhada
   - Enquanto se espera a chegada do médico, acesse o paciente com as manobras A-B-C (vias aéreas, respiração, circulação)
   - Administração de oxigênio – utilize oxímetro de pulso para orientar esse tratamento
   - Inicie a monitoração (mínimo: oxímetro de pulso, ECG e PA) e anote os sinais vitais
   - Obtenha acesso venoso
   - Prepare a transferência do paciente

   B) Se o paciente NÃO responde:
   - Chame por ajuda (se ainda não chegou ninguém)
   - Posicione o paciente em posição supina (de costas)
   - Abra as vias aéreas com manobras de inclinação posterior da cabeça e levantamento do queixo (*head tilt-chin lift*)
   - Se houver suspeitas de lesão na coluna vertebral, utilize a manobra de avanço ou deslocamento anterior da mandíbula (*jaw thrust*). Deve-se manter as vias aéreas permeáveis no controle de um paciente com suspeita de lesão espinal. Os esforços para proteger a coluna cervical não devem prejudicar a oxigenação (ventilação) do paciente
   - Mantenha as vias aéreas abertas (desobstruídas) e verifique se o paciente está respirando normalmente (ver, ouvir e sentir). Essa manobra deve ser rápida, não deve demorar mais de 10 segundos

- Escute próximo da boca da vítima os sons de respiração
- Observe se o tórax da vítima apresenta movimentos respiratórios
- Sinta se a vítima está respirando
- Respiração agônica (suspiros, lenta, difícil ou respiração ruidosa) é comum imediatamente após a parada cardíaca. Não é uma respiração normal e os profissionais de saúde devem estar familiarizados. Também não deve ser considerado como um sinal de vida
- Os profissionais com treinamento em avaliação clínica podem checar o pulso (carotídeo) por 10 segundos. Esta verificação do pulso deve ser realizada simultaneamente com a verificação da respiração
- A sequência exata depende da formação profissional e da experiência clínica na avaliação da respiração e circulação (pulso)

4. **A)** Se o paciente apresentar pulso ou outros sinais de vida:
   - A avaliação médica deve ser providenciada com urgência, dependendo dos protocolos do hospital
   - Enquanto se aguarda a equipe, administre os algoritmos A-B-C-D
   - Siga os passos 3A, enquanto aguarda a equipe
   - O paciente está em alto risco de deteriorização e parada cardíaca e precisa continuar em observação até a chegada da equipe de emergências médicas

   B) Se não houver pulso ou outros sinais de vida:
   - Uma pessoa inicia a RCP e os outros chamam a equipe de reanimação, com equipamentos de reanimação e desfibrilador. Se apenas um profissional de saúde estiver presente, significa deixar o paciente sozinho
   - Administre 30 compressões torácicas seguidas de 2 ventilações
   - Minimize as interrupções e certifique-se de que as compressões são de alta qualidade
   - A posição correta das mãos para as compressões torácicas é na metade inferior do osso esterno
   - As recomendações são administrar compressões de, no mínimo, 5 cm de profundidade (diâmetro anteroposterior do tórax) e, no mínimo, de 100 compressões por minuto (não mais de 120 compressões). Permita o retorno completo do tórax antes de administrar a compressão seguinte (*complete chest recoil*)
   - Se disponível, use algum dispositivo para ter certeza de que as compressões torácicas estão sendo administradas com alta qualidade
   - Os profissionais que estão administrando as compressões torácicas devem se alternar a cada 2 minutos, ou quando o profissional começar a se cansar (fadiga) e não conseguir mais administrar compressões de boa qualidade. Essa rotação de profissionais entre ventilação/compressão deve ser realizada com o mínimo de interrupções nas compressões
   - A manutenção das vias aéreas e a ventilação devem ser realizadas com o equipamento apropriado, que deve estar prontamente disponível. A máscara facial (*pocket mask*) pode ser combinada com dispositivos para a desobstrução das vias aéreas, cânula orofaríngea, que, em geral, também está prontamente disponível. Como alternativa, use um dispositivo supraglótico de desobstrução das vias aéreas, tais como a máscara laríngea (LMA) e AMBU (bolsa valva-máscara)
   - A intubação endotraqueal deve ser tentada por profissionais treinados, competentes e experientes neste procedimento. Se possível, as formas das ondas do capnógrafo devem ser avaliadas para confirmar a inserção do tubo endotraqueal, confirmando a intubação correta do paciente (na presença de débito cardíaco) e sua posterior monitoração
   - As formas das ondas do capnógrafo também podem ser usadas para verificar a qualidade da RCP (ACLS *guidelines*)
   - Utilize 1 segundo para a ventilação (inspiração), fornecendo volume suficiente para elevar o tórax do paciente, e adicione oxigênio suplementar assim que possível
   - Assim que a intubação for realizada ou o dispositivo supraglótico de desobstrução das vias aéreas (LMA) for inserido, continue as compressões torácicas sem interrupções para as ventilações (exceto para a desfibrilação). As compressões devem ser pelo menos 100 por minuto, e as ventilações, 10 por minuto. Evite a hiperventilação (frequência e volume excessivos), o que pode piorar o quadro do paciente
   - Se não dispuser de dispositivos avançados para o controle das vias aéreas, considere o uso da ventilação boca-boca. Se, por razões clínicas, para se evitar o contato boca-boca ou se o profissional não conseguir administrar tal ventilação, continue a administração das compressões torácicas até a chegada de

ajuda e dos dispositivos para as vias aéreas. A máscara facial ou AMBU deve ser disponibilizada rapidamente em áreas clínicas intra-hospitalares
- Quando o desfibrilador chegar, aplique as pás autoadesivas no paciente para a análise do ritmo cardíaco. As pás devem ser aplicadas durante as compressões torácicas (que só devem ser interrompidas para a análise do ritmo e desfibrilação). As pás autoadesivas facilitam a rápida adesão e verificação do ritmo cardíaco
- Se estiver utilizando um DAE, ligue o aparelho e siga o audiovisual
- Para a desfibrilação manual, minimize as interrupções entre as compressões do RCP para administrar o choque. Utilizando um desfibrilador manual, é possível reduzir a pausa entre a interrupção para o choque e o reinício das compressões torácicas em menos de 5 segundos
- Interrompa rapidamente as compressões para a verificação do ritmo cardíaco. Com o desfibrilador manual, se o ritmo for fibrilação ventricular/taquicardia ventricular sem pulso (FV/TV), carregue o desfibrilador e inicie as compressões. Uma vez que o desfibrilador esteja carregado e todos afastados da vítima (inclusive a pessoa que estava administrando RCP), administre o choque. Inicie as compressões torácicas imediatamente após essa administração. Essa sequência deve ser planejada antes de se interromperem as compressões
- Continue as compressões até a chegada do pessoal de ressuscitação (emergências médicas), que darão sequência no ACLS
- Uma vez que a equipe de ressuscitação esteja presente, deve-se obter o acesso venoso, e as medicações serão utilizadas pelo pessoal especializado em ressuscitação (p. ex., adrenalina)

C) Se o paciente não estiver respirando, mas apresentar pulso (parada respiratória):

- Ventile o paciente e verifique o pulso a cada 10 ventilações (respirações)
- Apenas pessoas qualificadas e competentes clinicamente devem verificar a respiração e o pulso na parada respiratória. Se tiver qualquer dúvida em relação à presença de pulso, inicie as compressões torácicas e continue até que profissionais mais experientes se apresentem.

Hospital e profissional de saúde

Todos os profissionais de saúde devem ser proficientes no reconhecimento da parada cardíaca, chamar por ajuda e iniciar a ressuscitação. Esse assunto foi incluído em função do grande número de cirurgiões-dentistas que trabalham em hospitais em todo o Brasil.

- Mesmo profissionais de saúde com treinamento não conseguem avaliar o pulso e a respiração com confiança suficiente para confirmar a parada cardíaca. A respiração agônica (suspiros ocasionais, lenta, difícil ou respiração ruidosa) é comum nos estágios iniciais da parada cardíaca e não deve ser confundida com sinal de vida/circulação. A respiração agônica também pode ocorrer durante as compressões torácicas quando a perfusão cerebral melhorar, porém não é um indicativo do retorno da circulação espontânea (RCE). A administração das compressões torácicas em um paciente com o coração batendo é pouco provável que cause lesões, no entanto, o atraso no diagnóstico de parada cardíaca e o início da RCP certamente afetarão negativamente a sobrevida.

A seguir, o algoritmo da ressuscitação cardiopulmonar intra-hospitalar (RCP), modificado de Soar e Davies, 2010 (Figura 14.1).[1]

Algoritmo da ressucitação intra-hospitalar

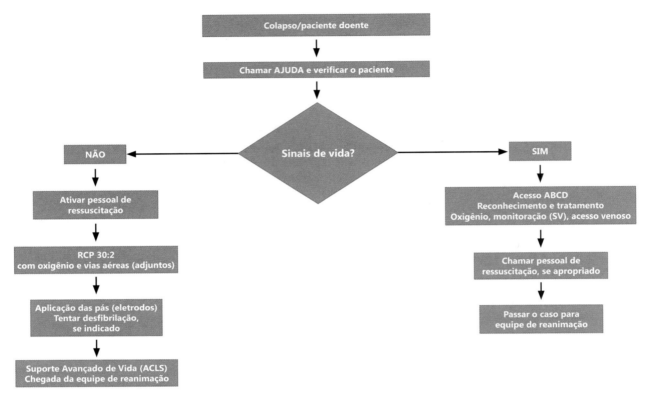

Modificado de Soar e Davies (2010).

Referências bibliográficas

1. Soar J, Davies R. In-hospital resuscitation. Resuscitation Council (UK). 2010 Resuscitation Guidelines.

15

Ressuscitação Cardiopulmonar (RCP) em Situações Especiais – Gestantes

Embora uma situação de ressuscitação em uma gestante seja rara, todos os profissionais de saúde devem estar preparados para lidar com situações de emergências médicas. O cirurgião-dentista deve estar incluído, uma vez que a Odontologia está dentro de hospitais: muitos cirurgiões-dentistas trabalham em hospitais e devem estar preparados. A partir disso, este capítulo abordará a ressuscitação cardiopulmonar (RCP) em gestantes.

Parada cardíaca e gestação

A mortalidade relacionada à gestação é rara: em países desenvolvidos, as ocorrências são estimadas de 1:30.000 partos.[1] O feto deve sempre ser considerado quando algum evento cardiovascular adverso ocorre na gestante. A ressuscitação em gestantes é baseada em uma série de estudos e na fisiologia da gestação, e alterações que ocorrem durante o parto. Estima-se que, mundialmente, morrem 342.900 gestantes (durante a gestação, parto ou nos 42 dias após o parto).[1]

A última publicação trienal do Confidential Enquiry into Maternal and Child Health (CEMACH)[2] faz várias recomendações para a prevenção das mortes associadas à gestação, incluindo a necessidade de hospitais para implementar, auditar e regulamentar as atualizações das diretrizes multidisciplinares para o controle da mulher em risco ou que pode desenvolver complicações durante a gestação. Também se recomendam protocolos clínicos e locais de referência, incluindo a transferência de pacientes, que devem ser desenvolvidos para a gestante com algum problema médico preexistente, histórico de doenças psiquiátricas e complicações mais sérias da gestação (sepses, pré-eclâmpsia, eclâmpsia e hemorragia obstétrica).

Os profissionais da maternidade devem ser treinados para reconhecer e controlar as emergências médicas e demonstrar competência em cenários baseados em possíveis situações reais, isto é, devem realizar simulações das situações de emergências médicas para treinamento.[2]

Alterações fisiológicas significativas ocorrem durante a gestação, por exemplo, débito cardíaco, volume sanguíneo, ventilação/minuto e o consumo de oxigênio aumentados. Além disso, o útero gravídico pode causar compressão significativa dos vasos ilíacos e abdominais quando a gestante se encontra na posição supina, resultando em redução do débito cardíaco e hipotensão.[1,3,4]

O Quadro 15.1 evidencia as principais alterações hemodinâmicas que ocorrem durante a gestação normal.

Causas[1]

Existem várias causas de parada cardíaca na gestante. Um estudo inglês mostrou mortes maternais (durante a gestação, no parto ou nos 42 dias após o parto) entre 2003 e 2005 que foram associadas a:

- Doenças cardíacas
- Embolismo pulmonar
- Distúrbios psiquiátricos
- Distúrbios de hipertensão durante a gestação
- Hemorragias
- Embolismo do líquido amniótico
- Gravidez ectópica.

A gestante também pode apresentar parada cardíaca pelas mesmas causas de uma mulher não gestante do mesmo grupo etário.

Principais intervenções para prevenir a parada cardíaca em gestantes[1,3,5]

Nas situações de emergências médicas, utilize os algoritmos A-B-C-D. Muitos problemas cardio-

Quadro 15.1 Alterações hemodinâmicas durante uma gestação normal.

Parâmetro	1º trimestre	2º trimestre	3º trimestre
Volume sanguíneo	↑	↑↑	↑↑↑
Débito cardíaco	↑	↑↑ para ↑↑↑	↑↑↑ para ↑↑
Volume sistólico (VS)*	↑	↑↑↑	↑, ↔ ou ↓
Frequência cardíaca	↑	↑↑	↑↑ ou ↑↑↑
Pressão arterial sistólica	↔	↓	↔
Pressão arterial diastólica	↓	↓↓	↓
Pressão de pulso**	↑	↑↑	↔
Resistência vascular sistêmica	↓	↓↓↓	↓↓

*VS é o volume de sangue bombeado a partir do ventrículo esquerdo do coração a cada batida.
**Pressão de pulso é a diferença entre as pressões diastólica e sistólica.
Modificado de Braunwald, 2009.

vasculares associados à gestação são causados pela compressão aortocava. O tratamento da gestante comprometida deve obedecer aos seguintes passos:

- Posicione a gestante em decúbito lateral esquerdo, o que deslocará o útero para o lado esquerdo, aliviando a possível compressão da veia cava inferior
- Administre oxigênio e monitore com oxímetro de pulso
- Se estiver hospitalizada, administre fluidos para controlar a hipotensão ou a hipovolemia
- Cheque hipotensão (diastólica < 100 mmHg ou < 80% da basal). A hipotensão na gestante pode resultar em redução da perfusão placentária
- Chame ajuda especializada. Obstetra ou neonatologista devem estar envolvidos na ressuscitação precoce
- Procure identificar e tratar alguma causa subjacente.

Modificações nas diretrizes de SBV para parada cardíaca[1,3,5]

Durante a tentativa de ressuscitação de uma gestante, o profissional tem potencialmente dois pacientes: a mãe e o feto; a maior esperança de sobrevivência do feto é a sobrevida da mãe. Para a gestante criticamente doente, o socorrista deve proporcionar uma ressuscitação apropriada com base nas considerações das alterações fisiológicas causadas pela gestação.[2]

Após 20 semanas de gestação, o útero da gestante pode pressionar a veia cava inferior e a aorta, diminuindo o retorno venoso e o débito cardíaco. A obstrução uterina desses vasos pode causar hipotensão pré-parada cardíaca ou choque e, em pacientes debilitadas, pode precipitar a parada cardíaca. Após a parada cardíaca, o comprometimento do retorno venoso e do débito cardíaco pelo útero gravídico limitam a efetividade das compressões torácicas. A menos que a gestante esteja na mesa cirúrgica inclinada, posicione-a em decúbito lateral esquerdo, para melhorar a hemodinâmica. Administrar as compressões torácicas não é uma manobra simples de se realizar.

Portanto, o SBV na gestante em parada cardíaca deve obedecer aos seguintes passos:[1,3,5]

- Chame ajuda especializada precoce, isto é, antecipada (incluindo um médico obstetra e neonatologista)
- Inicie o SBV convencional, administre compressões torácicas de boa qualidade e com interrupções mínimas
- Manualmente, desloque o útero para a esquerda para remover a compressão da veia cava (com uma mão ou ambas, dependendo da posição do socorrista – apenas profissionais treinados)
- Se a manobra anterior não puder ser realizada e tiver disponível uma superfície rígida – cunha, coloque-a do lado direito da gestante (*wedge*), resultando em uma inclinação lateral esquerda, e tente entre 15 a 30°. Uma pequena inclinação pode ser melhor do que nenhuma (considere uma superfície rígida para suportar a pelve e o tórax) (Figura 15.1)
- No entanto, esse ângulo de inclinação esquerda deve permitir uma boa qualidade de compressões torácicas e, se necessário, permitir o parto.

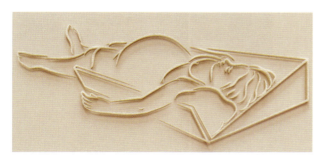

Figura 15.1 Gestante e superfície em cunha, resultando em inclinação para a esquerda, para a administração das compressões torácicas.

Se as compressões torácicas continuarem insuficientes mesmo depois do deslocamento lateral do útero (procedimento que deve ser realizado por pessoal com treinamento em suporte avançado de vida – SAV) ou a inclinação da paciente para a esquerda (30°) com o auxílio de uma cunha rígida que dê sustentação ao quadril e ao tórax, o departamento de emergência em cesarianas deve ser considerado imediatamente (cesariana de emergência).[3,5]

Vias aéreas

A manutenção das vias aéreas nas gestantes é mais difícil, e a posição inclinada da paciente aumenta a dificuldade. Além disso, as alterações anatômicas nas vias aéreas aumentam o risco de aspiração e a dessaturação rápida. No entanto, o uso otimizado de AMBU (bolsa-válvula-máscara) e sucção, enquanto se prepara uma via aérea avançada, deve ser considerado.[3]

Respiração

A gestante pode desenvolver hipoxemia rapidamente, por causa da diminuição da capacidade funcional residual do pulmão (ver fisiologia respiratória) e do aumento da demanda por oxigênio. O volume de ventilação deve ser diminuído em função da elevação do diafragma. O socorrista deve, então, estar preparado para assegurar a oxigenação e monitorar a saturação de oxigênio atentamente.[3]

Circulação

As compressões torácicas devem ser realizadas em uma região ligeiramente mais alta ou superior do osso esterno do que normalmente é recomendado, para ajustar a elevação do diafragma e conteúdo abdominal causada pelo útero gravídico.[3-5]

Desfibrilação

O uso do desfibrilador automático externo (DAE) em gestantes ainda não foi estudado, mas seu uso é razoável e indicado.

A Figura 15.2 mostra um algoritmo da parada cardíaca em gestantes com mais de 22-24 semanas de gestação.[6]

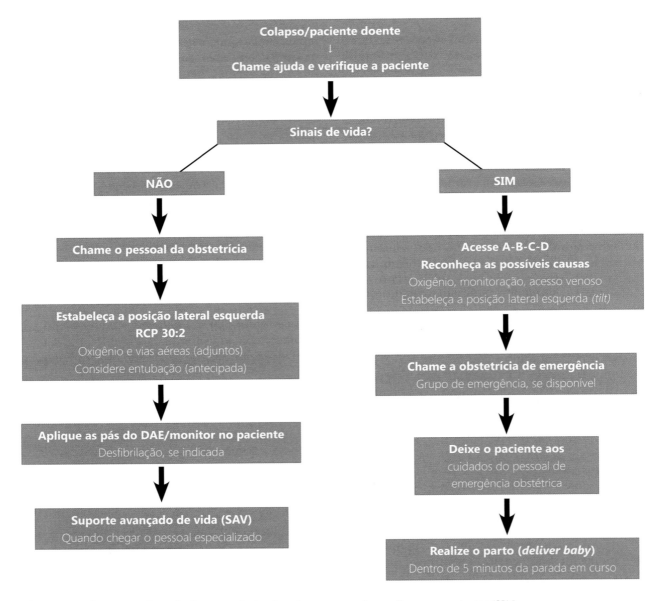

Figura 15.2 Algoritmo – Controle das emergências de colapsos e paradas cardíacas em gestantes (SBV). Modificado de Anesthesia, 2009.[6]

Referências bibliográficas

1. Soar J, et al. European Resuscitation Council Guidelines for Resuscitation 2010 Section 8. Cardiac arrest in special circumstances: Electrolyte abnormalities, poisoning, drowning, accidental hypothermia, hyperthermia, asthma, anaphylaxis, cardiac surgery, trauma, pregnancy, electrocution. Resuscitation. 2010;(81):1400-33.
2. CEMACH. Centre for Maternal and Child Enquiries. Disponível em: www.cemach.org.uk/. Acessado em: 22.09.10.
3. Vanden H, et al. Care Guidelines for Cardiopulmonary Resuscitation and Emergency Cardiovascular Part 12: Cardiac Arrest in Special Situations: 2010 American Heart Association. Circulation. 2010;122:S829-S861.
4. Braunwald EMD. Pregnancy and cardiovascular disease. In: Heart disease: a textbook of cardiovascular medicine. Cap. 59. 5a ed. Philadelphia: WB Saunders, 2009.
5. Resuscitation Guidelines 2010. Resuscitation Council (UK). 5 Prevention of cardiac arrest and decisions about cardiopulmonar resuscitation. Disponível em: www.resus.org.uk/pages/poihca.pdf.
6. Update in Anaesthesia 2009. Disponível em: www.update.anaesthesiologists.org/category/emergency-algorithms/Adapted from the Resuscitation Council (UK) – www.resus.org.uk.

16

Desfibrilador Automático Externo (DAE) e Ressuscitação Cardiopulmonar (RCP)

Histórico da desfibrilação

Em 1849, Carl Ludwig[1] aplicou, experimentalmente, uma corrente elétrica (fraca) no coração de um cão e concluiu que poderia induzir uma situação de fibrilação ventricular. Cinquenta anos mais tarde, Prevost e Batelli[1] descobriram que um choque fraco no coração induzia a fibrilação ventricular, enquanto um choque mais forte converteria a um ritmo cardíaco regular, ou seja, a um bom ritmo cardíaco. Apenas em 1956, Zoll et al.[2] realizaram a primeira desfibrilação elétrica com sucesso. A primeira desfibrilação extra-hospitalar foi realizada por médicos de Belfast, em 1966, e o primeiro uso do desfibrilador por profissionais da saúde (técnicos) sem a presença do médico aconteceu em Oregon, em 1969.[3]

Hoje os desfibriladores automáticos externos (DAE) determinam a necessidade ou não da administração do choque no paciente, isto é, o DAE avalia o ritmo cardíaco e indica ou não o choque. Se indicado, o profissional deve somente apertar um botão; caso contrário, o DAE indica a continuidade da ressuscitação cardiopulmonar (RCP). Alguns, inclusive, ajudam na RCP, avaliando a efetividade das compressões torácicas.

Introdução

Os cuidados com a saúde têm melhorando no mundo, de maneira geral. Claro que países desenvolvidos realizam mais investimentos na saúde: de acordo com a Environmental Protection Agency (EPA), globalmente, a proporção de pessoas com 60 anos de idade ou mais deve duplicar até 2050. Atualmente, de 10%, deve chegar a 21% da população geral em 2050.[4] Nos Estados Unidos, espera-se que o número de pessoas com 65 anos de idade ou mais chegue a 70 milhões de pessoas.[4,5] Isso significa que haverá adaptações para atender essa demanda de pacientes, no sentido de oferecer serviços de saúde.

Com isso, certamente aumentarão as ocorrências de morte súbita cardíaca nos serviços de saúde de maneira geral. Tradicionalmente, a RCP é a primeira resposta para esse quadro, mas com frequência a desfibrilação se faz necessária o quanto antes.[5] A maioria das paradas cardíacas é precipitada por uma arritmia cardíaca letal ou severa, que pode ser revertida somente com a administração de um choque no peito da vítima com o desfibrilador. A administração de uma RCP efetiva pode prolongar a janela de oportunidade para uma desfibrilação com sucesso, mas será o choque, e não a RCP, que reverterá a arritmia letal (fibrilação ventricular – FV).[6]

A operacionalização completa das funções do desfibrilador requer treinamento e certificação, mas as inovações recentes oferecidas pelo DAE trazem benefícios quanto à facilidade de uso pelo público leigo, de maneira geral. Em 2004, a Federal Drug and Food Administration (FDA) aprovou o uso do DAE sem prescrição, de modo que ele poderá ser comercializado para o público em geral. A questão é a seguinte: será que para a sua prática será necessário introduzir o DAE?

As paradas cardíacas súbitas extra-hospitalares afetam cerca de 300.000 pessoas por ano nos Estados Unidos, e menos de 8% sobrevivem,[7] principalmente em função de o DAE não estar disponível em tempo hábil.

Para cada minuto que passa após a parada cardíaca súbita sem a administração do choque ou desfibrilação, as chances de sobrevida diminuem de 7 para 10%.[8] Estimativas da American Heart Association (AHA)[7] indicam que mais 40.000 vidas poderiam ser salvas anualmente nos Estados Unidos se houvesse mais DAE disponíveis para chegar às vítimas mais rápido.

Quando o choque é administrado 5 minutos após a parada cardíaca súbita, 50% das pessoas sobrevivem. As ambulâncias em geral chegam após 9-12 minutos nos Estados Unidos: após 10 minutos da parada cardíaca, as chances de sobrevida são 10% (9-11 minutos) e, após 12 minutos, as chances são de 2 a 5%.[9,10]

Se o socorrista administrar uma RCP imediata, a maioria dos adultos em FV pós-parada cardíaca pode sobreviver com as funções neurológicas intactas, em especial se a desfibrilação for realizada entre 5-10 minutos depois da parada cardíaca.[8]

A integração do DAE no sistema de atendimento extra-hospitalar para o atendimento de pacientes com parada cardíaca é fundamental para a corrente da sobrevida. Para dar à vítima maior chance de sobrevida, três ações devem acontecer no momento da parada cardíaca:[11]

- Ativação imediata do serviço de emergências médicas
- Administração de RCP (efetiva)
- Operacionalização do DAE.

Muitos estados norte-americanos recomendam o DAE como necessário para a prática odontológica, isto é, disponível em consultórios e/ou ambulatórios.[12]

Em um estudo,[13] alunos do 9º ano do ensino público tornaram-se proficientes em RCP e uso do DAE, a partir de um treinamento condensado de 1 hora de programação. Nesse estudo, 87,85% dos alunos com média de idade de 13,7 anos tornaram-se proficientes no controle de uma simulação de uma parada cardíaca súbita em um adulto e demonstraram, ainda, conhecimento escrito sobre o uso do DAE, por meio de uma prova baseada nas informações da AHA. Assim, fica evidente a simplicidade no manuseio do DAE por profissionais da área da saúde.

Os DAE são aparelhos sofisticados, com baterias de duração de até 5 anos (de acordo com os fabricantes) e são operados por computadores, o que facilita a sua operação. A disponibilidade antecipada, antes da chegada do serviço de emergências médicas, proporciona ao socorrista administrar a desfibrilação antecipada, ponto crítico para salvar vidas.

Os DAE nos Estados Unidos estão disponíveis em aviões (pessoal de bordo), cassinos (pessoal de segurança), residências, escolas, edifícios com grande circulação de pessoas, *shopping centers*, lugares de recreação e são utilizados por profissionais da saúde em ambulâncias, hospitais, consultórios médicos e clínicas odontológicas.[14-16]

A seguir, o Quadro 16.1 mostra a corrente da sobrevida[11] que salienta a desfibrilação antecipada, e o Quadro 16.2 mostra os fatores que justificam a desfibrilação antecipada.

Quadro 16.1 Resumo da corrente da sobrevida no adulto.

Corrente da sobrevida[8,11]
Reconhecimento antecipado (inconsciente, não está respirando (*gasping*) e não apresenta pulso periférico) ↓ Chamar ajuda antecipada (192 – SAMU) ↓ SBV antecipado com ênfase nas compressões torácicas ↓ Desfibrilação, rápida e antecipada ↓ ACLS (antecipado e efetivo) ↓ Cuidados pós-parada cardíaca integrados

Quadro 16.2 Justificativa do conceito da desfibrilação antecipada.

Conceito da desfibrilação antecipada[8,11]
• O ritmo inicial mais frequente na parada cardíaca súbita é a fibrilação ventricular (FV)
• O tratamento mais efetivo para a FV e a taquicardia ventricular (TV) sem pulso é a desfibrilação elétrica
• A probabilidade de sucesso na desfibrilação diminui com o passar do tempo
• A FV tende a se tornar uma assistolia em poucos minutos.

Desfibrilador automático externo – DAE

O DAE é um aparelho automático portátil usado para restaurar o ritmo cardíaco normal em pacientes com parada cardíaca. O DAE é um aparelho sofisticado: trata-se de um dispositivo computadorizado que utiliza voz e alertas visuais para orientar os socorristas leigos e profissionais de saúde com segurança; é como um pequeno computador (microprocessador), com eletrodos e circuito elétrico. As Figuras 16.1 e 16.2 mostram modelos de DAE.

Os eletrodos coletam informações sobre o ritmo cardíaco e o microprocessador interpreta esse ritmo. Se o coração estiver em FV ou TV sem pulso,[8,17] o microprocessador recomenda imediatamente que se aplique o choque, que é aplicado por meio das pás (eletrodos adesivos), aderidas na parede torácica, e chega ao coração.

Além disso, o DAE alerta para que todos se afastem da vítima e antes que se aperte o botão para liberar o choque. As Figuras 16.3 e 16.4 mostram os ritmos FV e TV, respectivamente.

Caso o choque seja contraindicado na situação, o DAE indica que se dê sequência à RCP. No caso de se apertar erroneamente o botão que libera o choque – um choque contraindicado pelo DAE –, ele não funciona, isto é, o choque não é instituído e o DAE, via comando de voz, indica a sequência na RCP.

A FV é uma situação em que o coração não consegue bombear sangue suficiente para o corpo. O batimento torna-se desordenado (tremendo, batendo de maneira caótica), sem que o coração tenha condições de bombear o sangue. O fluxo sanguíneo que vai para o cérebro (SNC) é acentuadamente diminuído, o indivíduo perde a consciência e entra em colapso. A menos que o tratamento emergencial seja instituído de imediato (RCP e desfibrilação), a morte é iminente.

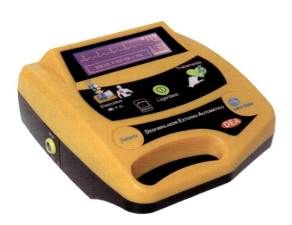

Figura 16.1 Desfibrilador automático externo (DAE). Visor superior e painel com os botões liga/desliga e tratamento (botão que libera o choque no paciente); na região superior esquerda (eletrodos), sítio de conexão das pás no DAE. Cortesia CMOS DRAKE. www.cmosdrake.com.br.

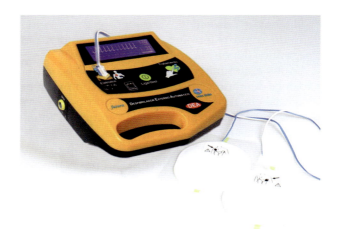

Figura 16.2 DAE e pás conectadas a ele (eletrodos). Modelo Futura da CMOS DRAKE. Visor superior mostrando a análise do ritmo cardíaco, painel com ilustrações e botões liga/desliga e tratamento (administração do choque). Cortesia CMOS DRAKE. www.cmosdrake.com.br

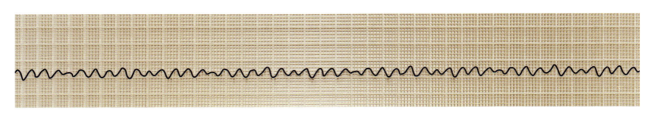

Figura 16.3 Fibrilação ventricular (FV). Fonte: http://upload.wikimedia.org/wikipedia/commons/3/3b/Lead_II_rhythm_generated_ventricular_fibrilation_VF.JPG.

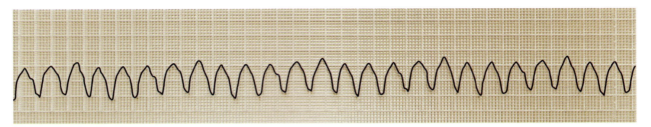

Figura 16.4 Taquicardia ventricular (TV). Fonte: http://upload.wikimedia.org/wikipedia/commons/1/1e/Lead_II_rhythm_ventricular_tachycardia_Vtach_VT.JPG.

De acordo com a Heart Rhythm Foundation,[18] a parada cardíaca súbita (*sudden cardiac arrest* – SCA) é a líder de causas de óbito nos Estados Unidos, estimada em 460.000 mortes a cada ano. Estas, em sua maioria, são causadas por FV.[5-9,11,12,15,17-20]

A desfibrilação envolve a aplicação de uma corrente elétrica no tórax: ela chega ao coração para realizar a despolarização das células do miocárdio e eliminar a FV. Como a desfibrilação é um evento eletrofisiológico que ocorre de 300 a 500 milissegundos depois da aplicação do choque, o termo *desfibrilação* ("sucesso do choque") é tipicamente definido como o término da FV, no mínimo, em 5 segundos depois da aplicação do choque.[17]

Após a administração do choque, o socorrista não deve demorar a iniciar a RCP com compressões torácicas, em função da verificação do pulso. Depois de 5 ciclos (algo em torno de 2 minutos), interrompem-se as compressões torácicas, o DAE realiza a análise do ritmo cardíaco e administra outro choque, se indicado. As interrupções nas compressões torácicas (longas ou frequentes) para a análise do pulso são associadas a disfunções do miocárdio no período pós-ressuscitação e diminuem a taxa de sobrevida. As compressões torácicas devem ser efetivas e não devem ser interrompidas. As interrupções desnecessárias estão relacionadas à diminuição do sucesso na conversão da FV em um ritmo cardíaco perfusivo após o choque.[8]

Desfibrilação + RCP[7,8,17]

A desfibrilação precoce é crítica para a parada cardíaca súbita:

- O ritmo mais encontrado na parada cardíaca súbita é a FV
- O tratamento da FV é a desfibrilação elétrica
- A probabilidade de sucesso da desfibrilação diminui rápido com o passar do tempo
- A FV tende a se tornar assistolia* em poucos minutos (Figura 16.5).

A cada minuto que passa entre o colapso e a desfibrilação, as chances de sucesso diminuem de 7 a 10%.[8,15,16]

Em seguida, a Figura 16.6 mostra o ECG, evidenciando a desfibrilação após a RCR e o retorno da circulação espontânea em um paciente com parada cardíaca.

Em uma situação de emergência testemunhada (*bystander*) com início imediato da RCP, muitos adultos em FV podem sobreviver com as funções neurológicas intactas, em especial se a desfibrilação for realizada entre os 5 minutos iniciais da parada cardíaca súbita. A RCP prolonga a situação de FV

*A assistolia representa a ausência total de atividade elétrica e aparece no traçado do ECG isoelétrico.

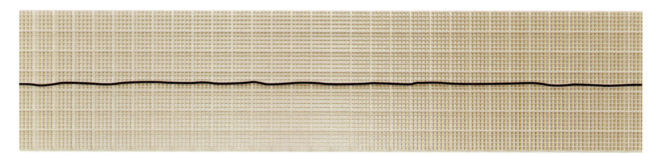

Figura 16.5 Assistolia.

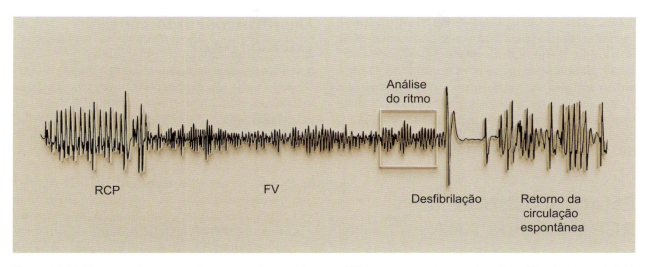

Figura 16.6 ECG mostrando, esquematicamente, o ritmo cardíaco em RCP com compressões torácicas, FV, análise do ritmo pelo DAE e administração do choque (desfibrilação) e retorno do coração para um ritmo perfusivo.

e proporciona uma pequena quantidade de fluxo sanguíneo, que pode manter algum oxigênio e substratos chegando ao coração e cérebro. Apenas com a RCP, é menos provável eliminar a FV e retornar a um ritmo de perfusão.[8,17]

Alguns DAE ajudam nas manobras de compressão torácica da RCP, pois verificam se estão sendo realizadas corretamente. Verificam também a frequência e a profundidade das compressões torácicas, pois avisam caso elas não sejam executadas corretamente durante a RCP – por exemplo, se as compressões estiverem muito superficiais, o DAE avisa para fazermos as compressões mais fortes (*push harder*). A Figura 16.7 mostra o visor do DAE e a Figura 16.8, as pás do DAE com o dispositivo para auxiliar a RCP. Na porção central está o dispositivo que fica no centro do peito do paciente, região onde se administram as compressões torácicas.

Se as compressões torácicas estão em um ritmo correto, o DAE diz: "boas compressões" (*good compressions*). Se for necessário no auxílio da RCP,[21] alguns gravam essas informações geradas.

O DAE é simples de ser operado, mesmo por leigos. Em função da alta incidência de mortes cardíacas súbitas,[18] nos Estados Unidos estão dispondo de DAE em lugares públicos[15] (aeroportos,

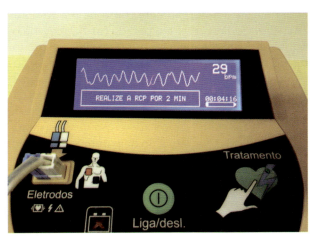

Figura 16.7 O visor do DAE indicando a RCP (compressão torácica).

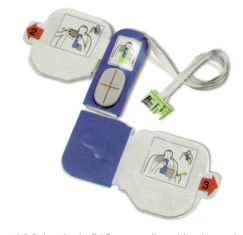

Figura 16.8 As pás do DAE com o dispositivo (sensor) que fica no centro do peito do paciente e faz a avaliação das compressões torácicas.

hotéis, cassinos, centros de esporte, *country clubs*) e treinando pessoal para operá-lo, o que é muito fácil, no sentido de diminuir as estatísticas de mortes.[15,17]

O treinamento para o manuseio do DAE é muito simples. Como já mencionado, alunos do 9º ano, com 1 hora de treinamento, tornaram-se proficientes em RCP e no uso do DAE, e ainda se capacitaram após a aplicação de uma prova escrita baseada nas diretrizes da AHA.[8]

Estatísticas sobre a RCP e DAE da AHA[7]

Ressuscitação cardiopulmonar (RCP)

- Oitenta por cento das paradas cardíacas fora dos hospitais ocorrem em casa, isto é, na residência da pessoa, de modo que estar treinado para fazer a RCP pode significar a diferença entre a vida e a morte de um ente querido
- Uma situação testemunhada com um *bystander* eficiente, imediatamente após a parada cardíaca, pode duplicar a chance de sobrevida da vítima
- A RCP é vital para manter o fluxo sanguíneo para o coração e o cérebro, e aumenta o tempo que um choque elétrico de um desfibrilador pode ser eficaz
- Próximo de 8% das pessoas vítimas de parada cardíaca extra-hospitalar sobrevivem
- Menos de 1/3 das vítimas de parada cardíaca extra-hospitalar recebem a administração da RCP. A morte cardíaca súbita é evitável: se mais pessoas aprenderem a RCP, mais vidas podem ser salvas, uma vez que a RCP pode duplicar ou triplicar a chance de sobrevida
- A morte cerebral começa a ocorrer de 4 a 6 minutos após a parada cardíaca, se não se administrarem a RCP e a desfibrilação
- Se o socorrista presente em uma situação de emergência médica não administrar a RCP na vítima de parada cardíaca súbita, as chances de sobrevida diminuem de 7 a 10% a cada minuto que passa, até a desfibrilação
- A parada cardíaca súbita é frequentemente causada pela FV.

Desfibrilador automático externo (DAE)[7]

- A menos que seja administrada a RCP e o DAE logo após o colapso, poucas vezes a tentativa de ressuscitação apresenta resultados positivos
- Mesmo se a RCP for administrada, a desfibrilação com o DAE é necessária para interromper o ritmo anormal e restaurar o ritmo normal do coração
- Novas tecnologias tornaram o DAE simples e amigável para o uso (doméstico ou para o público leigo em geral). Com a presença de áudio e instruções gráficas claras e simplificadas, mostra-se ao usuário o que fazer, isto é, os passos necessários ao usar o DAE, instruindo e transmitindo informações durante a RCP. O choque é administrado (liberado) pelo aparelho somente se for necessário ou indicado
- Os DAE estão amplamente disponibilizados em lugares públicos como escolas, aeroportos e locais de trabalho.

Crianças, jovens e adolescentes[7]

Algo em torno de 5.900 jovens de 18 anos de idade sofrem paradas cardíacas extra-hospitalares a cada ano nos EUA em função de várias causas, incluindo traumatismos, causas cardiovasculares e síndrome da morte súbita infantil (SMSI). A incidência de parada cardíaca súbita fora do hospital é alta em atletas escolares, variando de 0,28 a 1 morte por 100.000 atletas escolares anualmente.

A parada cardíaca é menos comum em crianças do que em adultos. Embora a FV não seja comum em crianças, é observada em torno de 5 a 15% das crianças e adolescentes em parada cardíaca. A maioria dos DAE pode detectar a FV em crianças de todas as idades e diferenciar os ritmos chocáveis dos ritmos não chocáveis. Alguns desfibriladores possuem uma chave pediátrica para atenuar ou reduzir a energia administrada no choque. Para crianças de 1 a 8 anos de idade, é indicado o uso desse sistema; no entanto, em uma situação de parada cardíaca em crianças em que não há esse sistema e esteja indicada a administração do choque, pode ser utilizado o DAE com choque convencional.[8]

Novas diretrizes da AHA de 2010 para RCP e atendimento cardiovascular de emergência (ACE)

Diretrizes de tratamento elétrico em pacientes pediátricos[8]

Se disponível, o socorrista deve atenuar a dose do choque do DAE para pacientes pediátricos na tentativa de desfibrilação em crianças de 1 a 8 anos de idade (em geral, os DAE apresentam uma chave pediátrica para atenuar a dose do choque). Caso não tenha disponível a atenuação da dose, o choque normal deve ser administrado. Para bebês (< 1 ano de idade), o desfibrilador manual deve ser preferível. Se não estiver disponível, o DAE com atenuador de dose (pediátrico) pode ser utilizado. Se nenhum dos dois desfibriladores estiver disponível, o choque normal do DAE sem dose atenuada pode ser administrado. Uma dose menor de energia para a desfibrilação em crianças não é conhecida. O limite mais alto para uma dose segura em crianças também é desconhecido, mas doses superiores a 4 J/kg (e até 9 J/kg) apresentaram efetividade na desfibrilação em crianças com parada cardíaca, sem apresentar efeitos adversos significativos.[8] Os DAE com energia relativamente alta têm sido usados com sucesso em crianças com parada cardíaca, sem apresentar efeitos adversos claros.

Capacitação de jovens em SBV e RCP

A AHA não determina uma idade mínima para as pessoas iniciarem a capacitação em RCP. A habilidade para administrá-la é baseada mais na força do corpo do que na idade.

Estudos mostram que crianças, de 9 anos de idade podem aprender e apresentar habilidades em RCP.[7]

DAE em ambiente hospitalar[8]

As diretrizes recentes de 2010 da AHA (RCP e ACE) salientam a disponibilização do DAE em ambiente hospitalar, no sentido de facilitar a desfibrilação antecipada (ideal em ≤ 3 minutos a partir do colapso), especialmente em áreas que as pessoas não possuem facilidades para analisar o ritmo cardíaco[6] (monitoração). Quando o hospital disponibilizar o DAE, deve realizar treinamento do pessoal para que, na presença de um colapso súbito, o primeiro choque seja administrado em até 3 minutos. Essas considerações estendem-se a ambulatórios e outras áreas hospitalares.

Conclusões importantes da RCP e desfibrilação

A RCP deve ser instituída imediatamente, isto é, assim que a vítima sofrer o colapso. Deve-se chamar ajuda para que o pessoal treinado em emergências médicas chegue rápido com o DAE. Quando esta sequência é realizada de modo eficiente, a RCP faz a diferença, trazendo resultados favoráveis na sobrevida.

Se o socorrista proporcionar à vítima uma RCP imediata, a maioria das vítimas adultas em FV pode sobreviver com uma função neurológica intacta, em especial se a desfibrilação for realizada em 5 a 10 minutos após a parada cardíaca.[8] A RCP prolonga a fibrilação ventricular, adiando o início da assistolia, estendendo assim uma janela de tempo durante a fibrilação ventricular. Somente a administração da RCP, sem a desfibrilação com o DAE, é inefetiva para terminar a FV e restaurar um ritmo cardíaco com perfusão.[8]

Estatísticas mostram que, mesmo a RCP realizada por profissionais da saúde, na maioria das vezes, não é realizada de maneira efetiva. A ventilação excessiva durante a RCP em vítimas com as vias aéreas com ventilação positiva resulta em diminuição do débito cardíaco. As compressões são interrompidas com muita frequência e, como resultado, há queda da pressão da perfusão coronariana. Além disso, as compressões torácicas são sempre muito lentas e superficiais. Então, as novas diretrizes da AHA de 2010[11] enfatizam que as compressões torácicas sejam efetivas, fortes (*push hard*) e rápidas (*push fast*). Também deve-se permitir que, depois da compressão, o tórax volte à posição inicial – como antes da compressão (*complete recoil*) – antes de iniciar a compressão subsequente. As compressões torácicas não devem ser interrompidas e devem ser realizadas de maneira efetiva, em uma frequência não inferior a 100 compressões por minuto.[11] O Quadro 16.3 mostra o resumo da RCP, de acordo com as diretrizes de 2010 da AHA.[19]

Quadro 16.3 Resumo das diretrizes de 2010 para RCP e ACE em adultos, crianças e lactentes.[11]

Idade*	Sequência da RCP**	Pulso ƒ	Compressão torácica – profundidade	Número de compressões	Relação compressões/ respiração	Ventilação
Adultos	C-A-B Inicie a RCP com as compressões torácicas	Carotídeo (10 segundos) Somente profissionais de saúde	No mínimo 5 cm Use as duas mãos, uma por cima da outra	No mínimo 100/minuto	30:2	2 de 1 segundo Boca-boca
Crianças > 8 anos	C-A-B Inice a RCP com as compressões torácicas	Carotídeo (10 segundos) Somente profissionais de saúde	No mínimo 5 cm ou 1/3 da profundidade do diâmetro anteroposterior do tórax Use uma ou duas mãos	No mínimo 100/minuto A RCP deve ser iniciada com 30 compressões (único socorrista) ou 15 compressões (para ressuscitação em bebês e crianças por dois profissionais de saúde)	30:2	2 de 1 segundo Boca-boca
Crianças > 1 ano	C-A-B Inicie a RCP para bebês e crianças com as compressões torácicas em vez das ventilações	Braquial ou femural (10 segundos) Somente profissionais de saúde	No mínimo 4 cm ou 1/3 da profundidade do diâmetro anteroposterior do tórax Use dois dedos ou técnica dos dois polegares (profissionais de saúde)	No mínimo 100/minuto A RCP deve ser iniciada com 30 compressões (único socorrista) ou 15 compressões (para ressuscitação em bebês e crianças por dois profissionais de saúde)	30:2	2 de 1 segundo Boca-boca e nariz ou boca-boca ou boca-nariz
Desfibrilação DAE	Coloque e use o DAE assim que disponível. Minimize as interrupções nas compressões torácicas antes e depois do choque; reinicie a RCP fazendo as compressões torácicas imediatamente após cada choque.					

* Classificação etária para fins de SBV (adultos, crianças e bebês).
** Estão excluídos os neonatos; manobra realizada apenas por profissionais de saúde e por não mais de 10 segundos (os profissionais de saúde devem reconhecer a respiração do paciente com parada cardíaca – *gasping*).

Considerações em relação à Odontologia

Nos Estados Unidos, alguns estados tornaram obrigatório o consultório possuir um DAE disponível. Iniciou-se no estado da Flórida e hoje essa obrigatoriedade atingiu 12 estados norte-americanos,[12] incluindo assim profissionais que fazem uso de sedação consciente. Em função da demora da chegada da ambulância em cidades grandes como São Paulo, Los Angeles, Nova York etc., em decorrência do trânsito pesado, justifica-se o DAE em consultórios e/ou ambulatórios odontológicos e médicos (Quadro 16.4).

Quadro 16.4 Resumo corrente da sobrevivência.[11]

- Reconheça o problema de imediato
- Chame ajuda: LIGUE 192
- Inicie a RCP precoce com ênfase nas compressões torácicas
- Use a DAE (desfibrilação rápida), assim que disponível
- Suporte avançado de vida efetivo
- Cuidados pós-parada cardíaca integrados.

Considerações adicionais

As novas recomendações da AHA (RCP e ACE) de 2010[6,8,11] para as eletroterapias foram concebidas a partir de estudos no sentido de melhorar a sobrevida das paradas cardíacas súbitas. Sempre que a desfibrilação for tentada, os socorristas devem coordenar a RCP de alta qualidade com desfibrilação, para minimizar as interrupções das compressões torácicas e garantir o reinício imediato delas, assim que o choque for administrado, em vez dos três choques seguidos recomendados nas diretrizes de 2005 da AHA.[17] O Quadro 16.5 evidencia a sequência de RCP e desfibrilação.

Quadro 16.5 Resumo da sequência no atendimento da RCP e desfibrilação (DAE).

Sequência do paciente em parada cardíaca em FV ou TV sem pulso.[11] RCP→CHOQUE (desfibrilação)→RCP
1. RCP (compressões de qualidade)
2. 1º choque – se indicado (DAE – avaliação do ritmo)
3. RCP (compressões de qualidade) – início imediato após o choque
4. Avaliação do ritmo pelo DAE
Possíveis resultados:
• Indicado outro choque?
• Iniciar RCP novamente?
• Retorno de circulação espontânea (ritmo cardíaco perfusivo)?
Se houver mais de um socorrista presente, enquanto um inicia a RCP, o outro providencia o DAE.

Referências bibliográficas

1. Resuscitation Central. Desfibrilation. Disponível em: www.resuscitationcentral.com/defibrillation/history-science/.
2. Abelmann WH, Paul M. Zoll and electrical stimulation of the human heart. Clin Cardiol. 1986;9:131-5.
3. Asted PA. Automated external defibrillators (AEDs): why put one in a dental office? Crest® Dental ResourceNet Practice Management Toolkit at dentalcare.com. Disponível em: www.dentalcare.com
4. U.S. Census Bureau. (2003, June). Disponível em: www.census.gov/population/projections/nation/summary/np-t3-a.pdf
5. Weaver WD, Copass MK, Bufi D, et al. Improved neurologic recovery and survival after early defibrillation. Circulation. 1984;69:943-8.
6. Travers AH, et al. CPR Overview: 2010 American Heart Association guidelines for cardiopulmonary resuscitation and emergency cardiovascular care. Circulation; nov. 2, 2010.
7. CPR Statistics. Disponível em: www.heart.org/HEARTORG/CPRAndECC/WhatisCPR/CPRFactsandStats/CPR-Statistics_UCM_307542_Article.jsp.
8. Link MS, et al. Part 6: electrical therapies automated external defibrillators, defibrillation, cardioversion, and pacing. 2010 american heart association guidelines for cardiopulmonary resuscitation and emergency cardiovascular care. Circulation; nov. 2, 2010.
9. Eisenberg MS, Horwood BT, Cummins RO, et al. Cardiac arrest and resuscitation: a tale of 29 cities. Ann Emerg Med. 1990;19:179-86.
10. McIntyre KM. Cardiopulmonary resuscitation and the ultimate coronary care unit [editorial]. JAMA. 1980;244:510-1.
11. Field JM, et al. Part 1: Executive summary: 2010 American Heart Association guidelines for cardiopulmonary resuscitation and emergency cardiovascular care. Circulation; nov. 2, 2010.
12. AEDs Cardiology. AEDs, pulse oximeters protect dental patients during conscious sedation. Disponível em: www.cardiacscience.com/blog/2010/03/aed-dental-patients-dentist-conscious-sedation/.
13. Kelley J, et al. Eighth grade students become proficient at CPR and use of an AED following a condensed training programme. Resuscitation 2006. doi:10.1016/j.resuscitation. 2006.03.015.
14. O'Rourke MF, Donaldson E, Geddes JS. An airline cardiac arrest program [see comments]. Circulation. 1997;96:2849-53.
15. Valenzuela TD, Roe DJ, Nichol G, et al. Outcomes of rapid defibrillation by security officers after cardiac arrest in casinos. N Engl J Med. 2000;343:1206-9.
16. Kaye W, Mancini ME. Improving outcome from cardiac arrest in the hospital with a reorganized and strengthened chain of survival: an American view [editorial]. Resuscitation. 1996;31:181-6.
17. American Heart Association. Electrical therapies automated external defibrillators, defibrillation, cardioversion, and pacing; Circulation. 2005;112:IV-35-IV-46.
18. Heart Rhythm Foundation. Disponível em: www.heartrhythmfoundation.org/facts/scd.asp.
19. American Heart Association. CPR facts and statistics. Disponível em: www.americanheart.org/presenter.jhtml?identifier=3034352
20. Mickey SE. Improving survival from out hospital cardiac arrest: back to basics. Annals of emergency medicine. 2007;49(3).
21. Zool-Real CPR help. Disponível em: www.zoll.com/popup.aspx?id=1044.
22. FDA. Heart Health Online. Disponível em: www.fda.gov/cdrh/consumer/AED_PAD.html.

17
Reações Alérgicas

Alergia é uma resposta inapropriada e, em geral, prejudicial do sistema imunológico perante um estímulo.[1] Podemos definir a alergia como um distúrbio do sistema imunológico. O sistema imunológico interpreta a presença de um agente químico exógeno ou endógeno (autoimunidade) como um agente ameaçador; no entanto, o agente pode ser perfeitamente inócuo.[1] Os anticorpos são formados contra o agente químico e interagem com ele para provocar uma sequela local ou sistêmica, geralmente causada pela síntese e/ou liberação de agentes alérgicos endógenos denominados mediadores químicos da reação alérgica.

Classificação das reações alérgicas[2]

As reações alérgicas podem ser classificadas de acordo com:

1. O mecanismo imunológico envolvido
2. O tempo da sequência da reação alérgica
3. Os órgãos envolvidos com a reação alérgica.

A classificação mais comum das reações alérgicas é a baseada no mecanismo imunológico envolvido.[2] O Quadro 17.1 refere-se à classificação das reações alérgicas, de acordo com o mecanismo envolvido.

Tipo I: na primeira exposição ao alérgeno, ocorre a sensibilização, o que causa a produção de imunoglobulina E (IgE) pelos linfócitos; esses anticorpos IgE ligam-se às células (mastócitos e basófilos). Na segunda exposição ao alérgeno, a reação alérgica então se desenvolve. Note que há a necessidade de uma exposição prévia ao alérgeno para que ocorra a reação alérgica na exposição subsequente, se desenvolvida a alergenicidade. Então, essa reação do tipo I mediada pelo IgE é a reação anafilática.

Tipo II: as reações do tipo II são mediadas pela IgG e/ou IgM e geralmente envolvem discrasias sanguíneas.

Tipo III: as reações do tipo III dos complexos imunes (mediadas pela IgG e IgM) induzem a ativação do complemento (C_{3a} e C_{5a}), geralmente nas paredes dos vasos sanguíneos ou nas células basais. A ativação do complemento resulta em quimiotaxia das células brancas e localização e liberação de mediadores. As reações do tipo III resultam de microprecipitações em pequenos vasos sanguíneos e manifestam-se como febre, urticária, vasculite e glomerulonefrite.

Tipo IV: as reações do tipo IV são tardias e geralmente resultam em dermatite de contato. Elas são mediadas por células, e não anticorpos. São mediadas pelos linfócitos T, localizam-se na área de contato (dermatite de contato) e decorrem da sensibilização por meio da pele.

Resposta do hospedeiro à alergia a medicamentos

Os órgãos envolvidos (órgãos-alvo) na reação alérgica a medicamentos podem ser variados, em função das substâncias envolvidas nas reações alérgicas (tipos I e IV). Algumas são propensas a induzir certas reações de acordo com a classificação de Gell e Coombs[2] (Quadro 17.2) e de acordo com os sintomas da alergia manifestada. Algumas substâncias estão associadas especificamente a um ou poucos tipos de reações alérgicas (hidralazina, quinidina, fenitoína e lúpus eritematoso, metildopa e anemia hemolítica), enquanto outras (penicilinas, sulfonamidas) podem virtualmente causar tipos de alergias. O principal órgão atingido pelas reações alérgicas é o tecido cutâneo (pele). Também podem ser atingidos musculatura lisa (bronquial, gastrointestinal, vascular), células sanguíneas (hematológica) e certos sistemas (hepático, pulmonar, renal, arterial). Embora a pele seja o órgão mais afetado pelas reações alérgicas, situações de risco de morte podem ocorrer quando se envolve a musculatura lisa.[3]

Apesar de todos os fenômenos alérgicos serem importantes, dois são de particular importância em Odontologia: a reação do tipo I, ou anafilática (imediata), que pode apresentar potencial risco de morte e é classificada como uma emergência médica, e a reação alérgica do tipo IV, ou reação alérgica do tipo tardia, que se manifesta clinicamente como dermatite de contato.

A seguir, será abordada a anafilaxia generalizada (sistêmica), que realmente é uma situação de emergência médica.

Quadro 17.1 Classificação das reações alérgicas.

Tipo	Mecanismo	Sinais e sintomas	Tempo (início)
Tipo I	IgE – fixa-se na superfície celular dos mastócitos e basófilos. Liberação de mediadores químicos (aminas vasoativas)	Eritema, prurido, urticária, angioedema, sibilância, rinite, conjuntivite, hipotensão e broncoespasmo	Minutos a horas depois da exposição à substância
Tipo II (citotóxica ou citolítica)	Citotoxicidade – complexos imunes – circulantes (IgG ou IgM) – ligam-se às células sanguíneas e ativam o complemento	Anemia hemolítica, agranulocitose, trombocitopenia, anemia aplástica, vasculite	Variável
Tipo III (imunocomplexos)	Imunocomplexos – anticorpos IgM e/ou IgG – antígenos formam complexos imunes que se depositam em tecidos-alvos (geralmente paredes das células dos vasos sanguíneos ou células basais da membrana) e ativam o complemento	Doença do soro, reação de Arthus, glomerulonefrite crônica, doenças reumatoides, pneumonite por hipersensibilidade (alveolite alérgica extrínseca), vasculite leucocitoclástica, lúpus eritematoso induzido por substâncias	1 a 3 semanas depois da exposição à substância
Tipo IV (tardia)	Linfócitos sensibilizados liberam linfocinas – células T	Dermatite de contato, fototoxicidade, fotoalergia, rejeição a transplantes de órgãos	1 a 3 dias depois da exposição à substância

Quadro 17.2 Principais substâncias envolvidas nos quatro tipos de reações alérgicas, de acordo com a classificação de Gell e Coombs.

Tipo	Substância envolvida na reação
Tipo I	Penicilinas, sulfonamidas, salicilatos, tetraciclinas, estreptomicina, barbitúricos, iodetos
Tipo II	Quinina, quinidina, sulfonamidas, ouro, rifampicina, fenilbutazona, fenotiazinas, indometacina, tetraciclinas, hidrazalina, penicilinas, cefalosporinas, estreptomicina, anticonvulsionantes, ácido mefenâmico
Tipo III	Penicilinas, eritromicinas, barbitúricos, hidrazalina, procainamida, quinina, quinidina, sulfonamidas, fenitoína, iodetos, estreptomicina, fenilbutazona, salicilatos
Tipo IV	Griseofulvina, parabenos, quinina, fenotiazinas, sulfonamidas, mercúrio, níquel, carbamazepina, ácido nalidíxico, anestésicos locais, lincomicina, benoxaprofeno

Introdução

A definição de anafilaxia não é tão importante para o tratamento emergencial da reação anafilática e não existe concordância universal sobre tal definição. A Academia Europeia de Alergia e o Comitê de Imunologia Clínica propuseram a seguinte definição:[4] anafilaxia é uma reação de hipersensibilidade severa, com risco de morte, generalizada ou sistêmica, caracterizada pelo rápido desenvolvimento de sintomas nas vias aéreas (*airway*), respiração (*breathing*) e/ou circulação (*circulation*) – A, B, C; esses problemas geralmente estão associados a mudanças na pele e mucosas. O Colégio Americano de Alergia, por meio do Grupo de Trabalho de Asma e Imunologia,[5] realizou um levantamento da epidemiologia da anafilaxia com outros estudos epidemiológicos internacionais e chegou ao número de episódios de anafilaxia, que variam de 30 a 950 casos para cada 100.000 pessoas por ano. Dados mais recentes desse estudo na Inglaterra relatam o diagnóstico de anafilaxia em 75,5 casos para 100.000 pessoas em 2005. O cálculo a partir desses dados é que aproximadamente 1 em 1.333 pessoas da população inglesa experimentará reação anafilática em algum momento da vida.[6,7]

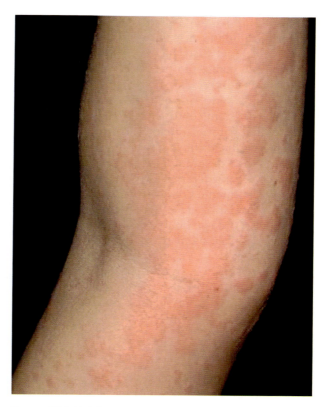

Figura 17.1 Urticária.

Anafilaxia

A verdadeira reação anafilática é mediada pela imunoglobulina IgE. As reações anafilactoides ou pseudoanafilaxias são aquelas que produzem um quadro semelhante à reação anafilática, mas não são mediadas pela IgE.[5] As reações anafiláticas são frequentemente situações que envolvem risco de morte e quase sempre são inesperadas. Mesmo que inicialmente os sintomas se apresentem de leves a moderados, a reação apresenta um grande potencial para a progressão e pode resultar em um quadro severo e irreversível. A demora ou o atraso do reconhecimento e o controle inicial dos sinais e sintomas podem resultar em fatalidade, em função da obstrução das vias aéreas (edema) e do colapso vascular.[7]

Esses eventos fisiológicos podem resultar em alguns dos sintomas clássicos da anafilaxia: sensação de calor (rubor), urticária/angioedema, prurido, broncoespasmo (estreitamento da luz bronquial), edema de laringe, cólicas abdominais com náuseas, vômitos e diarreia. Os pacientes frequentemente descrevem a sensação de morte iminente (*agor amini*).[5] A Figura 17.1 apresenta um caso de urticária.

Mortalidade

O prognóstico da anafilaxia é bom: menos de 1% de casos de fatalidade na maioria das diferentes populações-base de estudos.[8] No entanto, o risco de morte cresce entre os pacientes com asma, sobretudo aqueles com um tratamento ineficiente, ou em função da demora no uso da adrenalina no tratamento inicial no episódio de anafilaxia.[6] Na Inglaterra, acontecem aproximadamente 20 mortes anuais decorrentes da anafilaxia. Esse número pode estar subestimado.[7]

As mortes decorrentes da anafilaxia geralmente resultam da obstrução respiratória, ou do colapso cardiovascular, ou ambos.[9]

A necrópsia de pacientes que sofreram choque anafilático evidencia achados anatômicos, tais como hiperinsuflação pulmonar aguda (quadro geralmente causado por ventilação inadequada) e edema não inflamatório da laringe e trato respiratório superior. Outros achados são secreção brônquica, edema na submucosa (vias aéreas), congestão vascular, infiltração eosinofílica, hipóxia cerebral (edema) e edema cutâneo.[3] O sistema cardiovascular apresenta hipovolemia severa em função da grande permeabilidade vascular e saída de líquido dos vasos. Em alguns casos há lesões vasculares difusas associadas à congestão hepática e renal, trombose das artérias coronárias e hemólise.[10,11] Achados de vômitos indicando sufocamento, uma vez que tais situações ocorrem[11] entre 10 e 15% das anafilaxias; achados laboratoriais incluem triptase (proteinase contida nos mastócitos) sérica alta (> 20 mcg/dℓ)[11] relacionados à desgranulação de mastócitos.

Pessoas consideradas de risco de sofrer anafilaxia, principalmente crianças, devem levar consigo injetor automático de adrenalina carregado com adrenalina:[6] trata-se de um dispositivo que dosa a quantidade exata da medicação para a administração correta da dose. Possui o formato de uma caneta (pequena) que o indivíduo usa para autoinjetar a adrenalina intramuscular (pré-dosada). No Brasil, ainda não está disponível, mas seus nomes comerciais são EpiPen® e Twinject®.

Fisiopatologia

As reações anafiláticas são consequência da sensibilização alergênica, com formação de anticorpos específicos da classe IgE. Há interação de duas moléculas IgE fixadas aos mastócitos e basófilos com o alérgeno: quase imediatamente, essas células liberam uma série de mediadores químicos, incluindo histaminas, leucotrienos, prostaglandinas, tromboxano e bradiquininas.[12] Quando liberados em nível local e sistêmico, esses mediadores causam aumento da secreção de muco pelas membranas, aumento da capilaridade vascular e extravasamento de fluidos. Esse aumento de capilaridade vascular permite transferir 50% do fluido intravascular para o espaço extravascular em 10 minutos.[5] Como resultado, o colapso hemodinâmico pode ocorrer com pequenas ou nenhuma manifestação cutânea ou respiratória e ainda causa relaxamento significativo da musculatura lisa dos vasos sanguíneos (vasodilatação), bronquíolos e trato gastrointestinal.[13]

Etiologia

Qualquer antígeno tem capacidade de ativação do mecanismo da IgE e pode ser o gatilho para uma reação anafilática. Em termos etiológicos, as pesquisas geralmente listam as categorias a seguir como causas: agentes farmacológicos, alimentos, picadas de insetos e látex. O agente antígeno não pode ser identificado[12] em cerca de 5% dos casos. Uma síndrome clínica idêntica à anafilaxia, porém não mediada por IgE, conhecida como anafilaxia não alérgica ou reação anafilactoide, pode ocorrer na primeira exposição ao agente e não necessita de um período de sensibilização.

O Quadro 17.3 resume as causas da anafilaxia.[14]

Quadro 17.3 Síntese das causas da anafilaxia IgE mecanismo-dependente e anafilaxia IgE não mecanismo-dependentes.

1. IgE mecanismo-dependente
Substâncias, agentes químicos e biológicos: penicilinas, cefalosporinas, sulfonamidas, relaxantes musculares, vacinas, insulina, tiamina (vitamina B1), protamina (antídoto da heparina), gamaglobulina, antivenenos, formaldeído, óxido de etileno, clorexidina, sêmen
Alimentos: amendoim, nozes, mariscos, peixes, leite, ovos, frutas, vegetais, farinha
Veneno de himenópteros, saliva de insetos, outros venenos: abelhas, vespas, formigas, vespulas, cobras, escorpiões, medusas
Látex
Meio ambiente: pólen, folículos de cabelo, pele morta do cavalo, rompimento de cisto hidático*
2. Não mecanismo-dependente IgE
Fatores físicos: exercícios, frio, calor
Medicamentos e agentes biológicos: opioides, AAS, AINH[†], inibidores da ECA[††], vancomicina, radiocontraste, acetilcisteína, fluoresceína (xanteno – corante – microscópio)
Aditivo de alimentos: metabissulfitos tartrazina (E102 – corante alimentar)

*O cisto hidático ou hidatidose é causado pela fase larval do verme platelminto *Echinococcus granulosus*, que parasita o intestino do cão e outros animais. As larvas desenvolvem-se em grandes esferas cheias de líquido chamadas cistos hidáticos. Alguns podem atingir o tamanho de uma bola de bilhar e, após alguns anos, chegar ao tamanho de uma bola de futebol. Um cisto pode formar outros que se espalham pelo organismo, com consequências graves. † Anti-inflamatórios não hormonais. †† Enzima conversora de angiotensina I (relativamente inativa) em angiotensina II (ativa).

Agentes farmacológicos

Antibióticos, principalmente as penicilinas de administração parenteral, ácido acetilsalicílico (AAS), anti-inflamatórios não hormonais (AINH) e agentes para contraste administrados via intravenosa, quase sempre estão relacionados a situações agudas de anafilaxia. A penicilina é a causa mais comum de anafilaxia induzida por substâncias.[15] De 29 a 65% dos pacientes HIV-positivos são alérgicos às sulfas.[16]

AAS, AINH e agentes de contraste de administração intravenosa são os medicamentos mais associados com anafilaxia e com envolvimento de risco de morte.[12]

Alimentos

A anafilaxia por alimentos é a líder de causas das reações anafiláticas nos Estados Unidos. É estimado que ocorram 300.000 reações anafiláticas causadas por alimentos tratadas nos departamentos de emergências médicas e que haja entre 150 e 200 mortes a cada ano em função da anafilaxia.[17] A alergia aos alimentos afeta 6% das crianças pequenas e 3 a 4% da população adulta em geral.[17]

Das anafilaxias com fatalidades causadas por alimentos, a maioria é por amendoins (50-62%) e frutos de casca rija (15-30%),[18] que incluem amêndoa, castanha-do-pará, castanha-de-caju, avelã, macadâmia, nozes etc. Outros alimentos também são importantes na etiologia, tais como peixes, frutos do mar (camarão, caranguejo, lagosta, ostra, vieira, marisco e outros), sementes (algodão, gergelim, mostarda), leite, frutas (p. ex., morango) e vegetais.[13] Geralmente, os mecanismos de reação mais frequentes são broncoespasmo e asfixia.[12]

Picadas de insetos

A anafilaxia fatal há tempos é relacionada a picadas de himenópteros (maior grupo de insetos que compreende vespas, abelhas, formigas, vespulas – conhecidas, nos Estados Unidos, como *yellow jacket*). A anafilaxia fatal pode se desenvolver quando o indivíduo picado anteriormente desenvolve o IgE e é picado novamente. A reação fatal ocorre de 10 a 15 minutos e o colapso vascular é o mecanismo mais frequente nesses casos.[12]

Os pacientes com risco de alergia a insetos, para prevenção quando no campo, devem evitar caminhar na vegetação[19] e utilizar roupas claras coloridas (dar preferência para roupas brancas ou de cor natural, de manga comprida) e perfumes, colônias, *sprays* de cabelo (cosméticos), pois atraem os insetos.

Látex

A borracha natural é extraída da seiva da seringueira (*Hevea brasiliensis*). É uma mistura complexa de poli-isopreno, lipídios, fosfolipídios e proteínas. O agente alergênico mais importante parece ser a proteína de látex.[20]

Indivíduos com espinha bífida apresentam alta incidência de alergia ao látex. De acordo com a Spina Bifida Association of America (SBAA), mais de 73% de crianças e adolescentes com espinha bífida apresentam sensibilidade ao látex.[21] Acredita-se que o aumento da sensibilidade nessa população seja em função de exposições frequentes ao látex, uma vez que esses pacientes sofrem vários procedimentos cirúrgicos, intervenções frequentes para testes diagnósticos e são expostos a cateteres e luvas, enfim, diversos componentes com látex.[20,22]

A American Academy of Allergy Asthma and Immunology relata 220 casos de anafilaxia induzida por látex resultando em três mortes.[19] A SBAA recomenda que esses pacientes sejam tratados desde o seu nascimento como se fossem alérgicos ao látex e devem usar um bracelete de alerta médico (alergia), de acordo com a medicalert.org (www.medicalert.org), além de carregarem consigo adrenalina autoinjetável.

Profissionais de saúde e da área médica e odontológica podem desenvolver alergia ocupacional pelo uso de luvas de látex. Os fatores de risco adicionais à alergia ao látex são: história de atopia, que pode se manifestar como rinite, doenças respiratórias reativas ou dermatites infantis; eczema facilita o contato com as proteínas do látex via pele; alergia a determinados alimentos como abacate, kiwi, banana, castanha (pela alta taxa de reação cruzada ao látex).[23] No Quadro 17.4, são citados os fatores de risco de alergia ao látex. No tópico "Alergias relacionadas à Odontologia", serão discutidas as possíveis implicações do látex em Odontologia.

Quadro 17.4 Principais fatores de risco de alergia ao látex.

Profissionais da saúde
História familiar de atopia (asma brônquica, rinite alérgica, dermatite atópica, conjuntivite alérgica, síndrome de hipereosinofilia e alergias alimentares)
História de eczema alérgico
Febre do feno
Espinha bífida
Lesões de medula espinal
Cirurgia antes de 1 ano de idade
Histórico de múltiplas cirurgias
Anormalidades urogenitais congênitas
Malformação intestinal
Sexo feminino
Síndrome látex-fruta (alergia a abacate, banana, castanha, kiwi, abacaxi, pera, damasco, cereja, melão, figo, uva, mamão, maracujá, batata, tomate, aipo)

Severidade da anafilaxia: leve, moderada e severa

Como já descrito, não existe um consenso internacional quanto à definição precisa da anafilaxia, nem um acordo quanto aos graus, sistema de classificação validado, provável e padronizado que se possa relacionar com os achados clínicos da anafilaxia condizente com a severidade, urgência, tratamento ou resultados.

Um sistema baseado na retrospectiva com estatísticas multivariadas da análise de aproximadamente 1.000 casos clinicamente diagnosticados como reações de hipersensibilidade generalizada classificou três graus de severidade,[24] conforme o Quadro 17.5. Reações leves são reações alérgicas generalizadas confinadas à pele. Reações moderadas e severas envolvem diversos órgãos ou sistemas, estão vinculadas à necessidade de administração de adrenalina e representam a verdadeira reação anafilática, de acordo com os critérios do National Institute of Allergy and Infectious Disease e da Food Allergy Anaphylaxis Network (NIAID e FAAN).[24]

Quadro 17.5 Graus de severidade das reações de hipersensibilidade generalizada.

Grau de severidade	Definido por
Leve* (somente envolvimento de pele e tecido subcutâneo)	Eritema generalizado, urticária, edema periorbital ou angioedema
Moderada† (achados clínicos sugerindo envolvimento respiratório, cardiovascular ou gastrointestinal)	Dispneia, estridor, sibilância, náusea, vômitos, diaforese, tonturas (pré-síncope), "aperto na garganta" ou dores abdominais
Severa ou grave† (hipóxia, hipotensão e comprometimento neurológico)	Cianose ou SpO_2 < 92%, hipotensão (PA sistólica < 90 mmHg), confusão mental, colapso, inconsciência e incontinência

*Reações leves podem ser subclassificadas em: com presença de angioedema e sem presença de angioedema.
† Os graus moderado e severo constituem a verdadeira anafilaxia.
Modificado de Brown, 2009.

Manifestações clínicas

A velocidade do surgimento dos sintomas está relacionada ao mecanismo da exposição e à severidade da reação. A exposição a um antígeno via parenteral pode causar situações com potencial envolvimento de risco de morte (anafilaxia) em minutos; já a exposição ao antígeno via oral ou via tópica pode produzir sintomas tardiamente, depois de horas.

Tecido cutâneo e reação alérgica generalizada

Pródromo ou fase premonitória é a sensação de calor, formigamento, ansiedade e morte iminente que precedem o eritema generalizado, urticária com prurido e angioedema do pescoço, face, lábios e língua. Rinorreia, hiperemia conjuntival e lacrimejamento geralmente são sintomas que se manifestam.

Dos pacientes que sofrem anafilaxia, 89% apresentam sinais cutâneos, o que auxilia no diagnóstico imediato.[24] O desenvolvimento da anafilaxia sem o envolvimento da pele parece ser mais frequente em crianças, nas quais o comprometimento respiratório é o mais evidente.[25]

Reações sistêmicas

A marca oficial da anafilaxia é a precipitação de disfunção em múltiplos órgãos, com envolvimento dos sistemas respiratório, cardiovascular, neurológico e gastrointestinal.

1. **Manifestações respiratórias**

Sensação de "aperto" na garganta e tosse podem preceder o crítico desconforto respiratório em função do edema na orofaringe ou na laringe com dispneia, rouquidão, estridor e mesmo afonia ou broncoespasmo com taquipneia e sibilância. Hipóxia com a saturação de oxigênio menor que 92% (oxímetro de pulso) mostra a necessidade de intervenção imediata. Veja o Quadro 17.5 sobre graus de severidade da anafilaxia.

2. **Manifestações no sistema cardiovascular e neurológico**

Sensação de tontura (prestes a desmaiar), sudorese, incontinência, síncope ou coma podem preceder o colapso cardiovascular com taquicardia, anunciando uma anafilaxia severa ou grave (Quadro 17.5). Essas arritmias são benignas, isto é, com ritmos supraventriculares, particularmente em crianças, mas podem progredir para uma situação de "ausência de pulso" palpável, indicando a necessidade imediata de iniciar uma ressuscitação cardiopulmonar (RCP).

3. **Manifestações gastrointestinais**

Dificuldade ou dores durante a deglutição, náuseas, vômitos, diarreia e cólicas abdominais podem estar associadas às reações severas ou graves, embora esses sintomas quase sempre sejam ofuscados pelos mais importantes e imediatos que apresentem potencial envolvimento de risco de morte (A-B-C).

Diagnóstico da anafilaxia

Os sinais e sintomas da anafilaxia desenvolvem-se rápido, em geral em minutos após a exposição ao alérgeno. A reação se processa rapidamente pela pele, que sofre alterações; ocorrem situações que envolvem risco de morte, por exemplo, se vias aéreas e/ou respiração e/ou circulação (A-B-C) encontram-se envolvidas. Essa reação em geral é inesperada. Há dificuldade em apresentar o diagnóstico por causa da variedade dos sintomas e possível apresentação clínica. O Quadro 17.6 evidencia os possíveis sintomas da anafilaxia.

Quadro 17.6 Sintomas da progressão da anafilaxia.

1. Início e progressão rápida dos sintomas
2. Problemas que envolvem situações de risco de morte: vias aéreas e/ou respiração e/ou circulação
    A. Edema das vias aéreas, por exemplo, inchaço de língua e garganta (edemas de faringe e laringe). O paciente apresenta dificuldade de respirar e deglutir, sente a garganta "fechada" e apresenta voz rouca
    B. Diminuição da respiração – aumento da frequência respiratória, sibilância, confusão mental causada pela falta de oxigênio, cianose; geralmente um dos últimos sinais é a parada respiratória
    C. Sinais de choque: palidez e sudorese, aumento da frequência cardíaca (pulso) – taquicardia, hipotensão – sensação de desmaio iminente (tonturas) – colapso, diminuição do nível de consciência ou perda da consciência, parada cardíaca
3. Alterações na pele e/ou mucosas (rubor, prurido, enxatema, edema).

Quadro 17.7 Critério clínico para o diagnóstico da anafilaxia aguda.

A anafilaxia é altamente provável quando qualquer um dos três critérios seguintes é completado:[27]
1. Início agudo da doença – minutos ou horas – com envolvimento de pele, mucosas ou ambos (p. ex., urticária generalizada, coceiras ou vermelhidão, inchaço dos lábios, língua, úvula)
E ao menos um dos itens a seguir:
a) Comprometimento respiratório: dispneia, broncoespasmo (sibilância), estridor, diminuição do fluxo respiratório, hipoxemia
b) Redução da pressão arterial ou disfunção de órgãos com desfechos cardiovasculares: hipotonia (colapso), síncope, incontinência
2. Dois ou mais dos eventos a seguir, que ocorram rapidamente após a exposição do paciente ao alérgeno (minutos ou várias horas)
a) Envolvimento da pele ou mucosa: urticária generalizada, vermelhidão, coceiras, edema ou inchaços dos lábios, língua, úvula
b) Comprometimento respiratório: dispneia, broncoespasmo (sibilância), estridor, diminuição do fluxo respiratório, hipoxemia
c) Redução da pressão arterial ou disfunção de órgãos com desfechos cardiovasculares: hipotonia (colapso), síncope, incontinência
d) Sintomas gastrointestinais persistentes: cólicas abdominais, dores e vômitos OU
3. Redução da pressão arterial após exposição ao alérgeno conhecido para esse paciente (minutos ou várias horas)
a) Bebês e crianças: pressão sistólica baixa (idade) ou superior a 30% de redução da pressão arterial sistólica
b) Adultos: pressão arterial sistólica abaixo de 90 mmHg ou redução maior do que 30% da pressão arterial basal do paciente

Nos Estados Unidos, em 2005, o NIAID/FAAN[26,27] propôs um novo critério para o diagnóstico de anafilaxia, proporcionando aos médicos, cirurgiões-dentistas e profissionais da saúde uma interpretação simplificada para a rápida obtenção do diagnóstico de anafilaxia. Esses critérios do NIAID/FAAN é a representação visual proposta[27] (Quadro 17.7): não fica ressaltado apenas o diagnóstico rápido, isto é, o reconhecimento da anafilaxia. É muito provável que facilite e ajude os profissionais de saúde a ensinar e facilitar o aprendizado, no sentido de melhorar o reconhecimento e o diagnóstico da anafilaxia.

Tradicionalmente, a anafilaxia refere-se a reações alérgicas que envolvam risco de morte em adultos e crianças e que necessitam de tratamento imediato, tais como comprometimento respiratório ou choque (choque anafilático), como manifestação do quadro de hipotensão ou sinais hipoperfusão de órgão críticos.[26,28] No entanto, existe um grande consenso de que a anafilaxia é uma reação alérgica sistêmica que tipicamente envolve mais de um órgão ou sistema, mas raramente se apresenta apenas com comprometimento cardiovascular.[26] A seguir, os critérios para o reconhecimento da anafilaxia, de acordo com a NIAID/FAAN.[27]

Quadro de anafilaxia quando um dos três critérios são preenchidos[27]

1. Início agudo dos sinais e sintomas da anafilaxia (minutos a horas) com envolvimento de pele, mucosas ou ambos, por exemplo, urticária generalizada, prurido, vermelhidão, edema de lábios, língua ou úvula.

   No mínimo, mais um dos seguintes sintomas:

   - Comprometimento respiratório (p. ex., dispneia, sibilância ou broncoespasmo, estridor, redução do fluxo respiratório, hipoxemia)
   - Redução da pressão sanguínea ou sintomas associados a disfunções de órgãos com desfechos cardiovasculares (p. ex., hipotonia, colapso), síncope, incontinência.

2. Dois ou mais dos sintomas a seguir que ocorrem rapidamente depois da exposição do paciente ao alérgeno (minutos a horas).

   - Envolvimento da pele ou mucosas (p. ex., urticária generalizada, prurido ou rubor, edema de lábios, língua ou úvula)

- Comprometimento respiratório (p. ex., dispneia, sibilância ou broncoespasmo, estridor, redução do fluxo respiratório, hipoxemia)
- Redução da pressão sanguínea ou sintomas associados a disfunções de órgãos com desfechos cardiovasculares (p. ex., hipotonia, colapso, síncope, incontinência)
- Sintomas gastrointestinais persistentes (p. ex., cólicas abdominais, vômitos).

3. Redução da pressão arterial após a exposição do paciente ao alérgeno (minutos a horas).

- Bebês e crianças: pressão arterial diastólica* baixa ou > 30% de diminuição da pressão diastólica basal
- Adultos: pressão arterial sistólica < 90 mmHg ou > 30% de diminuição da pressão diastólica basal.

Diagnóstico diferencial

A relação temporal entre o contato com o agente suspeito e o início dos sintomas, ou seja, o início rápido do aparecimento dos sintomas, geralmente facilita o diagnóstico. As reações alérgicas que acometem um único órgão ou as reações que não apresentam relação aparente com o agente são as que têm relação com outras entidades.[26,28]

A síndrome clínica que mais se assemelha à anafilaxia é a síncope vasovagal (desmaio), secundária ao estresse ou à dor repentina ou inesperada, em ambiente odontológico, na maioria das vezes durante ou logo após a administração do anestésico local.[29] Porém, em poucos aspectos, a síncope assemelha-se à anafilaxia, somente no que diz respeito à perda de consciência: na síncope, os sintomas são de palidez e bradicardia, ao contrário da reação alérgica, em que pode ocorrer a perda de consciência rápida, porém com rubor, taquicardia e consequente hipotensão, além das manifestações cutâneas típicas da anafilaxia que não ocorrem na síncope.[30]

Outros quadros são parecidos à anafilaxia, como as reações de superdosagem dos anestésicos locais; no entanto, os sintomas são diferentes, pois incluem tonturas, tremores musculares, diplopia e bradicardia em função de largas doses de anestésicos locais ou injeção inadvertida intravascular, além de inconsciência. A seguir, alguns quadros que podem ser confundidos com anafilaxia:[12,31,32]

---

*Pressão arterial diastólica baixa para crianças é definida como < 70 mmHg para crianças com 1 mês a 1 ano de idade; para crianças de 1 a 10 anos de idade, calcular: < 70 mmHg + (2 x idade); para crianças de 11 a 17 anos, < 90 mmHg.

- Intoxicação alimentar por escombrídeos (peixes): quadro que se desenvolve após 30 minutos da ingestão de peixe estragado, incluindo atum, cavala ou golfinho (mahi-mahi); a intoxicação por escombrídeos costuma apresentar quadro de urticária, náuseas, diarreia, vômitos e dores de cabeça. O tratamento é realizado com anti-histamínicos
- Angioedema: o angioedema hereditário é indistinguível do angioedema da anafilaxia ou o angioedema relacionado a substâncias; no entanto, outros sinais e sintomas estão presentes na anafilaxia, como rubor, prurido, urticária etc. O angioedema hereditário é tratado com inibidor de C1 esterase (C1-INH) diminuído, que é uma proteína encontrada na parte fluida do sangue que controla o C1, o primeiro componente do sistema complemento.[30] Os fatores que precipitam o angioedema hereditário são desconhecidos, mas, em alguns casos, os traumatismos e o estresse emocional podem ser fatores precipitantes. Pacientes com angioedema hereditário, deficiência de C1-INH, podem desenvolver edema facial, situações que envolvem risco de morte, como edema na faringe (obstrução de vias aéreas) e outros sintomas após cirurgia dental. Os pacientes que ainda não foram diagnosticados são os de maior risco; o edema de laringe pode ocorrer em até dois dias após uma exodontia, envolvendo risco de morte[33]
- Inibidores da enzima conversora da angiostensina (IECA – p. ex., captopril, enalapril, lisinopril). Sua principal indicação é para o tratamento de hipertensão e estão associados ao angioedema.[34] Essa reação pode se desenvolver dias ou anos após o início do tratamento com IECA. A melhor forma para o tratamento deste tipo de angioedema não está clara, mas um tratamento agressivo nas vias aéreas se faz necessário
- A hiperventilação pode ser erroneamente interpretada como a fase inicial da anafilaxia em função da respiração forçada; no entanto, outros sinais não estarão presentes
- Transtornos do pânico: em alguns casos de ataques de pânico, desenvolve-se o estridor como resultado da adução forçada das cordas vocais; no entanto, não estão presentes manifestações cutâneas (urticária), angioedema ou hipotensão,[30,35] presentes na anafilaxia
- Síndrome da perda do fôlego em crianças (breath-holding).[36] Ocorre em crianças entre 4 meses e 4 anos de idade e é geralmente benigna. São semelhantes à síncope na fisiopatologia, porém o fator desencadeante é o choro. A simples contra-

riedade ou pequenos traumatismos, geralmente encefálicos, antes que o choro seja percebido, pode provocar a perda do fôlego. A criança inicia o choro na fase inspiratória, sendo este interrompido pela parada respiratória (perda do fôlego), ou a criança segura ou prende a respiração, que demora segundos e pode se associar a palidez e até mesmo cianose.[32,36] A parada respiratória é revertida espontaneamente ou com estímulos dos pais, voltando a criança a chorar, em fase expiratória. Em algumas crianças, essa recuperação não ocorre e a perda do fôlego chega a uma verdadeira síncope,[32] com perda da consciência, que pode ser seguida de postura hipertônica ou mioclonias nos membros, liberação de urina ou fezes, simulando uma crise epiléptica.[32] No entanto, não apresentam os sinais cutâneos presentes na anafilaxia.

No Quadro 17.8, são citadas algumas doenças e o diagnóstico diferencial de anafilaxia.[9]

Alergias relacionadas à Odontologia

Anestésicos locais

As reações alérgicas a anestésicos locais podem ocorrer com muito mais frequência com os anestésicos tipo éster, que incluem a procaína, a tetracaína e a benzocaína. Em função do seu metabolismo, eles são hidrolisados pela pseudocolinesterase, formando o ácido para-aminobenzoico (PABA), principal responsável pelas reações alérgicas, e formando também compostos relativos ao éster, tais como procaína, benzocaína e tetracaína, compostos relativos como a penicilina G procaína e a procainamida (fármaco antiarrítmico).[29] A alergia aos anestésicos locais tipo éster é bem documentada e relativamente comum. Já a reação alérgica aos anestésicos locais tipo amida é raríssima ou praticamente inexistente.[37] Quando relatadas e depois de mais bem inves-

Quadro 17.8 Doenças e diagnóstico diferencial da anafilaxia.

Descompensação respiratória aguda
- Asma, aspiração de corpo estranho, embolismo pulmonar

Perda da consciência
- Síncope vasopressora, distúrbios convulsivos, arritmias

Distúrbios lembrando anafilaxia
- Mastocitose sistêmica (doença que resulta na proliferação neoplásica dos mastócitos envolvendo pele, medula óssea, fígado, baço e gânglios linfáticos); a desgranulação dos mastócitos precipita rubor, *flushing*, urticária, prurido, hipotensão, síncope
- Síndrome carcinoide é um padrão de sintomas tipicamente exibidos por pessoas com tumores carcinoides. Esses tumores secretam uma grande quantidade de serotonina, causando inchaço ou dilatação dos vasos sanguíneos. Os sintomas que mais evidenciam são rubor na face e na parte superior do tórax, diarreia, cólicas abdominais e dificuldade respiratória
- Síndrome do restaurante chinês (MSG): o glutamato monossódico (MSG) é o sal sódico do ácido glutâmico presente na culinária chinesa. Na década de 1960, foi relacionado à síndrome do restaurante chinês, que resulta em sintomas como vermelhidão facial, ondas de calor, formigamento ou sensação de queimação na região perioral, rigidez na parte superior do pescoço, opressão torácica, náuseas, vômitos e taquicardia. Não foram encontradas evidências científicas a essas reações, mas é possível que alguns grupos de pessoas sejam sensíveis a alguns aditivos alimentares; o MSG é quimicamente similar a um dos mais importantes neurotransmissores no cérebro, que é o glutamato
- Escombroidose por ingestão de peixes
- Angioedema hereditário
- Feocromocitoma (tumor na medula da glândula adrenal) que apresenta sintomas como diaforese, palidez, palpitações, dor torácica, ansiedade, hipertensão, tremores, fraqueza e ruborização.

Doenças não orgânicas
- Hiperventilação
- Ataques de pânico
- Disfunção das cordas vocais
- Síndrome de Munchausen: transtorno psiquiátrico conhecido como transtorno factício. Os afetados fingem a doença a fim de chamar a atenção para si, também conhecida como síndrome da dependência do hospital. A pessoa afetada exagera ou cria sintomas de doenças em si mesma para ganhar investigação e tratamento, atenção e simpatia do médico.

tigadas, em geral são reações relacionadas a fatores psicogênicos, idiossincrasias ou superdosagem.[38,39] Embora a verdadeira alergia ao anestésico local tipo amida seja raríssima,[39] os pacientes podem apresentar alergia a alguns componentes dos tubetes anestésicos que serão descritos a seguir.

Qual o conteúdo de 1 tubete de anestésico local?

O sal anestésico, por exemplo, lidocaína HCl, cloreto de sódio, isotonicidade da solução, água estéril para o volume da solução. Se a solução anestésica se apresentar com vasoconstritor (adrenalina ou levoarterenol), será adicionado o (meta) bissulfito de sódio (um antioxidante do vasoconstritor) e o metilparabeno (um agente bacteriostático). O Quadro 17.9 mostra a composição do tubete anestésico com e sem vasoconstritor.

Os itens de especial interesse são o metilparabeno e o bissulfito de sódio.

1. **Parabenos**: função bacteriostática

Os parabenos (metil, etil e propil) são agentes bacteriostáticos adicionados a várias substâncias, alimentos e cosméticos de múltiplos usos. Os parabenos são estruturalmente relacionados aos ésteres (anestésicos locais). Sendo assim, apresentam maior potencial para causar alergias. Com o aumento do seu uso, a frequência da sensibilização tem aumentado incrivelmente. Os parabenos estão sendo usados amplamente em itens que não são medicações, como cremes para pele, loções para cabelos, batons, preparações cosméticas, cremes dentais, sabonetes, refrigerantes, doces, xaropes e preparados em pó para a pele.[40] Em resposta ao aumento na incidência das reações alérgicas a esses produtos, alguns têm sido denominados, nos Estados Unidos, de "não alergênicos", ou seja, não contêm parabenos em sua formulação. Embora anafilaxias tenham sido reportadas, a alergia ao parabeno raramente é sistêmica e parece ter apenas reações localizadas, como erupções cutâneas ou edemas localizados.[38] Em 1984, a US Food and Drug Administration (FDA) determinou a remoção do parabeno dos tubetes anestésicos nos Estados Unidos. No Brasil, o parabeno ainda faz parte da composição de algumas marcas de tubetes anestésicos.

2. **Bissulfitos**: função antioxidante do vasoconstritor (epinefrina e levonordefrina), preservação da cor e aparência do anestésico local.

A alergia ao bissulfito de sódio ou metabissulfito tem sido relatada com muita frequência.[41-43] Os bissulfitos são antioxidantes e a reação de interesse é $SO_3^{-2} + 1/2\ O^2 = SO_4^{-2}$, que resulta na remoção do oxigênio da solução. Eles são usados em restaurantes, geralmente aplicados em *spray* em frutas e vegetais, para evitar a descoloração. Também são usados em vinhos, cervejas, bebidas destiladas, gelatinas, alimentos industrializados e outros.[41] Os sulfitos são convertidos no meio ácido do estômago em SO_2 e H_2SO_3, que pode ser inalado. As pessoas alérgicas ao bissulfito, quando em contato com ele, apresentam quadro de alergia respiratória e broncoespasmo. Dentre a população de pacientes asmáticos, 10% são alérgicos aos sulfitos.[44] Estudos

Quadro 17.9 Composição do tubete anestésico, com e sem vasoconstritor.

Componente	Função	Solução anestésica sem vasoconstritor	Solução anestésica com vasoconstritor
Anestésico local (p. ex., lidocaína HCl)	Bloqueio da condução nervosa	X	X
Cloreto de sódio	Isotonicidade da solução	X	X
Água estéril	Diluente (volume)	X	X
Vasoconstritor (p. ex., adrenalina)	Profundidade e duração da anestesia, diminui a absorção do anestésico local para o sangue e vasoconstritor		X
(Meta) bissulfito de sódio	Antioxidante do vasoconstritor		X
Metilparabeno*	Agente bacteriostático (aumento da validade, manutenção da solução estéril)	X	X

* O metilparabeno foi removido dos anestésicos locais nos EUA por determinação da FDA. No Brasil, ainda está presente em algumas marcas de tubetes anestésicos.

demonstraram que os sulfitos presentes nos anestésicos locais com vasoconstritor podem induzir ataques de asma.[45] Existem relatos de anafilaxia aguda em relação ao bissulfitos.[43,44,46]

Pacientes com histórico de alergia ao bissulfito de sódio ou metassulfito podem alertar o profissional sobre a possibilidade de reações semelhantes ao metabissulfito presente no tubete anestésico. O bissulfito de sódio está presente apenas no anestésico local com vasoconstritor (p. ex., adrenalina). Portanto, em pacientes que apresentam alergia ao bissulfito, é sugerido que se selecione um anestésico local sem vasoconstritor, como mepivacaína a 3% sem vasoconstritor. Os sulfitos não apresentam alergia cruzada com os antibióticos tipo sulfa (sulfonamida).[47]

Os anestésicos tópicos são também potenciais alergênicos; na maioria são anestésicos do tipo éster, como benzocaína e tetracaína. Mesmo os anestésicos tópicos do tipo amida (p. ex., lidocaína *spray* ou pomada) contêm conservantes como os parabenos (metil, etil, propil), então as alergias devem sempre ser consideradas ao aplicar tais medicamentos. É evidente que devemos realizar uma anestesia menos dolorosa; preconiza-se, sim, o uso desses agentes tópicos que trazem mais conforto ao paciente durante a aplicação da injeção do anestésico local, porém deve-se obter, a partir do que aqui foi mencionado, uma história médica mais detalhada, e o profissional, a partir do embasamento médico, deve avaliar a sua indicação em relação à alergia. Se alguma dúvida permanecer, deve-se indicar o paciente para uma consulta médica e possíveis testes, para melhor avaliação antes da administração das medicações aqui descritas.

Os sinais e sintomas das reações alérgicas aos sulfitos são semelhantes à asma – taquipneia, sibilância, broncoespasmo, dispneia, taquicardia, tonturas e fraqueza – embora rubor (severo), urticária generalizada, angioedema, prurido, rinite, conjuntivite, disfagia, náuseas e diarreia também tenham sido relatados.[48] Os sintomas foram reportados após a exposição aos sulfitos, especialmente em função da ingestão de alimentos.

Prevenção: as reações adversas aos sulfitos ocorrem principalmente em pacientes com histórico de alergia atópica e asma.[48] Nestes, em particular, é importante selecionar um anestésico local sem vasoconstritor.

Situações de alergia comprovada aos anestésicos locais

Algumas substâncias apresentam propriedades anestésicas, como a clorpromazina[54] e os anti-histamínicos.[55] No entanto, em situações extremas de alergia comprovada aos anestésicos locais, uma alternativa na abordagem odontológica que pode ser utilizada são os anti-histamínicos como solução anestésica. Os anti-histamínicos têm propriedades anestésicas e ainda podem ser adicionados com epinefrina para a formulação de um anestésico local.[55] O professor Malamed descreve em seu *site* uma técnica alternativa de anestésico local com a sua diluição a 1% e como adicionar a epinefrina a 1:100.000. O cloridrato de difenidramina, que é um anti-histamínico bloqueador de H_1 com propriedades anestésicas, pode ser usado como anestésico local;[55,56] ele explica como diluir o cloridrato de difenidramina, adicionar a adrenalina e preparar a solução na proporção 1:100.000, semelhante às preparações comerciais. A injeção desse fármaco como anestésico local é mais dolorosa (provoca sensação de queimação na sua aplicação); nesse caso, pode-se adicionar a sedação inalatória, com a mistura de $N_2O + O_2$, no sentido de controlar a dor da aplicação.

Outra opção para esses casos de alergia comprovada é a abordagem em ambiente hospitalar, lançando mão da anestesia geral.

Látex

Um dos primeiros a utilizar as luvas de látex em cirurgia foi o médico Willian Haslted, importante cirurgião nos Estados Unidos, em 1890.[49] Em novembro de 1884, foi o primeiro a realizar o bloqueio nervoso na mandíbula com anestésico local (cocaína).[50]

Contudo, a hipersensibilidade ao látex em pacientes odontológicos e profissionais da Odontologia aumentou significativamente desde a introdução universal do controle de infecções, somente há 20 anos. As repetidas exposições ao látex nas clínicas odontológicas são conhecidas e provocaram respostas imunes adversas. Essas exposições podem até originar situações que envolvam risco de morte, isto é, reações alérgicas severas.[51]

A alergia ao látex pode conduzir a reações alérgicas dos tipos I e IV, de acordo com a classificação de Gell e Coombs[2] (Quadro 17.1).

No consultório odontológico, as reações do tipo I foram relacionadas à exposição de luvas de látex, lençóis de borracha e taças de borrachas para profilaxia.[52]

As reações do tipo IV envolveram reações tardias relacionadas à área de contato, sendo a dermatite alérgica a reação mais comum.[37]

Numerosos itens usados na prática odontológica contêm borracha natural (látex) e, portanto, existe a possibilidade de alergias. Alguns estão listados no Quadro 17.10.

Quadro 17.10 Exemplos das principais fontes de látex em Odontologia.

Luvas
Dique de borracha para isolamento absoluto
Pontas de aspiradores
Tubos de aspiração
Taças de borrachas para profilaxia
Elásticos usados em Ortodontia
Tubetes anestésicos
Potes para a manipulação de matérias
Máscaras faciais com látex, por exemplo, elásticos para fixação

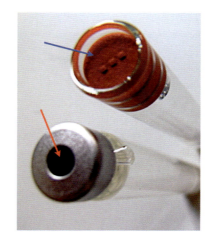

Figura 17.3 *Stopper* ou êmbolo de borracha e o diafragma dos tubetes anestésicos.

Um item que pode conter uma pequena quantidade de látex é o tubete de anestésico local. As duas extremidades do tubete são revestidas de borracha. Um lado contém o êmbolo de borracha ou *stopper*, onde se insere o arpão da carpule para se realizar a aspiração prévia à administração do anestésico local; ele funciona como um pistão que literalmente "empurra" a solução anestésica para o lado (onde foi inserida a agulha). Do outro lado do tubete está o diafragma (acondicionado com a capa de alumínio), onde se insere a agulha (porção posterior). As Figuras 17.2 e 17.3 evidenciam o *stopper* e o diafragma do tubete de anestésico local.

Os dois componentes (êmbolo e diafragma) podem conter látex,[37] que, por sua vez, pode induzir reações. No entanto, reações alérgicas nesse sentido são desconhecidas.[52] A inserção da agulha no diafragma pode "contaminar" a solução anestésica com látex, existindo a possibilidade de reações alérgicas em indivíduos alérgicos a látex.[52]

Existe tendência de remoção do látex nos tubetes anestésicos. Em outros países, já existem anestésicos sem látex;[53] certamente, no futuro teremos tubetes anestésicos sem látex.

A seguir, são relacionados os tipos de reações alérgicas que ocorrem com indivíduos que apresentam sensibilidade ao látex.

Dermatite de contato irritativa

1. Resposta não alérgica
2. Responsável por 80% das causas das dermatites de contato
3. Causada por:
   - Lavagem inadequada das mãos com sabonetes
   - Secagem inadequada das mãos
   - Exposição a temperaturas extremas.

Dermatite de contato alérgica

1. Reação do tipo IV – tardia
2. A resposta alérgica ocorre de 2-4 dias após a exposição
3. Pode se desenvolver anos após o contato.

Resposta alérgica imediata

1. Tipo I – imediata
2. A resposta ocorre 15 minutos após a exposição ao alérgeno
3. Três tipos:
   - Urticária de contato
   - Rinite/asma
   - Anafilaxia.
4. Frequentemente requer tratamento apropriado e imediato, uma vez que envolve risco de morte.

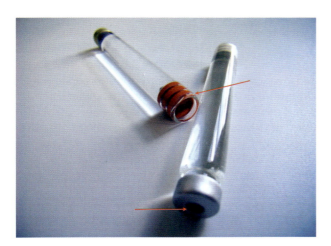

Figura 17.2 *Stopper* de um tubete anestésico e o diafragma – capa de alumínio.

Quadro 17.11 Diretrizes para promover uma prática odontológica segura para pacientes alérgicos a látex.

Consultório e/ou ambulatório	Limpeza prévia – para remover do ambiente possíveis partículas de látex – para o atendimento de pacientes alérgicos ao látex
a. Cirurgiões-dentistas e assistentes	Não utilize luvas de látex (especialmente em contato com as mucosas), mas luvas de neoprene, policloropreno, vinil, nitrilo (borracha acrílica). Use pó para as luvas sem látex (*latex free*)
b. Lençol de borracha (isolamento absoluto)	Não use; utilize isolamento de silicone
c. Seringas descartáveis	Use seringas sem látex, verifique com o fabricante.
d. Anestésicos locais	Use anestésicos de ampolas de plástico e sem látex (não disponível no Brasil); solicite com o fabricante; utilize anestésicos locais importados – sem látex
e. Materiais de moldagem	Sem contraindicações (a maioria é sintética)
f. Outros produtos	Disco de polimento, baixo risco – use com cautela Borrachas para polimento – use brocas de polimento para acabamento Máscaras – usar sem látex – selecione com o fabricante Aspiradores ("sugadores") – utilize de metal Taças de borrachas para profilaxia – evite
g. Ortodontia	Dispositivos extrabucais de sustentação não devem ter látex; as ligaduras elásticas podem ser um problema, portanto, substitua por fios de aço. Atenção aos aparelhos (alicates) com os cabos com plástico – se possível, remova
h. Endodontia	As pontas de guta-percha são derivadas de árvores da mesma família das seringueiras e apresenta menos potencial de alergia cruzada. No entanto, estudos mostram que quando as pontas de guta-percha ultrapassam o ápice radicular durante a obturação do canal radicular (*overfilling*), isso pode resultar em reações alérgicas

Fonte: J Allergy Clin Immunol 1994; 93; 943-4. Modificado de ASCIA.[41]

Prevenção

O questionário e o histórico médico do paciente podem propiciar o reconhecimento de possíveis pacientes alérgicos ao látex (ver Quadro 17.4) e evidenciar os principais fatores de risco de alergia ao látex; por exemplo, se um paciente relata ter alergia a algumas frutas, o profissional pode associar a possibilidade de alergia ao látex também. Existem situações em que o profissional deve prontamente evitar o uso de produtos com látex além de solicitar uma consulta com o médico especialista previamente ao atendimento. O Quadro 17.11 ressalta as considerações em relação aos pacientes alérgicos ao látex e a abordagem odontológica.[41]

Controle da anafilaxia em ambiente odontológico

A anafilaxia é um desafio comum aos médicos que praticam a Medicina de Emergência, pois requer reconhecimento clínico imediato e instituição do tratamento o quanto antes. O tratamento da anafilaxia severa ou grave deve constar de adrenalina, oxigênio e fluidos, no sentido de restaurar a estabilidade cardiorrespiratória.

A seguir, dividiremos didaticamente as reações alérgicas em leves, moderadas e severas ou graves e seus tratamentos, bem como as situações que podem ocorrer em ambiente odontológico.

As reações alérgicas a substâncias injetadas variam de leves a severas (veja Quadro 17.5). As reações leves geralmente envolvem apenas o tecido cutâneo (eritema generalizado, urticária, edema periorbital ou angioedema) e são controladas com anti-histamínicos como cloridrato de difenidramina 25-50 mg administrados via oral ou intramuscular.[57] Frequentemente, o paciente que experimenta uma reação alérgica pela primeira vez fica extremamente ansioso.

Um início rápido de uma reação alérgica a substâncias deve alertar o profissional para uma possível resposta de anafilaxia moderada ou severa. Se houver envolvimento do sistema respiratório (dispneia), vômito, hipotensão ou outros sinais agudos de anafilaxia, o tratamento imediato deve ser providenciado.[57] As recomendações incluem suporte básico de vida (SBV), administração intramuscular de adrenalina 1:1.000 (0,2-0,5 mg),[58] busca de assistência médica especializada e transporte para o hospital assim que possível. O tratamento adicional inclui anti-histamínicos e corticosteroides, que podem ser necessários no tratamento da fase aguda.

> A dose recomendada da adrenalina é 0,2 a 0,5 mg (1:1.000), que deve ser repetida a cada 5 a 15 minutos, se o quadro clínico não apresentar melhora. O autoinjetor de epinefrina proporciona uma dose de 0,3 mg no adulto e 0,15 mg em crianças. A adrenalina deve ser injetada no músculo anterolateral da coxa.[58]

As manifestações clínicas da alergia podem ser variadas, então fica evidenciada a necessidade de o profissional ficar alerta aos sinais e sintomas de uma alergia imediata que, como mencionado, pode variar de leve, moderada a severa ou grave, podendo manifestar desde sintomas cutâneos até uma anafilaxia generalizada. Outro fator importante é a velocidade com que aparecem os sintomas da alergia e o ritmo da sua progressão, o que determinará o controle efetivo da reação.[37] A preparação, o pronto reconhecimento e o tratamento apropriado e agressivo quando necessário são parte integral do controle efetivo da anafilaxia.

Para o controle das reações alérgicas, seguem os protocolos.[29,31]

- Avaliação do risco clínico: avaliação do quadro e sua gravidade
- Controle das vias aéreas: P-A-B-C-D
- Início do tratamento farmacológico (adrenalina e anti-histamínico), se indicado, e administração de oxigênio
- Investigação, observação e monitoramento
- Tratamento de suporte – fármacos e/ou A-B-C-D
- Plano para dispensa e/ou hospitalização com medicação.

Reações leves na pele[28,29] – manifestações tardias > 60 minutos

As leves reações cutâneas que aparecem tardiamente podem ser consideradas, pelo menos inicialmente, como situações que não envolvem risco de morte. Essas reações acometem pele ou mucosas (localizadas) e são decorrentes da administração do anestésico tópico.[29] Podem apresentar erupções cutâneas, urticária, edema e rubor na pele ou mucosa.

Controle[6,29,57,59]

a. Interrompa o tratamento odontológico para reconhecer melhor os sinais e sintomas e sua possível progressão
b. **P** – Posicione o paciente: consciente, posição mais elevada
c. **A-B-C** – não será necessário, pois o paciente está consciente
d. **D** – Tratamento definitivo
e. Administre anti-histamínicos: cloridrato de difenidramina, 50 mg para adultos e 25 mg para crianças (via oral ou intramuscular). Por via oral, a dosagem também pode ser:
- 1 a 2 mg/kg, conforme tabela

Peso	5 kg	10 kg	20 kg	30 kg
Dose 1 mg/kg	5 mg	10 mg	20 mg	30 mg
Dose 2 mg/kg	10 mg	20 mg	40 mg	50 mg (máx. dose)

Os sintomas nessa situação são localizados, circunscritos ao tecido cutâneo ou mucosas, sendo classificados como reação de hipersensibilidade leve (ver Quadro 17.5), porém, o paciente deve ser observado quanto à possível progressão dos sintomas. Para dispensar o paciente, os sinais e sintomas devem ter sido resolvidos.

O anti-histamínico pode ser administrado via intramuscular, porém algum grau de sedação pode ser apresentado. Portanto, o paciente não deve dirigir veículos na saída do consultório.

Deve-se indicar consulta médica para avaliar a reação alérgica que o paciente apresentou e identificar o agente causador; também se deve conversar com o médico para obter mais informações.

Reações moderadas:[28,29] início rápido de manifestações cutâneas < 60 minutos

As manifestações cutâneas que se manifestam mais rápido devem alertar o profissional para uma possível reação moderada, em que provavelmente ocorrerá o envolvimento de mais órgãos, sugerindo envolvimento respiratório, cardiovascular ou gastrointestinal, com sintomas de dispneia, estridor, sibilância, náuseas, vômitos, diaforese, tonturas (pré-síncope), "aperto" na garganta ou dores abdominais.[28]

Em reações alérgicas moderadas relacionadas aos anestésicos locais, são mais frequentes e mais rápidas as manifestações como urticária, angioedema, rinites e broncoespasmo (asma), logo após a administração. Estão relacionadas ao anestésico local, mas podem estar associadas ao metilparabeno.[60]

A administração de adrenalina está indicada para o controle de reações moderadas com envolvimento do sistema respiratório ou cardiovascular.

Controle[6,29,31,58,59,61,62]

a. Interrompa o tratamento odontológico para reconhecer melhor os sinais e sintomas, principalmente o envolvimento respiratório
b. Confirme o comprometimento respiratório (dispneia, sibilância) ou cardiovascular (taquicardia, hipotensão, tonturas)
c. Chame ajuda especializada: ligue 192 – SAMU
d. **P** – Posicione o paciente: consciente – posição supina
e. **A-B-C** – se necessário – paciente consciente – com envolvimento respiratório (p. ex., dispneia, sibilância, estridor)
f. **D** – Tratamento definitivo.

1. Administração de adrenalina 1:1.000 (1 mg/mℓ)

A dose recomendada é de 0,2 a 0,5 mg (1:1.000), que deve ser repetida a cada 5 a 15 minutos, de acordo com os sintomas. O autoinjetor de epinefrina proporciona uma dose de 0,3 mg no adulto e 0,15 mg em crianças. A adrenalina deve ser injetada no músculo anterolateral da coxa.[58]

2. Manutenção das vias aéreas; se necessário, SBV
3. Administração de oxigênio: 4-6 ℓ/min
4. Administração de cloridrato de difenidramina intramuscular: 50 mg para adultos e 1 a 2 mg/kg para crianças
5. Observe o paciente: se necessário, administre uma dose adicional de adrenalina a cada 5-15 minutos até a melhora dos sintomas
6. Monitoração dos sinais vitais (PA e FC).

Use o cloridrato de difenidramina, 50 mg/mℓ para obter essas dosagens.

Peso	5 kg	10 kg	20 kg	30 kg	40 kg
Dose: 1 mg/kg	0,1 mℓ	0,2 mℓ	0,4 mℓ	0,6 mℓ	0,8 mℓ
2 mg/kg	0,2 mℓ	0,4 mℓ	0,8 mℓ	1 mℓ (máx. dose)	1 mℓ (máx. dose)

g. Dispense o paciente ou encaminhe-o para o hospital.

Com a chegada do pessoal de emergência, é estabelecido acesso venoso e outras medicações então poderão ser administradas, tais como fluidos e corticosteroides, uma vez que o paciente que sofreu uma reação alérgica moderada deve ser estabilizado e hospitalizado para observação, bem como receber tratamento médico especializado adicional.

Resumo para reações moderadas:[31]

> ABC → Administração de adrenalina (IM) → Administração de oxigênio → Avaliação

Reações respiratórias

Broncoespasmo

Um dos grupos mais propensos a apresentar reações alérgicas em ambiente odontológico, que se manifesta com problemas respiratórios (broncoespasmo)*, são os asmáticos sensíveis a bissulfitos que entram em contato com a substância durante o tratamento odontológico (anestésico local com vasoconstritor) e os pacientes alérgicos a AAS.[29,35]

O diagnóstico da alergia envolvendo o broncoespasmo inclui presença de sibilância e uso dos músculos acessórios para a respiração.

Controle[29,31,58,61]

a. Chame ajuda – SEM – ligue 192
b. Posicione o paciente numa posição mais elevada, a fim de facilitar a respiração
c. **A-B-C** se necessário: paciente com dificuldade de respiração, utilizando a musculatura auxiliar respiratória (broncoespasmo)
d. **D** – Tratamento definitivo.

1. Administração de adrenalina 1:1.000 intramuscular, dose de 0,2-0,5 mg para adultos ou 0,15 mg para crianças (no músculo vasto lateral da coxa), que devem ser repetidas de 5 a 15 minutos até a melhora do quadro.[58] A potente ação da adrenalina como broncodilatador efetivamente reverterá o quadro de broncoespasmo. No caso da não reversão (quadro de

---

*Broncoespasmo: em função da contração da musculatura brônquica, ocorre o estreitamento da luz bronquial, causando dificuldade de respirar. Também pode ser definido como uma constrição reversível das vias aéreas pequenas do trato respiratório distal.

broncoespasmo refratário à adrenalina), outro broncodilatador pode ser utilizado, como o salbutamol *spray* inalatório.[29,61]
2. Administração de oxigênio – máscara nasal 4-6 ℓ/min.
3. Administração intramuscular de anti-histamínico: cloridrato de difenidramina, 50 mg para adultos e 25 mg ou 1 a 2 mg/kg para crianças.[29,61]

Usar o cloridrato de difenidramina, 50 mg/mℓ para obter essas dosagens.

Peso	5 kg	10 kg	20 kg	30 kg	40 kg
Dose: 1 mg/kg	0,1 mℓ	0,2 mℓ	0,4 mℓ	0,6 mℓ	0,8 mℓ
2 mg/kg	0,2 mℓ	0,4 mℓ	0,8 mℓ	1 mℓ (máx. dose)	1 mℓ (máx. dose)

4. Monitoração dos sinais vitais (PA e FC).
5. Recuperação e dispensa do paciente.

Com a chegada do pessoal de emergências médicas e a avaliação da vítima, o quadro será estabilizado e o tratamento adicional será iniciado. Se indicado, serão administradas outras medicações, como corticosteroides, atropina e, em casos mais graves de broncoespasmo, a entubação e ventilação; também deve ocorrer transporte e hospitalização do paciente.

Edema de laringe

O segundo sintoma com maior envolvimento de risco de morte em reações alérgicas e manifestações respiratórias é o edema de laringe. Quando a laringe está parcialmente obstruída pelo edema, aparece o estridor, um tipo de rouquidão (som turbulento) que é diferente da sibilância (sons de assobios) característica do broncoespasmo. Felizmente, o edema de laringe nas manifestações alérgicas nas vias respiratórias não é comum.

O paciente mostra-se com esforço respiratório com movimentos exagerados para respirar, desconforto respiratório, cianose e perda da consciência.

Controle[29]

a. Chame assistência médica especializada – ligue 192 – SAMU.
b. **P** – Posicione o paciente em uma posição mais elevada – paciente consciente/posição supina com os pés ligeiramente elevados – paciente inconsciente.
c. **A-B-C** – A manutenção das vias aéreas será crítica em função do edema na laringe (cordas vocais): manobras de abertura de vias aéreas, extensão posterior da cabeça e levantamento do queixo (*head tilt-chin lift*) ou a manobra de avanço ou deslocamento anterior da mandíbula seguida da inserção da cânula orofaríngea (*guedel*).
d. **D** – Tratamento definitivo:

1. Administração de adrenalina 1:1.000 – (1 mg/mℓ) – intramuscular (região lateral da coxa) – dose de 0,2-0,5 mℓ para adultos, 0,15 mg/mℓ para crianças (no músculo vasto lateral da coxa), que deve ser repetida de 5 a 15 minutos até a melhora do quadro.[58]
2. Manutenção das vias aéreas – a administração de adrenalina pode melhorar ou mesmo reverter a progressão do edema na laringe.
Administração de oxigênio assim que possível – máscara facial – 6-10 ℓ/min.
3. Administração de anti-histamínico e corticosteroides: anti-histamínico-cloridrato de difenidramina intramuscular.
   • **Adultos:** 50 mg
   • **Crianças:** 1 a 2 mg/kg

Usar o cloridrato de difenidramina 50 mg/mℓ para obter essas dosagens.

Peso	5 kg	10 kg	20 kg	30 kg	40 kg
Dose: 1 mg/kg	0,1 mℓ	0,2 mℓ	0,4 mℓ	0,6 mℓ	0,8 mℓ
2 mg/kg	0,2 mℓ	0,4 mℓ	0,8 mℓ	1 mℓ (máx. dose)	1 mℓ (máx. dose)

Corticosteroide – Hidrocortisona* 100 mg intramuscular ou intravenosa.

Nota-se melhora nas vias aéreas, com melhora dos movimentos e sons respiratórios.

4. Se a laringe estiver totalmente obstruída pelo edema, será necessária intervenção cirúrgica, cricotireotomia, a fim de criar uma via aérea de emergência (Figuras 17.4 a 17.6). Uma vez que essa via de emergência seja obtida, a administração de oxigênio será realizada. Existem dispositivos (Figura 17.6) para se obter prontamente essa manobra, porém treinamento e capacitação serão necessários para realizar essa cirurgia.

---

*Hidrocortisona: apresentação 100 mg e 500 mg (pó liofilizado para solução injetável – 2 mℓ).

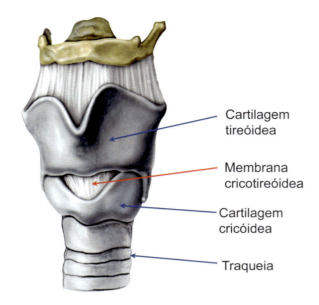

Figura 17.4 Sítio da inserção entre as cartilagens tireoide e cricóidea – membrana cricotireóidea.

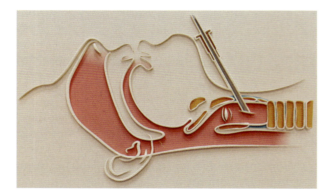

Figura 17.5 Cricotireotomia: acesso na membrana cricotireóidea, entre as cartilagens tireóidea e cricóidea.

Reações alérgicas e adrenalina

A adrenalina é o fármaco de escolha no tratamento da anafilaxia.[5,6,9,19,28,31,62,63] As fatalidades em relação à anafilaxia decorrem da demora ou do atraso na administração da adrenalina e não há contraindicação absoluta na administração da adrenalina na anafilaxia.[60,62] Então, a administração parenteral da adrenalina na anafilaxia é fundamental para o seu controle. Estudos recentes mostram a superioridade da administração da adrenalina intramuscular sobre a administração subcutânea, estabelecendo assim a via intramuscular como a de escolha no controle da anafilaxia,[9,24,31,62,63] de acordo com as diretrizes da World Allergy Organization – WAO – Guidelines for the Assessment and Management of Anaphylaxis.[62]

A adrenalina deve ser administrada via intramuscular (músculo anterolateral da coxa) assim que a anafilaxia for diagnosticada ou com fortes suspeitas, na dose 0,01 mg/kg de uma solução de adrenalina 1:1.000 (1 mg/mℓ), no máximo de 0,5 mg em adultos e 0,3 mg em crianças. Essas doses atingem uma concentração plasmática rapidamente. Dependendo da severidade do episódio e da resposta à injeção inicial, a dose pode ser repetida a cada 5 a 15 minutos, se necessário. A maioria dos pacientes responde em 1 ou 2 doses de adrenalina injetadas via intramuscular; no entanto, mais de 2 doses de adrenalina ocasionalmente serão necessárias.

Segundo a WAO, a adrenalina é subutilizada no tratamento da anafilaxia. As falhas na injeção imediata da adrenalina estão associadas a fatalidades (encefalopatias em função da hipóxia e/ou isquemias). A injeção da adrenalina nas doses indicadas, imediatamente por via intramuscular, é efetiva e segura para o tratamento inicial da anafilaxia.

A seguir, as diretrizes do College of Emergency Medicine – *Guidelines for the management of Acute Allergic Reaction*[64] em relação à adrenalina nas reações alérgicas agudas:

- A adrenalina intramuscular é segura
- A via intramuscular é preferível à subcutânea em reações alérgicas agudas
- Faltam evidências dos possíveis benefícios na administração da adrenalina inalatória (*spray*) como alternativa à via intramuscular na reação alérgica aguda
- Faltam estudos em seres humanos para comprovar a efetividade dos tabletes sublinguais de adrenalina e não devem ser recomendados para uso geral nas reações alérgicas agudas
- Administração intramuscular: a absorção da adrenalina quando administrada na coxa (músculo lateral da coxa) é mais rápida do que quando administrada no braço (músculo deltoide)
- A adrenalina é um alfa-agonista e beta-adrenérgico que causa vasoespasmo e efeitos ionotrópicos no coração. A adrenalina é um agente efetivo no controle da anafilaxia, mas, em doses ou via de administração inapropriadas (p. ex., intravenosa), pode ocasionar efeitos adversos sérios. Alguns estudos mostram que a adrenalina pode induzir espasmo coronariano, arrit-

mias e edema pulmonar que podem ser fatais. A administração da adrenalina intramuscular, no entanto, raramente é associada a esses efeitos adversos, e os seus benefícios superam os riscos no caso da anafilaxia
- A injeção intramuscular de adrenalina proporciona maior e mais rápida absorção sistêmica do que a via subcutânea. Pode ser em função das propriedades da adrenalina de vasoconstrição cutânea severa, reduzindo o fluxo sanguíneo da região em torno de 30 minutos, o que pode reduzir de maneira significativa a absorção da adrenalina quando administrada por via subcutânea
- Recomendações: na reação alérgica aguda, a administração intramuscular é preferida à administração subcutânea.

A administração da adrenalina deve ser via intramuscular, de preferência no músculo lateral da coxa.[9,62-65] A Figura 17.6 mostra a região da coxa em que deve ser administrada a adrenalina.

Embora alguns autores[29,61] indiquem a região sub e intralingual, que pode ser utilizada para a administração de adrenalina em quadros de reações alérgicas agudas em função da sua vascularização e rápida absorção, simplificando o acesso em Odontologia, uma vez que o cirurgião-dentista não está familiarizado em administração de fármaco intramuscular, a adrenalina pode ser administrada no assoalho da boca (sublingual) ou na base da língua (intralingual). Apesar da falta de evidências e necessidades de estudos,[64] é razoável que, se o profissional não conseguir fazer a injeção de adrenalina no músculo da coxa, realize a administração intrabucal, isto é, intralingual ou no assoalho bucal, do que a não administração da adrenalina em situações de anafilaxia. A Figura 17.7 mostra a administração de adrenalina sublingual.

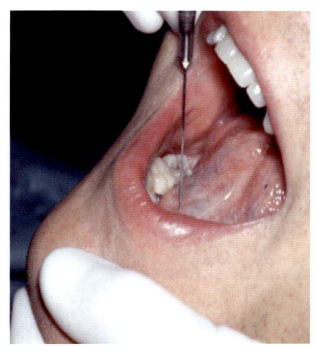

Figura 17.7 Injeção de adrenalina sublingual.

Anafilaxia severa ou grave – generalizada

Conforme mencionado, no diagnóstico da anafilaxia ocorre o envolvimento de múltiplos órgãos e uma variedade de sintomas pode ocorrer. Na progressão rápida da anafilaxia, o colapso cardiovascular pode ocorrer em minutos após o início dos sintomas. Medidas imediatas e agressivas são necessárias no sentido de aumentar a chance de sobrevida. Esse tipo de reação em ambiente odontológico é mais provável de ocorrer em função da administração de penicilinas e AAS em pacientes previamente sensibilizados[29] e em uma situação mais remota em relação ao látex.[29,41,51,52,66]

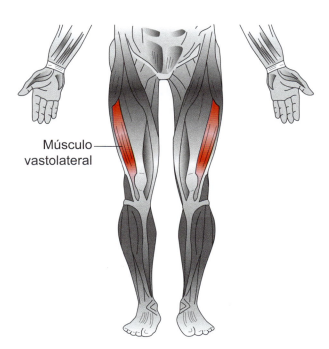

Figura 17.6 Região do músculo vastolateral na região anterolateral da coxa, região para a administração intramuscular da adrenalina na anafilaxia.

Duas outras condições podem se confundir com a anafilaxia, que ocorrem em função da administração do anestésico local: a síncope vasopressora e a superdosagem dos anestésicos locais. No controle imediato dessas situações, deve-se reconhecê-las e diagnosticar o problema (ver Quadro 17.7).

A adrenalina e o oxigênio são as substâncias mais importantes para essa situação, bem como o SBV (A-B-C). O comprometimento respiratório e o colapso vascular são os problemas mais graves da reação e são as principais causas de morte na anafilaxia.[3,9-11]

Presença de sinais de alergia

Algum sinal de alergia deve estar presente, como urticária, eritema, prurido, falta de ar, sibilância e hipotensão antes do colapso, o que facilita o diagnóstico.

Controle[29,31,64,66-68]

1. Interrompa o procedimento e ative o serviço de emergências médicas: ligue 192.
2. P – Posicione o paciente: posição supina com os pés elevados.
3. A-B-C – Vias aéreas, respiração e circulação: abertura das vias aéreas – manobras de inclinação posterior da cabeça de elevação do queixo (*chin-lift*) e deslocamento anterior da mandíbula (*jaw thrust*) – ver Capítulo 6, se necessário.
4. D – Tratamento definitivo:
   a. Administre adrenalina[58] 1:1.000 – 1 mg/mℓ. De acordo com as diretrizes da WAO[62] para o reconhecimento e controle da anafilaxia, a dose de adrenalina para uma solução de 1:1.000 é 0,01 mℓ/kg. As doses máximas para adultos são 0,5 mℓ e para crianças, 0,3 mℓ. Dependendo da severidade do episódio e da resposta da injeção inicial, a dose pode ser repetida a cada 5-15 minutos, se necessário. A injeção de adrenalina na dose indicada, por via intramuscular, é efetiva e segura para o tratamento inicial da anafilaxia.
   b. Administre oxigênio – Máscara facial de 5-6 ℓ/min durante o episódio; deve ser realizada assim que possível.
   c. Monitore os sinais vitais – pressão arterial e frequência cardíaca, se disponível oxímetro de pulso.
   d. Drogas adicionais – anti-histamínicos e corticosteroides:
      - Administre cloridrato de difenidramina
        – **Adultos:** 50 mg – intramuscular (IM)
        – **Crianças:** 1 a 2 mg/kg intramuscular (IM)
      - Use o cloridrato de difenidramina 50 mg/mℓ para obter essas dosagens.

Peso	5 kg	10 kg	20 kg	30 kg	40 kg
Dose: 1 mg/kg	0,1 mℓ	0,2 mℓ	0,4 mℓ	0,6 mℓ	0,8 mℓ
2 mg/kg	0,2 mℓ	0,4 mℓ	0,8 mℓ	1 mℓ (máx. dose)	1 mℓ (máx. dose)

- Hidrocortisona* 100 mg intramuscular ou intravenosa.

Quando de sua chegada, o serviço de emergências médicas prontamente estabelecerá um acesso venoso, administração de fluidos, medicações adicionais (bloqueadores de H_2 – ranitidina ou cimetidina, a combinação de bloqueadores de H_1 – p. ex., cloridrato de difenidramina e bloqueadores de H_2 – p. ex., ranitidina). Mostrou-se eficiente atenuando as manifestações cutâneas da reação generalizada,[28,64] possível administração de outras drogas e encaminhamento para o hospital para hospitalização.

A maioria das anafilaxias é unifásica e responde prontamente ao tratamento. A anafilaxia é uma situação de emergência médica que requer a administração de substâncias, isto é, a adrenalina deve ser administrada o quanto antes. O atraso da sua administração aumenta a taxa de mortalidade.[6,7,29,57,62,64,65]

Recentemente, um grande número de casos tem sido documentado como anafilaxia bifásica,[14] ocorrendo depois de 24-38 horas após manifestações iniciais da reação anafilática inicial. Esses estudos concluíram que 1/3 dos casos de anafilaxia bifásica foi mais severo do que a anafilaxia inicial, 1/3 das reações bifásicas foram iguais às iniciais e 1/3 foram mais brandas.[9] Atualmente, vários autores recomendam a administração de corticosteroides no sentido de prevenir a anafilaxia bifásica. No entanto, pacientes que receberam corticosteroide no tratamento inicial apresentaram anafilaxia bifásica.[31] Então, o paciente deve ser hospitalizado e, além de receber drogas adicionais, deve ser observado no mínimo por um período de 24 horas.

Os corticosteroides em teoria têm um número de benefícios no controle da anafilaxia, incluindo a inibição da liberação de mediadores da inflamação e diminuição da regulação da ativação inflamatória celular (estabilização das membranas). Também au-

---

*Hidrocortisona: apresentação 100 mg e 500 mg (pó liofilizado para solução injetável – 2 mℓ).

menta a responsividade dos tecidos das vias aéreas aos beta-agonistas e, em função da sua importância no tratamento da asma,[14] muitos clínicos administram corticosteroides quando há envolvimento das vias aéreas e broncoespasmo.[14] No entanto, a ação dos corticosteroides demora de 4-6 horas para alcançar os seus efeitos. O envolvimento dos corticosteroides nas reações alérgicas é controverso e tem sido sugerido também que ele pode prevenir a reação bifásica da anafilaxia. De acordo com as diretrizes do Colégio de Medicina de Emergência da Inglaterra e da Irlanda para o controle das reações alérgicas agudas, faltam evidências de que a hidrocortisona reduz os sintomas ou previne a recorrência da reação alérgica aguda.[14,31]

Resumo

As diretrizes para o controle da anafilaxia do Resuscitation Council[65,67] trazem algumas mensagens importantes para o atendimento básico da anafilaxia, primeiramente deixando explícito o que é e o que não é anafilaxia, e baseando-se nos algoritmos ABCDE.

O rápido surgimento e a progressão dos sintomas que envolvem risco de morte é característica da anafilaxia. Sinais nas vias aéreas (dificuldade respiratória ou de deglutição, sensação de fechamento da garganta, rouquidão e/ou estridor) são os primeiros e prioritários sinais para o reconhecimento, seguidos por respiração (ritmo respiratório, sibilância) e sinais de circulação (hipotensão e choque), resultando em incapacidade (confusão, agitação e perda da consciência).

No entanto, essas diretrizes salientam que as alterações de pele, manifestações cutâneas localizadas, sem manifestações que envolvam risco de morte, não significam uma reação anafilática, clarificando o que não é anafilaxia aos profissionais de saúde, situação em que a adrenalina intramuscular não deve ser administrada. Outro fator importante é obter ajuda especializada assim que possível, chamando o serviço de emergências médicas – SAMU 192.

Considerações adicionais

Oxigenioterapia em pacientes pediátricos[68]

Para bebês e crianças sem anormalidades no pulmão e coração, as indicações são:

1. $SpO_2 < 92\%$ (oxímetro de pulso) – por exemplo, sala do consultório (*room air*).
2. $PaO_2 < 65$ mmHg (normal criança 100 mmHg) – por exemplo, sala do consultório (*room air*).
3. Sinais clínicos de hipóxia.

Equipamentos e fluxo em litros apropriados:

Cânula nasal	Pediátrico: 5-4 lpm
	Bebês: 0,25-2 lpm
Máscara facial	Pediátrico: 6-10 lpm
	Bebês: 5-8 lpm
Máscara facial com reservatório de O_2	10-12 lpm
Máscara de Venturi	Fluxo em litros indicado de acordo com específico FiO_2
Máscara facial – sem reservatório de O_2	10-15 lpm
Aerossol	8-12 lpm

Sugestão de ficha clínica adicional para atendimento de anafilaxia

Nome: _____ Data: _____
Data de nascimento: _____ Prescrição: _____
Reação alérgica prévia: _____ Histórico de asma: _____
Data da última reação alérgica: _____
História de reação alérgica sistêmica (RS): _____

Perguntas importantes das reações alérgicas pregressas.

1. Quais foram as manifestações cutâneas da reação? Especialmente prurido, urticária e angioedema?
2. Ocorreu alguma obstrução das vias aéreas superiores (edema de laringe) ou inferiores (broncoespamo)?
3. Quais foram os sintomas gastrointestinais (p. ex., náusea, vômitos ou diarreia)?
4. Você sofreu desmaio (síncope) ou sintomas de pré-síncope?

Medidas imediatas

_____ Acesso A (*airway* – vias aéreas); B (*breathing* – respiração); C (circulação) e orientação.

_____ Adrenalina injetável 1:1.000 – intramuscular

_____ Ativou o serviço de emergências médicas (192 – SAMU)

Sim/Não? _____ Quando? _____ .

Sinais e sintomas (faça um círculo nos achados)

Respiratório	**Pele**	**Olhos/nariz**	**Vascular**	**Outros**
Dispneia, aperto no peito	Urticária	Olhos vermelhos	Hipotensão	Dificuldade de deglutição
Sibilância	Angioedema	Congestão	Desconforto no peito	Dor abdominal
Tosse	Coceira generalizada	Corrimento nasal	Tonturas	Diaforese
Estridor	Vermelhidão		Síncope	Apreensão
			Dor de cabeça	

Frequência respiratória	Pulso/ frequência cardíaca	Saturação de O_2 (oxímetro)	Pressão arterial	Intervenções/medicamentos

Hora (AM/PM)/Condição da dispensa do paciente: _____
Instruções ao paciente: _____
Telefonema pós-operatório: _____
Observações: _____
Impressões clínicas: verdadeira reação sistêmica? _____
Reação sistêmica questionável? _____

Assinatura _____ (cirurgião-dentista)

Apêndices

Quadro 17.12 Reações alérgicas leves.

Condição	Observação/Avaliação	Intervenção
Reação leve* (somente envolvimento de pele e tecido subcutâneo)	• Rubor (generalizado) • Urticária • Edema periorbital ou angioedema	• A-B-C • Monitore sinais vitais – pressão arterial (PA) e frequência cardíaca (pulso) • Monitore PA – crianças com mais de 3 anos de idade • Monitoração/observação contínua em função da possível progressão dos sintomas **Dosagens de cloridrato de difenidramina – via oral** • Adultos – 50 mg • Crianças – 25 mg • 1 a 2 mg/kg – administrado via oral | Peso/kg	5 kg	10 kg	20 kg	30 kg | |---|---|---|---|---| | Dose 1 mg/kg | 5 mg | 10 mg | 20 mg | 30 mg | | Dose 2 mg/kg | 10 mg | 20 mg | 40 mg | 50 mg (máx. dose) | **Dosagens de cloridrato de difenidramina – via intramuscular** • Adultos: 50 mg • Crianças: 1 a 2 mg/kg | Peso/kg | 5 kg | 10 kg | 20 kg | 30 kg | 40 kg | |---|---|---|---|---|---| | Dose 1 mg/kg | 0,1 mℓ | 0,2 mℓ | 0,4 mℓ | 0,6 mℓ | 0,8 mℓ | | Dose 2 mg/kg | 0,2 mℓ | 0,4 mℓ | 0,8 mℓ | 1 mℓ (máx. dose) | 1 mℓ (máx. dose) | Use difenidramina 50 mg/mℓ para obter essas dosagens Aguarde 12-20 minutos. Observação/monitoramento (PA e FC)/Avaliação Se ocorrer a melhora do quadro, dispense o paciente com as instruções a seguir: • Adultos: cloridrato de difenidramina 50 mg – via oral a cada 6 horas, durante 2 dias • Crianças com mais de 10 kg: cloridrato de difenidramina líquido – 5 mg/kg, 24 horas (1,25 mg/kg/dose, a cada 6 horas, durante 2 dias)

*Reações leves podem ser subclassificadas em: com presença de angioedema e sem presença de angioedema.

(Continua)

Quadro 17.12 Reações alérgicas leves.

Condição	Observação/Avaliação	Intervenção
Reação moderada (achados clínicos sugerindo envolvimento respiratório, sistema cardiovascular ou gastrointestinal)	• Sibilância leve a moderada • Tosse • Queixas de coceiras generalizadas, aperto na garganta • Edema nos lábios (angioedema) • Dispneia, estridor, náusea, vômitos, diaforese, tonturas (pré-síncope).	• P-A-B-C • Chame ajuda: ligue 192 – SAMU • Monitore sinais vitais – pressão arterial (PA) e frequência cardíaca (pulso) • Administre oxigênio – máscara facial. **Instruções** especiais para a administração de O_2 em crianças **Dosagens de adrenalina para administração intramuscular:** Administração de adrenalina 1:1.000 – (1 mg/mℓ) – intramuscular (região lateral da coxa) – dose de 0,2-0,5 mℓ para adultos, 0,15 mℓ para crianças (intramuscular – vastolateral da coxa), que devem ser repetidas de 5 a 15 minutos até a melhora do quadro.[58] A adrenalina na dose 0,01 mg/kg de uma solução de adrenalina a 1:1.000 (1 mg/mℓ) imediata na via intramuscular é efetiva e segura para o tratamento inicial da anafilaxia.[62] Quando o peso do corpo é desconhecido, a dosagem de epinefrina 1:1.000 pode ser aproximada em função da idade, como a seguir 	Idade	Dose usual
---	---
Bebês (0-12 meses)	0,05-0,1 mℓ
Crianças (13 meses-10 anos)	0,1-0,3 mℓ
Adolescentes (11 anos-18 anos)	0,2-0,5 mℓ
Adultos	0,2-0,5 mℓ | Se os sintomas não desaparecerem, mas não piorarem, repita uma nova dose de adrenalina a cada 5 a 20 minutos (máximo de 3 doses) **Administração de anti-histamínico intramuscular** • Adultos: 50 mg • Crianças: 1 a 2 mg/kg | Peso/kg	5 kg	10 kg	20 kg	30 kg	40 kg
---	---	---	---	---	---
Dose 1 mg/kg	0,1 mℓ	0,2 mℓ	0,4 mℓ	0,6 mℓ	0,8 mℓ
Dose 2 mg/kg	0,2 mℓ	0,4 mℓ	0,8 mℓ	1 mℓ (máx. dose)	1 mℓ (máx. dose)	 Use o cloridrato de difenidramina 50 mg/mℓ para obter essas dosagens **Monitore os sinais vitais:** pressão arterial, frequência cardíaca (pulso).

(Continua)

Quadro 17.12 Reações alérgicas leves.

Condição	Observação/Avaliação	Intervenção
Reação severa (grave)	• Ansiedade • Falta de ar (dispneia) • Sibilância (severa) • Inquietação • Dores de cabeça • Vômito • Choque • Cianose • Confusão • Incontinência • Pulso rápido e fraco • Hipotensão • Inconsciência.	A-B-C Monitore sinais vitais – pressão arterial (PA) e frequência cardíaca (pulso) Monitore PA – crianças com mais de 3 anos de idade Chame serviço de emergências médicas – ligue 192 Administre oxigênio (máscara facial – manutenção das vias aéreas, a hipóxia pode ser resultado de hipotensão e edema de vias aéreas superiores) Instruções** especiais para a administração de O_2 em crianças **Dosagens para adrenalina intramuscular*** Administração de adrenalina 1:1.000 (1 mg/mℓ) – intramuscular (região lateral da coxa) – dose de 0,2-0,5 mℓ para adultos, 0,15 mℓ para crianças (intramuscular – vastolateral da coxa), que devem ser repetidas de 5 a 15 minutos até a melhora do quadro.[58] A adrenalina na dose de 0,01 mg/kg de uma solução de adrenalina a 1:1.000 (1 mg/mℓ) imediata na via intramuscular é efetiva e segura para o tratamento inicial da anafilaxia.[62] Adrenalina 1:1.000: 0,001 mℓ/kg por dose Repetir a cada 5-10 minutos, até 3 aplicações se necessário | Idade	Dose usual | |---|---| | Bebês (0-12 meses) | 0,05-0,1 mℓ | | Crianças (13 meses-10 anos) | 0,1-0,3 mℓ | | Adolescentes (11 anos-18 anos) | 0,2-0,5 mℓ | | Adultos | 0,2-0,5 mℓ | Posicione o paciente na posição supina com os pés elevados **Administração de anti-histamínico intramuscular** • Adultos: cloridrato de difenidramina: 50 mg • Crianças: cloridrato de difenidramina: 25 mg – 1 a 2 mg/kg (IM) intramuscular | Peso/kg | 5 kg | 10 kg | 20 kg | 30 kg | 40 kg | |---|---|---|---|---|---| | Dose: 1 mg/kg | 0,1 mℓ | 0,2 mℓ | 0,4 mℓ | 0,6 mℓ | 0,8 mℓ | | Dose: 2 mg/kg | 0,2 mℓ | 0,4 mℓ | 0,8 mℓ | 1 mℓ (máx. dose) | 1 mℓ (máx. dose) | Use o cloridrato de difenidramina 50 mg/mℓ para obter essas dosagens **Monitore os sinais vitais**: pressão arterial, frequência cardíaca (pulso).

* Administração intramuscular da adrenalina – músculo vastolateral – região anterolateral da coxa.

Quadro 17.13 Reações alérgicas moderadas.

Reação leve
Eritema generalizado
Urticária
Edema periorbital ou angioedema
Ação: Interromper o tratamento
Observar se algum dos sinais e sintomas a seguir se desenvolve (monitore os sinais vitais)
Há progressão?
Reação moderada
Dificuldade de respirar/ruídos na respiração (sibilância)
Edema na língua
Edema/aperto na garganta (dificuldade de engolir)
Dificuldade de falar e/ou voz alterada (rouquidão)
Ação
Chame ajuda – ligue 192
1. P- Posicione o paciente em uma posição confortável – mais elevado
2. A-B-C s/n, paciente consciente e com dificuldade de respirar
3. D- 1. Administre adrenalina 1:1.000, 0,2 a 0,5 mℓ IM – a cada 5 a 10 minutos 2. Administre anti-histamínicos – difenidramina 50 mg – intramuscular 3. Administre albuterol inalatório (*spray*) – broncoespasmo – s/n 4. Administre oxigênio – máscara facial 4-6 ℓ/min. insista para o paciente respirar – realize respiração forçada 5. Monitore os sinais vitais (PA e FC) 6. Se necessário, administre novamente adrenalina 1:1.000 IM, sem ultrapassar a dose de 0,3 mg em adultos e 0,15 mg em crianças

Quadro 17.14 Reações alérgicas graves.

Psicogênicos
Síncope (mais comum)
Hiperventilação
Náuseas, vômitos
Alterações na frequência, ritmo cardíaco ou pressão arterial
Mimicking – reação alérgica falsa
Alergia (potenciais alergênicos)
Ésteres (alergia verdadeira à amida é muito rara)
Metabissulfito (presente com epinefrina ou levoarterenol – vasoconstritor)
Metilparabeno (potencial alergênico)
Efeitos tóxicos
Sinais neurológicos (primariamente)
Pode inicialmente se manifestar como sedação, vertigem, fala arrastada, alterações de comportamento, diplopia
Distúrbios sensoriais, desorientação, tremores musculares
Altos níveis sanguíneos podem resultar em tremores, depressão respiratória e convulsões tônico-clônicas
Se for severo, pode resultar em coma, parada respiratória e colapso cardiovascular
Metemoglobinemia
Associado com prilocaína, articaína e benzocaína
Parestesia
Aparentemente mais comum com articaína e prilocaína

Referências bibliográficas

1. Buisseret PD. Allergy. Sci Am. 1982;247:86-95.
2. Gell PGH, Coombs RRA. The classification of allergic reaction undelying disease. In: Clinical aspects of immunology. Oxford: Blackwell Scientific Publications, 1963.
3. Palash TJ. Principles of pharmacotherapy: III. Drug allergy. Anesth Prog. 1988;35:178-89.
4. Johansson SG, et al. Revised nomenclature for allergy for global use: report of the Nomenclature Review Committee of the World Allergy Organization, October. 2003. J Allergy Clin Immunol. 2004;113(5):832-6.
5. Lieberman P, et al. Epidemiology of anaphylaxis findings of the American College of Allergy, Asthma and Immunology Epidemiology of Anaphylaxis Working Group. Ann Allergy Asthma Immunol. 2006;97(5):596-602.
6. Working Group of the Resuscitation Council (UK). Guidelines for healthcare providers. Emergency treatment of anaphylactic reactions. Janeiro de 2008.
7. Treuder R, et al. Severe immediate type hypersensitivity reactions in 105 german adults: when to diagnose anaphylaxis. J Investig Allergol Clin Immunol. 2008;18(1):52-8.
8. Yocaum MW, et al. Epidemiology of anaphylaxis in Olmsted County: a population-based study. J Allergy Clin Immunol. 1999;104(2Pt1):452-6.
9. Ellis AK, Day JH. Diagnosis and management of anaphylaxis. JAMC. 2003;169(4).
10. Yilamz R, et al. Postmortem findings after anaphylactic reactions to drugs in Turkey. The American Journal of Forensic Medicine and Pathology. 2009;30(4):346-9.
11. Low I, Stables S. Anaphylactic deaths in Auckland, New Zealand: a review of coronial autopsies from 1985 to 2005. Pathology. 2006;38(4):328-32.
12. American Heart Association. Guidelines for Cardiopulmonary Resuscitation and Emergency Cardiovascular Care. Circulation. 2005;112(24). Part 10.6: Anaphylaxis. Supplement.
13. Alergic diseases resource center. World Allergy Organization. Disponível em: www.worldallergy.org/professional/. Acessado em: 12/9/2009.

14. Brown AFT. Current management of anaphylaxis. Emergencias. 2009;21:213-23.
15. Gruchalla R. Understanding drug allegies. J Allergy Clin Immunol. 2000;105:S637-44.
16. Greenberger PA. Drug allergy. J Allergy Clin Immunol. 2006;117:S464-S470.
17. Sampson HA. Anaphylaxis and emergency ereatment. Pediatric. 2006;111(6).
18. Keet CA, Wood RA. Food allergy and anaphylaxis. Immunol Allergy Clin N Am. 2007;27:193-212.
19. American Academy of Allergy Astha & Immunology. Disponível em: www.aaaai.org/. Acessado em: 23/10/2009.
20. Obojski A, et al. Latex allergy and sensitization in children with Spina Bifida. Pediatric Neurosurgery. 2002; 37:262-6.
21. Spina Bifida Association of America. Disponível em: www.sbaa.org. Acessado em: 23/10/2009.
22. American Latex Alergy Association. Disponível em: www.latexallergyresources.org. Acessado em: 23/10/2009.
23. Latex Alergy Links. Disponível em: www.latexallergylinks.org/. Acessado em: 23/10/2009.
24. Brown AFT. Current management of anaphylaxis. Emergencias. 2009;21:213-223.
25. Braganza SC, Acworth JP, McKinnon DRL, Peake JE, Brown AFT. Pediatric emergency department anaphylaxis: different patterns from adults. Arch Dis Child. 2006;91:159-63.
26. Neugut AI, et al. Anaphylaxis in the United States an investigation into its epidemiology. Arch Intern Med. 2001;161:15-21.
27. Manivannan V, et al. Visual representation of National Institute of Allergy and Infectious Disease and Food Allergy and Anaphylaxis Network criteria for anaphylaxis. Int J EmergMed (2009) 2:3-5.
28. Brown AFT, et al. Food and drug reactions and anaphylaxis. Emergency department anaphylaxis: A review of 142 patients in a single year. JAllergy Clin Immunol, nov. 2001.
29. Malamed SF. Handbook of medical emergencies in the dental office. 5a ed. St. Louis: Mosby, 2000. p.51-2.
30. Frank MM. Hereditary angioedema: the clinical syndrome and its management in the United States. Immunol Allergy Clin Am. 2006;26(4):653-68.
31. College of Emergency Medicine (CEM). Clinical Guidelines. Acute allergic reaction – (flowchart). Disponível em: www.collemergencymed.ac.uk/CEM/Clinical%20Effectiveness%20Committee/Guidelines/Clinical%20Guidelines/.
32. Silva KR. Distúrbios paroxísticos não epilépticos – perda do fôlego. Disponível em: http://kellensilva.lib.med.br/?C=A&V=66506F737449443D38393538266163743D70
33. Bork K, Barnstedt SE. Laringeal edema and death from asphyxiation after tooth extraction in four patients with hereditary angioedema. J Am Dent Assoc. 2003;134:1088-94.
34. Hillerdal G, Lindholm H. Laryngeal edema as the only symptom of hypersenitivity to salicylic acid and other substances. The Journal of Laryngology & Otology. 1984;98:547-8.
35. Sociedade Brasileira de Alergia e Imunopatologia. Disponível em: www.sbai.org.br/imageBank/loreni_angioedema_revisado.pdf.
36. Steele R. The management of anaphylaxia in primary care. BPJ, n. 18. Disponível em: www.bpac.org.nz; keyword: anaphylaxis.
37. Malamed SF. Allergy and toxic reactions to local anesthetics. Dentistry Today: Abril 2003 – Aesthetics.
38. Kokubu M, et al. Detection of serum IgE antibody specific for local anesthetics and metylparaben. Anesth Prog. 1989;36:178-91.
39. Lukawsaka J, et al. Hypersensitivity to local anaesthesia – 6 facts and 7 myths. Current Allergy & Clinical Immunology. 2009;22(3).
40. US Food and Drug Administration. Disponível em: www.fda.gov/Cosmetics/ProductandIngredientSafety/SelectedCosmeticIngredients/ucm128042.htm. Acessado em: 11/11/2009.
41. Australian Society of Clinical Immunology and Allergy (ASCIA) Sulfite Allergy. Disponível em: www.allergy.org.au/content/view/128/1/. Acessado em: 22/11/2009.
42. Gilbert RP, Hegman G, Forsyth CE. Greater awareness of sulfite allergy needed, West J Med. 1987;146(2):236.
43. Roth VJ, et al. A Dilemma. How does one treat anaphylaxis in the sulfite allergic patient since epinephrine contains sodium metabisulfite? Anesth Analg. 2004;98:1499-505.
44. United States Department of Health and Human Services. Warning on prescription drugs containing sulfites. FDA Drug Bull. 1987;17:2-3.
45. Seng GF, Gay BJ. Dangers of sulfites in dental local anesthetic solutions: warning and recommendations. J Am Dent Assoc. 1986;113:769-70.
46. McMahon RTF, Sloan P. Essentials of pathology for dentistry. v. 4 p. 47. Churchill Livingstone, 2000.
47. Haas DA. An update on local anesthetics in dentistry. J Can Dent Assoc. 2002;68:546-51.
48. Finder RL, Moore PA. Adverse drug reactions to local anesthesia. Dent Clin N Am. 2002;46:747-57.
49. Tan SY, Uyehara P. William Stewart Halsted (1852–1922): father of american surgery. Singapore Med J. 2010;51(7):531.
50. Malamed SF. Local anesthetics: dentistry's most important drugs. Clinical Update. 2006;34(12).
51. Dyck RJ. Historical development of latex allergy. AORN Journal, Julho 2000.
52. Shojaei AR, Haas DA. Local anesthetic cartridges and latex allergy: a literature review. Journal of the Canadian Dental Association Novembro. 2002;68(10).
53. Septodont. Disponível em: www.septodontusa.com/products/septocaine-epinephrine-1100000. Acessado em: 12/9/2009.
54. Bowles WH. Chlorpromazine as a possible local anesthetic in dentistry. J Dent Res July Agosto 1971.
55. Malamed SF. Diphenhydramine hydrochlride use as local anesthetic in dentistry. Anesthesia Progress Maio, Junho 1973.
56. Uckan S, et al. Local anesthetic efficacy for oral surgery comparison of diphenhydramine and prilocaine.
57. Becker DE, Reed KL. Essentials of local anesthetic pharmacology. Anesth Prog. 2006;53:98-109.
58. Hoek TLV, et al. Part 12: Cardiac arrest in special situations: 2010 American Heart Association Guidelines for Cardiopulmonary Resuscitation and Emergency Cardiovascular Care. Circulation. 2010;122:S829-S861.
59. Malamed SF. Emergency medicine: beyond the basics. JADA. 1997;128.
60. Gouda M, et al. Is allergy to local anesthetics in dentistry possible? Res J Biol Sci. 2009;4(8):899-904.
61. Haas DA. Management of medical emergencies in the dental office: conditions in each country, the extent of treatment by the dentist. Anesth Prog. 2006;53:20-4.
62. Simons FER, et al. World Allergy Organization Guidelines for the Assessment and Management of Anaphylaxis. J Allergy Clin Immunol Mar., 2011.
63. Lieberman, et al. The diagnosis and management of anaphylaxis: an update practice parameter. J Allergy Clin Immunol Mar., 2005.
64. Guidelines for the management of Acute Allergic Reaction The College of Emergency Medicine. Disponível em: www.collemergencymed.ac.uk/.

65. Resuscitation Council (UK). Medical emergencies and resuscitation – Standards for clinical practice and training for dental practitioners and dental care professionals in general dental practice. Revisado em Maio 2008. Disponível em: www.resus.org.uk/pages/MEupdt10.pdf. Acessado em: 20/9/2009.
66. Sims CA. An update on the diagnosis and prevention of latex – Associated Allergic Reactions. Disponível em: www.dentistryiq.com. Acessado em: 12/9/2009.
67. Resuscitation Council (UK). Emergency treatment of anaphylatic reactions. Guidelines for healthcare providers. Ressucitation Council (UK) Londres, 2008. Disponível em: www.resus.org.uk/pages/reaction.pdf.
68. Napolitano N, et al. Pediatric oxygen therapy. American Association for Respiratory Care. Disponível em: www.aarc.org/resources/protocol_resources/documents/AARCpedO2.pdf.

18
Anestésicos Locais

Introdução

Segundo Malamed,[1] os anestésicos locais (AL) são as medicações mais seguras e efetivas no controle da dor em Medicina e Odontologia, sendo administradas em procedimentos odontológicos ou mesmo em departamentos médicos de emergência. O uso de uma infiltração de anestésico local é um componente necessário e essencial em Odontologia e Medicina. Nos Estados Unidos, são administrados, anualmente, cerca de 300 milhões de tubetes anestésicos; no Canadá, algo em torno de 1.800 tubetes são administrados, anualmente, por cirurgião-dentista,[2] algo próximo de 11 milhões de tubetes. No Brasil, estima-se que sejam vendidos, anualmente, cerca de 150 milhões de tubetes. No entanto, poucos eventos adversos são relatados, reafirmando que os AL são seguros em Odontologia. Apesar disso, os AL podem ser tóxicos quando o uso não for apropriado, e os pacientes podem experimentar situações indesejadas. As manifestações de toxicidade associadas ao uso de AL em Odontologia serão discutidas, bem como o seu tratamento.

Outros aspectos dos AL estão sendo estudados em Medicina, diferentes do bloqueio reversível da condução nervosa. Com a administração intravenosa pode-se melhorar a função intestinal em pacientes pós-cirurgias ou traumatismos, como proteção do sistema nervoso central (ação anticonvulsionante), entre os novos efeitos, nas dores neuropáticas crônicas.[3] A levobupivacaína tem sido estudada no tratamento de colite[4] (inflamação do intestino), a lidocaína já está bem definida na Medicina como antiarrítmico (classificação tipo Ib), porém apresentando certo grau de analgesia,[3] e a infusão intravenosa da bupivacaína é útil para o controle da dor pós-operatória.[5] O aumento das evidências deste largo espectro de ação dos AL e suas indicações, ainda com estudos insuficientes, será, sem dúvida, muito estudado nos próximos anos.

Farmacologia: conceitos básicos

1. **Farmacodinâmica** = mecanismo de ação do fármaco
2. **Farmacocinética** = caminho percorrido pelo fármaco no organismo (absorção, distribuição, metabolismo – biotransformação – e eliminação). No final do capítulo, ver o Quadro 18.25 de Farmacologia Básica.

Os AL são classificados como aminoésteres e aminoamidas (Figuras 18.1 a 18.3), de acordo com as suas ligações químicas. Desde a introdução da lidocaína (amidas), na década de 1940, os ésteres não foram mais utilizados, pois apresentam potencial alergênico.[1]

Os AL estão disponíveis na forma de sais e cloridratos (HCl). No sentido de proporcionar estabilidade, são dissolvidos em água destilada. Não

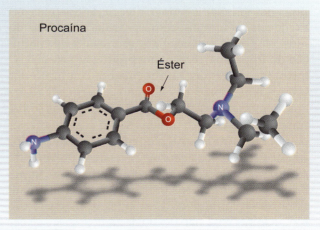

Figura 18.1 Estrutura química da procaína, início de ação lenta, curta duração. Encontrada em várias misturas de medicamentos, por exemplo, penicilina (p. ex., solumedrol, penicilina), aparentemente para diminuir a dor da injeção.

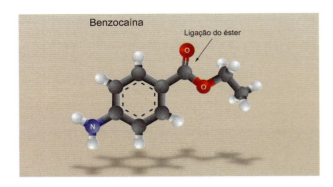

Figura 18.2 Estrutura química da benzocaína, utilizada como anestésico tópico.

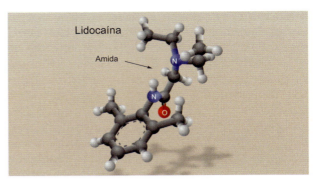

Figura 18.3 Estrutura química da lidocaína.

existe no mercado AL éster em tubetes para injeção, forma amplamente utilizada até a década de 1940, e sim na forma tópica (p. ex., benzocaína), apenas do tipo amida (tubetes) que, desde quando foram introduzidos, são os mais utilizados e mais modernos pelas suas propriedades farmacológicas. Todos os anestésicos locais, com exceção da cocaína, apresentam uma atividade vasodilatadora.[1,6,7]

Os AL podem deprimir a condução nervosa em todos os tecidos excitáveis (p. ex., nervos periféricos, neurônios, medula espinal – sistema nervoso central), músculos cardíacos e esqueléticos. Pesquisas conduzidas há mais de 10 anos definem que os AL bloqueiam os canais de sódio, impedindo o influxo de sódio para o interior do canal,[6,7] apresentando ação na membrana nervosa, onde, por meio de estímulos, são criados potenciais de ação pelo influxo dos íons sódio para o interior das membranas excitáveis (neurônios, células cardíacas, células do músculo). Esse potencial de ação resulta na condução do impulso nervoso que produz as sensações,[8] incluindo a dor. Os AL previnem a condução dos impulsos nervosos diminuindo a permeabilidade das membranas excitáveis (nervosa) aos íons sódio, impedindo o influxo de íons sódio para o interior da fibra nervosa. Os AL bloqueiam a condução dos impulsos nervosos de forma reversível, prevenindo assim a excitação ao longo da fibra nervosa, impedindo que os impulsos cheguem ao SNC originando a sensação de dor.[9,10] Podemos dizer que é um bloqueio nervoso não despolarizante.[1]

Várias classes de drogas, além dos anestésicos locais, atuam no canal de sódio, tais como os anestésicos gerais bloqueadores de canais de cálcio (substâncias usadas em Cardiologia para hipertensão, angina, arritmias), alguns fármacos para asma, drogas alfa$_2$-agonistas (clonidina), tetrodoxina (TTX – toxina produzida pelo peixe baiacu), antidepressivos tricíclicos etc.

As respostas sistêmicas em geral são atribuídas ao sistema nervoso central (SNC) e menos frequentemente ao sistema cardiovascular. Ocorrem quando a concentração plasmática do AL supera os limites de segurança[1,8,9] (p. ex., lidocaína em concentrações maiores do que 5 mcg/mℓ-8 mcg). No entanto, os processos de *absorção*, *distribuição* e *eliminação* dos AL são fundamentais na toxicidade sistêmica, uma vez que seus níveis sanguíneos dependem do ritmo de absorção, distribuição e biotransformação, bem como do tipo de fármaco, dosagem e técnica de administração. A interação medicamentosa que interfere neste processo também é importante clinicamente.

Farmacocinética dos anestésicos locais

Absorção

Geralmente, os AL injetáveis em Odontologia são absorvidos rapidamente, com o pico de concentração plasmática em torno de 15 a 30 minutos. Quando o AL é absorvido na circulação sistêmica, uma porção liga-se de forma reversível a proteínas do plasma, principalmente a proteína alfa$_1$-glicoproteína ácida (AGP), considerada o sítio de ligação proteico primário no plasma. Quando um AL é injetado nos tecidos moles, exerce uma ação farmacológica nos vasos sanguíneos do sítio. Todos os AL (exceto cocaína) apresentam algum grau de vasoatividade. A maioria dos AL produz a dilatação do leito vascular da região administrada.[11] Esse efeito pode ser concentração-dependente: quanto maior a dose injetada, maior é a absorção sistêmica e os picos de concentração plasmática (C máx.). Um efeito significativo na vasodilatação é o aumento da velocidade da absorção do AL para o sangue (corrente sanguínea – sistema cardiovascular), diminuindo a duração do efeito anestésico e aumentando o nível sanguíneo do AL, potencial para respostas sistêmicas (superdosagem).[12] Esses efeitos também são relacionados à vascularização do sítio da injeção.[13] Para compensar este efeito, os vasoconstritores são adicionados aos anestésicos locais, tais como adrenalina, levonordefrina, felipressina (vasoconstrição apenas venosa), outros.

Distribuição

Uma vez que o AL é absorvido a partir do sítio da injeção (p. ex., tecidos moles), ele é distribuído para todos os tecidos do corpo. Os níveis de AL no sangue (plasma), de onde é distribuído a outros tecidos, têm uma relação perfeita no potencial de toxicidade da droga. Esses níveis sanguíneos são influenciados por diversos fatores.[1,7,8,12]

- Velocidade (ritmo) em que o fármaco é absorvido no sistema cardiovascular
- Velocidade da distribuição da substância do compartimento vascular (sangue) para os diferentes tecidos do corpo, que é mais rápido em pacientes saudáveis
- Metabolismo ou biotransformação
- Eliminação do fármaco por processos metabólicos e/ou excretórios.

O ritmo em que o AL é removido do sangue é descrito como sua meia-vida (t1/2β). Meia-vida é o tempo necessário para a redução de 50% do nível sanguíneo do fármaco. Exemplos: a meia-vida da lidocaína é 90 minutos, da bupivacaína é 300 minutos e da articaína, próximo de 30 minutos.[1] As Figuras 18.4 e 18.5 resumem a farmacocinética dos AL.

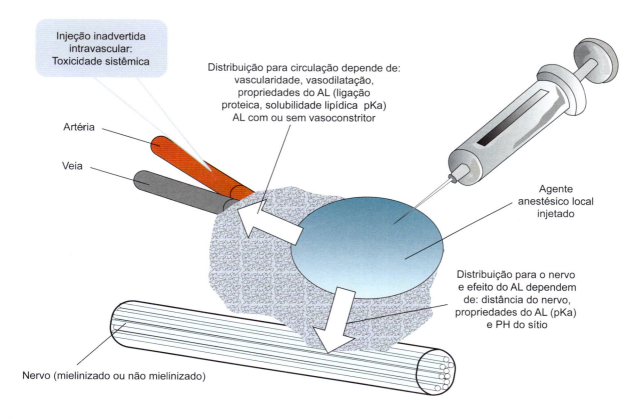

Figura 18.4 Esquema de absorção e distribuição do anestésico local após sua injeção (p. ex., bloqueio nervoso).

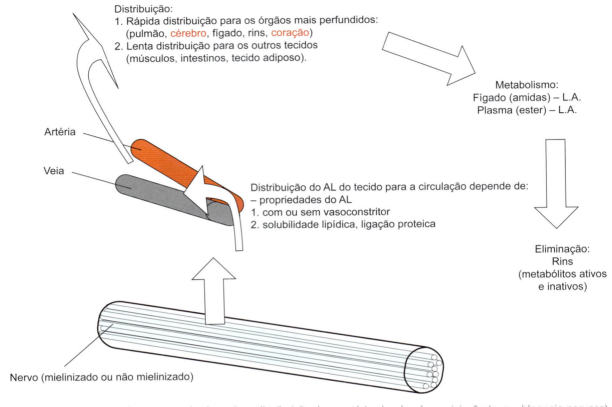

Figura 18.5 Continuação do esquema de absorção e distribuição do anestésico local após sua injeção (p. ex., bloqueio nervoso).

Influência da distribuição do AL

Em Odontologia, a quantidade de AL normalmente injetada diminui bem (distribuição) quando os limites das máximas doses recomendadas são observados. Uma reação verdadeira de toxicidade anestésica sistêmica (com exceção de crianças pequenas) é, na maioria, resultado de uma injeção acidental intravascular ou de repetidas aplicações, ou ainda de uso inadvertido, seleção inadequada de anestésicos locais puros (sem vasoconstritor) em grandes quantidades.

Depositar a medicação diretamente na circulação sanguínea obviamente acelera a absorção ou "pula" o processo de absorção, uma vez que ela cai diretamente na circulação sanguínea, e o cérebro (SNC) pode então alcançar uma concentração muito alta dessa substância. Recentemente, descobriu-se a capacidade "tampão" (*buffering*) do pulmão[14,15] em função da circulação pulmonar, sendo o pulmão o órgão mais perfundido (maior irrigação sanguínea) do corpo. Os AL, quando injetados na via intravenosa, alcançam o pulmão antes de atingir a circulação sistêmica.[16,17] Os pulmões são capazes de extrair substâncias como a lidocaína, bupivacaína e prilocaína da circulação, limitando, portanto, sua concentração sistêmica, diminuindo momentaneamente o volume de distribuição.

A ligação proteica no plasma dos AL proporciona o segundo "efeito tampão" (*buffering*) do AL antes de entrar na circulação sistêmica.[14] A ligação proteica dos AL no plasma foi elucidada há poucos anos. As proteínas alfa$_1$-glicoproteína ácidas (AGP) são consideradas o sítio de ligação proteico primário dos AL no plasma; a albumina é o sítio de ligação proteica secundário, em razão da baixa afinidade.

Vários fatores podem diminuir essa ligação anestésica local – proteína plasmática contribuindo para a toxicidade anestésica em função de uma maior quantidade sem AL estará na circulação sistêmica. Incluem-se aí a superdosagem anestésica, a acidose e a coadministração de dois fármacos com ações básicas (p. ex., quinidina – agente farmacológico antiarrítmico).

A concentração plasmática da AGP é variável. Ela pode aumentar 100% ou mais em pacientes com doença de Chron (também conhecida como doença de Cronh-Lesniowski, colite granulomatosa ou enterite regional), artrites, pacientes que sofreram injúrias traumáticas ou infarto do miocárdio. Esse aumento pode explicar por que, em pacientes com problemas cardíacos, a injeção de lidocaína (*bolus*) é geralmente bem tolerada.[14]

Os AL variam quanto à ligação proteica plasmática que está precisamente relacionada a sua potência. A procaína (menor potência) apresenta menos de 10% de ligação proteica, a lidocaína apresenta de 50 a 70%, a mepivacaína 77,5% e a bupivacaína (maior potência), ao redor de 95%.

A Figura 18.6 mostra a provável farmacocinética de uma injeção de anestésico local intravascular.

Metabolismo ou biotransformação e excreção

Os AL do tipo amida são metabolizados (biotransformação) primariamente no fígado pelo complexo do citocromo P450. Especificamente, a lidocaína e a ropivacaína são metabolizadas por duas enzimas do fígado a CYP1A2 e CYP3A2. Fármacos que inibem estas enzimas, tais como fluvoxamina (antidepressivo – inibidor seletivo da recaptação de serotonina) e eritromicina (antibiótico), podem retardar sobremaneira o metabolismo dos AL.[18]

Pacientes com comprometimento (diminuição) no fluxo sanguíneo para o fígado (alcoolismo, hipotensão e insuficiência cardíaca) ou com função hepática alterada (cirrose) ou doenças renais, uma vez que os AL são excretados pelos rins, podem apresentar o limiar de toxicidade por AL diminuídos.

Dois grupos de medicamentos muito comuns – os betabloqueadores (p. ex., propranolol) e os bloqueadores de H_2 (cimetidina) – interferem com

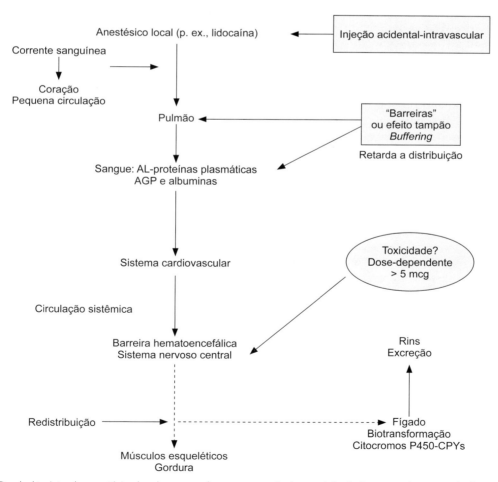

Figura 18.6 Possível trajeto do anestésico local no corpo humano a partir de uma injeção intravascular, tentando ilustrar a toxicidade anestésica no SNC de forma didática.

o metabolismo da lidocaína.[19] O propranolol está entre as substâncias que diminuem o fluxo sanguíneo esplâncnico (FAS), em consequência diminui o *clearance* (V_{cl} – depuração) da lidocaína em função dos efeitos ionotrópicos negativos no coração. A cimetidina diminui o fluxo sanguíneo hepático em consequência da constrição dos vasos sanguíneos esplâncnicos e compete com a oxidação da lidocaína no fígado. Esses fatores podem aumentar de forma significativa a retenção da lidocaína. As dosagens e frequência das injeções do AL devem ser ajustadas (diminuídas) para estes pacientes. As ações sistêmicas dos AL estão relacionadas ao nível sanguíneo (nível plasmático).

Os rins são os órgãos excretores dos AL. Pacientes com insuficiência renal significativa podem ser incapazes de eliminar o AL do sangue, então doenças renais significativas (ASA 4 ou 5) representam uma contraindicação relativa à administração dos AL.

Os ésteres são metabolizados no plasma. Eles sofrem hidrólise pela colinesterase plasmática, principalmente no plasma e, em menor extensão, no fígado. A taxa de hidrólise depende do AL, sendo a cloroprocaína a mais rápida, procaína a intermediária e a tetracaína a mais lenta. Os produtos metabólicos são farmacologicamente inativos, que são o ácido para-aminobenzoico (PABA), que é responsável por reações alérgicas. A única exceção de um éster que não sofre hidrólise é a cocaína, que apresenta metabolismo predominantemente hepático. É importante ressaltar que a colinesterase plasmática está diminuída na gestação, doenças hepáticas[18] (hepatites ou cirrose), uremia e nos pacientes recebendo quimioterápicos. É importante ressaltar que a articaína HCl difere-se dos outros AL tipo amida por ser uma molécula híbrida, ou seja, contendo ambos os componentes (amida e éster). Então, 90-95% são metabolizados no sangue (plasma) e apenas 5-10% são metabolizados no fígado.

Farmacocinética em bebês e crianças pequenas

Frequentemente, o comportamento farmacocinético de um medicamento é difícil de predizer, já que características individuais podem afetá-lo. Sabe-se que há aumento dos níveis séricos dos AL nos extremos de idade, isto é, pessoas muito jovens ou muito idosas por causa do *clearance* (Vc l- depuração) diminuído e absorção aumentada.

Embora apresente segurança, o uso de AL e epinefrina em bebês e crianças pequenas deve ser cuidadoso, uma vez que a farmacocinética dos AL é muito distinta na criança e no adulto. O débito cardíaco aumentado nas crianças determina um rápido alcance no pico plasmático da substância e a meia-vida dela também é prolongada, ocasionando maior volume de distribuição e metabolismo hepático diminuído. Nas crianças, as taxas de CYP (enzimas hepáticas) são de 50% abaixo dos adultos. Em virtude das diferenças na farmacocinética, o limiar tóxico nos bebês, crianças pequenas e em desenvolvimento (3 a 5 anos) é diminuído em cerca da metade em relação a crianças com mais de 5 anos de idade e adultos.[13] Então, a dose do anestésico local em miligramas (mg) por quilo (kg) deve ser ajustada de acordo.

Toxicidade sistêmica

A toxicidade sistêmica dos AL é um assunto antigo. Em 1868, dois médicos peruanos, Moreno e Maiz, relataram que a cocaína induzia à convulsão em animais.[20]

Os AL são as medicações mais comumente administradas em Odontologia; em Medicina, também são amplamente utilizados para procedimentos diferentes, principalmente em Pediatria, Clínica Geral, Medicina de Emergência, outros.

A lidocaína em baixas concentrações séricas é utilizada clinicamente no controle das arritmias cardíacas[21,22] (ACLS) e das convulsões,[23,24] uma vez que tem propriedades anticonvulsionantes em baixas concentrações. Para estas situações em Medicina, a lidocaína é injetada pela via intravenosa, porém de maneira lenta e em baixas doses (lidocaína a 2% de 20-25 mℓ), administradas para procedimentos de cateterismo sem apresentar sinais de toxicidades sistêmicas.[25]

Por exemplo, em uma situação clínica de taquiarritmia, o médico administra a lidocaína intravenosa na dose 1 mg/kg, com um pico plasmático de 4,5 mcg/mℓ, isso normalmente não causa toxicidade sistêmica, e sim traz benefícios como analgesia, atividade anticonvulsionante e talvez algum grau de sedação, além de controlar a doença cardíaca (arritmia).

Como já discutido, as superdosagens dos AL estão relacionadas a um alto nível (excessivo) sanguíneo da substância, chegando a órgãos ou sistemas, SNC e sistema cardiovascular (miocárdio), conhecidos como órgãos-alvos, uma vez que os AL podem deprimir a condução nervosa. Não somente o nervo alveolar inferior, mas em todos os tecidos excitáveis (p. ex., nervos periféricos, neurônios no cérebro, medula espinal (sistema nervoso central) e músculos cardíacos (miocárdio) e esqueléticos).

O SNC é o mais suscetível aos efeitos tóxicos do AL. Os sinais e sintomas de excitação do SNC, seguido por depressão, são as manifestações mais comuns da toxicidade anestésica. A depressão cardiovascular pode ocorrer em função de doses excessivas de AL utilizadas, o que é muito difícil em Odontologia. Os efeitos do anestésico local no SNC são dose-dependente, isto é, as doses clínicas normalmente utilizadas em Odontologia (intraoral) causam mínima ou nenhuma alteração em função da baixa concentração sanguínea que o anestésico vai atingir após a sua absorção para o sistema cardiovascular e, posteriormente, para a circulação sistêmica em níveis seguros.

Os sinais e sintomas da excitação do SNC são seguidos pela depressão e estão relacionados à inibição dos neurônios corticais, com um bloqueio seletivo inicial dos neurônios inibidores corticais ou sinapses que permitam às fibras dos neurônios facilitadores funcionarem opostamente, causando excitação e convulsões. Com o aumento da dosagem ocorre a depressão dos dois grupos inibidores e facilitadores, causando um estado generalizado de depressão do SNC.[1]

Sintomas no SNC: como já dito, a toxicidade no SNC está relacionada à potência do AL, por exemplo, a procaína, que é um dos anestésicos locais mais fracos, e os sinais de toxicidade no SNC aparecem quando os níveis sanguíneos estão em torno de 20 mcg/ml. Já com a lidocaína, mepivacaína e prilocaína, os efeitos no SNC aparecem com níveis sanguíneos entre 5 e 10 mcg/ml, enquanto na tetracaína, bupivacaína e a etidocaína podem aparecer efeitos no SNC em níveis sanguíneos em torno de 1,5 a 4 mcg/ml.[12,26]

Fatores que podem conduzir a respostas sistêmicas (toxicidade)

Dose do AL

Os níveis sanguíneos do AL são proporcionais à dose administrada. O aumento da dosagem do AL aumenta o risco de toxicidade. As doses máximas recomendadas devem ser observadas e calculadas a partir do peso do paciente, e não do número de tubetes administrados. O Quadro 18.1 mostra as máximas doses recomendadas dos AL. Muitas vezes, deve-se observar a avaliação física do paciente para realizar um ajuste correto da dose máxima recomendada dos AL, e não o uso da dose máxima absoluta recomendada. De acordo com o grau de comprometimento médico (ASA 1, ASA 2, ASA 3, ASA 4), avaliar a condição física do paciente (Capítulo 3).

Tipo do AL

Como já mencionado, todos os AL (exceto a cocaína) apresentam algum grau de vasoatividade. A maioria dos AL produz a dilatação do leito vascular da região administrada,[11] efeito que pode ser concentração-dependente. A partir disso, um anestésico local "puro" (sem vasoconstritor) vai ter uma absorção mais rápida do que um AL com vasoconstritor, consequentemente atingirá picos plasmáticos mais rápido. Os picos plasmáticos após a administração de um agente anestésico puro são atingidos de 5 a 10 minutos, enquanto quando se adiciona um vasoconstritor, por exemplo, a adrena-

Quadro 18.1 Máximas doses recomendadas dos anestésicos locais.[1]

Droga	Concentração (%)	mg/ml	mg/tubete (1,8 ml)	Dose máxima recomendada* (mg/kg)	Dose máxima absoluta recomendada*
Articaína	4	40	72	7	500
Lidocaína	2	20	36	4,4	300
Mepivacaína	2	20	36	3,6	300
Mepivacaína	3	30	54	4,4	300
Prilocaína com felipressina 0,03UI	3	30	54	4,5	400
Bupivacaína	0,5	5	9	0,6	90

A máxima dose recomendada dos anestésicos locais, soluções que contenham ou não o vasoconstritor.

lina (1:100.000), os picos plasmáticos serão obtidos em torno de 30 minutos após a injeção e serão menores. O adicionamento do vasoconstritor ao AL, portanto, diminui de forma significativa a possibilidade de toxicidade sistêmica.

Velocidade da absorção: farmacocinética

Medicações administradas por via intravenosa atingem altos picos plasmáticos rapidamente, "pulando" o processo de absorção (*bypass*). No entanto, quando administrada em tecidos moles, como em Odontologia, leva um longo período para alcançar picos plasmáticos. A Figura 18.7[27] mostra diferentes tipos de injeções de AL, baseados no tempo, indicando os picos plasmáticos em vias de administração distintas. Observar que, na via intravenosa, os picos plasmáticos são atingidos muito rápido.

Sítio de administração

A administração de anestésicos locais em regiões altamente vascularizadas aumenta o risco do rápido aumento dos níveis sanguíneos da medicação, e mais rapidamente ela é absorvida para a circulação sistêmica. Na administração do AL para o controle da dor, o agente anestésico deve permanecer no sítio injetado, no sentido de proporcionar o efeito anestésico (penetrar no nervo) e bloquear a condução nervosa. A cavidade bucal – onde os AL são administrados em Odontologia é uma das regiões do corpo mais vascularizadas, então, quando da administração do AL intrabucal, geralmente ele é absorvido para a corrente sanguínea mais rápido do que se injetado em outra parte do corpo.[28] Este fator, mais problemas associados locais, tais como inflamação e consequente vasodilatação, e ainda a seleção de anestésicos locais puros que apresentem

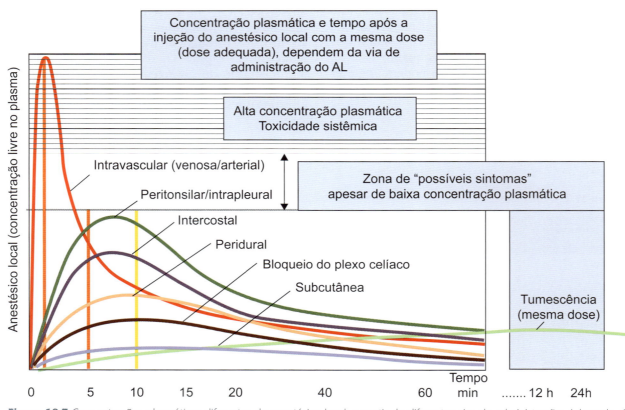

Figura 18.7 Concentrações plasmáticas diferentes do anestésico local, a partir de diferentes vias de administração. Adaptado de Zink et al., 2003.[27]

ação vasodilatadora, podem ser problemáticos, razão principal da adição do vasoconstritor no anestésico local.

Técnica (injeção acidental ou inadvertida intravascular ou repetidas injeções de anestésico local)

Em Odontologia, as anestesias intrabucais são passíveis de injeções intravasculares acidentais ou inadvertidas, mas são mais comuns nas regiões mais vascularizadas. Os bloqueios nervosos são as técnicas anestésicas com maior potencial de ocorrência de uma injeção intravascular acidental. Vários estudos[29-31] demonstram as incidências de aspirações positivas no bloqueio do nervo alveolar inferior, que variam de 2,9 a 22%. Fica claro, então, que se recomenda o uso de seringa carpule com aspiração para técnicas de bloqueio nervoso na cavidade bucal, bem como uma agulha com diâmetro apropriado para se obter a aspiração. As agulhas gengivais comumente usadas em Odontologia, as denominadas curtas, têm um diâmetro menor e não permitem que se realize a aspiração, mesmo com uma seringa apropriada. Para os bloqueios em Odontologia, deve-se usar então seringa com aspiração, com "arpão" para inserir no tubete e uma agulha longa (30-35 mm), que apresenta um diâmetro maior para realizar uma aspiração adequada antes da administração do AL. A Figura 18.8 mostra tipos de carpules com aspiração, e a Figura 18.9 evidencia o "arpão da carpule" que deve ser inserido no êmbolo de borracha (*stopper*) do tubete; a Figura 18.10 mostra o manuseio correto da carpule para efetuar a aspiração com o anel (*ring* da carpule).

Outro fator importante relacionado a Odontologia e toxicidade anestésica é a injeção administrada rapidamente. A velocidade da injeção influi na absorção do fármaco para a corrente sanguínea. Segundo Malamed,[1] o tubete anestésico deve ser administrado lentamente, em uma velocidade de 1 minuto por tubete (1,7-2,2 mℓ). A administração lenta do AL torna-se um dos fatores fundamentais para se evitar reações adversas.

Injeção acidental intra-arterial

Se o anestésico local, durante o bloqueio do nervo alveolar inferior, for acidentalmente injetado na artéria alveolar inferior, poderá inverter o fluxo da artéria carótida externa e da artéria carótida comum, encontrando a circulação cerebral por meio da artéria carótida externa. Nesses casos, mesmo doses menores de anestésicos locais podem ocasionar situações de toxicidade no SNC.[32,33]

Injeções repetidas

Outro fator a considerar são as injeções repetidas dos anestésicos locais. O profissional deve saber a quantidade de AL que está administrando no paciente, uma vez que, durante o procedimento o paciente pode vir a sentir dores, e mais anestésico é aplicado ou ainda podem ser procedimentos que envolvam os quatro quadrantes da boca. O paciente deve estar saudável, isto é, ASA 1, e o profissional deve saber o peso do paciente e calcular a dose de anestésico que será utilizada para os procedimentos programados.

Fatalidades relacionadas aos anestésicos locais

As várias ocorrências de fatalidades relacionadas aos AL nos Estados Unidos – uma vez que a população que frequenta o cirurgião-dentista é muito maior do que em nosso país – seguem o possível cenário destes acontecimentos.

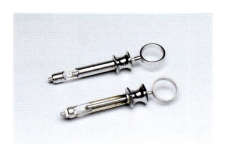

Figura 18.8 Carpules com o anel (*ring*) para realizar a aspiração.

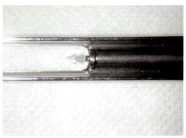

Figura 18.9 Detalhe da carpule evidenciando o "arpão".

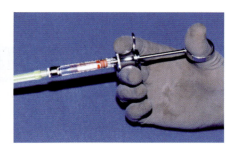

Figura 18.10 Posicionamento correto no anel (*ring*) da carpule para realizar a aspiração.

Paciente criança, isto é, baixo peso corporal, de difícil cooperação e cujos pais não têm tempo de acompanhá-la para vários atendimentos odontológicos. Então, o profissional planeja o procedimento em uma única sessão, com intervenção nos quatro quadrantes.

1. Anestésico local selecionado: sem vasoconstritor, para evitar mordeduras acidentais no pós-operatório.

Já foi extensamente discutido o uso dos anestésicos locais sem vasoconstritor e o seu potencial para reações sistêmicas em função de suas propriedades vasoativas e rápida absorção e distribuição para todos os tecidos do corpo (SNC e SCV), bem como a farmacocinética das substâncias se apresentar de forma distinta para crianças e adultos.

2. Injeta-se uma grande quantidade de AL sem vasoconstritor (4 quadrantes) na criança (baixo peso), e iniciam-se os procedimentos.

Geralmente, o peso da criança não é verificado, bem como as doses máximas terapêuticas do AL não são calculadas.

3. Rapidamente, a criança inicia um processo de sonolência, letargia e perde a consciência (rápida absorção do AL para a circulação sistêmica, ação no SNC e SCV). São os sinais e sintomas de toxicidade anestésica no SNC, que serão descritos a seguir
4. Problemas associados, que podem culminar em convulsões tônico-clônicas e até parada respiratória e colapso cardiovascular.

Este é um possível cenário de incidente de toxicidade sistêmica (superdosagem) por AL.

Então, podemos concluir que um procedimento programado em uma única sessão, com intervenções nos 4 quadrantes, pode estar equivocado. O tratamento odontológico pode e deve ser dividido em vários atendimentos com uma diminuição considerável na concentração do AL. Quanto à seleção do AL, podemos concluir que um anestésico com vasoconstritor deve ser a opção, por exemplo, lidocaína a 2% com adrenalina 1:100.000 ou ainda lidocaína a 2% com adrenalina 1:200.000, disponível no mercado comercial.

Quanto à preocupação com traumatismos físicos, térmicos ou químicos (p. ex., mordeduras) acidentais no pós-operatório por anestesia residual dos tecidos moles, já existe o reversor do anestésico local que diminui o tempo de permanência da anestesia nos tecidos moles, minimizando tal efeito. Em 9 de maio de 2008, a FDA aprovou[26] o *mesilato de fentolamina* para o uso odontológico nos Estados Unidos. É usado para reverter a anestesia dos tecidos moles, por exemplo, lábios, face e língua, e reduzir os déficits de função (sorrir, falar, beber e salivar), bem como a perda da sensação de temperatura (calor e frio) resultantes da injeção anestésica intrabucal submucosa, contendo vasoconstritor. Essa substância, na fase 3 de estudo clínico, mostrou redução do tempo de anestesia no lábio inferior de 85 minutos (54,8%, P < 0001) comparado com o grupo de controle. O tempo médio de recuperação da sensação normal do lábio superior foi reduzido em 83 minutos (62,3%, P < 0001).[34] Está disponível no mercado norte-americano e logo deve chegar ao mercado brasileiro.

Manifestações clínicas da toxicidade sistêmica (superdosagem) dos AL

Os AL rapidamente atravessam a barreira hematoencefálica e a toxicidade no SNC pode ocorrer tanto por injeção direta no vaso quanto por absorção sistêmica. Os sinais de intoxicação são dose-dependentes. Baixas doses produzem depressão, e altas doses resultam em excitação e convulsão. Os efeitos dos AL no SNC são os de bloquear neurônios inibitórios. Os níveis sanguíneos dos anestésicos locais estão relacionados à severidade e à velocidade que os sintomas aparecem.[1,7] O Quadro 18.2 mostra os diferentes graus de concentração sanguínea de lidocaína (em mcg/ml) e seus efeitos no SNC e no sistema cardiovascular.

Efeitos rápidos, intensidade e duração

Uma injeção intravascular aplicada ligeiramente produz sinais clínicos e sintomas de toxicidade sistêmica rapidamente, com convulsões e inconsciência se desenvolvendo em 2 a 3 minutos após a injeção.[35] Este tipo de toxicidade sistêmica, em geral pressupondo que o paciente receba atendimento apropriado para controle desta situação, será de curta duração. É diferente dos outros tipos de reações à toxicidade anestésica sistêmica, pela redistribuição do anestésico local do SNC para a circulação sistêmica e outros tecidos e órgão, e posterior biotransformação, diminuindo os níveis sanguíneos do anestésico local.

Quadro 18.2 Efeitos da lidocaína no sistema nervoso central e sistema cardiovascular.

Concentração (mcg/mℓ)	Efeitos no SNC*	Efeitos no SCV*
< 5	Efeito anticonvulsionante Sedação (moderada) Analgesia	Atividade antiarrítmica Moderada a alta de pressão arterial, similar no débito cardíaco ou resistência vascular periférica
5-10	Atordoamento, fala arrastada, sonolência, euforia, náusea, disforia, distúrbios sensoriais, diplopia, espasmos musculares	Instabilidade cardiovascular
10-15	Desorientação, tremores, depressão respiratória, convulsões tônico-clônicas	
15-20 20	Coma Parada respiratória	Depressão do miocárdio profunda, vasodilatação, colapso cardiovascular

* Os efeitos nos SNC e SCV são listados próximos da sequência das ocorrências quando do aumento da concentração sanguínea da lidocaína.
Modificado de Yagiela, 1991.

Os sinais e sintomas da superdosagem anestésica por administração de altas doses ou em função de uma rápida absorção da substância para o sistema cardiovascular não se desenvolve tão rápido. Geralmente é mais demorada do que a resposta sistêmica desenvolvida a partir de uma injeção de AL intravascular.[11]

Os sinais e sintomas geralmente aparecem após 10 minutos da administração, se o AL aplicado for sem vasoconstritor. Se o AL administrado nesta situação contiver um vasoconstritor, os sinais e sintomas se desenvolvem após 30 minutos e podem não progredir além de uma reação de toxicidade moderada. *No entanto, como já mencionado, a toxicidade anestésica no SNC é dose-dependente. Uma dose excessiva de anestésico local intravascular pode causar hipotensão profunda.*[36]

Os sinais e sintomas são agitação, aumentando a intensidade conforme os níveis sanguíneos forem aumentando. A severidade da situação clínica dependerá da quantidade de AL injetada, consequentemente dos níveis sanguíneos. Nessas situações, em função da redistribuição e biotransformação da substância, as reações são autolimitantes.[1,11,35,37] A toxicidade sistêmica é dose-dependente. A Figura 18.11 resume a quantidade de lidocaína no sangue em mcg/mℓ e a sequência dos acontecimentos, conforme vai aumentando o nível sanguíneo.

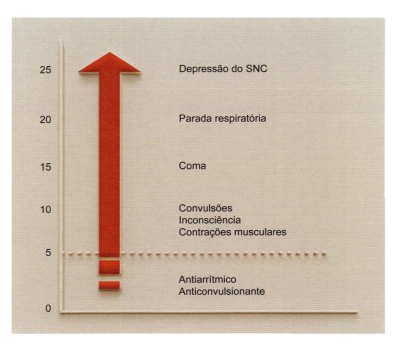

Figura 18.11 Resumo da toxicidade sistêmica em função da concentração do anestésico local no sangue em mcg/mℓ.
Modificado de Becker e Reed, 2006.

Níveis sanguíneos mínimos a moderados: SNC fase excitatória

O sinal clínico inicial de toxicidade anestésica no SNC, em geral, é a excitação. Com baixos níveis sanguíneos de AL, ocorre confusão mental e o paciente torna-se "falante", apresenta excitação e a fala "arrastada". Adicionalmente, alguns pacientes podem apresentar atordoamento, isto é, sensação de desmaio iminente, seguido por tonturas e vertigens.[12,36] Estas sensações podem progredir para distúrbios visuais, dificuldade de focar a visão, visão dupla (diplopia) e distúrbios auditivos (zumbidos).[1,14,28,38,39] Pode apresentar dormência perioral e na língua, bem como "gosto metálico". Se os níveis sanguíneos continuarem aumentando (dose-depedente), o paciente pode perder a consciência. O Quadro 18.3 evidencia os sinais e sintomas pré-convulsivos.

Níveis sanguíneos altos: SNC fase inibitória

Se os níveis sanguíneos do AL continuarem aumentando, as manifestações clínicas como tremores, contrações musculares e calafrios, que precedem as convulsões,[40] progredirão ao estado de crise convulsiva generalizada, com convulsões tônico-clônicas. Esta é a fase da depressão do SNC.

Embora a sequência seja descrita aqui de acordo com vários autores,[1,14,28,38-40] a fase excitatória pode ser muito breve ou nem se manifestar, e o paciente pode apresentar imediatamente tontura, vertigem seguida por perda da consciência, ocorrendo então as convulsões tônico-clônicas.

A reação de toxicidade anestésica sistêmica acontece até que os níveis sanguíneos do AL diminuam a níveis seguros com controle apropriado, incluindo administração de medicamentos, se necessário.[14]

Sistema cardiovascular

Como já mencionado, a lidocaína é usada para o tratamento de arritmias ventriculares,[21,22] porém em doses apropriadas. Geralmente, doses muito maiores de AL são necessárias para produzir toxicidade cardiovascular. Reações adversas por AL no sistema cardiovascular são difíceis de ocorrer, somente com níveis sanguíneos altos da droga (10 a 15 mcg/mℓ para lidocaína).[7]

A lidocaína em níveis sanguíneos entre 5 a 10 mcg/mℓ pode diminuir o débito cardíaco em função da diminuição da contratilidade cardíaca (inibição dos canais de Ca^{2+}) e da resistência periférica, decorrente do relaxamento da musculatura lisa dos vasos periféricos (arteríolas). As doses normalmente utilizadas em Odontologia não estão associadas a efeitos cardiodepressores.

Os sinais de cardiotoxicidade iniciam-se com hipertensão, taquicardia, arritmias ventriculares que progridem para um quadro de hipotensão e bloqueio de condução (no miocárdio), bradicardia e assistolia.[41] Episódios de hiper e hipotensão ocorrem representando interações diferentes e ação direta depressora da substância no miocárdio, centralmente mediadas pelo sistema nervoso autônomo e os efeitos da hipóxia e hipercapnia (retenção de CO_2).

Quadro 18.3 Sinais e sintomas pré-convulsivos.

Sinais	Sintomas
Fala arrastada	Dormência (anestesia) da língua e região perioral
Tremores, calafrios	Sensação de calor
Contrações/espasmos musculares	Sensação agradável, sonolência (estado)
Tremores na musculatura da face e extremidades	Atordoamento, vertigens
	Tontura
	Distúrbios visuais
	Distúrbios auditivos
	Sonolência
	Desorientação

Modificado de Yagela, 1985.

Da mesma forma, a toxicidade cardiovascular do AL está relacionada à sua potência. Observou-se que agentes mais lipossolúveis, como bupivacaína, levobupivacaína e ropivacaína, têm uma sequência de cardiotoxicidade diferente dos agentes menos potentes.[39,42] Doses altas de lidocaína levam a hipotensão, bradicardia e hipóxia, enquanto a bupivacaína leva ao colapso cardiocirculatório por arritmias ventriculares,[36,41] difícil de serem revertidos com ressuscitação. A toxicidade cardiovascular pode ser mediada no SNC.

Com a lidocaína e a maioria dos outros anestésicos locais, a dose para induzir a parada cardíaca (experimentalmente) é várias vezes maior do que a dose necessária para causar a parada respiratória.[7] Então, clinicamente, uma depressão profunda do miocárdio, dilatação vascular e colapso cardiovascular são muito improváveis de acontecer se um suporte ventilatório adequado for mantido no caso de superdosagem de lidocaína. Com AL mais potentes, isto é, com maior ligação proteica como a bupivacaína e a etidocaína, contrações plasmáticas mais baixas resultarão em cardiotoxicidade.[7,40,43]

Mais informações podem ser obtidas em novos estudos que estão sendo realizados sobre a ressuscitação dos pacientes que sofreram parada cardiorrespiratória em função de cardiotoxicidade anestésica, com a administração de emulsões lipídicas de uso intravenoso para ressuscitação destes pacientes,[38] no *site* www.lipidrescue.org/.

Controle da toxicidade sistêmica causada por anestésicos locais

O controle das situações de toxicidades sistêmicas causadas por AL é baseado na severidade das reações. Na maioria das situações, as reações são moderadas e transitórias;[11] no entanto, quando a reação é mais severa, é necessário o controle apropriado.

Toxicidade anestésica – doses mínimas a moderadas de início rápido

A intervenção imediata nos primeiros sinais de toxicidade melhora as chances de sucesso do tratamento. Os sinais típicos iniciais incluem, como já mencionado, distúrbios auditivos (zumbidos), distúrbios visuais (diplopia e dificuldade de focar, visão turva), atordoamento, apreensão, anestesia ou dormência na boca e língua, nistagmo (movimentos involuntários dos olhos) e fala arrastada.[38]

Tratamento

1. **P** – Posicionar o paciente de modo confortável
2. **A-B-C** – SBV, se necessário
3. **D** – Administração de oxigênio via máscara nasal, solicitando ao paciente que respire profundamente. O elevado PCO_2 sanguíneo mais a toxicidade anestésica diminuem o limiar convulsivo. Este procedimento pode diminuir as chances de o quadro culminar em convulsões
4. Monitoração dos sinais vitais
5. Se o quadro não apresentar melhora, o profissional deve solicitar ajuda, em função dos sinais vitais (SAMU – 192)
6. Se o paciente apresentou melhora no quadro com a administração do oxigênio, o profissional deve julgar, a partir dos sinais vitais, a dispensa ou não do paciente.

Reações moderadas com manifestações tardias (mais de 10 minutos)

Em geral, são reações menos severas.

1. **P** – Posicionar o paciente de modo confortável
2. **A-B-C** – SBV, se necessário. Nesta situação, o paciente está consciente, então só posicioná-lo em uma posição confortável é suficiente (supina)
3. **D** – Administração de oxigênio via máscara facial (10-12 ℓ/minuto), solicitando ao paciente que respire profundamente (hiperventilação). O elevado PCO_2 sanguíneo mais a toxicidade anestésica diminuem o limiar convulsivo. Este procedimento pode diminuir as chances de o quadro culminar em convulsões
4. Monitoração dos sinais vitais (pressão arterial, frequência cardíaca, oxímetro de pulso, se disponível – saturação de O_2)
5. Se o quadro não apresentar melhora, o profissional deve solicitar ajuda, em função dos sinais vitais (SAMU – 192)
6. Se o paciente apresentou melhora no quadro com a administração do oxigênio, o profissional deve julgar, a partir dos sinais vitais, a dispensa ou não do paciente.

Toxicidade severa/início rápido, toxicidade severa/início tardio (mais de 10 minutos)

Se o paciente desenvolver rapidamente perda da consciência e presença de convulsões tônico-clônicas.

Reconhecimento: chamar o serviço de emergências médicas (SAMU 192).

1. **P** – Posicionar o paciente, se consciente, em uma posição supina
2. **A-B** – Provavelmente serão necessários (ver Capítulo 6), pois o paciente pode estar inconsciente ou prestes a desenvolver o quadro de inconsciência e ainda desenvolver um quadro de convulsão generalizada a qualquer momento. Na maioria das vezes, os sinais e sintomas que precedem as convulsões são tremores, contrações musculares e calafrios[40]
   - **A** – Abertura das vias aéreas: deslocamento posterior da cabeça e levantamento do queixo (*head tilt-chin lift*) e, se necessário, deslocamento anterior da mandíbula (*jaw thrust*) (vide Cap. 6 – Suporte Básico de Vida)
   - **B** – Ventilação assistida com máscara facial para a administração de oxigênio, fluxo de 10-12 ℓ/minuto.

Proteção do paciente contra as injúrias ou acidentes, remover equipamentos, instrumentos, proteção dos braços, cabeça e pernas de injúrias. A prevenção das injúrias é o objetivo primário no controle das convulsões.

3. **C** – Monitoramento dos sinais vitais: pressão arterial, frequência e ritmo cardíaco, oxímetro de pulso
4. **D** – Tratamento definitivo: administração de oxigênio com máscara facial (10-12 ℓ/minuto). A administração de oxigênio em pacientes com quadro de convulsão em consequência de toxicidade anestésica é extremamente importante, tanto para terminar as convulsões como para minimizar as morbidades associadas[44-48] (hipóxia, acidose, hipercapnia – retenção do CO_2 podem levar à toxicidade cardíaca). O oxigênio deve estar disponível assim que possível nesta situação.

À medida que o AL vai se redistribuindo do cérebro (SNC) para os outros tecidos, isto é, diminuindo os níveis sanguíneos do AL, presume-se que se proporcionou a ventilação adequada (A+B), conforme já descrito. A convulsão geralmente termina e o paciente se recupera, não havendo a necessidade de administração de medicações.

Se a reação for mais severa e houver demora da chegada do SEM, o profissional deve avaliar a administração de anticonvulsionantes. Se julgar necessário, a indicação é o diazepam 5 a 10 mg – deve ser titulado e o ideal é a administração via intravenosa, onde o medicamento é titulado. Isto é, administrar doses incrementais até cessarem as convulsões. É necessário treinamento em acesso venoso (venipuntura) pelo profissional, o que é difícil em Odontologia.

Recentemente, vários estudos[49-52] demonstram que o midazolam administrado pela via intranasal encerra as convulsões com resultados muitos positivos. Pode ser uma alternativa em casos de convulsões prolongadas e na demora da chegada do SEM.

Geralmente, não será necessário nas reações moderadas. A administração de benzodiazepínicos (anticonvulsionantes) geralmente não será indicada. Como já dito, a reação é autolimitante e dose-dependente; no entanto, só será necessária a

Quadro 18.4 Toxicidade sistêmica (superdosagem), por anestésicos locais e seus efeitos no SNC e SCV.

Alta concentração plasmática de AL
a. Inadvertida injeção intravascular (arterial ou venosa)
b. Administração muito "rápida" > 1 tubete/minuto
c. Reabsorção excessiva
d. Eliminação reduzida
Efeitos
SNC
Ressuscitação dificultosa – dose-dependente AL atravessa a barreira hematoencefálica causando depressão do SNC Níveis sanguíneos terapêuticos do AL não têm efeito significativo no SNC Quando em nível tóxico – convulsões tônico-clônicas
Sistema cardiovascular
Fatores: hipóxia, hipercapnia e acidose

administração de anticonvulsionantes em casos de convulsões que não cessam, e o diazepam[39-40] parece estar mais bem indicado para esta situação.

Em situações mais severas, no desenvolvimento de quadros de hipotensão, será necessário considerar a administração de fármacos:

- Na presença de hipotensão (severa) sem o quadro de bradicardia, isto é, com a frequência cardíaca dentro da normalidade, administrar efedrina,[61] administração IV, 5-10 mg em doses incrementais; não exceder 50 mg
- Na presença de hipotensão (severa) com o quadro de bradicardia (batimentos cardíacos inferiores a 60 batimentos/minuto) presente, administrar atropina 0,5 mg IV, a cada 3-5 minutos, dose máxima de 3 mg.[28,53]

Nos casos mais severos em que se desenvolvem situações de pulso ausente (C), iniciar as compressões torácicas imediatamente, isto é, administrar a RCP se necessário (ver Capítulo 11) (Quadros 18.4 e 18.5).

Quadro 18.5 Etiologia da toxicidade sistêmica (superdosagem) por anestésicos locais.

Injeção acidental intravascular (rápida)
Administração de largas doses de AL
Rápida absorção do AL do sítio de administração para a corrente sanguínea
Inabilidade de biotransformação normal
Inabilidade de excreção normal

Considerações adicionais

Na monitoração dos sinais vitais no pré-operatório, isto é, na avaliação física (ver Capítulo 3), o profissional obterá dados dos sinais vitais basais deste paciente. Em situações de emergências médicas, o profissional poderá concluir o grau das variações destes sinais vitais (durante as situações de emergências médicas) e informações necessárias para o SEM.

Se possível, o profissional ou assistente (equipe) deve anotar os sinais vitais do paciente, que deverão ser monitorados durante estas situações de emergências médicas ou situações com potencial risco de morte, para obter mais informações da situação clínica e auxílio no diagnóstico e/ou administração de medicamentos, ou ainda para situações que eventualmente possam se desenvolver depois, assim como o transporte do paciente para o hospital, quando necessário, e tratamento definitivo intra-hospitalar.

Possível cenário em ambiente odontológico

Paciente sofreu uma crise convulsiva moderada em função de toxicidade anestésica. O paciente pode estar inconsciente logo após a convulsão e com sinais vitais ligeiramente abaixo do normal; o SEM foi acionado quando apareceram os primeiros sinais e sintomas de toxicidade anestésica. Então, durante o desmaio, foram administrados o SBV e oxigênio, e durante as convulsões tônico-clônicas foi administrado A + B, conforme já descrito. Assim que foi possível, durante ou logo após a crise convulsiva, foi administrado O_2 com máscara facial, 8-10 ℓ/minuto. O paciente não se recupera totalmente e indica-se sua remoção para o hospital. Durante o transporte pelo SEM, os sinais vitais e a administração de oxigênio continuam, bem como o acesso venoso e eventualmente administração de fluidos e drogas. Conclusão: o paciente chegou ao hospital com os sinais vitais próximos ao normal, foram administrados SBV e oxigênio, e o quadro clínico desta situação não parece tão grave até a entrada do hospital. Poderia ser muito diferente em relação à sua gravidade se esses passos não fossem seguidos durante o atendimento no consultório e/ou ambulatório, isto é, atendimento pré-hospitalar. Possivelmente, o paciente chegaria ao hospital com um quadro de certa severidade e ainda um possível prognóstico ruim.

Durante as convulsões, o cérebro requer grande quantidade de O_2 e glicose para continuar o seu metabolismo (funcionamento). Os mecanismos para o suporte circulatório e respiratório (ventilação) podem melhorar o quadro em relação a morbidade e mortalidade. Assim, fica evidenciada a importância da manutenção das vias aéreas, bem como a ventilação para não comprometer o paciente e melhorar as chances de recuperação. Já foi mencionado que, para as convulsões, a administração de oxigênio (assim que possível) e manobras próprias de SBV (A-B-C-D) são medidas extremamente importantes para a reversão do quadro convulsivo,[39,45-48] no sentido de evitar hipóxia, acidose e retenção de CO_2 (hipercapnia) e, ainda para evitar o comprometimento cardiovascular. Como mencionado no Capítulo 4, fica evidente que as medidas de SBV são mais importantes do que a administração de medicamentos nas situações de emergências médicas.

Metemoglobinemia

A hemoglobina (Hb), proteína constituinte das hemácias, transporta o O_2 do pulmão para os tecidos, e o CO_2 dos tecidos para o pulmão para excretá-lo. Na hemoglobina, o grupo heme contém o íon Fe^{2+} (estado ferroso). Quando o Fe^{2+} é reduzido a Fe^{3+} (estado férrico), a hemoglobina torna-se incapaz de transportar O_2 aos tecidos, causando a hipóxia. A hemoglobina nestas condições passa a ser chamada de metemoglobina (MHb).[54]

A metemoglobinemia pode ser congênita ou adquirida. A forma congênita decorre de deficiência enzimática (NADH citocromo b5 redutase) e a forma adquirida, mais frequente, pode ser provocada por medicamentos, alimentos e vários agentes químicos. A principal consequência é a cianose refratária à administração de oxigênio,[54,55] em função da forte ligação da Hb com O_2, de forma que esta ligação não libera o oxigênio para os tecidos como na fisiologia normal. O seu tratamento deve ser com azul de metileno,[98] que desfaz essa ligação e a renova (azul de metileno a 1%, 1-2 mg/kg – IV durante 5 minutos). Em pacientes com metemoglobinemia, deve-se evitar prilocaína, articaína e benzocaína.[11,56]

O aumento da MHb pode decorrer do uso de determinados medicamentos, como: ciprofloxacino, sulfametazol+trimetoprim, dapsona, nitrofurantoína, dinitrato de isossorbida, fenilzina e nitroglicerina.[19] Pacientes com MHb ou usando estes medicamentos podem ser tratados seguramente com AL, com ou sem vasoconstritores. No entanto, a dosagem deve ser ajustada. O uso da prilocaína deve ser evitado, uma vez que o produto final da prilocaína pode induzir a formação da metemoglobina. Em pacientes com metemoglobinemia subclínica ou em doses tóxicas (> 6 mg/kg), a prilocaína pode induzir os sintomas de metemoglobinemia, tais como cianose dos lábios, mucosas, unhas e desconforto respiratório.[57] Em níveis altos de metemoglobina, podem ocorrer náuseas, sedação, convulsões e coma.[11] A prilocaína pode ser contraindicada em pacientes com metemoglobinemia, anemia falciforme, anemia, sintomas de hipóxia, em pacientes fazendo uso de paracetamol ou fenacetina, uma vez que ambos os medicamentos aumentam os níveis de metemoglobina.[57] O Quadro 18.6 mostra os sinais e sintomas, de acordo com o nível sanguíneo da metemoglobina.

Porfiria: atualidades

Porfirias são um grupo de distúrbios herdados ou adquiridos que envolvem determinadas enzimas participantes do processo de síntese do heme. Esses problemas manifestam-se clinicamente por problemas na pele e/ou com complicações neurológicas. As porfirias constituem um grupo de pelo menos oito doenças genéticas distintas, além de formas adquiridas decorrentes de deficiências enzimáticas específicas na via de biossíntese do heme, que levam à superprodução e acúmulo de precursores metabólicos, cada qual correspondendo um tipo particular de porfiria. Fatores ambientais, como medicamentos, álcool, hormônios, dieta, estresse, exposição solar e outros, desempenham um papel importante no desencadeamento e curso destas doenças.[58]

Segundo recente classificação,[59] por ser uma doença pouco conhecida, é importante citar algumas considerações em relação às medicações que podem ser utilizadas em Odontologia. Os pacientes que sofrem de porfiria aguda — porfiria intermitente aguda (AIP), porfiria variegata (PV) ou coproporfiria hereditária (HCP), forma muito rara de deficiência de ALA desidratase (ácido delta-aminolevulínico) — podem apresentar ataques em função do uso de medicações. Uma das tradicionais prevenções ou alertas aos efeitos porfirogênicos é em relação às sulfas (p. ex., antibiótico sulfonamida). Uma recente classificação em relação aos anestésicos locais como lidocaína, bupivacaína, levobupivacaína, articaína, prilocaína e ropivacaína traz uma atualização de re-

Quadro 18.6 Sinais e sintomas de metemoglobinemia relacionados à deficiência de fornecimento de oxigênio aos tecidos.

Nível de metemoglobina	Sinais e sintomas
0 a 3%	Níveis normais – ausência de sintomas
10 a 20%	Sintomas leves. Cianose, sangue de cor marrom-chocolate
20 a 50%	Dispneia, intolerância ao exercício, fadiga, cefaleia, tonturas, confusão mental, taquicardia, síncope
Acima de 50%	Hipóxia – acidose SNC: depressão do SNC, convulsões, coma
Acima de 70%	Sintomas de hipóxia grave a morte

gistro de 50 casos, mas foi reportado 1 caso de ataque de porfiria possivelmente relacionado à lidocaína.[59] Contudo, em função dos estudos, é seguro o uso dos AL considerados não porfirogênicos (prilocaína e bupivacaína), em dose única e ajustada, além de dosagem limitada quantidade/dosagem, o que também diminui as probabilidades de precipitar ataques de porfiria aguda. A classificação dos anestésicos locais quanto à possibilidade de serem porfirogênicos é:[59-61]

- Prilocaína e bupivacaína: não porfirogênicos
- Levobupivacaína, mepivacaína, articaína e ropivacaína: prováveis não porfirogênicos
- Lidocaína: possível porfirogênico.

A seguir, é mencionada a relação de algumas medicações que possivelmente podem precipitar episódios de porfiria aguda (porfirogênicos), classificadas como não seguras.[60]

Algumas medicações não seguras	
Barbitúricos	Pirazinamida
Clonidina	Sulfonamidas
Dipirona	Cetoconazol sistêmico
Cloranfenicol	Progesterona
Eritromicina	Pirazolona
Metildopa	Carbamazepina
Fenilbutazona	

Anestésicos locais e pofiria: anestesia odontológica[60]

Sugestão: bupivacaína (0,25-0,5%) com epinefrina 1:200.000.
Prilocaína a 4%, sem adicionar vasoconstritor.
Para melhor pesquisa de medicações quanto à segurança para a administração em pacientes com porfiria, recomenda-se pesquisar no *site* www.drugs-porphyria.org.

Vasoconstritores

Os vasoconstritores são extremamente valiosos na anestesia odontológica. Existem claras indicações para o seu uso, que melhoram a profundidade e duração anestésicas. Sem a adição dos vasoconstritores ao anestésico local, este tem duração muito curta na cavidade bucal. A presença do vasoconstritor também reduz a toxicidade sistêmica do anestésico local, além de proporcionar hemostasia.[1,11,14,37,46] O tratamento odontológico com uma constrição insuficiente em função da formulação anestésica pode conduzir a uma abordagem com um controle insuficiente e inefetivo da dor e consequentemente com o aumento das catecolaminas endógenas, em particular a noradrenalina.[62] O agente vasoconstritor mais comumente usado em Odontologia e em Medicina é a adrenalina (epinefrina), que está disponível nas concentrações 1:50.000, 1:80.000, 1:100.000 e 1:200.000. Os Quadros 18.7 e 18.8 mostram as diferentes concentrações da epinefrina e a quantificação em mg e mcg disponíveis no mercado brasileiro.

Profissionais, cirurgiões-dentistas e estudantes, enfim, qualquer pessoa da prática odontológica, já ouviram dos médicos as precauções ou contraindicações no uso da adrenalina adicionada ao anestésico local. Na maioria das vezes, essas informações são baseadas em conceitos antigos, pois o médico não tem obrigação de saber a "quantidade" de adrenalina contida em um tubete anestésico de uso odontológico. Cabe então ao profissional, quando abordar o assunto com o médico, evidenciar os seguintes pontos:

1. A adrenalina usada em Odontologia, combinada com o AL, é muito diferente no que diz respeito à dose usada em Medicina, em situações de anafilaxia, ACLS (Suporte Avançado de Vida em Cardiologia) e asma. A concentração da adrenalina nestas situações é 1:1.000 (1 g/mℓ) para administração intramuscular e 1:10.000 (0,1 mg/mℓ) para administração intravenosa. Evidente que esta é uma concentração muito alta em comparação com a adrenalina contida no anestésico local, como já mencionado

2. As consequências do controle inefetivo da dor em função do uso de anestésicos locais sem vasoconstritor, além de não contolá-la, é gerar situações de estresse e ansiedade. O Quadro 18.9 mostra as alterações em função da dor e medo (estresse), fatores que podem desencadear situações de emergências médicas ou ainda a exacerbação dos sintomas da doença de base do paciente em questão. Pode também aumentar as chances de toxicidade anestésica (uso de anestésico puro), isto é, altos picos plasmáticos da substância, podendo trazer mais prejuízo ao paciente do que a seleção apropriada de um anestésico local com adrenalina em baixas quantidades (doses ajustadas), uso de aspiração antes da aplicação e ainda a administração da injeção lenta do anestésico[62]

Quadro 18.7 Exemplos de cálculos de epinefrina em mg/mℓ e mcg/mℓ, quantificando a dose de epinefrina em um tubete anestésico de 1,8 mℓ.

Exemplos de cálculo nas doses de adrenalina concentração em miligramas (mg) e mcg
mg/mcg/mℓ
1:100.000 = 0,01 mg/mℓ ou 10 mcg/mℓ
1:200.000 = 0,005 mg/mℓ ou 5 mcg/mℓ
1:80.000 = 0,0125 mg/mℓ ou 12,5 mcg/mℓ
1.50.000 = 0,02 mg/mℓ ou 20 mcg/mℓ
1 tubete = 1,8 mℓ
1 tubete com adrenalina 1:200.000 = 9 mcg
1 tubete com adrenalina 1:100.000 = 18 mcg
1 tubete com adrenalina 1:80.000 = 22,5 mcg
1 tubete com adrenalina 1:50.000 = 36 mcg
1 tubete com adrenalina 1:20.000 = 90 mcg

3. Quando indicada a consulta médica e o contato com o médico, levar em consideração que o médico não está familiarizado com as concentrações (p. ex., 1:100.000) ou número de tubetes. Procurar argumentar em termos de mg/mℓ ou mcg/mℓ contidos no tubete anestésico ou em totais de mg ou mcg que serão administrados para o procedimento, lembrando que, no mercado brasileiro, estão disponíveis a lidocaína e articaína com associação de epinefrina na concentração 1:200.000 (9 mcg ou 0,009 mg).

O profissional de saúde fica em situação difícil e deve, portanto, se informar para conduzir melhor o atendimento na sua prática, em vez de seguir conselhos inadequados ou antiquados. É importante usar o seu melhor julgamento clínico na seleção das medicações para a sua prática clínica. Geralmente, são aceitos os bons resultados obtidos pela inclusão dos vasoconstritores nos anestésicos locais usados em Odontologia, que superam quaisquer potenciais efeitos colaterais por eles apresentados. O Quadro 18.9 evidencia as principais respostas do corpo perante o estresse.

Quadro 18.8 Quantidade de vasoconstritor (epinefrina ou adrenalina) em mcg e mg contidas nos diversos tubetes anestésicos, com diferentes anestésicos e concentrações.

Dosagem por tubete		
Anestésico	**Mg/tubete de 1,8 mℓ**	**Vasoconstritor/tubete de 1,8 mℓ**
Lidocaína		
2% sem vasoconstritor	36	n/d
2% + 1:50.000 epinefrina	36	36 mcg ou 0,036 mg
2% + 1:100.000 epinefrina	36	18 mcg ou 0,018 mg
2% + 1:200.000 epinefrina	36	9 mcg ou 0,009 mg
Mepivacaína		
3% sem vasoconstritor	54	n/d
2% + 1.100.000 epinefrina	36	18 mcg ou 0,0018 mg
2% + 1:20.000 levonordefrina	36	90 mcg ou 0,090 mg
Articaína		
4% + 1:100.000 epinefrina	72	18 mcg ou 0,018 mg
4% + 1:200.000 epinefrina	72	9 mcg ou 0,009 mg
Bupivacaína		
0,5% + 1:200.000 epinefrina	9	9 mcg ou 0,009 mg

Quadro 18.9 A resposta do corpo perante a dor e medo (estresse*), comparação da resposta física, a dor no corpo como resposta ao relaxamento.

Resposta ao estresse* A situação de estresse ativa 2 sistemas	Resposta de relaxamento
SISTEMA 1 – eixo hipotálamo-hipófise-suprarrenal (córtex)	**SISTEMA 1 – eixo hipotálamo-hipófise-suprarrenal (córtex)**
Córtex suprarrenal produz esteroides	Córtex suprarrenal é desativado
Inativação dos tecidos linfoides	Diminuição de produção de esteroides
Estímulo de produção de glicose	
Irritação do revestimento do trato gastrointestinal	
Estímulo dos rins para a produção de renina	
SISTEMA 2 **Eixo hipotálamo – sistema nervoso autônomo (simpático) – fibras nervosas terminais simpáticas – secreção de noradrenalina e epinefrina**	**SISTEMA 2** **Hipotálamo para a divisão simpática do sistema nervoso autônomo**
Aumento da produção de epinefrina (medula-suprarrenal) com consequente aumentos:	Desativação do sistema nervoso autônomo simpático, consequente diminuição:
Aumento da pressão arterial	Diminuição da produção de epinefrina
Aumento da frequência cardiaca	Diminuição da pressão arterial
Aumento da glicemia	Diminuição da glicemia
Aumento da respiração	Ativação do sistema parassimpático
Irritação do trato gastrointestinal	Constrição das pupilas
Diminuição da salivação	Aumento da salivação
Dilatação das pupilas	Diminuição da respiração
	Diminuição da atividade do coração

* Estresse é um termo usado em Psicologia e Biologia. Foi cunhado pela primeira vez na década de 1930 e ultimamente tornou-se comum no linguajar popular. Refere-se à consequência da falta de um organismo – humano ou animal – para responder adequadamente a ameaças emocionais e/ou físicas, seja real ou imaginário. É principalmente uma resposta externa que pode ser medida pelas mudanças nas secreções glandulares, cutâneas e outras funções físicas, ou é uma interpretação interna ou uma reação a um estressor, ou ambos.

Epinefrina

Embora diferentes vasoconstritores sejam utilizados em combinação com os anestésicos locais em Odontologia, a epinefrina é o mais efetivo e mais utilizado (mundialmente) em Odontologia e Medicina. É importante ressaltar que a epinefrina é um dos vasoconstritores mais presentes em pesquisas, junto com os diversos anestésicos locais.

A epinefrina proporciona um efeito vasoconstritor por meio da ligação e estímulo dos receptores adrenérgicos alfa$_1$ e alfa$_2$ localizados nas paredes das arteríolas, apresenta uma atividade beta$_2$ adrenérgica e pode causar vasodilatação nos tecidos, como músculos esqueléticos, que têm a predominância dos receptores adrenérgicos beta$_2$. Nos tecidos que se equilibram na quantidade de receptores alfa e beta, os efeitos sobre os receptores beta são predominantes. Devido à alta sensibilidade dos receptores beta à adrenalina, nos episódios de crise asmática aguda (broncoespasmo) a adrenalina (efeito beta$_2$) é um dilatador potente da musculatura lisa dos bronquíolos.

A epinefrina em baixas concentrações sistêmicas normalmente associada à anestesia odontológica em pacientes saudáveis (ASA 1) pode aumentar a frequência cardíaca (efeito adrenérgico – beta$_1$), o débito cardíaco, o volume sistólico e a vasodilatação periférica, porém, sem alterações na pressão arterial média (PAM).[63,64]

Os anestésicos locais no mercado nacional apresentam-se nas seguintes concentrações de epinefrina: 1:50.000, 1:80.000, 1.100.000 e 1:200.000. O Quadro 18.10 mostra a classificação dos receptores adrenérgicos.

Apesar da popularidade da epinefrina na concentração 1:100.000, ela não oferece vantagem em termos de prolongar a anestesia ou redução da concentração plasmática do anestésico local quando comparada na concentração de 1:200.000 (5mcg).[65] Maiores concentrações de epinefrina não proporcionam um início mais rápido de ação ou duração do bloqueio do nervo alveolar inferior;[66,67] no entanto, concentrações mais altas de adrenalina (1:100.000 e 1:50.000) podem proporcionar melhor hemostasia no sítio cirúrgico quando indicado. Estudos[68] ainda não mostram a superioridade no que diz respeito à profundidade e à duração da anestesia quando a lidocaína adicionada à epinefrina na concentração 1:100.000 é comparada com a lidocaína associada à epinefrina na concentração 1:300.000. Estudos[69] mostram que a articaína a 4% combinada com epinefrina a 1:400.000 apresenta uma anestesia dental com efetividade semelhante à articaína a 4% combinada com epinefrina a 1:200.000 ou a 1:100.000.

Em países da Europa e Ásia, os anestésicos locais para uso odontológico (tubetes) estão disponíveis com a epinefrina nas concentrações 1:300.000 e

Quadro 18.10 Classificação dos receptores adrenérgicos alfa e beta.

1. Beta-adrenérgicos - A ativação destes receptores produz relaxamento da musculatura lisa (p. ex., musculatura lisa do pulmão) e estimulação cardíaca
Ordem de potência agonista: isoproterenol > adrenalina > norepinefrina (noradrenalina)
Os receptores beta são divididos em duas categorias principais: $beta_1$ e SS
Receptores $beta_1$ estão associados com o miocárdio Receptores $beta_2$ estão associados com a musculatura lisa e outros
2. Alfa-adrenérgicos - A ativação destes receptores por substâncias simpaticomiméticas produz a contração da musculatura lisa dos vasos sanguíneos (vasoconstrição)
Ordem de potência agonista: epinefrina > norepinefrina > isoproterenol
Receptores pós-sinápticos são classificados como $alfa_1$
Receptores pré-sinápticos são classificados como $alfa_2$
Os efeitos sobre os receptores alfa incluem vasoconstrição, contração dos músculos dilatador da íris. Efeitos sobre os receptores beta incluem efeitos positivos cronotrópicos e inotrópicos no coração (receptores $beta_1$) e broncodilatação, vasodilatação e relaxamento uterino (receptores $beta_2$)

Quadro 18.11 Efeitos sistêmicos das aminas adrenérgicas no sistema cardiovascular.

Função	Receptor	Resposta
Frequência cardíaca	$Beta_1$ e $beta_2$	Aumento
Força de contração	$Beta_1$ e $beta_2$	Aumento
Arteríolas coronárias	$Alfa_1$, $alfa_2$ $Beta_2$	Constrição Vasodilatação
Resistência periférica	$Alfa_1$, $alfa_2$ $Beta_2$	Aumento Diminuição
Capacitância vascular (veias)	$Alfa_1$ $Beta_2$	Constrição Dilatação
Arteríolas (pele e mucosas)	$Alfa_1$, $alfa_2$	Constrição

1:400.000. No Brasil, temos disponíveis a lidocaína e articaína combinadas com a epinefrina nas concentrações 1:100.000 e 1:200.000.

A administração das doses máximas recomendadas de anestésico local adicionadas de epinefrina nas concentrações respectivamente 1:100.000 e 1:200.000, quando comparadas, obtiveram o mesmo efeito anestésico. Porém, o anestésico com a combinação de epinefrina 1:200.000 apresentou menos estímulos cardiovasculares.[70] A implicação clínica deste fato é que a epinefrina na concentração 1:200.000 pode ser selecionada para pacientes com doenças cardiovasculares ou pacientes que fazem uso de medicamentos que potencializem os efeitos da adrenalina, desde que as doses sejam diminuídas ou ajustadas para estas situações.

Os efeitos sistêmicos da epinefrina incluem: aumento do consumo de oxigênio em todos os tecidos, estímulo da gliconeogênese no fígado e musculatura esquelética, aumento da glicemia. A dose equivalente a 4 tubetes anestésicos na concentração 1:100.000 de epinefrina elicita esta resposta. O Quadro 18.11 mostra os efeitos das aminas adrenérgicas no sistema cardiovascular.

Contrário às publicações a respeito de interações de inibidores de monoaminoxidades (IMAO) e epinefrina, a epinefrina pode ser administrada em pacientes fazendo uso de IMAO.[11,14]

Levonordefrina

A levonordefrina é um vasoconstritor que tem menor atividade nos receptores beta$_2$-adrenérgicos (25%) e maior atividade nos receptores alfa-adrenérgicos (75%). Considera-se que a levonordefrina tem 1/6 (15%) da potência da epinefrina e, por essa razão, ela é usada em concentração menor (1:20.000).

No mercado comercial, a levonordefrina está associada à mepivacaína na concentração 1:20.000 (0,05 mg/mℓ). Nesta concentração, ela oferece efeitos clínicos semelhantes aos da epinefrina na concentração 1:100.000. No entanto, estudos[1,7,11,37] sugerem que, se uma injeção inadvertida acidental intravascular ocorrer com a levonordefrina na concentração 1:20.000, podem ocorrer alterações cardiovasculares severas quando comparada com a epinefrina na concentração 1:100.000. A levonordefrina foi sugerida como uma alternativa à epinefrina contida nos tubetes anestésicos para pacientes com problemas cardiovasculares, em função de não alterar (aumentar) a frequência cardíaca. No entanto, existem falhas no sentido de a levonordefrina influenciar no aumento da pressão arterial.[66]

A levonordefrina é contraindicada em pacientes fazendo uso de antidepressivos tricíclicos.[11,14,37,64,67]

Noradrenalina

As ações da noradrenalina são quase exclusivamente sobre os receptores alfa (90%). A noradrenalina como vasoconstritor adicionado aos anestésicos locais apresentou inúmeros resultados com consequências adversas aos pacientes durante o tratamento odontológico convencional.[64,71,72] Além do mais, a vasoconstrição resultante da noradrenalina pode resultar em bradicardia secundária à hipertensão inicial. A bradicardia é resultante do estímulo ao barorreceptor.[73]

Nos Estados Unidos, a noradrenalina foi removida dos anestésicos locais, mas, no Brasil, está presente em associação com algumas anestesias odontológicas (tubetes). Malamed[1] propôs a remoção da noradrenalina dos anestésicos locais odontológicos, e recomendações da International Federation of Dental Anesthesiology Societies (IFDAS) sugerem que a noradrenalina seja eliminada como vasoconstritor dos anestésicos locais odontológicos.[62]

Fenilpressina

Apresenta-se como o vasoconstritor mais fraco (5%) da potência da adrenalina.[1] Sua atividade é principalmente nos receptores alfa (95%). Por isso, resulta em aumento das pressões diastólica e sistólica. Essa medicação tende a causar bradicardia reflexa em função dos barorreceptores carotídeos e nervo vago.[74]

Felipressina

A felipressina é um análogo sintético do hormônio antidiurético vasopressina (hipófise posterior). É uma amina não simpaticomimética, não possui atividade nos receptores alfa e beta, porém apresenta atividade vasoconstritora diretamente na musculatura lisa. Sua ação está relacionada à microcirculação venosa, não apresentando efeitos nas arteríolas, o que justifica o seu uso para o prolongamento do tempo do bloqueio nervoso. No entanto, não se justifica seu uso em procedimentos cirúrgicos em que é necessária a hemostasia.[1] A apresentação comercial está associada à prilocaína a 3% com felipressina 0,03 IU/mℓ.

Em altas doses, a felipressina pode causar vasoconstrição pulmonar, da circulação esplâncnica e dos vasos coronários.[74] Nas dosagens usadas rotineiramente em Odontologia, não apresenta alterações significativas na pressão arterial, frequência e ritmo cardíaco.[75]

A felipressina oferece vantagens sobre a epinefrina, no que diz respeito às arritmias, o que pode

Quadro 18.12 Seletividade e potência dos vasoconstritores (aminas adrenérgicas).

Vasoconstritor	Receptores beta$_2$ seletividade (%)	Receptores beta$_2$ seletividade (%)	Potência relativa – receptores alfa (%)
Epinefrina	50	50	100
Noradrenalina	85	15	25
Levonordefrina	75	25	15
Fenilefrina	95	5	5

apresentar vantagens significativas quando usados anestésicos locais com vasoconstritores e anestesia geral em pacientes com doenças cardiovasculares.[76]

A felipressina é contraindicada durante a gestação[1,77] por sua similaridade estrutural com o hormônio ocitocina, o que pode resultar em algum grau de contração uterina.[77]

O Quadro 18.12 resume a ação dos diferentes vasoconstritores adrenérgicos, mostrando as diferentes atividades nos receptores adrenérgicos beta e alfa.[64]

Vasoconstritores adrenérgicos e pacientes com comprometimento médico

Em 1955, a New York Heart Association[62] fez a seguinte afirmação: "Nestas condições, e com essas precauções, o uso de adrenalina com procaína para cirurgia dental não apresenta riscos especiais em pessoas com doença cardíaca. Nós recomendamos para qualquer um que não deve ser utilizado mais de 10,0 cc de adrenalina 1:50.000 – não mais de 0,2 mg de adrenalina, de qualquer forma". Em 1964, a American Heart Association e a American Dental Association fizeram esta declaração conjunta: "A concentração típica dos vasoconstritores contidos nos anestésicos locais não é contraindicada em pacientes com doença cardiovascular: enquanto a aspiração preliminar é praticada, o agente é injetado lentamente e a menor dose efetiva é administrada".[62]

As principais preocupações da New York Heart Association foram que o cirurgião-dentista deve ter a informação do médico sobre a natureza e a gravidade da doença cardíaca do paciente e o conhecimento dos medicamentos que o paciente está fazendo uso, sobretudo aqueles que poderiam aumentar a atividade da epinefrina. Malamed,[1] Yagiela,[8,11] Palash,[62] Hass,[11] Moore,[45,78] e Becker[37] recomendam, para o tratamento odontológico em pacientes com doenças cardiovasculares, o uso de baixas doses de vasoconstritor (0,04 mg), o que corresponde a cerca de um tubete de anestésico local combinado com adrenalina na concentração 1:50.000, dois tubetes de 1:100.000 de adrenalina, ou até quatro tubetes com epinefrina 1:200.000 em cada atendimento.

Cabe ao profissional, em casos de pacientes com comprometimento médico, dialogar com o médico, verificar as possíveis interações medicamentosas,

Quadro 18.13 Considerações e procedimentos para o atendimento odontológico de pacientes com comprometimento médico e o uso concomitante de vasoconstritores adrenérgicos.

Modificações no tratamento com considerações especiais em relação ao uso de vasoconstritores (adrenalina e levoarterenol) em pacientes com comprometimento médico
Monitore a pressão arterial e a frequência cardíaca no pré-operatório
Minimize a administração de adrenalina e levonordefrina
Monitore a pressão arterial e a frequência cardíaca 5 minutos após a administração do anestésico local
Continue a monitoração (PA e FC), se necessário
Considerar limitar o uso da epinefrina (adrenalina) para 0,04 mg – 2 tubetes de lidocaína com adrenalina 1:000.000 (tubetes de 1,8 mℓ) ou até 4 tubetes de lidocaína/articaína com adrenalina 1:200.000 (tubetes de 1,8 mℓ)
Nunca usar fios impregnados com adrenalina para retração gengival

selecionar o anestésico local e o vasoconstritor, ajustando as doses de acordo com a avaliação física do paciente. Potenciais interações medicamentosas, monitoramento adequado do paciente antes, durante e após a administração das medicações, bem como a diminuição do tempo do procedimento também devem ser considerados, por exemplo, intercalar os procedimentos em consultas mais breves – 30 minutos.

Atualmente, com a modernização da Medicina e o aumento da população com comprometimento médico (cardiovascular) e fazendo uso de vários medicamentos (polifarmacia), cabe ao cirurgião-dentista decidir quanto ao uso e a dose (ajuste) do vasoconstritor nestes pacientes. Se for considerada e indicada a argumentação quanto à adrenalina, deve ser considerada em mcg ou mg, e não em número de tubetes, não antes de uma análise de cada paciente, se considerada a consulta com o médico (cardiologista).

O Quadro 18.13 evidencia as sugestões de modificações no tratamento para pacientes com comprometimento médico.

Vasoconstritores adrenérgicos: interação medicamentosa

Embora os vasoconstritores adrenérgicos normalmente não causem efeitos indesejáveis quando usados em Odontologia, eles podem apresentar interações quando os pacientes estão utilizando certos medicamentos e, consequentemente, efeitos sistêmicos indesejáveis. É necessário conhecer as principais interações entre vasoconstritores e certos medicamentos que o paciente pode estar fazendo uso. É essencial a avaliação do profissional para essas possíveis interações.

Quatro grupos de pacientes que apresentam alto risco em relação à administração dos vasoconstritores adrenérgicos (epinefrina, levonordefrina, noradrenalina) são: os que têm hipersensibilidade aos sulfitos; os hiper-responsivos às aminas adrenérgicas; os que fazem uso de drogas que possam

Quadro 18.14 Alterações cardiovasculares (PAD, PAS, PAM e FC) em função da interação de betabloqueador não seletivo e epinefrina.

Evento	Explicação	A. Normal	B. Betabloqueador
Pressão arterial diastólica (PAD)	A PAD é influenciada pela resistência arterial. Os receptores beta$_2$ medeiam a vasodilatação, aumentando a resistência periférica e a PAD	Pequenas doses de epinefrina ativam os receptores beta$_2$, produzindo vasodilatação e queda da PAD	Os receptores beta estão bloqueados, então pequenas doses de epinefrina ativam os receptores alfa, produzindo vasodilatação e aumento da PAD. Esse é o principal evento que se diferencia do normal
Pressão arterial sistólica (PAS)	A PAS está relacionada à contratilidade do miocárdio. Os receptores beta$_1$ nas células do miocárdio medeiam a contratilidade com aumento da PAS	Pequenas doses de epinefrina ativam os receptores beta$_1$, aumentando a contratilidade e a PAS	Pequenas doses de epinefrina têm pouco acesso aos receptores beta, mas a contratilidade do coração aumenta em função do aumento da resistência arterial pós-carga (*afterload*) e a PAS aumenta
Pressão arterial média (PAM)	A pressão arterial média é calculada a partir de (2X PAD +PAS / 3)	Com pequenas quantidades de epinefrina, pouca ou nenhuma alteração ocorrerá com a PAM, em função do aumento da PAS e diminuição da PAD	Pequenas doses de epinefrina aumentam a PAD e a PAS, então aumenta também a PAM
Frequência cardíaca	Os receptores beta$_1$ do nódulo - SA do coração medeiam o aumento da "taxas de disparo" das células marca-passos, que aumentam a frequência cardíaca	Pequenas doses de epinefrina ativam os receptores beta$_1$ com consequente aumento da frequência cardíaca	Pequenas doses de epinefrina têm pouco acesso aos receptores beta porque estes estão bloqueados e não aumentarão a frequência cardíaca. No entanto, o aumento da PAM é detectado pelos barorreceptores carotídeos, que são o gatilho do reflexo da diminuição da frequência cardíaca (diminuem a frequência cardíaca)

Modificado de Becker e Reed, 2006.

Quadro 18.15 Possíveis interações dos vasoconstritores adrenérgicos e diferentes grupos de medicamentos.

Medicamentos usados pelo paciente	Interações com vasoconstritores	Cirurgião-dentista: procedimento
Bloqueadores alfa-adrenérgicos (fenoxibenzamina, prazosina) Medicações antipsicóticas (haloperidol, tioridazina)	O bloqueio dos receptores alfa-adrenérgicos pode resultar em hipotensão, com altas doses de epinefrina	Usar o vasoconstritor cautelosamente, com as doses mínimas possíveis para o procedimento
Inibidores de catecol-O-metil transferase – COMT (medicamento para doença de Parkinson – tolcapone, entacapone)	O bloqueio do metabolismo das catecolaminas pode potencializar os efeitos sistêmicos da epinefrina	Usar o vasoconstritor cautelosamente, com as doses mínimas possíveis para o procedimento
Estimulantes do SNC (anfetaminas, metilfenidato – transtorno do déficit de atenção e hiperatividade (TDAH), narcolepsia e hipersonia idiopática do SNC	Aumento do efeito estimulante do vasoconstritor pode ocorrer	Usar o vasoconstritor cautelosamente, com as doses mínimas possíveis para o procedimento
Cocaína	Aumento do efeito do vasoconstritor, podendo culminar em parada cardíaca	Evitar o uso do vasoconstritor em pacientes sob influência da cocaína
Glicosídeos digitálicos (digitoxina, digoxina) – medicações para arritmias	Aumento do risco de arritmias cardíacas	Consulta médica indicada. Sugerir o uso de felipressina
Anestesia com hidrocarbonetos halogenados (halotano e enflurano)	A sensibilização do coração pode resultar em arritmias cardíacas	Informar ao médico anestesista a intenção de utilizar anestésico local com vasoconstritor durante o procedimento
Levodopa (antiparkinsonianos) e hormônios da tireoide (levotiroxina e liotironina)	Grandes doses de levodopa ou hormônios da tireoide (reposição) podem aumentar o risco de toxicidade cardíaca	Usar o vasoconstritor cautelosamente, com as doses mínimas possíveis para o procedimento
Maprotilina, antidepressivos tricíclicos (amitriptlina, doxepina, imipramina)	Pode potencializar os efeitos do vasoconstritor	Evitar o uso do levonordefrina; usar a epinefrina cautelosamente, com as doses mínimas possíveis para o procedimento
Metildopa, bloqueadores neuronais adrenérgicos (guanadrel, guanetidina, reserpina – anti-hipertensivos)	Pode potencializar a resposta sistêmica do vasoconstritor	Usar o vasoconstritor cautelosamente, com as doses mínimas possíveis para o procedimento
Betabloqueadores adrenérgicos não seletivos (propranolol, nadolol)	O bloqueio do receptor beta-adrenérgico no músculo esquelético pode resultar em hipertensão, como resposta ao uso do vasoconstritor, especialmente a epinefrina	Monitorar a pressão arterial depois da injeção inicial do anestésico local (com vasoconstritor)

Modificado de Yagiela JA. Injectable and topical local anesthetics. In: Ciancio S, ed. ADA Guide to Dental Therapeutics. 3. ed. Chicago: American Dental Association; 2003, p. 1-16.

apresentar potencial para a interação com as aminas adrenérgicas; e os com doenças cardiovasculares significativas.

As principais interações de diversos grupos de fármacos que envolvem os vasoconstritores estão listadas nos Quadros 18.14 e 18.15. As medicações mais citadas na literatura quanto às interações com os vasoconstritores são os inibidores de monoaminoxidase (IMAO). No entanto, eles não apresentam interação com a epinefrina, levonordefrina ou noradrenalina.[7,11,37,62,64] Uma das principais interações medicamentosas em relação aos vasoconstritores adrenérgicos é com os antidepressivos tricíclicos e os betabloqueadores. Os Quadros 18.14 e 18.15 explicam as possíveis interações, bem como a sequência da interação da epinefrina com o betabloqueador não seletivo (p. ex., propranolol) e possíveis alterações cardiovasculares.

Antidepressivos tricíclicos

Os antidepressivos tricíclicos como imipramina, amitriplina e doxepina foram as primeiras medicações introduzidas no início da década de 1960, para o tratamento da depressão. Embora hoje em dia os antidepressivos tricíclicos tenham sido substituídos pelos inibidores seletivos da recaptação de serotonina, como a fluoxetina, eles ainda são utilizados em pacientes intolerantes ou irresponsivos às novas substâncias. Eles também são prescritos para outras finalidades, como transtornos de ansiedade graves, dores neuropáticas, enurese noturna e transtorno de déficit de atenção e hiperatividade (TDAH).[79]

Os antidepressivos tricíclicos bloqueiam a recaptação ativa das aminas neurotransmissoras dos nervos terminais onde são liberadas e também bloqueiam os receptores muscarínicos e os receptores alfa$_1$, deprimindo diretamente o miocárdio. Essas ações também podem modificar a resposta cardiovascular do vasoconstritor.

Os maiores potenciais de interação dos tricíclicos são com a noradrenalina e levonordefrina. Esta é contraindicada em pacientes fazendo uso de antidepressivos tricíclicos, uma vez que, se ocorrer uma injeção acidental (inadvertida) intravascular de um tubete com lenonordefrina na concentração 1:20.000, pode resultar em hipertensão aguda e arritmias cardíacas. Alguns produtos, como os fios retratores gengivais contendo adrenalina, também produzem uma rápida absorção desta, causando os mesmos efeitos. Portanto, deve-se evitar o uso desses fios.

A epinefrina deve ser usada com cautela nestes pacientes, isto é, as doses devem ser ajustadas[79] (minimizadas). A concentração da epinefrina não deve ser maior que 1:100.000 e a dosagem não deve ser superior de 1/3 da dose máxima recomendada. Se injeções adicionais forem necessárias, é seguro dar um intervalo de 30 minutos.[37]

Betabloqueadores não seletivos

Os betabloqueadores são prescritos para uma variedade de condições: angina de peito, arritmias cardíacas, tremor essencial (distúrbio complexo de movimento de origem neurológica – denomina-se essencial porque não existe nenhuma causa conhecida desta doença), glaucoma, hipertensão, estenose subaórtica hipertrófica, enxaquecas recorrentes, infarto agudo do miocárdio e feocromocitoma (tumor da suprarrenal com consequente aumento na produção de substâncias adrenérgicas – adrenalina).

Sua ação é no bloqueio à estimulação dos receptores beta em função das catecolaminas endógenas (adrenalina) e noradrenalina. Os betabloqueadores não seletivos têm ação nos receptores beta$_1$ e beta$_2$, e são exemplos o propranolol e nadolol. Os betabloqueadores seletivos têm ação apenas nos receptores adrenérgicos beta$_1$, por exemplo, atenolol.

A interação entre os betabloqueadores não seletivos e a epinefrina é bem conhecida em Medicina e Odontologia. Geralmente, as reações são hipertensão seguida por bradicardia.[1,35,64,73,80] No entanto, há relatos de reações adversas,[79] incluindo parada cardíaca, após uma injeção de 2 tubetes de anestésico local com epinefrina na concentração 1:50.000.

A epinefrina e a levonordefrina podem ser usadas em pacientes fazendo uso de betabloqueadores não seletivos (p. ex., propranolol). No entanto, as doses devem ser ajustadas (minimizadas). Yagiela[79] propõe que a dose inicial do anestésico local administrado não deva ultrapassar meio tubete, inicialmente com epinefrina na concentração 1:100.000, e deve ser injetada com cuidado, com aspiração e administração lenta para evitar uma injeção intravascular. O paciente deve ser monitorado (sinas vitais: pressão arterial e frequência cardíaca) antes da administração do anestésico local contendo vasoconstritor e também durante 5 minutos após a administração. Se não ocorrerem alterações no sistema cardiovascular, tubetes adicionais podem ser administrados individualmente com 5 minutos de intervalo, ainda monitorando-se a pressão arterial e a frequência cardíaca.

Becker e Reed[37] sugerem os seguintes passos para a abordagem dos casos onde o vasoconstritor adrenérgico (p. ex., epinefrina) está parcialmente contraindicado: além do ajuste na dose do anestésico local, iniciar a abordagem monitorando previamente a pressão arterial (PA) e frequência cardíaca antes da administração do primeiro tubete (p. ex., 1 tubete de lidocaína com adrenalina 1:200.000). Ao administrar 1 tubete, aspirar cuidadosamente e aplicar a injeção lentamente (1 tubete/60 segundos) no sítio indicado para o procedimento (p. ex., primeiro molar superior esquerdo); monitorar os sinais vitais por 5 minutos e, se o paciente se apresentar estável e for necessário mais anestésico, administrar o segundo tubete (p. ex., 1 tubete de mepivacaína pura, sem vasoconstritor) no mesmo sítio em que foi administrado o primeiro tubete. Uma vez que, com o primeiro tubete administrado com epinefrina já se obtém a vasoconstrição, na segunda aplicação sugere-se que se faça com um anestésico puro sem vasoconstritor, o que teoricamente aumenta a profundidade anestésica e diminui a quantidade de vasoconstritor nestes pacientes. Uma alternativa para essas situações seria o uso da felipressina como vasoconstritor. Sua ação não está relacionada aos receptores adrenérgicos beta ou alfa, podendo ser utilizada nestas situações. O Quadro 18.13 mostra as modificações no tratamento em pacientes com comprometimento médico no uso de vasoconstritores adrenérgicos,[11] e o Quadro 18.14 evidencia as alterações fisiológicas em função da interação dos vasoconstritores adrenérgicos (epinefrina) e o beta-bloqueador não seletivo.[37]

O Quadro 18.15 evidencia as principais interações das principais drogas que possam ser utilizadas pelos pacientes e suas interações com os vasoconstritores adrenérgicos utilizados em Odontologia.[81]

Cocaína

A cocaína é uma substância simpaticomimética que predispõe os usuários a arritmias cardíacas, hipertensão e isquemia do miocárdio. O pico plasmático máximo ocorre em 30 minutos e o efeito pode durar de 4-6 horas. Em função do potencial risco médico, qualquer tratamento odontológico eletivo deve ser adiado no mínimo 24 horas após a última dose de cocaína utilizada, no sentido de permitir a eliminação da substância e possíveis interações com o anestésico local.

Considerações adicionais: automedicação (OTC – *over-the-counter*)

Pílulas para dietas, xaropes e remédios para gripe em geral contêm substâncias simpaticomiméticas com ação similar à epinefrina como estimulante. Elas podem afetar o coração, causar taquicardia e o paciente pode se sentir extremamente agitado. Se o paciente faz uso destes agentes, o tratamento odontológico deve ser adiado até que o paciente interrompa o uso, sobretudo das medicações para gripe e xaropes em que a posologia é geralmente a cada 6 horas. Pode também selecionar apenas os anestésicos locais sem o vasoconstritor (epinefrina).

Pacientes que usam pílulas para dieta que contêm agentes simpaticomiméticos, quando usam anestésicos locais com adição de adrenalina, podem ter um aumento abrupto da pressão arterial (PA). Pacientes que apresentem vômitos, diarreia ou fazem uso de laxantes pode perder eletrólitos. Essa perda pode resultar em hipocalemia (baixos níveis de potássio), hipocloremia (baixos níveis de cloretos), hiponatremia (baixos níveis de sódio), alcalose metabólica etc. O potássio é um eletrólito importante na condução cardíaca. Os níveis normais de potássio no sangue são de 3,5-5 mEq/dℓ. Com os níveis de potássio abaixo destes valores, os sintomas de hipocalemia podem se manifestar clinicamente. Sintomas que incluem formigamento ou dormência nas mãos e pés, câibras musculares, pulso irregular e arritmias cardíacas. A administração de qualquer anestésico local em ambiente odontológico pode agravar esse quadro clínico. Bananas ou suco de laranja podem, algumas vezes, aliviar os sintomas de hipocalemia e normalizar os níveis fisiológicos de potássio em 15-20 minutos.

O Quadro 18.16 relaciona os principais medicamentos, suas indicações médicas e os efeitos colaterais em função dos abusos da automedicação.[82]

Quadro 18.16 Alguns medicamentos e abuso de medicamentos (*abused over-the-counter medications* – OTC). Automedicação – abusos sem prescrição médica e possíveis efeitos colaterais.

Classe	Medicamento	Uso médico (legal)	Uso não médico (automedicação)	Achados físicos – efeitos colaterais (automedicação)
Suplementos para dietas	**Suplementos com piperazina**	**Anorexia**	**Alucinações**	**Psicose aguda**
Substâncias dissociativas	1. Dextrometorfano 2. Combinações 3. Clorfenamina 4. Dimenidrinato 5. Difenidramina.	1. Antitussígeno 2. Descongestionante nasal 3. Descongestionante nasal 4. Descongestionante nasal 5. Sedação.	1. Efeitos dissociativos 2. Euforia 3. Euforia 4. Euforia, alucinações 5. Euforia.	1. Efeitos psiquiátricos 2. Euforia/psicoses 3. Euforia/psicoses 4. Extrema euforia, alucinações 5. Taquicardia, euforia, alucinações e psicoses.
Preparados estomacais	Brometo de cálcio (preparações)	Medicamento antiácido	Euforia, alucinações	Sintomas neuropsiquiátricos
Estimulantes	Gomas de mascar com nicotina	Tratamento para parar de fumar	Agitação	Agitação
	Fenilpropanolamina	Descongestionante nasal	Aumento do desempenho físico	Agitação, aumento dos batimentos cardíacos
	Efedrina	Antiasmático	Prolongada ereção e desempenho sexual	Priapismo
	Pseudoefedrina	Descongestionante nasal	Prolongada ereção e desempenho sexual	Priapismo
	Metilefedrina	Descongestionante nasal	Prolongada ereção e desempenho sexual	Priapismo
	Cafeína	Alerta, "acordado"	Melhora do desempenho	Agitação e aumento dos batimentos cardíacos
	Epinefrina	Broncodilatador	Euforia	Dores de cabeça, náusea, dores no peito
Laxantes	Oral e retal	Anticonstipante	Dependência psicológica	Distúrbios gastrointestinais
Esteroides	Androstenediona	Reposição hormonal	Aumento do desempenho físico (exercícios)	Acne, falência glandular, comportamento hiperagressivo
Herbais	Antidepressivo	Antidepressivo	Reações psiquiátricas adversas	Psicoses
	Coquetel para desintoxicação de substâncias (coquetel detox)	Desintoxicação de substâncias	Síndrome da serotonina	Psicoses

Modificado Lessenger e Feiberg, 2008.

Populações especiais de pacientes

Gestantes e lactantes

Qualquer tratamento deve ser evitado durante o 1º trimestre da gestação. No entanto, situações de emergências requerem essa abordagem. Os anestésicos locais e vasoconstritores usados em Odontologia podem ser administrados seguramente na paciente gestante e lactante. Nesse caso, a aspiração se faz imprescindível no sentido de minimizar os resultados de uma injeção intravascular acidental, bem como a administração lenta do anestésico local. A lidocaína tem a melhor classificação no *ranking* da FDA (Food and Drug Administration) (Quadro 18.17). Nessa classificação, a lidocaína parece ser o medicamento de escolha para estas situações também em função da baixa concentração na sua formulação. As doses também podem ser ajustadas (diminuídas) facilmente. Para aplicação tópica, a lidocaína também tem o melhor posicionamento no *ranking* da FDA.

Embora altas doses de vasoconstritores sejam eventualmente usadas em gestantes no controle de episódios de hipotensão, seus usos são uma preocupação. No entanto, as doses de epinefrina presentes nas formulações dos anestésicos locais para uso odontológico são muito baixas e geralmente não alteram o fluxo sanguíneo uterino. Os benefícios da epinefrina em baixas concentrações justificam o seu uso, em função do melhor desempenho do anestésico local.

A fenilpressina deve ser evitada em gestantes[1,11,83] em razão de sua similaridade estrutural com o hormônio ocitocina, o que pode resultar em algum grau de contração uetrina.[77]

Crianças

A principal preocupação em pacientes pediátricos é a relativa facilidade de se induzir a uma superdosagem ou situações de toxicidade anestésica. Como mencionado anteriormente, a fisiologia e a farmacocinética são bem diferentes na criança em relação ao adulto. Antes da administração do anestésico local em crianças, o profissional deve determinar o seu peso e calcular a dose máxima terapêutica recomendada para ajudar a prevenir uma inadvertida toxicidade anestésica. O Quadro 18.18 mostra os cálculos das máximas doses recomendadas (MDR) e ainda ressalta como uma criança de baixo peso pode alcançar facilmente uma toxicidade anestésica. Notem-se as quantidades mínimas de tubetes para esse exemplo, com diferentes tipos de drogas anestésicas: lidocaína, mepivacaína e prilocaína.

Dadas as preocupações relativas à toxicidade sistêmica, a seleção de um anestésico local com baixas concentrações parece prudente.[84] No entanto, a lidocaína combinada com epinefrina a 1:100.000 ou 1:200.000 mostra-se o anestésico ideal para crianças.[11] É melhor evitar o uso da bupivacaína em crianças em função de sua longa duração; já a articaína não está indicada para crianças. Considerações especiais em crianças asmáticas e sensíveis aos

Quadro 18.17 Classificação dos anestésicos locais de acordo com a FDA – Food and Drug Administration.

Anestésicos locais (injetáveis)	Categoria FDA
Articaína	C
Bupivacaína	C
Lidocaína	B
Mepivacaína	C
Prilocaína	B
Vasoconstritores	
Epinefrina 1:200.000 ou 1:100.000	C (em altas doses)
Levonordefrina 1:20.000	B
Anestésicos locais tópicos	
Benzocaína	C
Lidocaína	B

Quadro 18.18 Exemplos de cálculos das máximas doses recomendadas (MDR) em uma criança de 15 kg.

Lidocaína
4,4 mg/kg (MDR) – criança de 15 kg
4,4 mg/kg X 15 kg = 66 mg (MDR)
Lidocaína a 2% = 20 mg/mℓ – (1 tubete 1,8 mℓ = 36 mg de lidocaína)
66 mg / 20 mg/mℓ = 3,30 mℓ
1 tubete = 1,8 mℓ = 36 mg de lidocaína
Máxima dose recomendada para 15 kg = 66 mg de lidocaína
66 mg (MDR) / 36 mg (1 tubete) = 1,8 tubetes de lidocaína
Conclusão: 1,8 tubete é a máxima dose recomendada de lidocaína com vasoconstritor ou sem a adição de vasoconstritor

Mepivacaína
4,4 mg/kg (MDR) - criança de 15 kg
4,4 mg/kg X 15 kg = 66 mg
Mepivacaína 3% = 30 mg/mℓ (1 tubete = 1,8 mℓ = 54 mg de mepivacaína)
66 mg / 30 mg/mℓ = 2,2 mℓ
1 tubete = 1,8 mℓ = 54 mg de mepivacaína
Máxima dose recomendada para 15 kg = 54 mg de mepivacaína
66 mg (MDR) / 54 mg (1 tubete) = 1,22 tubetes de mepivacaína
Conclusão: 1,22 tubete é a dose máxima recomendada de mepivacaína a 3% com vasoconstritor ou sem a adição de vasoconstritor

Prilocaína
4,5 mg/kg (MDR) - criança de 15 kg
4,5 mg/kg X 15 kg = 67,5 mg
Prilocaína a 3% = 30 mg/mℓ (1 tubete = 1,8 mℓ = 54 mg de prilocaína)
67,5 (MDR) / 54 mg/mℓ = 1,250 mℓ
1 tubete =1,8 mℓ = 54 mg de prilocaína
Máxima dose recomendada para 15 kg =
72 (MDR) / 54 mg (1 tubete) = 1,33 tubetes de prilocaína
Conclusão: 1,33 tubete é a máxima dose recomendada de prilocaína a 4% com felipressina

sulfitos serão abordadas adiante. Atenção especial em relação aos anestésicos contendo vasoconstritor deve ser dada nesta população.

Pacientes idosos

Como esse grupo apresenta baixa tolerância às medicações e, em geral, fazem uso de vários remédios (polifarmacia), deve-se atentar às interações medicamentosas, e ajuste nas doses dos anestésicos locais se faz necessário.

O envelhecimento envolve uma série de mudanças no metabolismo e reduz a elasticidade dos tecidos, bem como diminui a reserva funcional. O débito cardíaco diminui 65%, o fluxo sanguíneo cerebral sofre alterações e diminui para cerca de 80%, se comparado com o de uma pessoa de 30 anos de idade. O fluxo renal também diminui 45%, assim como o metabolismo hepático. Como resultado, a farmacocinética fica alterada, isto é, o metabolismo e a eliminação das substâncias ficam diminuídos, o que aumenta a meia-vida e a concentração plasmática do medicamento. A meia-vida dos anestésicos locais é prolongada e, como resultado, especiais considerações devem ser prestadas, pois há possibilidade de interações medicamentosas com os diversos medicamentos que essa população possivelmente vem fazendo uso por longos períodos, uma vez que 85% da população com mais de 65 anos de idade sofre de alguma doença crônica e 42% sofre limitações em suas atividades diárias.[86]

Fica evidente que as doses dos anestésicos locais devem ser ajustadas (diminuídas) e não se deve pensar em máximas doses recomendadas para esses pacientes. Ao contrário, deve-se ajustar a dose de acordo com o comprometimento médico do paciente, grupos de medicamentos que está fazendo uso e ainda uma avaliação física apropriada e histórico médico. Já foi mencionado que 2 tubetes de anestésico local (p. ex., lidocaína, articaína) com vasoconstritor (adrenalina), isto é, uma dose de epinefrina de 0,04 mg, são bem tolerados para a maioria dos pacientes com comprometimento médico e a felipressina parece não trazer efeitos indesejáveis ao sistema cardiovascular. Então, nessa população, os vasoconstritores não são contraindicados. Para evitar episódios de toxicidade anestésica, a verificação de possíveis interações medicamentosas deve ser considerada, bem como a aspiração antes da aplicação da injeção no sentido de evitar uma injeção intravascular do anestésico local. A administração do anestésico local deve ser lenta (1 tubete/minuto). Se possível, a monitoração dos sinais vitais deve ser realizada no pré, trans e pós-operatório, bem como a diminuição no tempo das consultas (modificações no tratamento odontológico – ver Capítulo 3).

Pacientes obesos e abaixo do peso ideal

A máxima dose terapêutica recomendada (MDR) deve ser individualizada e baseada primariamente no peso (mg/kg) e na condição física. Embora o cálculo através da superfície de área corpórea forneça resultados mais acurados, o cálculo por mg/kg é mais fácil e mais utilizado.

Em pacientes obesos, o cálculo deve ser baseado mais próximo ao "peso ideal", e não no "peso real". A gordura em excesso é pouco perfundida pelo sangue e não participa como um reservatório de AL no sentido de diminuir a quantidade de anestésico circulando no sangue, e também não participa da redistribuição do AL após sua injeção. Então, para estes pacientes, não se deve considerar o peso total do paciente para o cálculo da MDR e sim realizar um cálculo real e ajustar (minimizar) a máxima dose recomendada em função do excesso de gordura. A obesidade está relacionada a várias complicações cardiovasculares, pulmonares e metabólicas. É comum que o paciente obeso se automedique para a supressão do apetite, trazendo graves consequências quando do uso do vasoconstritor (interação). O profissional deve verificar com cuidado o histórico médico e questionar o paciente com seriedade a respeito do uso destas substâncias.

Pessoas muito abaixo do peso, desnutridas, bulímicas ou pacientes debilitados em geral apresentam baixo níveis de proteínas plasmáticas que normalmente se ligam em certa porcentagem aos AL. Essa diminuição da ligação proteína (plasma) – AL pode resultar em mais moléculas livres de AL circulantes no sangue, podendo resultar em toxicidade sistêmica, uma vez que o AL difunde-se do local aplicado para o sangue e rapidamente atinge o SNC e SCV. Adicionalmente, esses pacientes abaixo do peso ideal apresentam redução da massa muscular (músculos esqueléticos) que são muito perfundidos (sangue), o que diminui a reserva das moléculas dos AL nestas regiões e mais AL livres circulam no sangue, podendo chegar rápido ao SNC e SCV.

Para estes pacientes, cuidados especiais devem ser tomados no sentido de ajustar (diminuir) a máxima dose recomendada, bem como selecionar AL com baixas concentrações, por exemplo, a 2% para prevenir a superdosagem.

Superdosagem dos vasoconstritores

Os vasoconstritores administrados com a anestesia odontológica apresentam mínimos ou nenhum efeito sistêmico nos pacientes saudáveis. Conforme mencionado, eles podem apresentar alterações sistêmicas em pacientes com comprometimento médico, hipertensão, doenças cardiovasculares, hipocalemia, outras condições médicas e podem interagir com outros medicamentos que o paciente possa estar fazendo uso.

Embora vários vasoconstritores estejam combinados com os anestésicos locais, o mais efetivo e mais utilizado é a epinefrina (adrenalina). As reações de toxicidade sistêmica em relação aos outros vasoconstritores são raras em função da sua baixa potência.

As reações de toxicidade sistêmica em função da epinefrina são raras em Odontologia e, com exceção das interações com outras medicações, são geralmente relacionadas a altas doses de anestésico local injetados (anestésico local com alta concentração de epinefrina), injeção inadvertida intravascular[73] ou ainda pelo uso inapropriado de fios retratores gengivais impregnados com adrenalina.[1,11,28]

Esses fios em geral contém 8% de epinefrina racêmica, o que corresponde a cerca de 3,9 tubetes de anestésico local contendo epinefrina na concentração 1:100.000.

O anestésico local quando adicionado de vasoconstritor, por exemplo, epinefrina, torna-se mais tóxico se administrado por via intravenosa. A injeção intravascular acidental ou inadvertida pode causar sérias consequências ao sistema cardiovascular. A lidocaína quando adicionada à epinefrina em uma injeção intravascular, aumenta a toxicidade em 50-60% mais do que a administração da lidocaína sozinha.

Os sinais e sintomas das reações sistêmicas da superdosagem de epinefrina são semelhantes aos sintomas de ansiedade aguda:[1,28] medo, ansiedade, inquietação, agitação, dor de cabeça, sudorese, tremores, tonturas, palpitações e fraqueza. A pressão arterial e a frequência cardíaca ficam altas. O Quadro 18.19 mostra os sinais e sintomas da toxicidade sistêmica da epinefrina.

Os principais efeitos sistêmicos envolvem o sistema cardiovascular: aumento do ritmo cardíaco e da força de contração na influência da epinefrina. As respostas cardiovasculares incluem taquicardia, hipertensão e, ocasionalmente, batimento ventricular prematuro (extrassístoles). A maioria das reações é de média a curta duração. As dores de cabeça são resultantes da resposta da severidade do quadro de hipertensão desenvolvido. No entanto, com doses menores (moderadas) de epinefrina ocorre a diminuição da resistência periférica, então a pressão arterial média permanece praticamente inalterada ou um pouco reduzida. Em pacientes sensíveis ou em determinadas condições de comprometimento médico a superdosagem de epinefrina é severa, podendo provocar taquicardia pronunciada ou hipertensão que pode resultar em arritmias cardíacas, angina de peito ou até infarto agudo do miocárdio.

As alterações fisiológicas, tais como ligeiro aumento da frequência cardíaca, ocorrem quando as concentrações plasmáticas de epinefrina atingem 50 a 100 pg/mℓ (picogramas/mℓ), equivalente a uma injeção submucosa de 20 mg (= 2 tubetes, epinefrina 1:200.000). A pressão diastólica aumenta quando concentrações plasmáticas de adrenalina atingem 75 a 150 pg/mℓ, equivalente a uma injeção submucosa de 40 mg (= 4 tubetes, epinefrina 1:200.000). Outras alterações requerem níveis plasmáticos de epinefrina acima de 150 pg/mℓ equivalente a 7 tubetes combinados com epinefrina 1:200.000.

Então, se a máxima dose recomendada não for excedida, reações adversas não ocorrerão em pacientes saudáveis, com a administração lenta e ainda com aspiração.

As reações de toxicidade à epinefrina em ambiente odontológico geralmente são transitórias, a fase aguda não dura mais de alguns minutos. No entanto, o paciente pode se sentir "cansado" e deprimido (esgotado) por algum período após o episódio. A curta duração do efeito sistêmico da epinefrina é em função da sua rápida biotransformação no fígado.[36]

Epinefrina: controle das reações sistêmicas (toxicidade)

Na maioria das situações de toxicidade por epinefrina em Odontologia, as reações são rápidas, isto é, de curta duração. São reações brandas que requerem pouco ou nenhum cuidado (tratamento). Contudo, certas ocasiões demandam tratamento e cuidados por parte do profissional. Os principais sinais e sintomas que ajudam no diagnóstico da toxicidade sistêmica causada pelos vasoconstritores adrenérgicos (epinefrina) são mostrados no Quadro 18.20.

Quadro 18.19 Sinais e sintomas da toxicidade sistêmica da epinefrina (superdosagem).

Sinais	Sintomas
Pressão arterial alta (sistólica)	Ansiedade
Aumento da frequência cardíaca	Inquietação
Anormalidades na condução cardíaca	Dor de cabeça
Arritmias cardíacas	Tremores
	Tonturas
	Sudorese
	Palidez
	Palpitações
	Dificuldade respiratória

Quadro 18.20 Principais sinais e sintomas da toxicidade sistêmica causadas pelos vasoconstritores adrenérgicos.

Aumento da ansiedade (agitação) depois da injeção
Tremores dos lábios
Sudorese
Dores de cabeça
Aumento da frequência cardíaca (palpitação) e diminuição da frequência cardíaca (bradicardia) respectivamente
Aumento da pressão arterial

Controle: P-A-B-C-D

1. Interromper o procedimento
2. **P** – Posicionar o paciente confortavelmente (paciente consciente), posição mais elevada
3. **A-B-C** – Se necessário
4. **D** – Tratamento definitivo
   A. Administração de oxigênio – máscara facial 4-6 ℓ/min
   B. Acalmar o paciente (em função da agitação e palpitações)
   C. Monitorar os sinais vitais (pressão arterial* e frequência cardíaca – pulso).

A administração de vasodilatadores (nitroglicerina – não disponível no Brasil) deve ser realizada por profissional treinado, em função dos efeitos colaterais (hipotensão postural). No caso de hipertensão pronunciada, aguardar a chegada do serviço de emergências médicas para a administração de medicações como atenolol, caso seja indicada via intravenosa para o controle da hipertensão, bem como avaliação da severidade do episódio e da necessidade de hospitalização.

No entanto, se verificada a melhora do paciente durante a monitoração de sinais e sintomas, ele pode ser dispensado do consultório.

Atualidades em anestesia e prevenção da toxicidade anestésica

Como descrito anteriormente, as superdosagens são um dos principais efeitos adversos relacionado ao uso dos anestésicos locais. Seguir as máximas doses recomendadas e ajustar a dosagem para crianças e pacientes com comprometimento médico e em situações especiais, a partir do peso corporal ou de um cálculo aproximado (p. ex., obesos – ajustar a dose) são os principais elementos para a prevenção da toxicidade anestésica. A adição do vasoconstritor deve ser considerada para evitar picos plasmáticos altos. Estudos[86] demonstraram o pico dos níveis sanguíneos dos anestésicos: comparando a mepivacaína a 3% sem a adição de vasoconstritor, acontece mais rápido e excede uma concentração igual de lidocaína a 2% com epinefrina a 1:100.000 administradas em volumes iguais, cerca de 3 vezes após uma anestesia maxilar (Figura 18.12).

Fica evidente que a seleção do anestésico local é muito importante para crianças e idosos no sentido de evitar toxicidade anestésica.

A idade do paciente é importante na seleção de um medicamento. Para os pacientes geriátricos, muitas mudanças psicofisiológicas ocorrem com a idade, como diminuição do fluxo sanguíneo cerebral, débito cardíaco, fluxo sanguíneo renal e hepático e função pulmonar. Além disso, esses indivíduos tendem a sofrer de pelo menos uma doença crônica, como doença cardíaca, hipertensão arterial sistêmica, artrite, osteoporose e *diabetes mellitus* tipo 2, exigindo todo o controle a longo prazo com tratamento medicamentoso. Além disso, também há diferenças farmacocinéticas e farmacodinâmicas em pacientes idosos. A função renal e a hepática diminuem em 50% aos 65 anos de idade e os betabloqueadores reduzem o fluxo hepático, prolongando a eliminação dos anestésicos locais (amidas). A taxa de eliminação da lidocaína mostra-se significativamente diminuída em pacientes com insuficiência cardíaca congestiva.[87] Então, a idade dos pacientes pode influenciar na distribuição fisiológica de anes-

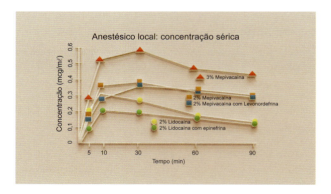

Figura 18.12 Concentração sérica da lidocaína e mepivacaína após um único tubete de cada agente administrado sem e com vasoconstritor (epinefrina ou adrenalina). Os círculos amarelos representam a lidocaína a 2% sem vasoconstritor; os círculos verdes representam a lidocaína com adição de epinefrina 1:100.000; os quadrados laranjas representam a mepivacaína a 2% sem vasoconstritor; os quadrados azuis representam a mepivacaína a 2% com adição de levordefrina 1:20.000; os triângulos vermelhos representam a mepivacaína a 3% sem a adição de vasoconstritor. Modificado de Moore e Hersh, 2010.

---

*Se a pressão arterial se apresentar muito alta, chamar SEM (SAMU 192).

tésicos locais: a meia-vida da lidocaína após a administração intravenosa mostrou-se, em média, de 80 minutos, em voluntários humanos na faixa etária 22 a 26 anos, enquanto em voluntários com idade entre 61 e 71 anos, a lidocaína prolongou significativamente a meia-vida, em média, 138 minutos.[87]

Misturas de anestésico locais para anestesia regional são algumas vezes usadas no esforço para compensar a curta duração de ação de determinados agentes de ação rápida ou quando um anestésico local se mostra ineficiente inicialmente. No entanto, os clínicos devem ser advertidos para não utilizar as doses máximas dos dois anestésicos locais em combinação, na crença equivocada de que suas toxicidades são independentes: a toxicidade deve ser presumida como aditiva.[87]

Exemplo: se o profissional utilizou metade da dose máxima recomendada da lidocaína e quer lançar mão da bupivacaína (p. ex., controle da dor pós-operatória), ele deve usar apenas metade da dose máxima recomendada da bupivacaína.[88]

Anestesia controlada por computador (injetor anestésico controlado por computador)

As atualidades mais significativas são o estudo de novos AL que foram introduzidos em Odontologia (p. ex., articaína e o reversor da anestesia residual dos tecidos moles) e outras formulações anestésicas estão sendo estudadas para uma futura introdução (p. ex., ropivacaína e levobupivacaína, que possuem propriedades de vasoconstrição intrínsecas).

O método de administração do anestésico local foi influenciado pelo desenvolvimento da tecnologia. A partir dos microprocessadores, foram desenvolvidos dispositivos para a administração do AL que controlam sua velocidade e seu fluxo, proporcionando mais conforto ao paciente e utilizando quantidades menores de AL. É razoável assumir que quantidades menores de medicações administradas, alcançando uma anestesia regional efetiva, podem estar relacionadas a menos incidentes de toxicidade anestésica.

No século XX, observou-se grande avanço na Medicina intravenosa, como as bombas de infusão. No início da década de 1970, Dean Kamen,[89] nos Estados Unidos, idealizou a primeira bomba de infusão ambulatorial.

Esses dispositivos controlam o fluxo e o volume na administração intravenosa de fármacos em Medicina: anestesia geral (p. ex., propofol), administração de drogas parenterais (p. ex., opioides), bombas de insulina etc. Atualmente, essas bombas de infusão podem ser controladas manualmente ou por computadores que realizam a manutenção da concentração plasmática da droga, melhorando assim a farmacocinética da substância, que são sistemas de infusão-alvo controladas (*Target Controlled Infusion*) que aceitam a programação farmacocinética. Uma aplicação prática em Odontologia é a sedação intravenosa com novos fármacos, em que se controlam a quantidade do fármaco e o nível de sedação.

Já na década de 1990, surgiram em Odontologia bombas de infusão com velocidade de administração controladas por computador para a administração de AL (*computer controlled local anesthesia delivery system*), que têm um microprocessador e permitem programar diferentes velocidades de administração.

O primeiro aparelho foi lançado nos Estados Unidos em 1997, com o nome Wand®; nele, o fluxo e o volume (vazão volumétrica) da administração do anestésico local são controlados por computador, o que significou uma alteração na maneira de administrar AL em Odontologia, uma vez que o operador necessita somente inserir a agulha do dispositivo (*wand*) e acionar o aparelho no pedal: o AL é administrado em uma velocidade pré-programada. O maior controle sobre a seringa e a velocidade fixa da administração do AL são os responsáveis por uma experiência melhorada da injeção demonstrada em vários estudos clínicos em Odontologia[90,91] e também em Medicina.[92,93]

Posteriormente surgiram outros aparelhos nos Estados Unidos como Anaject® e Comfort Control Syringe®: ambos regulam a velocidade da injeção, com o início lento da aplicação e acelerando a velocidade da injeção para minimizar a dor da mesma. Ambos apresentam diferentes velocidades pré-programadas; o Anaject® tem 3 velocidades pré-programadas e o Comfort Control Syringe® tem 5.

Uma vantagem muito importante para a Odontologia contemporânea é que a administração do anestésico local com injetores computadorizados é menos dolorosa do que com as seringas carpules convencionais,[92,93] além de apresentar vantagens significativas nas novas técnicas anestésicas de bloqueios do nervo alveolar superior anterior (P-ASA). Nesses casos, a recomendação para este tipo de bloqueio é de 0,9 a 1,4 mℓ de anestésico local, quantidade significante menor do que na abordagem tradicional e proporciona anestesia pulpar dos dentes anteriores por 60 minutos[94] e o bloqueio do nervo alveolar superior médio anterior (ASMA). A recomendação para este tipo de bloqueio é que se administre 0,6 a 0,9 mℓ de solução anestésica na região.[95] Ambas as técnicas envolvem abordagem palatinas, utilizando menos quantidades anestésicas em relação às técnicas convencionais (Figuras 18.13 a 18.15).

Um estudo clínico mostrou preferência de 96% dos participantes pelo injetor computadorizado para injeção no palato do que a carpules tradicionais, em função da menor percepção da dor com este tipo de administração.[96] Fukayaman *et al.* conduziram um estudo clínico para a percepção da dor da injeção com injetores anestésicos computadorizados: 17 dos 20 participantes reportaram pouca ou nenhuma dor à partir da Escala Analógica Visual (VAS – *Visual Analogue Scale*) para a administração de injeções palatinas.[97]

A injeção do AL controlada por computador pode ser realizada confortavelmente no paciente em virtualmente todas as áreas da cavidade bucal; no entanto, a maior importância é o palato, onde o nível de dor é significativo com as carpules tradicionais. Com os injetores controlados por computador, a anestesia palatina mostra um resultado com baixos níveis de estresse e baixa reação à dor. Similares, a anestesia infiltrativa vestibular e a anestesia palatina podem ser administradas de maneira atraumática na maioria dos pacientes.[90,91]

O núcleo da tecnologia do sistema de injeção controlada por computador é um microprocessador que controla a vazão ou saída da solução anestésica com pressão constante e volume controlado, independentemente da variação na resistência do tecido. O ajuste perfeito da infusão do fluxo e dos AL proporciona um início de ação rápido da anestesia para a maioria dos pacientes.[98] As injeções tradicionais, bloqueios ou infiltrações, bem como as injeções palatinas e no ligamento periodontal, são administradas com precisão, mais facilidade e mais conforto aos pacientes.[99]

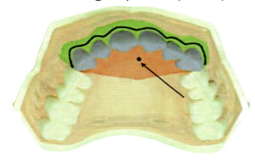

Figuras 18.13 Local da inserção da agulha (nasopalatino) e região anestesiada com o bloqueio do nervo alveolar superior anterior (P-ASA). Dentes anestesiados (caninos e incisivos da maxila), gengiva vestibular e região anterior do palato.

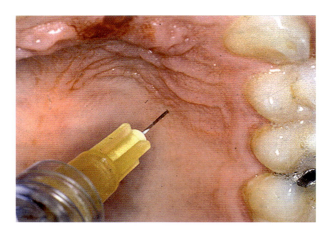

Figuras 18.14 Maxila, região de palato, evidenciando o sítio anatômico da anestesia (ASMA).

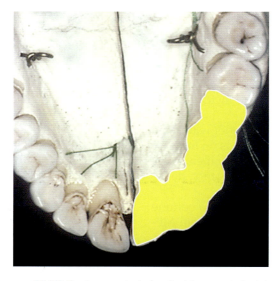

Figuras 18.15 Dentes anestesiados (incisivos centrais, laterais, canino, primeiro e segundo pré-molares – ASMA).

Apêndices

Quadros 18.21 a 18.25.

Quadro 18.21 Prevenção.

Histórico médico adequado deve ser rotineiramente obtido para todos os tratamentos
As doses dos anestésicos locais devem ser sempre determinadas de acordo com o peso corporal; as máximas doses terapêuticas devem ser respeitadas e, em certas condições, ajustadas
Anestésicos com baixa concentração de epinefrina devem ser preferidos, desde que ajude a reduzir os efeitos colaterais das aminas simpaticomiméticas (epinefrina e levonordefrina)
O conceito de uma anestesia diferenciada ou individualizada que encontra os requerimentos (especiais) de cada paciente (tipo e duração do procedimento, fatores de risco, ajuste nas doses de acordo com a condição física e possíveis interações medicamentosas) deve ser sempre empregado na prática clínica

Quadro 18.22 Recomendações práticas e procedimentos ressaltados para administração de AL

Recomendações (pontos-chave)	Comentários
Use carpules com aspiração (arpão) na administração de anestesia intrabucal para efetivar a aspiração mecânica antes da administração do AL ou utilize a anestesia controlada por computador, que faz a aspiração antes da administração; dispositivos disponíveis no Brasil	A anestesia intravascular é a líder das causas das complicações (locais e sistêmicas), incluindo-se os hematomas traumáticos e superdosagens. Administre o AL lentamente na velocidade de 1 tubete/minuto
Considere alergias: amidas (raríssimas) e éster (mais comum) antes da administração – histórico médico e diálogo com o paciente	Alergia às aminas são raras (considerar os componentes do anestésico local), porém as alergias aos ésteres são mais comuns. Os ésteres incluem a benzocaína a 20% (anestesia tópica). O uso indiscriminado de benzocaína a 20%, principalmente na forma de *spray*, já foi associado a episódios (raros) de metemoglobinemia, em especial em crianças pequenas
Posicione o paciente de forma apropriada (posição supina) antes da administração do anestésico local	O paciente posicionado em posição supina prevenirá episódios de síncope vasopressora, a emergência mais comum observada em Odontologia, que geralmente ocorre durante ou logo após a administração do AL
Utilize doses menores (ajustadas de acordo com o paciente) do que as máximas doses recomendadas (MDR) dos anestésicos locais injetáveis	A não observância das MDR de acordo com o peso do paciente, condição física (ASA 1, ASA 2, ASA 3, ASA 4, ASA 5, ASA 6) e idade (atenção especial com idosos e crianças) são as causas comuns das superdosagens anestésicas
Use técnicas de distração (sedação = distração): televisão, videogame, iatrossedação, sedação inalatória ($N_2O_2+O_2$), outros. Use o aplicador de anestésico tópico (p. ex., hastes flexíveis), pressionando o palato durante a administração de anestesia palatina, no sentido de diminuir a dor durante a injeção	Utilize essas técnicas imediatamente antes e durante a injeção do anestésico local (p. ex., injeção palatina). O objetivo é controlar a dor (teoria do controle do portão da dor – *control pain gate theory*)
Durante a abordagem do bloqueio do nervo alveolar inferior, ao introduzir a agulha e posicionar a carpule do lado oposto (pré-molares): antes da administração do AL, certifique-se do contato ósseo com a mandíbula e não deposite a solução anestésica se não houver contato ósseo	Se a injeção for muito anterior (mais próxima da incisura coronoide), muito posterior (glândula parótida) ou se entrar na artéria alveolar inferior, complicações e reações adversas podem ocorrer. Um relatório de 30 anos de estudo da Universidade do Sul da Califórnia revelou 34 casos de fraturas de agulhas, sendo 33 durante o bloqueio do nervo alveolar inferior. Dessas 33 agulhas fraturadas, somente 1 era agulha longa, todas as outras agulhas eram curtas. Utilize agulha longa que possua o diâmetro maior, o que facilita a aspiração e minimiza os riscos de fratura de agulhas durante o bloqueio do nervo alveolar inferior
Não utilize anestésicos de longa duração em crianças	Lidocaína a 2% com adrenalina 1:100.000 ou 1:200.000 parece ser a melhor indicação para crianças
Anestésicos tópicos: benzocaína a 20% em gel e lidocaína 10% em *spray*	Use com cautela em crianças porque pode originar reações tóxicas e superdosagens

Quadro 18.23 Conceitos de farmacocinética.

> Volume de distribuição: o aumento do volume de distribuição reduz o *clearance* (depuração) e aumenta a meia-vida ($t_{1/2}$). Exemplos: insuficiência cardíaca e senilidade

Quadro 18.24 Parâmetro farmacocinético dos AL.[7]

AL	$t_{1/2}$ (min.)	VDss (l)	(Cl) (l/min.)
Lidocaína	96	91	0,95
Mepivacaína	114	84	0,78
Prilocaína	93	261	2,84
Bupivacaína	162	73	0,58
Articaína	60-90	-	-

$t_{1/2}$ = meia-vida, VD_{ss} = volume de distribuição no *steady state*, Cl = *clearance* (depuração).

Quadro 18.25 Conceitos básicos de farmacologia.

a. Absorção – é a passagem do fármaco do local em que foi administrado para a circulação sistêmica. É o transporte da substância através das membranas biológicas. Após a absorção do fármaco, uma fração deste geralmente se liga a proteínas plasmáticas (principalmente a albumina) ou proteínas de tecidos, formando um complexo reversível. A outra fração circula livremente pelo fluido biológico. É importante ressaltar que apenas a porção livre, dissolvida no plasma, é farmacologicamente ativa. O complexo proteína-fármaco atua como um reservatório do fármaco no sangue. Esta relação fármaco ligado/fármaco livre é definida por um equilíbrio. A ligação proteica geralmente é inespecífica, variando de acordo com a afinidade do fármaco pela proteína
b. Distribuição – é a passagem de um fármaco da corrente sanguínea para os tecidos. A distribuição é afetada por fatores fisiológicos e pelas propriedades físico-químicas da substância. Os fármacos pouco lipossolúveis, por exemplo, têm baixa capacidade de permear membranas biológicas, sofrendo restrições em sua distribuição. Já as substâncias muito lipossolúveis podem se acumular em regiões de tecido adiposo, prolongando a permanência do fármaco no organismo. Além disso, a ligação às proteínas plasmáticas pode alterar a distribuição do fármaco, pois pode limitar o acesso a locais de ação intracelular
c. Biotransformação ou metabolismo – é a transformação do fármaco em outra(s) substância(s), por meio de alterações químicas, em geral sob ação de enzimas inespecíficas. A biotransformação ocorre principalmente no fígado, nos rins, nos pulmões e no tecido nervoso. Entre os fatores que podem influenciar no metabolismo dos fármacos estão características individuais, idade, etnia e fatores genéticos, além da indução e da inibição enzimáticas
d. Meia-vida – a meia-vida (t 1/2) é o tempo necessário para que a concentração (sanguínea) plasmática do fármaco seja reduzida pela metade
e. Pico de concentração plasmática – é a concentração plasmática máxima atingida pelo fármaco após a sua administração
f. *Steady state* ou estado de equilíbrio estável – é o ponto em que a taxa de eliminação do fármaco é igual à taxa de biodisponibilidade, ou seja, é quando o fármaco está em concentração constante no sangue
g. *Clearance* ou depuração (Cl) – é a medida da capacidade do organismo de eliminar um fármaco. Esta medida é dada pela soma da capacidade de biotransformação de todos os órgãos metabolizados. Assim, se um fármaco é biotransformado nos rins, fígado e pulmões, o *clearance* total é a soma da capacidade metabolizadora de cada um desses órgãos, isto é, a soma do *clearance* hepático com o renal e com o pulmonar

1. Farmacodinâmica = mecanismo de ação do medicamento.
2. Farmacocinética = caminho percorrido pelo medicamento no organismo (absorção, distribuição, biotransformação e eliminação).

Referências bibliográficas

1. Malamed SF. Handbook of local anteshesia, 5a ed. St. Louis: Mosby, 2004.
2. Haas D, Lennon D. Local anesthetic use by dentists in Ontario. J Can Dent Assoc. 1995;61:297-304.
3. Borgeat A, Aguirre J. Update in local anesthetics. Current Opinion in Anaesthesiology. 2010;23:466-71.
4. Duman U, et al. Anti-inflammatory efficiency of levobupivacaine in an experimental colitis model. World J Gastroenterol. 2010;16:20.
5. White P, et al. Use of a continuous local anesthetic infusion for pain management after median sternotomy. Anesthesiology. 2003;99(4).
6. Harrgraves MK. Local anesthetic failure in endodontics. Endodontic Topics. 2002;1:26-39.
7. Yagiela JA. Local anesthetics. Anesth Prog. 1991;38:128-14.
8. Yagiela JA, Neidle EA, Dowd JF. Pharmacology and therapeutics for dentistry. 4a ed. St. Louis: Mosby; 1998.
9. Isen D, Hankins JM. The pharmacology of local anesthetics. Ont Dent. 1995;72(6):18-22.
10. Gaffen SA, Gaffen A, Hass D. Survey of local anesthetic use by ontario dentists. Journal of Canadian Dental Association. 2009;75(9).
11. Haas DA. An update on local anesthetics in dentistry. J Can Dent Assoc. 2002;68:546-51.
12. Tucker GT. Pharmacokinetics of local anesthetics. Br. J. Anaesth. 1986;58:717-7.
13. Lin YC, Krane EJ. Regional anesthesia and pain management in ambulatory pediatric patients. Anesthesiol Clin North Am. 1996;14:803-16.
14. Yagiela JA. Local anesthetics: a century of progress. Anesthesia Progress. 1985 Março/Abril.
15. Ohmura S, et al. Pulmonary uptake of ropivacaine and levobupivaine in rabbits. Anesth Analg. 2003;97:893-7.
16. Jorfeldt L. Lung uptake of lidocaine in healthy volunteers. Acta Anaesthesiol Scand. 1979;23(6):567-74.
17. Jorfeldt L, et al. Lung uptake of lidocaine in man as influenced by anaesthesia, mepivacaine infusion or lung insufficiency. Acta Anaesthesiol Scand. 1983;27(1):5-9.
18. Yagiela JA. Local anesthesia: scientific advances and clinical developments. Anesth Prog. 2007;54:71-95.
19. Budenz AW. Local anesthetics and medically complex patients, 2000 Journal of the California Dental Association.
20. Marret E, et al. First experimental nerve block with cocaine in animal: Moreno y Maiz, Paris, França 1868. Anesthesiology. 2003;99:A1274.
21. Anderson KP, et al. Conduction velocity depression and drug-induced ventricular tachyarrhythmias. Effects of lidocaine in the intact canine heart. Circulation. 1990;81:1024-38.
22. American Heart Association. Ventricular tachycardia (for Professionals). Disponível em: www.americanheart.org/presenter.jhtml?identifier=64. Acessado em: 22/11/2009.
23. Bilal Y, et al. Lidocaine treatment in pediatric convulsive status epilepticus. Pediatrics international. 2008;50(1);35-39.
24. Koul LR, et al. Continuous midazolam infusion as treatment of status epilepticus. Arch Dis Child. 1997;76:445-448 doi:10.1136/adc.76.5.445.
25. Guth A, et al. Plasma lidocaine concentrations after local anesthesia of the groin for cardiac catheterization. Catheter Cardiovasc Interv. 2002 nov;57(3):342-5.
26. FDA. Disponível em: www.fda.gov/downloads/ScienceResearch/SpecialTopics/PediatricTherapeuticsResearch/UCM180278.pdf . Acessado em: 31.09.09.
27. Zink W, Graf BM. Toxicology of local anesthetics. Clinical, therapeutic and pathological mechanisms. Anaesthesist. 2003;52:1102-23.
28. Malamed SF. Medical emergencies in the dental office. 5a ed. St Louis: Mosby; 2000.
29. Frangiskos F et al: Incidence of penetration of a blood vessel during inferior alveolar nerve block, British Journal of Oral and Maxillofacial Surgery. 2003;41:188-9.
30. Taghavi Z, et al. Intravascular needle entrance during block injection, JODDD. 2008;(2)1.
31. Takasugi Y, et al. Clinical evaluation of inferior alveolar nerve block by injection into the pterygomandibular space anterior to the mandibular foramen. Anesth Prog. 2000;47:125-9.
32. Aldrete JA, et al. Reverse arterial blood flow as a pathway for central nervous system toxic responses following injection of local anesthetics. Anesth Analg. 1978;57:428-33.
33. Niwa H, et al. Systemic emergencies and their management in dentistry: complications independent of underlying disease. Anesth Prog. 1996;43:29-35.
34. Hersh EV, Moore PA, Papas AS, et al. The soft tissue anesthesia recovery group. Reversal of soft-tissue local anesthesia with phentolamine mesylate in adolescents and adults. JADA. 2008;139(8):1080-93.
35. Malamed SF. allergy and toxic reactions to local anesthetics dentistry today, Issue Date. 2003 Abril.
36. Covino BG, Giddon DB. Pharmacology of local anesthetic agents. J Dent Res. 1981;60(8):1454-59.
37. Becker DE, Reed KL. Essentials of local anesthetic pharmacology. Anesth Prog. 2006;53:98-109.
38. Weinberg GL. Current concepts in resuscitation of patients with local anesthetic cardiac toxicity regional anesthesia and pain medicine. 2002;27(6):568-75.
39. Chen AH. Toxity and allergy to local anesthesia. J Calif Dent Assoc. 1998; 26(9):683-92.
40. Groban L. Central nervous system and cardiac effects from long-acting amide local anesthetic toxicity in the intact animal model, Regional Anesthesia and Pain Medicine. 2003;28(1):3-11.
41. Neal JM, Weinberg GL, Bernards CM, et al. ASRA practice advisory on local anesthetic systemic toxicity. Reg Anesth Pain Med. 2010;35:152-61.
42. Dalens B. Regional anesthesia in infants, children, and adolescents. London: Williams & Wilkins Waverly Europe, 1995, p. 8.
43. Heavner J. Cardiac toxicity of local anesthetics in the intact isolated heart model: a review. Regional Anesthesia and Pain Medicine. 2002;27(6):545-55.
44. Che-Hao Hsu, et al. Convulsions during super or laryngeal nerve block – A case report. Acta Anaesthesiol. 2000;38:9 3-96.
45. Moore DC, Bridenbaugh LD. Oxygen: The antidote for systemic toxic reactions from local anesthetic drugs. JAMA. 1960;174(7):842-7.
46. Daos FG, et al. Local anesthetic toxicity modified by oxygen and combination of agents. Anesthesiology. 1962.
47. Bukbirwa H; Conn DA. Toxicity from local anaesthetic drugs. Update in Anaesthesia – Cap. 10 (1999) Article 8.
48. Weinberg GL. Treatment of local anesthetic systemic toxicity (LAST). Regional Anesthesia and Pain Medicine. 2010;35:188-93.
49. Kyrkou M, et al. Community use of intranasal midazolam for managing prolonged seizures. Journal of Intellectual and Developmental Disability. 2006(31):131-8.

50. Kyrkou M, et al. Impact of a protocol using intranasal midazolam for managing seizures. The Epilepsy Report. 2006.
51. Owen R, Castle N. Prehospital care intranasal midazolam. Emerg Med J. 2009;26:217-8. doi:10.1136/emj.2008.069658.
52. Mittal P, et al. Comparative study of intranasal midazolam and intravenous diazepam sedation for procedures and seizures. Indian J Pediatrics. 2006;73.
53. Part 7.3: Management of symptomatic bradycardia and tachycardia. Circulation. 2005;112:IV-67-IV-77.
54. Wilburn-Goo D, Lloyd LM. When patients become cyanotic: acquired methemoglobinemia. J Am Dent Assoc. 1999;130:826-31.
55. Lepera JS. Agentes metemoglobinizantes. In: OGA S. Fundamentos da toxicologia. 2a ed. São Paulo: Atheneu, 2003, p. 163-174.
56. Srikanth SM, et al. Topical benzocaine (Hurricaine®) induced methemoglobinemia during endoscopic procedures in gastric bypass patients. Obesity Surgery, 15:584-90.
57. The American Academy of Pediatric Dentistry. Guideline on use of local anesthesia for pediatric dental patients, Originating Council - Council on Clinical Affairs Review Council - Council on Clinical Affairs Adopted 2005 Revisado – 2009.
58. Associação Brasileira de Porfiria. Disponível em: www.porfiria.org.br/sobreporfirias.htm. Acessado em: 12/9/2009.
59. Norwegian Porphyria Centre (NAPOS). Laboratory of Clinical Biochemistry. Haukeland University Hospital. database. Disponível em: www.drugs-porphyria.org.
60. European Porphyria Initiate. Drugs and porphyria. Disponível em: www.porphyria-europe.com/03-drugs/how-to-use-info.asp.
61. American Porphyria Fundation. Disponível em: www.porphyriafoundation.com.
62. Pallash TJ. Vasoconstritor and the heart. Journal of California Dental Association. 1998.
63. Sivestre FJ, et al. Effects of vasoconstrictors in dentistry upon systolic and diastolic arterial pressure. Med Oral. 2001;6(1):57-63.
64. Brown RS, Rhodus NL. Epinephrine and local anesthesia revisited. Oral Surgery, Oral Medicine, Oral Pathology, Oral Radiology and Endodontology. 2005;100(4).
65. Madrid C, et al. Recommendations to use vasoconstrictors in dentistry and oral surgery. Medecina Buccale Chirurgie Buccale. 2003;9(2).
66. Konler EK, Fortsch G. Pulpal anesthesia dependent on epinephrine dose in 2% lidocaine: a randomized controlled double-blind crossover study. Oral Surgery, Oral Medicine, Oral Pathology. 1992;73:537-40.
67. Sisk AL. Vasoconstrictor in local anesthesia for dentistry. Anesth Prog. 1992;39:187-93.
68. Fink BR, Aasheim GM, Levy BA. Neural pharmacokinetics of epinephrine. Anesthesiology. 1978;48:263-6.
69. Rahn R, et al. Dental anesthesia with articaine + 1:400,000 epinephrine. Anesth Prog. 2007;54:131-49. Abstracts.
70. Hersh EV, et al. The pharmacokinetics and cardiovascular effects of high-dose articaine with 1:100,000 and 1:200,000 epinephrine. J Am Dent Assoc. 137(11):1562-71.
71. Bijl P, Adri MV. Adverse reactions associated with norepinephrine in dental local anesthesia. Anesth Prog. 1992;39:87-9.
72. Epstein S, et al. Levo-arterenol (Levophed) as a vasoconstrictor in local anesthetic solutions. J D Res. 1951;30(6).
73. Cassidy J, et al. Epinephrine: systemic effects and varying concentrations in local anesthesia. Anesthesia Progress, Novembro-Dezembro 1986.
74. Maxwell GM. The cardiovascular effects of octapressin. Arch Int Pharmacodyn Ther. 1965;158(1):17-23.
75. Lilienthal B. Cardiovascular responses to intraosseous injections of prilocaine containing vasoconstrictors. Oral Surg Oral Med Oral Pathol. 1976;42(5):552-8.
76. Cáceres, et al. Anestésicos com e sem vasoconstritor em arritmias ventriculares. Arq Bras Cardiol. 2008;91(3):142-7.
77. Subramaniam S, Tennant. A concise review of the basic biology and pharmacology of local analgesia. Australian Dental J Medications Supplement. 2005;50:4.
78. Finder RL, Moore PA. Adverse drug reactions to local anesthesia. Dent Clin N Am. 2002;46:747-57.
79. Yagiela JA. Adverse drug interactions in dental practice: interactions associated with vasoconstrictors. JADA. 1999;130.
80. Mackie K, Lam A. Epinephrine-containing test dose during beta-blockade. J Clin Monit. 1991;7:213-16.
81. Yagiela JA. Injectable and topical local anesthetics. In: Ciancio S (ed.). ADA Guide to Dental Therapeutics. 3a ed. Chicago: American Dental Association; 2003. p.1-16.
82. Lessenger JE, Feinberg SD. Abuse of prescriptions and Over-the-counter Medications. JABFM. 2008;21(1). Disponível em: www.jabfm.org.
83. Bahl R. Local anesthesia in dentistry. Anesth Prog. 2004;51:138-42.
84. Haas DA. How much local anesthetic can I give to a child in one appointment? Point of Care. JCDA. 2006;72(2).
85. Lopes JJ, Prats MJ. Sedation in the geriatric patient. Med Oral. 2004;9:45-55.
86. Moore PA; Hersh EV. Local anesthetics: pharmacology and toxicity. Dent Clin N Am. 2010;54:587-99.
87. Miller. Miller's anesthesia. Elsevier. 6a ed. 2005.
88. Becker DE. Adverse drug interactions. Anesth Prog 2011; 58:31-41.
89. A brief history of infusion pumps. Disponível em: www.articlekingpro.com/Article/A-Brief-History-of-Infusion-Pumps/434203
90. Gibson RS, Allen K, Hutfless S, Beiraghi S. The wand vs. traditional injection: a comparison of pain related. St. Louis, 2004.
91. Rosemberg ES. A computer-controlled anesthetic delivery system in a periodontal practice: patient satisfaction and acceptance. J Esthet Restor Dent. 2002;14(1):39-46.
92. True RH, et al. Microprocessor - Controlled local anesthesia versus the convencional syringe technique in hair transplantation. Dermatol Surg. 2002;18:6.
93. Tan PY, Vukasin P, Chin ID, Ciona CJ, et al. The wand local anesthetic delivery system. Dis Colon Rectum. 2001; 44:686-9. Behaviors. Pediatr Dent. 2000; 22:458-62.
94. Friedman HJ, Hochman MN. P-ASA block injection: a new palatal technique to anesthetize maxillary anterior teeth. J Esthet Dent. 1999;11(2):63-71.
95. Friedman MJ, Hochman MN. The AMSA injection: a new concept for local anesthesia of maxillary teeth using a computer-controlled injection system. Quintessence Int. 1998; 29:297-303.
96. Hochman CB, Lopatkin R, Pergola S. Computerized local anesthesia delivery vs. traditional syringe technique. NY State Dent J. 1997;63:24-9.
97. Fukayama H, Yoshikawa F, Kohase H, Umino M, Suzuki N. Efficacy of anterior and middle superior alveolar (AMSA) anesthesia using a new injection system: the Wand. Quintess Int. 2003;34(7):537-41.
98. Froum SL, et al. Histologic response to intraligament injections using a computerized local anesthetic delivery system. A pilot study in mini-swine. J Periodontol. 2000;71(9):1453-9.
99. Friedman HJ, Hochman A. 21st century computerized injection system for local pain control. Compen Contin Educ Dent. 1997;18(10):995-100,1002-3.

19

Interação Medicamentosa

Introdução

Vários fatores fisiopatológicos podem aumentar ou diminuir a taxa de metabolismo (biotransformação). Os fatores fisiológicos incluem: idade, gênero, variação individual/polimorfismo genético, circulação êntero-hepática, flora intestinal e nutrição. Condições patológicas e redução da atividade das enzimas incluem envelhecimento dos hepatócitos em doenças do fígado, diminuição do fluxo sanguíneo hepático na insuficiência cardíaca ou em estados de choque, assim como doença renal. As interações medicamentosas também têm grande influência na taxa de metabolismo pelas enzimas microssomais. As medicações podem ser classificadas em: inibidoras das enzimas, uma vez que elas diminuem a taxa de metabolismo; ou indutoras da enzima, acelerando o ritmo do metabolismo. É importante saber quais medicamentos interagem como inibidores ou indutores, uma vez que podem resultar em níveis tóxicos de substâncias ou doses subterapêuticas no tratamento dos pacientes.

A seguir, serão feitas algumas considerações sobre os fatores idade, disfunção renal, disfunção hepática, insuficiência cardíaca e gestação em relação aos anestésicos locais (AL).

Idade

Como regra geral, os medicamentos são metabolizados mais lentamente em recém-nascidos e idosos, em comparação com outras faixas etárias. No nascimento, a concentração das proteínas plasmáticas (alfa$_1$ glicoproteína ácida – AGP) é próximo da metade da concentração do adulto, sugerindo os riscos aumentados de toxicidade sistêmica, por exemplo, na administração de AL. Na velhice, por causa da deterioração do fluxo sanguíneo e da função dos órgãos, a *clearance** (C-depuração plasmática renal ou depuração renal) dos AL diminui.

Os picos plasmáticos e a ligação proteica em adultos e idosos quanto aos AL são similares; no entanto, com o envelhecimento, a função dos axônios se deteriora, ocorre a alteração da morfologia nervosa, bem como o desaparecimento do tecido adiposo em torno do nervo, o que torna o idoso mais sensível ao bloqueio nervoso regional.[1] Além desses fatores, ocorre diminuição da biotransformação de substâncias nos idosos. Por isso, as doses dos AL nesses pacientes devem ser ajustadas, isto é, diminuídas em relação à máxima dose terapêutica recomendada (MDR).

Disfunção renal

A função renal é comprometida por distúrbios nos glomérulos, túbulos ou interstícios. Qualquer um desses comprometimentos pode ser tão grave a ponto de a função renal não ser mais suficiente para sustentar a vida. Isso é denominado insuficiência renal, que pode ser aguda; no entanto, mais frequentemente se apresenta de forma crônica, levando à fase final da doença renal crônica. A perda progressiva das funções renais provoca hipertensão arterial ou seu agravamento. Embora a insuficiência renal possa ser atribuída a diversos distúrbios (hipertensão arterial, glomerulonefrite, entre outros), o *Diabetes mellitus* é a principal causa. Após cerca de 15 anos de diabetes, alguns pacientes começam a ter problemas renais. As primeiras manifestações são a perda de proteínas na urina (proteinúria), o

---

* *Clearance* é a medida da capacidade do organismo de eliminar um fármaco. Essa medida é dada pela soma da capacidade de biotransformação de todos os órgãos metabolizados. Assim, se um fármaco é biotransformado nos rins, fígado e pulmões, o *clearance* total é a soma da capacidade metabolizadora de cada um desses órgãos, isto é, é a soma do *clearance* hepático com o renal e o pulmonar.

aparecimento de hipertensão e, posteriormente, o aumento da ureia e da creatinina do sangue. A cada ano, cerca de 21 mil brasileiros iniciam o programa de tratamento de hemodiálise ou diálise peritoneal.[2]

A seguir, no Quadro 19.1, são citados alguns sinais de doenças nos rins e nas vias urinárias.[2]

Quadro 19.1 Sinais de doenças nos rins e nas vias urinárias.

Pressão alta
Diabetes mellitus
Dificuldade de urinar
Queimação ou dor quando urina
Urinar muitas vezes, principalmente à noite
Urina com aspecto sanguinolento
Urina com muita espuma
Inchaço ao redor dos olhos e nas pernas
Dor lombar
História de pedras nos rins

Em pacientes com disfunção renal, a depuração ou *clearance* da lidocaína fica alterada,[3-5] e a concentração de AGP nos pacientes que apresentam uremia geralmente se encontra aumentada,[3] o que representa uma proteção contra a toxicidade anestésica. No entanto, em pacientes que apresentam uremia, ocorre rápida absorção do AL, provavelmente em função da circulação hiperdinâmica. Então, um rápido pico plasmático pode ocorrer logo após a administração do AL, e a concentração pode permanecer alta mesmo em pacientes não urêmicos por um tempo estendido. Portanto, é obvia a necessidade de se recomendar redução (ajuste) na dose do AL nesses pacientes,[1,4,5] bem como aumentar os intervalos entre as doses anestésicas.[4]

Disfunção hepática

Os pacientes com disfunção hepática apresentam o fluxo sanguíneo hepático diminuído, como nos pacientes que fazem uso de betabloqueadores e pacientes com insuficiência cardíaca.[6]

A farmacocinética da maioria dos AL tipo amida é afetada pela disfunção hepática e pelas alterações associadas à circulação e ao equilíbrio de fluidos.[1,6,7] Os pacientes com doença hepática severa em geral apresentam outras doenças (renal e cardíaca), que podem ser indicações mais importantes para ajustar as doses anestésicas.[1] Em pacientes com doenças hepáticas relacionadas ao alcoolismo, quase não ocorre alteração no *clearance* da lidocaína,[1] e doses únicas de AL comumente utilizados na Odontologia não são contraindicadas; no entanto, em procedimentos que envolvam doses maiores de AL, estas podem ser contraindicadas[8] e o médico deve ser consultado, uma vez que é necessário um ajuste das doses (diminuição) nesses pacientes, bem como verificação da coagulação.[8,9]

Insuficiência cardíaca (IC)

A insuficiência cardíaca (IC) é a incapacidade do coração de bombear sangue suficiente para atender às necessidades do corpo (tecidos). Ela ocorre em 1 a 2% da população, aumentando para 10% na faixa etária acima de 75 anos.[10]

Na IC, a alteração da circulação pode causar alterações no *clearance* de medicamentos como a lidocaína,[1,11] pela redução do fluxo sanguíneo no fígado e nos rins,[12,13] causando a diminuição da eliminação de substâncias e metabólicos.[14]

Na IC avançada (diminuição do débito cardíaco), pela autorregulação do fluxo sanguíneo cerebral, a proporção de AL absorvido e que entra na corrente sanguínea e chega ao cérebro é aumentada, predispondo, assim, a episódios de toxicidade anestésica no sistema nervoso central (SNC). Nesses casos, é razoável que a dose do AL seja ajustada (diminuída).

Nos pacientes com doenças cardíacas leves ou bem-controladas, as doses normais de AL podem ser utilizadas. Dependendo de outros fatores, como idade, uso de outros medicamentos, possíveis interações etc., as doses devem ser ajustadas, como já foi salientado.

O tratamento odontológico eletivo é contraindicado em pacientes com IC descontrolada ou não tratada, caracterizada por limitação acentuada da atividade física e pela presença de sintomas em repouso. O tratamento odontológico de rotina é aceitável para os pacientes com IC controlada, embora as doses do vasoconstritor devam ser limitadas a dois tubetes de anestésico com epinefrina a 1:100.000 (0,036 mg de epinefrina).[8]

Alguns medicamentos prescritos para a gestão da IC têm potenciais interações com vasoconstritores. A digoxina, prescrita para aumentar a força de contração do coração, tem índice terapêutico estreito e pode desencadear uma arritmia cardíaca, quando usada concomitantemente com vasoconstritores. Em pacientes que fazem uso de nitroglicerina e outros vasodilatadores, o efeito do vasoconstritor é diminuído; consequentemente, há diminuição da duração do AL. Atualmente, os inibidores da enzima conversora da angiotensina (IECA), como captopril, são os vasodilatadores de eleição. Nos últimos anos, os betabloqueadores têm sido úteis para o controle da IC. A consulta médica e monitoração dos sinais vitais são necessários para o tratamento odontológico desses pacientes. Atenção especial deve ser dada à pressão arterial (PA), que deve ser monitorada durante o tratamento odontológico, porque os aumentos repentinos da PA podem levar a falhas venosas e congestão pulmonar.[15]

Gestação

As reações adversas a medicamentos durante a gestação podem afetar tanto a mãe como o feto. Alergias ou reações de toxicidade na mãe podem comprometer sua saúde e, consequentemente, a gestação. Felizmente, as doses dos AL utilizados em Odontologia, na maioria das vezes, são relativamente baixas e, em geral, improváveis de causar complicações durante a gestação. A felipressina, derivada da vasopressina e relacionada à ocitocina, apresenta um potencial para causar contrações uterinas, embora isso seja muito difícil de ocorrer com as pequenas doses contidas nos tubetes anestésicos; no entanto, é melhor evitar esse vasoconstritor durante a gestação.[16,17] A lidocaína com epinefrina é normalmente utilizada nessas situações; cabe ressaltar que está disponível no mercado nacional a lidocaína HCl associada à epinefrina na concentração 1:200.000.

Durante a gestação, as alterações hormonais (progesterona e estrogênios) podem aumentar a sensibilidade aos anestésicos.[18] A bupivacaína e a ropivacaína parecem apresentar um risco de cardiotoxicidade aumentada na gestação por conta da progesterona.[1,14] As ligações proteicas sanguíneas da bupivacaína (mas não na mepivacaína) apresentam-se significativamente reduzidas na gestação e também podem aumentar o risco de toxicidade sistêmica.[1,14]

Os AL devem ser evitados durante o primeiro trimestre de gestação; no entanto, se indicados no atendimento de emergências, é razoável lançar mão do AL com vasoconstritor para um atendimento emergencial. As concentrações baixas dos vasoconstritores (epinefrina) dos AL não alteram de modo importante o fluxo uterino, não devendo ser contraindicadas.[19] Como já mencionado, a lidocaína HCl adicionada de epinefrina 1:200.000, disponível no mercado nacional, parece ser uma opção nessas situações; no entanto, as doses devem ser ajustadas.

Interação medicamentosa

A interação medicamentosa pode ser definida a partir do dicionário médico Mosby.[20] Trata-se da modificação do efeito de uma substância quando administrada junto com outra substância. Esse efeito pode ser um aumento ou uma diminuição da ação de uma substância, ou pode ser um efeito adverso que não é normalmente associado com uma ou outra. A interação particular pode ser o resultado de uma incompatibilidade físico-química das duas substâncias, uma mudança na taxa de absorção do organismo, na capacidade de ligação de uma ou outra substância, ou uma alteração na capacidade de receptores e membranas celulares para ligar uma substância a outra. A maioria das interações medicamentosas adversas é de natureza farmacodinâmica ou farmacocinética (Figura 19.1). A farmacocinética relaciona-se a como o corpo manipula a substância, incluindo-se absorção, distribuição, metabolismo e excreção; e a farmacodinâmica diz respeito à relação entre as substâncias e os receptores, seu mecanismo de ação e efeito terapêutico.

Interações farmacodinâmicas

As interações farmacodinâmicas resultam em mudança na resposta farmacológica, sem alteração nas concentrações séricas. As interações farmacodinâmicas do medicamento podem agir em tecidos-alvo e fluidos e produzir efeitos de fármacos sinérgicos, aditivos, antagônicos ou toxicidades.[21,22]

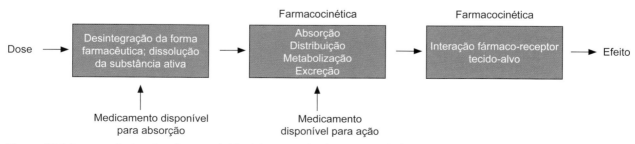

Figura 19.1 Esquema ilustrando a farmacocinética (absorção, distribuição, metabolização e excreção) e a farmacodinâmica (fármaco-receptor, efeito terapêutico).

1. Sinergismo: resposta da combinação dos medicamentos acima do previsto
2. Efeito aditivo: resposta da combinação igual ao previsto
3. Antagonismo: resposta menor do que o previsto.

Um exemplo de interação farmacodinâmica com efeitos aditivos é álcool + antidepressivos tricíclicos. Um exemplo de efeito antagonista é betabloqueador + beta$_2$ agonista.

No entanto, algumas vezes, as interações medicamentosas podem ser desejadas na terapêutica. Por exemplo, um diurético promove a excreção de sódio e água pelos rins, enquanto um betabloqueador reduz o débito cardíaco; a interação dessas substâncias pode ser utilizada em Medicina para o controle da hipertensão arterial.

Interações farmacocinéticas

A interação farmacocinética resulta na alteração da absorção, distribuição, metabolismo e/ou excreção do fármaco, podendo resultar em mudança da sua concentração no corpo.[22]

Um exemplo conhecido de interação que altera a absorção é tetraciclina + leite; este retarda a absorção por meio de cátions bivalentes encontrados em antiácidos e produtos lácteos.

O principal mecanismo relacionado à distribuição da substância é a ligação proteica no plasma (p. ex., albumina e AGP. Enquanto estão circulando no sangue e enquanto ocorre a ligação proteica da substância, ela não alcança o órgão-alvo. O nível de ligação proteica desempenha um papel fundamental na distribuição, e várias medicações podem afetar essa ligação. Um exemplo é varfarina + AAS; como resultado, ocorre aumento do sangramento.

Por último, quando a substância passa pelo fígado, ela é metabolizada em metabólitos ativos ou não ativos; esse processo é chamado de biotransformação e apresenta grande influência na eficácia terapêutica. A biotransformação das medicações ocorre em duas fases: a fase I consiste em hidrólise, oxidação e redução, que é mediada principalmente pelos citocromos conhecidos como CYP450; a fase II consiste em conjugação. Na fase I, a reação mais importante é a oxidação catalisada pelas enzimas do citocromo P450 (CYP450) (Figura 19.2).

A interação farmacocinética mais frequente e significativa está relacionada ao metabolismo ou biotransformação. Essas interações ocorrem quando uma substância ativa ou inibe a enzima responsável pela ativação ou inativação dela. Dentre as interações farmacocinéticas, as que envolvem o citocromo P450 (CYP) apresentam dois princípios: a indução e a inibição enzimáticas. Tais mecanismos participam do metabolismo de substâncias diferentes, inclusive dos antidepressivos, influenciando sobremaneira a prática clínica e promovendo toxicidade ou falta de eficácia (Figura 19.3).

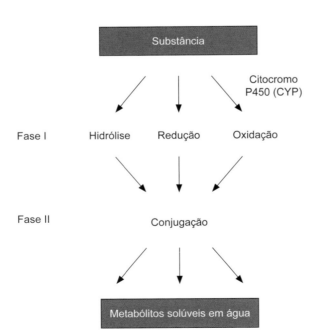

Figura 19.2 Fases I e II evidenciando a participação das enzimas do citocromo P450 (CYP450) na oxidação.

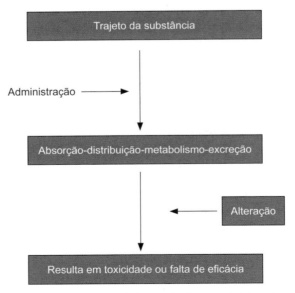

Figura 19.3 Mecanismo de interação farmacocinética: absorção, distribuição, metabolismo (biotransformação) ou excreção podem apresentar um resultado alterado do efeito da substância, isto é, toxicidade ou efeito menor do que o previsto.

As enzimas associadas com as reações da fase I são alvos da maioria das interações medicamentosas. A nomenclatura desse sistema de enzimas microssômicas é *enzimas do citocromo P450*. O termo "citocromo" foi usado em função da coloração das células hepáticas (vermelho-escuro) e P450 refere-se à luz ultravioleta absorvida pelas enzimas.[23]

O sistema do citocromo P450 é composto por diversas isoenzimas, codificadas pela superfamília de genes CYP.[24] Então, um sistema de nomenclatura foi desenvolvido para o citocromo P450, sendo que suas isoenzimas são reunidas em subgrupos, tendo em vista as semelhanças nas sequências de aminoácidos. O prefixo CYP é usado para designar o sistema citocromo P450. As isoenzimas são classificadas dentro de famílias e subfamílias. Um numeral arábico depois do prefixo CYP indica a família (p. ex., CYP2). Depois do numeral, há uma letra que representa uma subfamília (p. ex., CYP2D). O último dígito do sistema de nomenclatura do citocromo P450 é outro numeral que designa a isoenzima específica[25] (p. ex., CYP2D6). A CYP2D6 e a CYP3A4 são muito importantes para as interações medicamentosas relacionadas à prática odontológica.[26] O Quadro 19.2 resume os principais mecanismos das interações farmacocinéticas e farmacodinâmicas.

Quadro 19.2 Principais mecanismos de interações farmacocinéticas e farmacodinâmicas.

Interação farmacocinética
Interferência na absorção
Alterações no pH gastrointestinal e motilidade
- Ligação e quelação de fármacos
- Efeitos tóxicos no canal gastrointestinal
- Alterações no fluxo sanguíneo regional

Distribuição do fármaco (deslocamento da ligação proteica)
Eliminação do fármaco
Metabolismo do fármaco
- Estimulação
- Inibição
- Alterações no fluxo sanguíneo hepático

Interferência na excreção biliar e na circulação êntero-hepática
Modificação na excreção renal
- Alterações do pH urinário
- Competição para secreção tubular renal ativa

Interação farmacodinâmica
Competição pelo mesmo receptor
Ação no mesmo sistema fisiológico
Modificação da condição no sítio de ação

O papel do CYP450 na interação medicamentosa

A relevância clínica das interações medicamentosas é evidente quando se considera que até 8% das internações hospitalares são devidas a reações adversas a medicamentos e mais de 20% destas são devidas a interações medicamentosas.[27] A incidência de interações medicamentosas é difícil de quantificar, pois depende do significado clínico da interação. No entanto, o maior número de medicamentos utilizados, inevitavelmente, aumenta o risco de ocorrência de uma interação medicamentosa.

Então, as interações farmacocinéticas por meio de processos metabólicos ocorrem principalmente no fígado, uma vez que, como ressaltado, a maioria dos medicamentos é metabolizada no fígado, principalmente pelo sistema enzimático do citocromo (CYP) P450 (Figura 19.2). Como já mencionado, o sistema CYP450 compreende uma família de isoenzimas, com pelo menos 15 izoenzimas humanas no fígado envolvidas com CYP1A2, CYP3A, CYP2D6, CYP2C9 e CYP2C19, responsável pelo metabolismo da maioria dos fármacos.

Muitas substâncias exógenas ou endógenas podem ser substratos de isoenzimas P450, ou seja, podem ser metabolizadas por elas. Em geral, um fármaco pode ser substrato de uma única isoenzima CYP450 ou de mais de uma, seja em um dado momento ou simultaneamente. Além disso, pode ser substrato de uma isoenzima CYP450 e atuar como inibidor dela. Atuando como inibidor da atividade das isoenzimas, pode provocar interações potenciais com outros fármacos. Um fármaco pode, ainda, inibir uma isoenzima CYP450 que não esteja relacionada com o seu processo de biotransformação.[25] A Figura 19.4 mostra, de maneira esquemática, o mecanismo de interação medicamentosa no fígado.

Algumas substâncias ativam esse sistema enzimático (indução), por exemplo, carbamazepina (anticonvulsionante), fenitoína (antiepilético) e rifampicina (antibiótico), aumentando, assim, o metabolismo de outras substâncias, por exemplo, estrógenos e ciclosporina. Isso pode resultar em um efeito reduzido. O inverso pode ocorrer com fármacos que são inibidores da enzima, como a cimetidina (bloqueador de H_2), ciprofloxacina, eritromicina e cetoconazol.[23] Se dois fármacos metabolizados pela mesma isoenzima são coadministrados, em seguida, a concentração de um ou de ambos os medicamentos pode ser aumentada; por exemplo, pacientes que receberam teofilina ou carbamazepina podem experimentar a toxicidade da cimetidina quando administrada conjuntamente. No Quadro 19.3 são citados alguns medicamentos que são substratos, inibidores e indutores dos CYP.

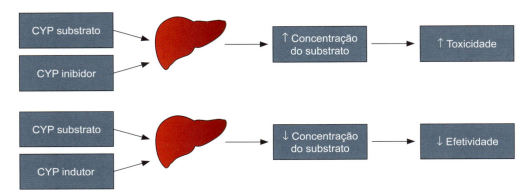

Figura 19.4 Possíveis efeitos das enzimas indutoras e inibidoras (CYP) na concentração do substrato e efeito final da substância a partir do substrato. Quando a substância atua como inibidor dos CYP, a concentração do substrato aumenta, com potencial ocorrência de toxicidade; quando o CYP é indutor, a concentração do substrato diminui, bem como, possivelmente, a eficiência da medicação administrada.

Interações medicamentosas importantes em Odontologia

Em Odontologia, diferentemente da Medicina, relativamente poucas medicações são utilizadas; no entanto, é razoável salientar algumas interações medicamentosas, o papel importante do sistema do citocromo P450 e de algumas isoenzimas no metabolismo dos fármacos, uma vez que o paciente candidato ao tratamento odontológico pode utilizar algum tipo de medicamento e, assim, aumentar a polifarmácia; consequentemente, aumenta o risco de interações medicamentosas em Odontologia. Os pacientes também podem estar se automedicando (OTC) ou ingerindo alimentos (p. ex., frutas) que possam apresentar potencial para a interação com as medicações que geralmente são indicadas em Odontologia. Garantir que o histórico médico dos pacientes candidatos ao tratamento odontológico esteja atualizado, incluindo os medicamentos, indutores ou inibidores do sistema CYP450, utilizados pelos pacientes, evitará interações potencialmente graves na prática odontológica.

Anestésicos locais (AL)

A importância de compreender as interações relacionadas aos AL e outras medicações de uso odontológico resume-se na prevenção de possíveis situações de toxicidade sistêmica em função do acúmulo dos AL e de outras substâncias no sangue, além de outros fatores fisiológicos ou patológicos já mencionados. É prudente considerar que a idade da população está aumentando, a Medicina avançou e trata as doenças crônicas, as pessoas fazem uso de mais medicamentos prescritos ou não (polifarmácia) e muitos fazem uso de herbais que podem apresentar potencial de interação com outras substâncias e alimentos. Desse modo, é razoável abordar esses recentes avanços em relação ao metabolismo das substâncias que podem trazer significado clínico à Odontologia.

Os AL podem ser divididos, conforme sua estrutura química, em aminoésteres, que são metabolizados pela colinesterase plasmática (procaína, cloroprocaína, tetracaína), e aminoamidas (lidocaína, prilocaína, mepivacaína, bupivacaína, ropivacaína, etidocaína), que são metabolizadas pelo fígado. Os AL tipo éster não parecem ter interações farmacocinéticas clinicamente significativas.[30]

As isoenzimas do citocromo P450 primariamente envolvidas no metabolismo dos AL são CYP3A4, CYP2D6 e CYP1A2.[1] A bupivacaína é principalmente metabolizada pela isoenzima CYP3Y4, embora a CYPC19 e a CYP2D6 também estejam envolvidas no seu metabolismo.[31] A levobupivacaína é metabolizada pelo citocromo P450, CYP3A4 e CYP1A2,[32] enquanto a lidocaína e a ropivacaína, por exemplo, são metabolizadas pelas enzimas CPY1A2 e CPY3A4. A inibição dessas enzimas (CPY1A2 e CPY3A4) pela fluvoxamina e pela eritromicina pode retardar o metabolismo desses agentes[33] (Quadro 19.3).

A fluvoxamina é um antidepressivo (inibidor seletivo da recaptação de serotonina) inicialmente aprovado pela Food and Drug Administration (FDA) para o tratamento de transtorno obsessivo-compulsivo (TOC); no entanto, atualmente, está sendo utilizada para o transtorno de ansiedade social. É um inibidor da CYP1A2 e diminui o *clearance*

Quadro 19.3 Algumas medicações que são substratos, inibidores e indutores dos CYP1A2, CYP2C8, CYP2C9, CYP2C19, CYP2D6 e CYP3A4 e podem ser relevantes em Odontologia.

CYP1A2	CYP2C8	CYP2C9	CYP2C19	CYP2D6	CYP3A4
\multicolumn{6}{c}{**Substratos**}					
Cafeína	Amiodarona	Celecoxibe	Citalopram	Lidocaína	Anfetanil
Clozapina	Cerivastatina	Diclofenaco	Diazepam	Amitriptilina	Alprazolam
Melatonina	Ibuprofeno	Fluvastatina	Lansoprazol	Codeína	Diazepam
Ropivacaína	Paclitaxel	Ibuprofeno	Omeprazol	Fluoxetina	Carbamazepina
Teofilina	Pioglitazona	Losartana	Fenobarbital	Fluvoxamina	Ciclosporina
Tinazidina	Repaglinida	Naproxeno	Proguanil	Haloperidol	Dexametasona
		Fenitoína	Propranalol	Metoprolol	Lidocaína
		S-varfarina	Bupivacaína	Oxicodona	Eritromicina
				Paroxetina	Triazolam
				Propafenona	Felodipina
				Risperidona	Midazolam
				Tramadol	Veparamil
				Dextrometorfano	Sinvastatina
				Propranalol	Tacrolimo
				Timolol	Nifedipina
					Atorvastatina
					Hidrocortisona
					Cisaprida
					Levobupivacaína
\multicolumn{6}{c}{**Inibidores**}					
Ciprofloxacina	Genfibrozil	Amiodarona	Fluconazol	Fluoxetina	Claritromicina
Fluvoxamina	Trimetoprim	Fluconazol	Fluvoxamina	Paroxetina	Eritromicina
Furafilina		Miconazol	Cetoconazol	Quinidina	Ditiazem
Rofecoxibe		Sulfametoxazol	Omeprazol	Terbinafina	Inibidores da protease (HIV)
		Voriconazol	Felbamato	Prometazina	Suco de toranja (*grapefruit juice*)
		Fluvoxamina	Triclopidina	Sertralina	Itraconazol
			Cetoconazol	Cimetidina	Cetoconazol
				Cocaína	Veparamil
				Celecoxibe	Cimetidina

Continua

Quadro 19.3 Algumas medicações que são substratos, inibidores e indutores dos CYP1A2, CYP2C8, CYP2C9, CYP2C19, CYP2D6 e CYP3A4 e podem ser relevantes em Odontologia

CYP1A2	CYP2C8	CYP2C9	CYP2C19	CYP2D6	CYP3A4
\multicolumn{6}{c}{**Indutores**}					
Tabaco	Fenobarbital	Fenobarbital	Rifampicina	Dexametazona	Carbamazepina
Omeprazol	Rifampicina	Rifampicina	Carbamazepina	Rifampicina	Dexametazona
Rifampicina		Secobarbital	Noretindrona		Fenobarbital
Insulina					Fenitoína
Alimentos: dieta de carne grelhada					Rifampicina
					Herbais (erva-de-São-João)
					Pioglitazona
					Troglitazona
					Efavirenz
					Neviparina

Modificado de Hersh e Moore, 2004; Isohanni, 2009.

da lidocaína em 60% e prolonga a meia-vida (t1/2) da lidocaína em 30%;[34-36] então, a fluvoxamina diminui o metabolismo da lidocaína próximo de 60%.[36]

A cimetidina é um bloqueador de H_2 utilizado para o tratamento de úlcera gástrica e duodenal. Ela inibe as enzimas hepáticas oxidativas (inibidor das CYP), diminuindo a eliminação da lidocaína e aumentando sua concentração sanguínea próximo de 50%. A administração de uma única dose de lidocaína, junto com cimetidina, parece não resultar em toxicidade,[37] o que justifica o acerto de doses da lidocaína nesses pacientes ou a interrupção do medicamento. Essa interação não está relacionada a outros bloqueadores de H_2, como ranitidina ou farmotidina.

O betabloqueador propranolol, primariamente utilizado em Medicina para o tratamento da hipertensão, demonstrou, *in vitro*, ser um potente inibidor da CYP2D6 e moderado inibidor da CYP1A2. Pode diminuir o fluxo sanguíneo hepático em 11% e reduzir o *clearance* da lidocaína em 40%; portanto, a concentração sanguínea da lidocaína pode ficar elevada por um período estendido, ocorrendo, então, redução do metabolismo da lidocaína aparentemente mediado por dois fatores: diminuição do fluxo sanguíneo hepático e inibição enzimática[29] (CYP).

A clonidina é um alfa-agonista historicamente utilizado em Medicina para hipertensão arterial; no entanto, tem seu uso aprovado pela FDA para síndromes de abstinência a narcóticos, álcool e nicotina, e para déficits de atenção. Ela aumenta os efeitos da lidocaína,[38] o que pode ser explicado por interações de natureza farmacodinâmica e farmacocinética.

A mexiletina é um antiarrítmico indicado para o tratamento de arritmias ventriculares. Ela pode aumentar a toxicidade da lidocaína, uma vez que o uso conjunto das duas substâncias pode diminuir o *clearance* da lidocaína e aumentar os níveis plasmáticos dela.[29] O iatroconazol é um antifúngico inibidor do CYP3A4, que diminui a eliminação da bupivacaína em 20 a 40%.[39] A difenildramina e a clorfeniramina são anti-histamínicos inibidores da CYP2D6 e retardam o metabolismo da lidocaína. Em uma simulação computadorizada de curvas de concentração plasmática, após a administração de 2 tubetes de lidocaína com epinefrina a 1:100.000, dobrou-se a meia-vida da lidocaína e sua concentração plasmática aumentou em 9%.[28]

Embora as quantidades de AL comumente utilizadas em Odontologia sejam menores quando comparadas à Medicina (Anestesiologia, Dermatologia etc.), é razoável considerar algumas interações em relação aos AL tipo amida e eventualmente ajustar as doses do AL ou até mesmo descontinuar o uso de certas medicações para o tratamento odontológico. É evidente que o médico deve ser consultado para prevenir reações de toxicidade anestésica (sistêmica)

Quardo 19.4 Meia-vida da articaína e da lidocaína: biotransformação ou metabolismo (hepático), categoria na gestação e tempo de duração.

	Propriedade da articaína HCl e da lidocaína HCl			
	T ½ eliminação (minuto)	Metabolismo	Categoria na gestação	Duração da ação (minutos)
Articaína 4% solução com epinefrina 1:100.000 ou 1:200.000	20-90	90% hidrolisado, pelo sangue e esterases teciduais O citocromo 450 (sistema de isoenzimas) é responsável pelo metabolismo de 5-10%	C	60-220
Lidocaína Solução a 2% sem vasoconstritor Solução a 2% com adição de epinefrina	20-90	Próximo de 90% metabolizada no fígado (CYP1A2)	C	60-190

Modificado de Feck e Goodchild, 2005.

em função das interações medicamentosas. Os citocromos (CYP) e o metabolismo de substâncias estão sendo muito estudados, em Medicina, com uso de *softwares* (p. ex., SMART Cyp) para verificar as vias de metabolização das substâncias a partir dos CPY e das possíveis interações de natureza farmacocinética.

No que diz respeito às interações de natureza farmacodinâmica dos AL, isto é, efeito aditivo, segue um exemplo: administrou-se metade da máxima dose terapêutica recomendada de lidocaína e é necessário administrar um segundo AL, por exemplo, bupivacaína; nesse caso, a metade da dose máxima recomendada desse segundo AL deve ser considerada;[26] no entanto, nos casos em que haja outros fatores implicados já mencionados (fisiológicos, patológicos ou interação medicamentosa), ambas as doses devem ser ajustadas previamente.

A articaína mostra-se diferente dos outros AL tipo amida. Embora pertença a essa classificação, ela contém um grupamento éster que faz sua biotransformação ocorrer tanto no plasma (hidrólise pela esterase plasmática) quanto no fígado (microssomo P450); no entanto, apenas 5 a 10% da articaína é metabolizada pelas enzimas hepáticas (CYP1A2) do microssomo P450[40,41] (Quadro 19.4). Embora sejam necessários mais estudos direcionados, a articaína pode ser uma alternativa para alguns casos de interações, em que as outras amidas possam oferecer um potencial de interação medicamentosa relacionada às enzimas do complexo P450. O Quadro 19.4 mostra a biotransformação da lidocaína e da articaína.

Antibióticos e benzodiazepínicos

A eritromicina e a claritromicina, antibióticos utilizados em Odontologia, são inibidores potentes do CYP3A4. Foi documentado que uma única dose de eritromicina, administrada concomitantemente com o benzodiazepínico midazolam, aumenta o efeito sedativo desse benzodiazepínico.[41] Outras substâncias inibidoras de CYP3A4, antifúngicos (azóis), inibidores de protease (medicamentos para HIV, como ritonavir, saquinavir e nelfinavir), antidepressivos (fluvoxamina e nefazodona) e suco de toranja têm mostrado aumentar os níveis sanguíneos, a meia-vida e os efeitos sedativos do diazepam, alprazolam e midazolam de maneira significativa.[28] A rimpamicina (antibiótico utilizado no tratamento de tuberculose) induz a biotransformação do midazolam e do triazolam via oral em 96%, com significado clínico de diminuição dos efeitos sedativos.[42]

Essas interações podem apresentar significado clínico para os profissionais que usam sedação via oral com benzodiazepínicos. O Quadro 19.5 mostra a biotransformação dos principais benzodiazepínicos utilizados para esse fim.

Quadro 19.5 Principais benzodiazepínicos: meia-vida, biotransformação ou metabolismo hepático, isoenzimas do citocromo P450 e duração da ação.

	Propriedade dos principais benzodiazepínicos		
	T ½ eliminação (horas)	Metabolismo	Duração da ação (horas)
Triazolam	2,5	CYP 3A4-5-7	2-4
Midazolam	1,2	CYP 3A3-5	1-2
Lorazepam	15,7 (14-16)	Glucoronidação hepática	6-8
Alprazolam	14,5 (12-15)	CYP 3A4	6-8
Diazepam	33 (20-100)	CYP 1A2, 2C8,2C19,3A3-4	6-8

Outras substâncias

Os corticosteroides metilprednisolona e dexametasona são anti-inflamatórios potentes e imunossupressores utilizados em Medicina para inflamações crônicas, doenças autoimunes, quadros de asma, colite ulcerativa, lúpus eritematoso e pós-transplantes de órgãos. Em Odontologia, são utilizados para a redução de edemas em procedimentos de cirurgia oral, tratamento de disfunção da articulação temporomandibular (ATM), entre outras situações. Os corticosteroides são substratos da enzima CYP3A4, e os níveis sanguíneos dessas medicações podem aumentar quando outras inibidoras dessa enzima são administradas conjuntamente, podendo levar a situações de toxicidade por corticosteroides e efeitos indesejáveis. Por exemplo, se a metilprednisolona é administrada junto com macrolídios (eritromicina e claritromicina), itroconazol, cetoconazol, bloqueadores de canais de cálcio (diltizem e mibefradil, indicados para angina, hipertensão e arritmias) ou suco de toranja, pode ocorrer o seu acúmulo, já que todos esses são exemplos de inibidores de CYP3A4.[28]

Alimentos

O suco de toranja é um inibidor potente do citocromo intestinal CYP3A4, responsável pelo metabolismo de muitos medicamentos.[43] Essa interação pode levar a aumentos de biodisponibilidade e consequente aumento nos níveis séricos de diversas substâncias. Em muitos casos, esses níveis séricos aumentados podem produzir alguns efeitos indesejáveis; a seguir, alguns exemplos dos efeitos adversos possíveis quando os seguintes medicamentos são administrados concomitantemente com suco de toranja.[28,42-44] Os efeitos desse suco na CYP3A4 intestinal pode persistir por cerca de 3 dias.[28,43,44]

1. Sedação excessiva: benzodiazepínicos. O suco de toranja aumenta a concentração plasmática máxima do diazepam em 1,5 vez. O suco de toranja também parece aumentar a biodisponibilidade de doses orais de triazolam e midazolam

   Os benzodiazepínicos são os mais utilizadas como pré-medicação em anestesia geral e também na sedação em pacientes para procedimentos odontológicos e médicos por via oral, o que pode ter um significado clínico em Odontologia em pacientes candidatos à sedação.

2. Aumento do risco de rabdomiólise (destruição muscular com liberação do conteúdo intracelular na circulação sanguínea): inibidores da HMG-CoA redutase (estatinas); há algumas exceções
3. Hipotensão sintomática: os antagonistas do cálcio di-hidropiridínicos (existem algumas exceções)
4. Risco de arritmia: prolongamento do intervalo QT; terfenadina, astemizol, cisaprida e pimozida.

Estudos recentes têm mostrado que muitos suplementos dietéticos e produtos naturais também podem modificar a farmacocinética de substâncias. Uma planta muito comum (erva-de-São-João, *Hyperuricum perforatum*) ganhou popularidade como antidepressivo. É um potente inibidor do CYP3A4 e pode causar interações potencialmente perigosas com os substratos de CYP3A4.[45] Por exemplo, os pacientes com HIV fazem uso de medicamentos inibidores de protease (ritonavir, saquinavir, nelfinavir), que melhoram a qualidade de vida e a longevidade; no entanto, quando fazem uso de erva-de-São-João, diminui sobremaneira a concentração sanguínea das proteases, diminuindo o efeito terapêutico desses antivirais, alterando a eficiência terapêutica.[28]

Conclusão

O *clearance* do AL no corpo é reduzido em função de idade avançada, disfunção renal, hepática e cardíaca. Nessas circunstâncias, o acúmulo de AL no corpo pode ser esperado mesmo em técnicas de anestesia regional, em que são utilizadas substâncias com concentrações relativamente baixas. Também deve-se ter em mente que, em idosos, vários órgãos podem funcionar mal simultaneamente. Portanto, as doses dos AL devem ser individualizadas para cada paciente em situações diferentes, e não apenas baseadas nas MDR. Tal atitude, nesses pacientes, deve ser considerada como medida preventiva para possíveis situações de toxicidades sistêmicas.

O sistema CYP450 é responsável pelo metabolismo de diversos agentes farmacológicos. Medicações usadas rotineiramente em Odontologia, muitas vezes, servem como substratos ou inibidores desse sistema. Os cirurgiões-dentistas podem evitar os inconvenientes de interações medicamentosas indesejáveis a partir de uma compreensão dos substratos, indutores e inibidores do CYP450.

Referências bibliográficas

1. Rosenberg PH, et al. Maximum recommended doses of local anesthetics: a multifactorial concept. Regional Anesthesia and Pain Medicine. 2004;29(6):564-75.
2. Sociedade Brasileira de Nefrologia. O rim e suas doenças. Disponível em: www.nefrologiaonline.com.br/Publico/rim.asp.
3. De Martin S, Orlando R, Pegorano P, Palatini P. Differential effect of chronic renal failure on the pharmacokinetics of lidocaine in patients receiving and not receiving hemodialysis. Clin Pharmacol Ther. 2006;80(6):597-606.
4. Domingo D, Caan T. Local anesthetics (Part III): use in medically complex patients. Clinical Update. 2004;24(11).
5. McDonald C, Milner Q. Cronical renal failure and anaesthesia. Update in Anaesthesia. Issue 18(2004) Article4: Page of 1.
6. DeLisa JA, Grans BM, Walsh NE. Physical Medicine and rehabilitation:principles and practive. 4a ed. Philadelphia.
7. Chen AH. Toxicity and allergy to local anesthesia. CDA Journal. 1998;26(9).
8. Golla K, Epstein JB, Cabay RJ. Liver disease: current perspectives on medical and dental management. Oral Surgery, Oral Medicine, Oral Pathology, Oral Radiology, and Endodontology. 2004;98(5).
9. Gelman S. Anesthesia for patients with liver disease. Revista mexicana de anestesiologia. 2008;31(Supl. 1):S45-S47.
10. Koh SH, Rogers J. Anesthesia for patients with cardiac disease undergoing non-cardiac surgery. Update in Anaesthesia. Issue 14(2002)Article 4: Page1. Disponível em: www.nda.ox.ac.uk/wfsa/html/u14/u1404_01.htm#1.
11. Johnston D, Duffin D. Drug-patient interactions and their relevance in the treatment of heart failure. Am J Cardiology. 1992;70(10).
12. Burdenz AW. Local anesthetics and medically complex patients. J Calif Dent Assoc. 2000;28(8):611-9.
13. Bressler R, Bahnl JJ. Principles of drug therapy for the elderly patient. Mayo Clin Proc. 2003;78:1564-77.
14. Rosenberg H. Maximum recommended doses of local anaesthetics. Finnanest. 2006,30(1).
15. Becker DE. Preoperative medical evaluation: part 1: general principles and cardiovascular considerations. Anesth Prog. 2009;56:92-103.
16. Local anesthesia in dentistry:use of local anesthetics during pregnancy. Anesthesia Express. Disponível em: www.anesthesiaprogress.com/local-anesthesia-in-dentistry-use-of-local-anesthetics-during-pregnancy.html.
17. Bahl R. Local anesthesia in dentistry. Anesth Prog. 2004;51:138-42.
18. Katafigioti A, et al. Pregnancy at term does not alter the responses to a mechanical and eletrctrical stimulus after skin EMLA application. M.E.J. Anesth. 2009;20(2).
19. Becker DE. Preoperative medical evaluation: part 2: pulmonary, endocrine, renal, and miscellaneous considerations. Anesth Prog. 2009;56:135-45.
20. Mosby's Medical Dictionary. 8a ed. Elsevier. Disponível em: www.medical-dictionary.thefreedictionary.com/drug-drug+interaction.
21. Pharm AD, Andrade A. Drug interactions. Johns Hopkins. Disponível em: www.hopkins-hivguide.org/management/antiretroviral_therapy/drug_interactions.html?contentInstanceId=11813.
22. American Academy of Pediatrics. Drug Interactions. Section4. Antimicrobial agents and related therapy. Red Book. 2006:741-9.
23. Santiago LM. A metabolização no sistema do citocromo P450 e a sua importância em clínica geral. Rev Port Clin Geral. 2003;19:121-9.
24. Barreiro EJ, da Silva JFM, Fraga CA. Noções básicas do metabolismo de fármacos. Química Nova. 1996;19(6).
25. Audi EA, Pussi FD. Isoenzimas do CYP450 e biotransformação de drogas. Acta Scientiarum. 2000;22(2):599-604.
26. Becker DA. Adverse drug interactions. Anesth Prog. 2011;58:31-41.
27. Dormann H, et al. Incidence and costs of adverse drug reaction during hospitalization: computerised monitoring versus spontaneus reporting. Drug Safety. 2000;22(2):161-8.
28. Hersh EV, Moore PA. Drug interactions in dentistry: the importance of knowing your CYPs. J Am Dent Assoc. 2004;135:298-311.
29. Isohanni M. Cytochrome P450-mediated drug interactions affecting lidocaine. Disponível em: http://ethesis.helsinki.fi.
30. Olkkola KT. Clinically relevant drug interation in anaesthesia and intensive care medicine. Euroanesthesia 2007.
31. Gantenbein M, et al. Oxidative metabolism of bupivacaine into pipecolylxylidine in humans is mainly catalyzed by CYP3A. Drug Metabolism and Disposition; 28(4).
32. Anesthetics (Parenteral-local). Disponível em: www.drugs.com/mmx/mepivacaine-hydrochloride-and-levonordefrin.html.

33. John Yagiela International Dental Congress on Modern Pain Control The Essential Role of Dental Anesthesiology in the 21. Century Safe and Comfortable Dentistry 4.-7. October, 2006.
34. Wang JS, Backman JT, Wen X, Taavitsainen P, Neuvonen PJ, Kivistö KT. Fluvoxamine is a more potent inhibitor of lidocaine metabolism than ketoconazole and erythromycin in vitro. Pharmacol Toxicol. 1999a;85:201-5.
35. Orlando R, Piccoli P, De Martin S, Padrini R, Floreani M, Palatini P. Cytochrome P450 1A2 is a major determinant of lidocaine metabolism in vivo: effects of liver function. Clin Pharmacol Ther. 2004;75:80-8.
36. Olkkola TK, et al. The effect of erythromycin and fluvoxamine on the pharmacokinetics of intravenous lidocaine. Anesth Analg. 2005;100:1352-6.
37. Hersh EV, Moore PA. Adverse drug interactions in dentistry. Periodontology. 2000;46:109-42.
38. Pratap JN, Shankar RK, Goroszeniuk T. Co-injection of clonidine prolongs the anesthetic effect of lidocaine skin infiltration by a peripheral action. Anesth Analg. 2007;104:982-3.
39. Palkama VJ, Neuvonen PJ, Olkkola KT. Effects of itraconazole on the pharmacokinetics of bupiva- caine enantiomers in volunteers. Br J Anaesth. 1999;83:659-61.
40. Anesthetics parenteral local. Disponível em: www.drugs.com/mmx/articaine-hydrochloride-with-epinephrine.html.
41. Feck AS, Goodchild JH. The Use of anxiolytic medications to supplement local anesthesia in the anxious patient. Compendium. 2005;26(3).
42. Mattila MJ, et al. Pharmacology & toxicology. Oral single doses of erythromycin and roxithromycin may increase the effects of midazolam on human performance. Pharmacology Toxicology 73(3):180-5.
43. Moore PA. Adverse drug interactions in dental practice: interactions associate with local anesthetics, sedatives and anxiolytics. PartV of a Series. JADA. 1999;130.
44. Bailey DG. Drug administration and grapefruit juice. Compendium of Pharmaceuticals and Specialties (CPS) 2002. Clin-Inf-L88.
45. Bressler R. Grapefruit juice and prescription drug interactions. Exploring mechanisms of this interaction and potential toxicity for certain drugs. Geriatrics. 2006;61(11).
46. Markowitz JS, DeVane CL.The emerging recognition of herb-drug interactions with a focus on St. John's wort (Hypericum perforatum). Psychopharmacol Bull. 2001;35(1):53-64.

20

Diabetes Mellitus

Denise Reis Franco

Epidemiologia

Nossos ancestrais que viveram antes da era agrícola tinham uma dieta baseada em vegetais, frutas, nozes, raízes, carnes e insetos. Esta dieta está mais de acordo com o nosso legado evolutivo do que uma dieta baseada na agricultura, rica em cereais e laticínios da atualidade.[1]

A dieta atual é mais inadequada para a fisiologia do nosso sistema digestório e favorece o desenvolvimento da obesidade, do *diabetes mellitus* tipo 2 (DM2) e de doenças cardiovasculares (DCV). A perda da saciedade é um dos fatores implicados nesse plano alimentar atual. A grande modificação na nossa dieta predispõe a picos sanguíneos altos de nutrientes, entre eles a glicose. Além disso, com a redução da saciedade, há tendência à obesidade e consequente predisposição ao desenvolvimento do DM2 e de DCV aterosclerótica.

O DM2, forma predominante de diabetes no mundo, é considerado hoje uma das grandes epidemias mundiais em curso em países desenvolvidos e em desenvolvimento. O estilo de vida da população, com hábitos alimentares pouco saudáveis e sedentarismo, tem colaborado com o crescimento da incidência e prevalência dessa doença. Segundo dados da Federação Internacional de Diabetes (IDF), mais de 371 milhões de pessoas tem diabetes. O número de pessoas com diabetes está aumentando em todos os países. Metade das pessoas com diabetes não sabem que têm a doença. Estima-se que, em 2030, teremos mais de 522 milhões de pessoas com diabetes. Essas previsões indicam um impacto cada vez maior do diabetes na saúde pública principalmente nos países em desenvolvimento[2] (Figura 20.1).

Alguns fatores como idade, etnia e gênero são importantes na determinação do risco de desenvolver DM2.[3-5] O distúrbio é mais comum em mulheres, e o aumento da prevalência em certos grupos étnicos já foi citado. A idade também é um fator crítico. No Quadro 20.1 estão citados os fatores responsáveis pelo desenvolvimento do DM2.[6]

Outra tendência preocupante no mundo atual é o aumento da prevalência de obesidade e DM2 em crianças. Os dados relativos a esse aumento alarmante foram recentemente revistos.[7] Esse aumento da prevalência é mais evidente entre latinoamericanos e afroamericanos.

No Brasil, dados sobre prevalência de DM são da década de 1980, e, na época, estimou-se que, em média, 7,6% dos brasileiros entre 30 e 69 anos de idade apresentavam DM, que aumentava com a idade e a obesidade. Cidades de maior desenvolvimento, como São Paulo e Porto Alegre, observaram as maiores taxas, sugerindo o papel da urbanização e industrialização na patogênese do DM2.[8]

A maior sobrevida de indivíduos diabéticos aumenta as chances de desenvolvimento das complicações crônicas da doença, que estão associadas ao tempo de exposição à hiperglicemia. Tais complicações – macroangiopatia, retinopatia, nefropatia e neuropatias – podem comprometer o indivíduo de maneira a retirá-lo precocemente de sua atividade, representando um problema ao sistema de saúde. A DCV é a primeira causa de mortalidade de indivíduos com DM2; a retinopatia é a principal causa de cegueira adquirida; a nefropatia é uma das principais responsáveis pelo ingresso em programas de diálise; e o pé diabético é importante causa de amputações de membros inferiores. Além disso, as pessoas com diabetes têm um risco 2,5 vezes maior do que pacientes não diabéticos de apresentar doença periodontal e, atualmente, esta última passou a ser reconhecida como a sexta complicação do diabetes.[9] Portanto, a Odontologia deve ocupar um espaço importante na equipe interdisciplinar que atende ao paciente diabético.

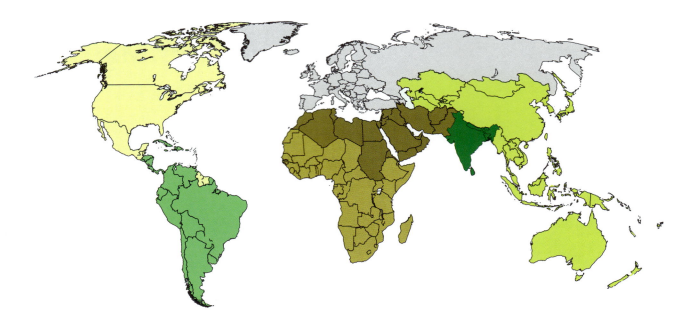

Figura 20.1 Mapa da previsão do crescimento do *diabetes mellitus* na população mundial. Disponível em: www.idf.org/atlasmap/atlasmap.

Quadro 20.1 Determinantes epidemiológicas e fatores de risco de *diabetes mellitus* tipo 2.

Fatores genéticos: marcadores genéticos, história familiar, *"gene Thrifty(s)"*
Características demográficas: idade, etnia, gênero
Fatores de risco relacionados a estilo de vida e comportamento: obesidade (incluindo a distribuição de obesidade e duração), sedentarismo, plano alimentar, estresse, ocidentalização, urbanização, modernização
Determinantes metabólicos e categorias intermediárias do risco de DM 2: tolerância à glicose prejudicada, resistência insulínica, gestação (paridade, *diabetes melitus* gestacional (DMG), diabetes em filhos de mães com antecedente de DMG e desnutrição intrauterina)

Critérios diagnósticos para *diabetes mellitus*

Estima-se que o diagnóstico clínico do DM ocorre em média de 7 anos após o início da hiperglicemia. O estágio de pré-diabético já é reconhecido desde meados do século XX e está associado a um maior risco cardiovascular. Os clássicos sintomas no DM 2 (poliúria, nictúria, polidipsia e polifagia), muitas vezes, passam despercebidos ou não são valorizados. O diagnóstico do diabetes baseia-se na medida dos níveis de glicose no plasma. Os critérios diagnósticos para diabetes foram alterados em 1997.[10]

As alterações mais significativas foram o nível de glicemia de jejum (GJ), que é reconhecida como diagnóstico de diabetes, que foi diminuída de 140 para 126 mg/dℓ, e a introdução de uma categoria de glicemia de jejum alterada (GJA) (Quadro 20.2).

A hemoglobina glicada (A1c) é utilizada desde 1958 como ferramenta de diagnóstico na avaliação do controle glicêmico em pacientes diabéticos. Desde 1993, a dosagem da A1c passou a ser cada vez mais utilizada e aceita pela comunidade científica, depois de ter sido validada pelos dois estudos clínicos mais importantes sobre a avaliação do impacto do controle glicêmico sobre as complicações crônicas do diabetes: os estudos Diabetes Control and Complications Trial (DCCT)[11] e United Kingdom Prospective Diabetes Study (UKPDS).[12] A dosagem da A1c avalia a variação média da glicemia nos últimos 3 meses. Os níveis de A1c, embora recomendados como diagnóstico em alguns países, ainda não é consenso mundial para diagnosticar diabetes, no entanto, continua a ser o método preferido para acompanhar a eficácia do tratamento do diabetes. A Associação Americana de Diabetes considera como o critério diagnóstico a A1c acima de 6,5%. O risco de desenvolver complicações crônicas relacionadas ao diabetes aumenta quanto maior a A1c. Algumas sociedades médicas adotam, inclusive, metas terapêuticas mais rígidas de 6,5% para os valores de A1c. A Sociedade Brasileira de Diabetes (SBD) adota como meta ideal de A1c valores abaixo de 7%, entretanto, diante do risco de hipoglicemia para alguma faixas etárias, a SBD recomenda metas menos rígidas para essas faixas.

Não raramente, o diagnóstico é feito em exames gerais periódicos ou na presença de sintomas das complicações crônicas, como a retinopatia ou na vigência de infarto agudo do miocárdio (IAM). Em uma anamnese, já se pode detectar alguns fatores de risco (Quadro 20.3).

Uma vez estabelecido o diagnóstico de DM, ou mesmo das condições pré-diabéticas, é mandatória a avaliação laboratorial de outros fatores de risco cardiovascular, considerando que esta é a principal causa de mortalidade destes indivíduos. A própria condição pré-diabetes tem impacto na morbimortalidade cardiovascular. Os índices de mortalidade, estão relacionados aos níveis de glicemia de jejum e, principalmente, aos níveis de glicemia pós-prandial de 2 horas, como mostra a Figura 20.2.[14]

Quadro 20.3 Descrição dos fatores de risco para *diabetes mellitus* 2.

- Investigar DM a cada 3-5 anos em indivíduos com mais de 45 anos de idade
- Mais frequente e mais precocemente na presença de:
  Excesso de peso (BMI ≥ 25 kg/m²)
  Etnia
  Glicemia de jejum alterada já identificada ou tolerância à glicose diminuída
  Dislipidemia, principalmente na presença de HDL baixo
  HDL ≤ 35 mg/dℓ e triglicérides altos (0,90 mmol/ℓ) e/ou um nível de triglicérides ≥ 250 mg/dℓ (2,82 mmol/ℓ)
  Hipertensão arterial (≥ 140/90 mmHg em adultos)
  Doença cardiovascular
  Antecedente familiar de diabetes
  Diabetes gestacional prévio, história de macrossomia e abortos de repetição
  Síndrome dos ovários policísticos

Fonte: Associação Americana de Diabetes, 2006.[13]

Quadro 20.2 Critérios para o diagnóstico de diabetes.

CATEGORIA	Glicemia de jejum (mg/dℓ)	Glicemia 2h pós-sobrecarga (mg/dℓ)
NORMAL	<100	<140
GJA	100 - 125	----
TGD	----	140 - 199
DIABETES*	≥ 126	≥ 200

Quando ambos os exames são realizados (glicemia de jejum e TOTG – teste de tolerância oral à glicose de 2h), GJA (tolerância a glicose diminuída) ou TGD (tolerância à glicose diminuída) podem ser diferenciados.
* O diagnóstico de diabetes requer confirmação em uma outra coleta.

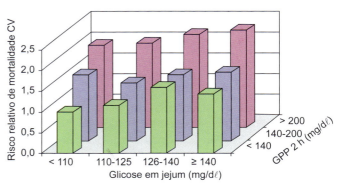

Figura 20.2 O risco relativo de morte aumenta conforme aumentam os níveis de glicemia de 2 horas, independentemente dos níveis de glicemia basal.

Classificação de diabetes

Classificação de *diabetes mellitus* e outras categorias de intolerância à glicose:[15]

1. Tipo 1 (DM1): destruição da célula beta levando à deficiência de insulina
   A – Imunomediada
   B – Idiopática: não apresenta anticorpos

2. Tipo 2 (DM2): variando entre a predominância de resistência insulínica, com relativa deficiência de insulina, a predominante defeito secretório com resistência insulínica

3. Outros tipos específicos:
   - Alterações cromossômicas
   - Defeitos genéticos
   - Doenças do pâncreas exócrino
   - Endocrinopatias
   - Induzidas por drogas
   - Infecções
   - Formas incomuns de diabetes induzidos por imunomediadores
   - Outras síndromes genéticas associadas ao diabetes

4. *Diabetes mellitus* gestacional (DMG): intolerância à glicose desencadeada durante a gestação

5. Tolerância à glicose diminuída (TGD)

6. Glicemia de jejum alterada (GJA).

As quatro principais formas de diabetes são DM1, DM2, diabetes gestacional e intolerância à glicose diminuída/glicemia de jejum alterada.

Diabetes mellitus tipo 1 (DM1)

DM1 tem como base fisiopatológica a destruição progressiva e específica das células beta pancreáticas por mecanismo autoimune. Entre as possíveis causas pelas quais alguns indivíduos na população começam a apresentar reatividade autoimune contra antígenos próprios da célula beta é a falha na seleção linfocitária no timo durante a ontogênese do sistema imunológico; a expressão anômala de autoantígenos; a infecção por alguns tipos de vírus ou bactérias em indivíduos geneticamente predispostos; ou ainda a exposição a fármacos, alimentos ou a outros fatores ambientais pouco conhecidos.[16]

Os principais autoanticorpos marcadores da doença são ICA, insulina, GAD65 e ICA512. Um ou mais anticorpos estão presentes em 90% dos indivíduos no diagnóstico recente de DM1. É comum o surgimento de outras doenças autoimunes em pessoas com DM1, como tireoidite de Hashimoto, doença de Graves, doença de Addison, anemia e vitiligo.

O DM1 pode ocorrer em qualquer idade, entretanto o pico de incidência de diagnóstico inicial é no período peripubertário. A falta de insulina caracteriza a doença e os pacientes dependem do uso exógeno desta para garantir a vida, reverter o estado catabólico, prevenir a cetoacidose diabética e controlar a glicemia. A variação da glicemia é um marco nessa população de pacientes.

Diabetes mellitus tipo 2 (DM2)

DM2 é caracterizado pela alteração da secreção de insulina e defeitos na sua ação. A célula beta torna-se incapaz de responder à crescente demanda periférica de insulina, observada durante a evolução progressiva da insulinorresistência em indivíduos intolerantes à glicose. Todos os pacientes com DM2 têm disfunção da célula beta; com graus diferentes de resistência à insulina, depois de instalada, sofre pequeno ou nenhum incremento com o tempo, e a deterioração da função da célula beta é progressiva, com perda da resposta da célula beta à terapêutica com medicamentos que estimulam a secreção de insulina, como as sulfonilureias.[17]

Durante a evolução da resistência à insulina, particularmente em indivíduos obesos, observa-se aumento progressivo da concentração sanguínea basal de insulina. Esse incremento pode ser mantido em algumas pessoas e perdido em outras. As primeiras se manterão normoglicêmicas e resistentes à insulina, enquanto as segundas perderão definitivamente a capacidade de manter a homeostase da glicose e necessitarão de ajustes terapêuticos.[18]

Embora esteja extremamente associada à predisposição genética, dada a complexidade genética e a multifatorialidade ambiental do DM2, acredita-se que, no futuro, mecanismos fisiopatológicos distintos serão caracterizados, todos levando a um quadro clínico comum com coexistência da resistência à insulina e falência da célula beta.

Diabetes mellitus gestacional (DMG)

Define-se DMG como o estado de intolerância à glicose que se instala durante a gestação. O DMG afeta em torno de 4% das gestantes nos EUA, e cerca de 5 a 10% dessas mulheres desenvolverão DM2 no pós-parto, e mais de 50% desenvolverão DM2 em 10 anos.[19]

O não diagnóstico e a falta de tratamento pode acarretar alto risco materno-fetal.

Tolerância a glicose diminuída (TGD)/Glicemia de jejum alterada (GJA)

Essa condição de TGD é encontrada entre 10 a 15% dos adultos nos EUA.[20] Esses indivíduos, embora apresentem glicemia acima do normal, não atingem os valores para o diagnóstico de diabetes, porém, correlacionam-se com risco de desenvolver DCV duas vezes superior ao de quem não apresenta tais alterações. O risco de desenvolver diabetes é de 4 a 9% por ano.

Síndrome metabólica (SM)

A síndrome metabólica (SM) é caracterizada por alterações no metabolismo da glicose, obesidade, hipertensão e dislipidemia. Interligando estas alterações metabólicas está a resistência à insulina (hiperinsulinemia). Esses fatores também estão fortemente relacionados com risco de DCV. A definição mais empregada de SM é a do National Cholesterol Education Program – Adult Treatment Panel – NCEP-ATP III,[21] que correlaciona a SM com risco cardiovascular.

O Quadro 20.4 relaciona os fatores de risco para SM.

Avaliação do paciente

Antes de iniciar o tratamento, o paciente deve ser avaliado adequadamente e as complicações devem ser detectadas. Dessa forma, pode-se traçar um plano de tratamento.

A Associação Americana de Diabetes recomenda os componentes descritos a seguir para uma avaliação clínica completa em pacientes diabéticos.[22]

História médica

Deve-se avaliar:

- Idade e características do início da doença
- Valores anteriores de A1c
- Hábitos alimentares, estado nutricional e de variação de peso, crescimento e desenvolvimento nas crianças e nos adolescentes
- História de educação em DM

Quadro 20.4 Fatores de risco para SM.

Obesidade abdominal	
circunferência da cintura	
Homens > 102 cm	
Mulheres > 88 cm	
Triglicérides ≥ 150 mg/dℓ	
Colesterol HDL	
Homens < 40 mg/dℓ	
Mulheres < 50 mg/dℓ	
Pressão arterial ≥ 130/≥ 85 mmHg	
Glicemia de jejum ≥ 110 mg/dℓ	
De acordo com a nova definição da Federação Internacional de Diabetes (IDF) de 2006, para uma pessoa a ser definida como portadora de síndrome metabólica, deve ter a obesidade central (definida como circunferência da cintura com valores específicos para diferentes etnias) e mais dois dos seguintes fatores:	
Triglicérides elevado	≥ 150 mg/dℓ ou tratamento específico para alteração lipídica
Redução do colesterol HDL	< 40 mg/dℓ em homens
	< 50 mg/dℓ em mulheres
	ou tratamento específico para alteracao lipídica
Pressão arterial elevada	PA sistólica ≥ 130 ou diastólica ≥ 85 mmHg
	ou tratamento prévio de HAS
Glicemia de jejum elevada	≥ 100 mg/dℓ
	ou diagnóstico prévio de DM2
Se glicemia ≥ 100 mg/dℓ, o teste de tolerância a glicose está recomendado, mas não é necessário para definir a SM	

- Revisão dos tratamentos anteriores
- Tratamento atual, incluindo medicamentos, planos alimentares, monitoramento da glicemia e como o paciente utiliza estes resultados
- História da atividade física
- Frequência e gravidade das hipoglicemias
- História das complicações relacionadas a diabetes
- Outras: disfunção sexual, gastroparesia.

Exame físico

- Determinação da PA, incluindo medidas ortostáticas
- Exame da pele (*acanthosis nigricans* e locais de aplicações de insulina)
- Exame neurológico (incluindo exames dos pés)
- Inspeção
- Palpação dos pulsos periféricos
- Avaliação do pé
- Determinação da circunferência abdominal
  Método:
  – Tirar a camisa
  – Posicionar a fita métrica entre a parte inferior da costela e a borda do osso do quadril
  – Relaxar o abdome e expirar para medir.

Avaliação laboratorial

- Determinação da A1c
- Determinação dos lípides em jejum, incluindo LDL, HDL, colesterol total e triglicérides
- Testes de função hepática
- Determinação da microalbuminúria
- Determinação da creatinina e da função glomerular
- Determinação do TSH
- Rastreamento para doença celíaca em pacientes do tipo 1 e do tipo 2, quando indicado.

Controle do diabetes

Para o controle do diabetes, é importante que o paciente esteja recebendo tratamento e inserido em uma equipe interdisciplinar, dividindo as responsabilidades. Manter o paciente estimulado é um desafio enfrentado diariamente por aqueles que participam da equipe, pelo paciente e pela família.

O tratamento do paciente diabético inclui controlar a glicemia, prevenir ou estabilizar as complicações e manter a qualidade de vida desse indivíduo. Para atingir tal objetivo, é importante atuar agressivamente também em outros fatores de risco, como o controle da PA, suspensão do tabagismo e mudanças de estilo de vida. No Quadro 20.5 estão as metas de controle para glicemia, pressão arterial sistêmica e lipides.

Quadro 20.5 Recomendações da Associação Americana de Diabetes para pacientes adultos.[23]

Controle de glicemia	A1c < 7%
Glicemia pré-prandial	70-130 mg/dℓ
Glicemia pós-prandial (após 2 h)	< 180 mg/dℓ
Pressão arterial	< 130 x 80 mmHg
LDL colesterol	< 100 mg/dℓ
Triglicérides	< 150 mg/dℓ
HDL	> 40 mg/dℓ

As metas devem ser individualizadas, com base na duração do diabetes, gestação, idade, comorbidades e hipoglicemia sem sintomas.

Embora não exista, até o momento, cura para a doença, o paciente necessita aprender a lidar com ela e frequentemente se depara com situações de hiper e hipoglicemia. Essas duas situações são consideradas complicações agudas do diabetes e podem estar presentes no dia a dia de quem trabalha com esses pacientes.

Hiperglicemia

Hiperglicemia ocorre quando há valores de glicemia acima de 250 mg/dℓ; se mantida alta, pode levar ao quadro de cetoacidose, mais frequente no paciente com DM1, e de coma hiperosmolar no DM2. Nas duas situações, a falta de insulina é marcante. Embora o estado crítico com perda de consciência seja mais raro de acontecer em ambiente de consultório dentário, o profissional deve estar atento aos sinais e sintomas dessa situação que, muitas vezes, pode estar associada a uma complicação da doença periodontal como fator desencadeante da hiperglicemia. Se identificada a tempo, pode prevenir a evolução dessa complicação aguda. No Quadro 20.6 traz os principais fatores associados à hiperglicemia.

Nos pacientes com DM1, qualquer fator de estresse pode desencadear hiperglicemia e predispor à cetoacidose. Situações como infecções, traumatismos, infarto agudo do miocárdio (IAM), assim como a omissão da dose de insulina estão entre as causas de descompensação glicêmica.

Nas situações de hiperglicemia, tanto em DM1 como DM2, a hidratação do paciente e a reposição da insulina de maneira mais precoce

Quadro 20.6 Fatores que podem estar associados à hiperglicemia no paciente com DM2.

Agentes terapêuticos	Procedimentos	Doenças crônicas	Situações agudas
Glicocorticoides	Diálise peritoneal	Doença renal	Infecção
Epinefrina	Hemodiálise	Doenças cardíacas	Gangrena
Diuréticos	Alimentação hiperosmolar	Hipertensão	Queimaduras extensas
Bloqueadores alfa-adrenérgicos	Estresse cirúrgico	Demência	Hemorragia digestiva
Difenil-hidantoina		Alcoolismo	AVC
Diazóxido		Hipertireoidismo	IAM
Imunossupressores			Pancreatite

podem evitar a evolução grave da doença. Portanto, diante de uma situação de hiperglicemia, uma atitude em consultório odontológico que pode evitar ou retardar e evolução da descompensação é oferecer líquido ao paciente, favorecendo a hidratação, e monitorar a glicemia para o ajuste da dose de insulina ou administração de medicamento oral.

Os sintomas clínicos de cetoacidose incluem náuseas, vômitos, sede, poliúria, dor abdominal, sonolência, sinais de desidratação, hiperpneia ou respiração de Kussmaul, alteração do nível de consciência e odor de fruta podre.

Hipoglicemia

Hipoglicemia é a situação em que o nível de glicose no sangue está abaixo de 70 mg/dℓ. Os sintomas de hipoglicemia podem variar; em geral, valores abaixo de 60 mg/dℓ já recrutarão nossos sistemas de defesa para a correção da glicemia. Pacientes que estão vivenciando períodos de hiperglicemia prolongados podem apresentar sintomas semelhantes à hipoglicemia com valores de glicemia dentro da normalidade. Embora a situação possa ocorrer nos dois tipos de diabetes, os pacientes em uso de insulina estarão mais predispostos à hipoglicemia. Por sua imprevisibilidade e necessidade de intervenção rápida, muitas vezes, diante dos sintomas autonômicos, deve-se tratar com a administração de carboidratos, mesmo se não for possível verificar o valor da glicemia.

A hipoglicemia pode aparecer de repente. O paciente pode estar normal e então começa a apresentar algum dos seguintes sintomas: suor frio, tremor, fraqueza, tontura, sonolência, irritabilidade, fome, dor de cabeça ou qualquer outra alteração de comportamento. Se não for tratado, pode apresentar desmaio ou crise convulsiva.

Para corrigir a hipoglicemia no consultório odontológico:

- Interrompa o tratamento
- Se o paciente estiver inconsciente, coloque-o na posição supina; se consciente, em geral consegue ter controle adequado das vias aéreas e circulação
- Remova todo o material dentário da boca dele
- Administre carboidratos oral, se consciente.

Se o paciente apresentar os sintomas e sinais de hipoglicemia e o glicosímetro estiver disponível, realizar a glicemia capilar; caso não esteja, corrigir como se fosse hipoglicemia, fornecendo ao paciente, se ele estiver consciente, uma das opções a seguir:

- Água com açúcar (1 colher das de sopa rasa ou 3 saquinhos de 6 g de açúcar)
- 1 copo de refrigerante normal
- 2 sachês de mel
- Suco de fruta de caixinha não dietético
- 1 copo de suco de laranja
- 5 balas moles.

Aguardar 15 minutos e ver o resultado. Se necessário, repetir a conduta. Se o paciente estiver recuperado, pode deixar o consultório mesmo não estando acompanhado, após a verificação da elevação da glicemia para valores superiores a 70 mg/dℓ.

No caso de inconsciência ou dificuldade de ingestão de alimentos, pode-se aplicar 2 ampolas de glicose a 50% intravenosa se disponível. Outra opção é o glucagon, disponível no mercado na forma liofilizado, que pode ser preparado e aplicado como a insulina subcutânea ou intramuscular (Figura 20.3). A aplicação inclui a preparação – realizar a mistura de liofilizado com o diluente que se encontra na ampola. Depois de realizada a mistura, aplicar 1 ampola se o paciente tiver peso acima de 30 kg; em criança, aplica-se meia ampola. Com essa

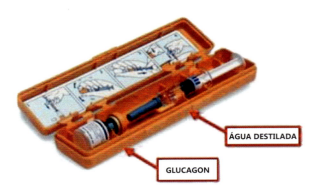

Figura 20.3 Glucagon: apresentação do produto disponível no mercado.

atitude, pode-se evitar que o paciente tenha que ser transferido para emergência médica. Após 30 minutos, em geral, o paciente já está recuperado.

Complicações crônicas do diabetes

A neuropatia diabética (ND) é definida como a "presença de sintomas e/ou sinais de disfunção dos nervos periféricos em pessoas com *diabetes mellitus*, após a exclusão de outras causas", conforme descrito nas Diretrizes para o Diagnóstico e Abordagem Ambulatorial da Neuropatia Diabética Periférica. Em pacientes com mais de 20 anos de diabetes, cerca de 50% apresentarão algum grau de neuropatia.[24]

A dor neuropática frequentemente não é interpretada como dor pelo paciente, diante do relato. Ela se manifesta em repouso, com exacerbação noturna e melhora com a movimentação.

Quadro clínico

- Queimação, formigamento-furadas, pontadas-agulhadas-choques, alodínia, hiperalgesia, esfriamento/aquecimento alternados, cãibras, fraqueza muscular.

O controle glicêmico é importante para retardar o desenvolvimento e a progressão da neuropatia. No entanto, faz-se necessário intervir nos sintomas, para melhorar a qualidade de vida dos pacientes.

A neuropatia autonômica diabética (NAD) que compromete os sistemas parassimpáticos e simpáticos é classificada em subclínica ou clínica, dependendo da presença ou ausência de sintomas, e o tratamento em geral é difícil. O mau controle metabólico e a ocorrência de fatores de risco cardiovascular parecem estar associados com o desenvolvimento da neuropatia diabética. Ela piora quando está associada a altos níveis de triglicérides, aumento do índice de massa corporal, tabagismo e hipertensão arterial sistêmica.

Manifestações clínicas das neuropatias, segundo o sistema orgânico lesionado:

- Cardiovascular: tonturas por hipotensão postural, hipotensão pós-prandial, taquicardia em repouso, intolerância ao exercício, isquemia miocárdica ou infarto sem dor, complicações nos pés, morte súbita
- Autonômica periférica: alterações na textura da pele, edema, proeminência venosa, formação de calo, perda das unhas, anormalidades na sudorese dos pés
- Gastrointestinal: disfagia, dor retroesternal, pirose, gastroparesia, constipação, diarreia, incontinência fecal
- Geniturinário: disfunção vesical, ejaculação retrógrada, disfunção erétil, dispareunia
- Resposta neuroendócrina à hipoglicemia: menor secreção de glucagon, secreção retardada de adrenalina
- Retinopatia diabética: complicação tardia do diabetes. Entre os diferentes aspectos multifatoriais, a presença de hiperglicemia crônica é obrigatória na fisiopatologia da retinopatia diabética, pois não há relato de casos com retinopatia diabética em indivíduos sem histórico de hiperglicemia crônica. Ao mesmo tempo, nem todo portador de hiperglicemia crônica desenvolve retinopatia diabética, o que reforça a necessidade de outros fatores atuarem em sua manifestação clínica inicial. Para a prevenção da doença, além do controle da glicemia, recomenda-se o exame de fundo de olho pelo menos 1 vez ao ano como rastreamento dessa complicação
- Doença cardiovascular: a prevalência da DCV chega a 55% entre adultos diabéticos, em comparação com 2 a 4% na população geral. Pessoas com DM2 têm um risco de mortalidade por DCV de 2 a 4 vezes maior do que os não diabéticos. O controle glicêmico intensivo é necessário para evitar complicações. O tratamento clínico convencional em pacientes diabéticos com DCV apresenta evolução desfavorável após o 1º ano de acompanhamento em relação à angioplastia ou à cirurgia. A revascularização do miocárdio em diabéticos apresenta mortalidade hospitalar pouco superior em relação a não diabéticos, relacionada a causas não cardíacas
- Pé diabético: complicação das mais temidas entre os pacientes com diabetes, decorrente da associação de neuropatia periférica sensitivomotora, doença vascular periférica, úlceras nos pés,

artropatia de Charcot e infecções. Nesse contexto, o ônus do pé diabético e suas implicações são considerados complicações das mais graves entre os diabéticos. A definição da OMS refere o pé diabético como situação de infecção, ulceração ou também destruição dos tecidos profundos dos pés, associada a anormalidades neurológicas e vários graus de doença vascular periférica nos membros inferiores de pacientes com *diabetes mellitus*. O exame clínico regular é fundamental para a prevenção do pé diabético

- Doença periodontal: o Centro de Pesquisa Periodontal da Escola de Medicina da Universidade de Nova York demonstrou que o tratamento das doenças gengivais (doença periodontal) reduz em até 10% a hemoglobina glicosilada (melhor índice de controle do diabetes).[26] Diabéticos têm um risco 2,5 vezes maior do que não diabéticos de apresentar doença periodontal. O tratamento preventivo também é essencial para a saúde bucal do diabético, além do seu controle glicêmico.

Tratamento

Independentemente do tipo do diabetes, o paciente deve passar por uma aprendizagem sobre como lidar com a doença, saber reconhecer as metas de glicemia, o que fazer em cada situação de hiper e hipoglicemias e como ajustar o medicamento com as mudanças do seu dia a dia. Chamamos esse processo de educação em diabetes, em que a equipe de profissionais deve interagir com o paciente e estabelecer as metas do tratamento. Nesse processo de educação, o paciente é orientado a procurar mudanças no seu estilo de vida, como parar de fumar, organizar um plano alimentar saudável que inclui o fracionamento da alimentação, a redução da quantidade de gordura e, para paciente com DM1 em insulinoterapia intensiva, a terapia de contagem de carboidratos. Além desses aspectos, pode-se incluir a prática de atividade física, a monitoração da glicemia e o uso dos medicamentos de maneira adequada.

Tratamento do DM1

Após os resultados do estudo DCCT, o tratamento intensivo é o recomendado por todas as sociedades médicas. O tratamento intensivo simulando o perfil fisiológico de insulina inclui múltiplas aplicações de insulina no esquema basal-*bolus*.

No esquema basal-*bolus*, o paciente aplica a insulina de longa ação em 1, 2 ou 3 aplicações e uma insulina de ação rápida ou ultrarrápida para corrigir a glicemia pré-refeição, a quantidade de carboidratos ingerida na refeição ou ainda em doses fixas de insulina em cada refeição. Dessa forma, evita-se o aumento da glicemia pós-prandial. No Quadro 20.7 apresenta a lista de insulinas disponíveis no mercado para o tratamento dos pacientes com diabetes. Os análogos de insulina apresentam perfis farmacodinâmicos e farmacocinéticos que se assemelham à fisiologia e atingem o controle da glicemia com menos hipoglicemia.

Os sistemas de infusão contínua de insulina utilizam apenas os análogos de insulina ultrarrápida na forma programada para basal-*bolus* com ajustes finos, tornando o controle glicêmico mais fácil e com menor incidência de hipoglicemia, deixando o tratamento mais flexível. Pacientes com ritmo de vida irregular, com hipoglicemias sem sintomas, atletas e gestantes podem se beneficiar muito com o uso desse tratamento intensivo.

A insulinoterapia intensiva deve ser acompanhada do controle da glicemia e, desta maneira, realizar os ajustes necessários das doses de insulina. Desde o desenvolvimento dos monitores de glicemia, os pacientes puderam trocar as tiras que dosavam glicose na urina, método impreciso, pela monitoração da glicemia de maneira rápida e com grande correlação com a glicemia plasmática. Os aparelhos conhecidos como glicosímetros podem ser encontrados de diversas formas e com características diferentes que facilitam a vida de quem tem diabetes.

Atualmente, outro método de avaliação da glicemia, a monitoração contínua de glicose intersticial (CGMS) tem possibilitado outra análise do perfil da

Quadro 20.7 Insulinas disponíveis no mercado nacional.

	Tipo de insulina	Início	Pico de ação	Duração máxima
Ultrarrápida	Lispro	≤ 15 min	30-90 min	4-5 h
	Asparte	≤ 15 min	30-90 min	4-6 h
	Glulisina	10-15 min	30-60 min	4-5 h
Rápida	Regular	30-60 min	120-180 min	5-8 h
Intermediária	NPH	2-4 h	4-10 h	14-18 h
Longa	Glargina Detemir	2 h	Não tem	24 h

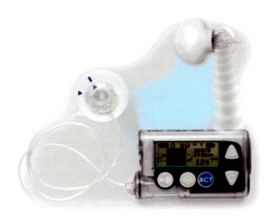

Figura 20.4 Sistema de infusão contínua de insulina com monitor de glicose.

glicemia e avaliação do tratamento do paciente com DM1. Por esse método, a variabilidade da glicemia pode ser analisada e modificações podem ser feitas em tempo real. Os alarmes gerados podem evitar hipo e hiperglicemias se o paciente acompanhar as tendências das curvas da glicemia intersticial. Essa tecnologia também foi acoplada ao sistema de infusão contínua de insulina, possibilitando melhor controle dos pacientes (a Figura 20.4 demonstra o sistema Paradigma Real Time). Com o CGMS (Figura 20.5), o sensor de glicose mede as alterações glicêmicas a cada 5 minutos, durante 24 horas. Ao todo, são 288 medidas diárias que sinalizam as alterações no organismo, o efeito do medicamento e facilitam o tratamento. Com o monitoramento, o médico tem condições de avaliar o medicamento e seu efeito.

Monitoração da glicemia

O tratamento do paciente com diabetes deve ser individualizado e buscar as metas de controle de acordo com seu estilo de vida, tempo de doença, presença de complicações e quadro clínico atual. Com o advento dos monitores de glicemia capilar, o paciente tem uma ferramenta auxiliar no controle para atingir suas metas.

Os monitores substituíram as tiras reagentes de glicose na urina e, com tecnologia cada vez mais acurada, o paciente pode verificar a glicemia capilar e ajustar a dose de insulina e a ingestão de carboidratos de acordo com a glicemia no momento, reduzindo, assim, as hiperglicemias pós-prandiais. Esta técnica de ajuste é conhecida como terapia de contagem de carboidrato. O paciente aprende quanto tem de carboidrato nos alimentos e o médico fornece a relação carboidrato e insulina. Por exemplo, para um paciente de 60 kg em geral 1 UI de insulina ultrarrápida pode corrigir 15 g de carboidrato; assim, ele conta os carboidratos que irá ingerir, verifica sua glicemia capilar e ajusta a dose de insulina necessária para aquela refeição. Para muitos pacientes, 1 UI de insulina ultrarrápida pode reduzir 50 mg/dℓ da glicemia.

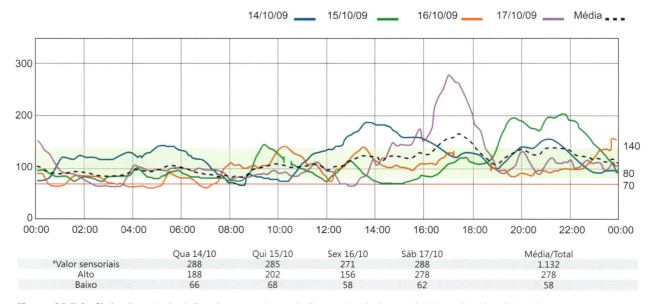

Figura 20.5 Perfil de glicemia de 4 dias de um paciente de 5 anos de idade com DM1, em bomba de insulina com monitoração contínua da glicose.

Glicemia capilar – considerações

Glicemias pós-prandiais em pacientes com bom controle influenciam mais na A1c. Nos pacientes com A1c maior que 8,5%, a glicemia de jejum tem maior influência na A1c.

Pode haver diferença entre as leituras dos diversos glicosímetros e as margens de erro ocorrem mais nos extremos de hiper e hipoglicemia.

Causas de erros nas leituras dos glicosímetro:

- Estocagem inapropriada das tiras diagnósticas
- Falha de ajuste na codificação do glicosímetro ao código das tiras de glicemia (Figura 20.6)
- Aplicação de quantidade inadequada de sangue
- Uso de soluções de controles com data vencida, não realização da calibração
- Uso de tiras com validade vencida
- Falha na limpeza de superfícies ópticas.

Para realizar o teste, é preciso preparar o material (glicosímetro, lancetador e tiras reagentes). A Figura 20.7 A-D mostra os passos para realizar a monitoração da glicemia capilar.

1. O paciente deve lavar as mãos e secá-la completamente ou utilizar o álcool *swab* e deixar secar
2. Armar o lancetador com uma lanceta nova

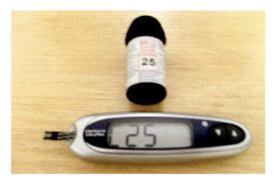

Figura 20.6 Código na fita.

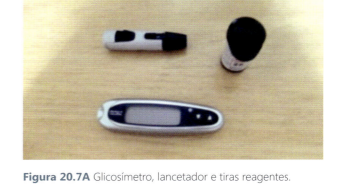

Figura 20.7A Glicosímetro, lancetador e tiras reagentes.

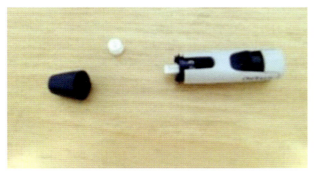

Figura 20.7B Lancetador armado.

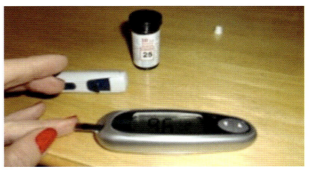

Figura 20.7C Lancetador encostado no dedo. Depósito de gota de sangue no glucosímetro.

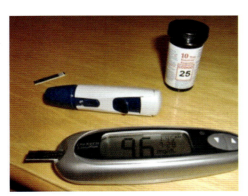

Figura 20.7D Resultado do teste.

3. Encostar o lancetador (já com a calibragem adequada) no dedo, evitando a ponta central (local de maior sensibilidade) e os dedos indicador e polegar. Dar preferência à lateral da ponta do dedo
4. Depositar a gota de sangue suficiente na área do teste
5. Aguardar o resultado e anotar o valor encontrado
6. Descartar o material adequadamente.

A automonitoração da glicemia é um recurso diagnóstico essencial para o bom controle do DM1 e do DM2, desde que utilizado de maneira inteligente, com efetividade de custo e com a frequência de testes especificamente indicada para cada condição clínica em especial. A principal crítica manifestada por alguns trabalhos da literatura internacional é a inércia do paciente em termos de não saber como proceder frente aos resultados da automonitoração. De fato, sem uma educação adequada em diabetes e sem orientação prática sobre o que fazer com os resultados dos testes, a automonitoração perde o seu sentido.

Segundo a Federação Internacional de Diabetes, o autocontrole da doença e a educação em diabetes foram componentes vitais em estudos clínicos de referência sobre o impacto do tratamento intensivo e de modificações no estilo de vida, como o DCCT e o UKPDS. As referidas estratégias demonstraram ter efetividade de custo, ou seja, benefícios importantes de saúde podem ser obtidos a um custo adicional aceitável.[27]

Tratamento do DM 2

O DM2 é uma condição clínica que se caracteriza por um estado de resistência à insulina acompanhado por uma disfunção progressiva da célula beta. Medidas como mudanças no estilo de vida, redução de peso e exercícios contribuem para reduzir a resistência insulínica, mas não impedem a perda progressiva da capacidade de secretar insulina que estes pacientes apresentam com a evolução da doença.

Desse modo, o tratamento tem que ser ajustado ao longo do tempo, sendo que, no início, em geral, é baseado em fármacos que atuam na resistência à insulina, como a metformina, aos quais posteriormente se associa algum fármaco secretagogo.

Ocorre, entretanto, que os agentes antidiabéticos orais (ADO) também atuam apenas por um tempo limitado porque não impedem a redução da função secretora da célula beta, o que acaba levando à deterioração do controle metabólico, independentemente do tratamento oral utilizado. Assim, a maioria dos pacientes terá dificuldade em se manter dentro das metas de bom controle apenas com o tratamento oral, necessitando da insulina.[12]

O Quadro 20.8 resume as principais características farmacológicas e as terapêuticas desses fármacos, e o Quadro 20.9 mostra a capacidade de redução da hemoglobina glicada dos fármacos.

Obtido com a aplicação da insulina basal, devemos pensar no uso de doses de insulina em *bolus* antecedendo às refeições.

O tratamento do DM2 baseia-se em metas de controle glicêmico. A seguir, detalhamos as metas recomendadas pela Sociedade Brasileira de Diabetes (SBD) que também são as recomendadas pelas International Diabetes Federation e American Association of Clinical Endocrinologists (AACE):

- A1c menor 7%
- Glicemia de jejum menor que 110 mg/dℓ
- Glicemia pós-prandial menor que 140 mg/dℓ.

A maioria dos consensos recomenda metformina como medicação inicial para o tratamento se não houver contraindicação. Se em um período de até 3 meses após a introdução da metformina o controle glicêmico estiver inadequado e a hemoglobina glicada (A1c) não for a da meta recomendada, associa-se um segundo fármaco oral, que pode ser sulfonilureia, glitazona ou incretinomiméticos ou ainda iniciar o tratamento com insulina.

A prática clínica na maioria dos países é a de iniciar a insulinoterapia quando o paciente mantém uma A1c acima de 7% a despeito de um tratamento oral combinado com dois ou três agentes orais.

Entretanto, mesmo assim, o uso da insulina é postergado por resistência tanto dos pacientes quanto dos médicos que têm receio dos possíveis efeitos adversos da insulina, principalmente a hipoglicemia e o ganho de peso.

A indicação do uso de insulina é, portanto, determinada pela capacidade residual da produção da insulina endógena que diminui com o tempo de evolução da doença.

É muito importante lembrar que o tratamento com insulina deve ser considerado sempre que o nível de controle dos parâmetros glicêmicos estiver sistematicamente muito além dos valores limites recomendado. Esta recomendação vale para qualquer estágio do algoritmo de tratamento do DM2. Cada etapa desse algoritmo deve ser avaliada durante um período de 3 meses. Caso as metas terapêuticas não sejam atingidas ao final de cada período de 3 meses de observação em cada etapa do algoritmo, deve-se passar para a etapa seguinte.

Alguns algoritmos propõem limites ainda mais rígidos do que os já mencionados, o que poderia ser considerado como objetivos ideais, porém, mais dificilmente alcançáveis.

Quadro 20.8 Perfil farmacológico e terapêutico dos fármacos mais comumente utilizados no tratamento do diabetes.

Classe terapêutica	Mecanismo primário de ação	Possíveis eventos adversos	Monitoração	Comentários
Sulfonilureias	Secretagogo de insulina	Hipoglicemia e ganho de peso	Glicemia de jejum em 2 semanas A1c (após 3 meses)	Glimepirida, gliclazida e glipizida são opções preferenciais
Metformina	Inibição da liberação hepática de glicose	Diarreia relacionada à dose (autolimitada a 7 a 10 dias) Acidose láctica em pacientes com problema renal	Creatinina sérica no início do tratamento Glicemia de jejum em 2 semanas A1c em 3 meses	Menor ganho de peso em monoterapia ou em tratamento combinado Dose máxima efetiva: 2 a 2,5 g/dia (titulada) Contraindicações: creatinina > 1,4 em mulheres e > 1,6 em homens; tratamento de ICC; doença hepática; abuso de álcool
Inibidores da alfaglicosidase (acarbose)	Retardo na absorção de carboidratos pelo intestino	Diarreia, dor abdominal e flatulência (intensidade relacionada à dose)	Glicemia pós-prandial no início A1c após 3 meses	Deve ser tomado no início da refeição Dose deve ser lentamente titulada para reduzir eventos adversos
Tiazolidinedionas (rosiglitazona e pioglitazona)	Aumento da sensibilidade à insulina	Edema, ganho de peso, ICC, aumento do risco de fraturas. Segurança cardiovascular da rosiglitazona sendo reavaliada	AST e ALT no início do tratamento Monitorar para sinais de sobrecarga líquida e anemia	A máxima eficácia pode não ser atingida nos primeiros 4-6 meses Contraindiciada se ALT > 2,5 vezes o limite do normal, em doença hepática, abuso de álcool
Glinidas	Secretagogo de insulina de curta duração	Hipoglicemia	Glicemia de jejum em 2 semanas Glicemia pós-prandial no início A1c após 3 meses	Estimula a secreção pancreática de insulina Duração de ação: 1-2 horas
Inibidores da DPP-4 (sitagliptina e vildagliptina)	Restauração dos níveis de GLP-1 e de GIP	Efeitos adversos não clinicamente significantes	Glicemia pós-prandial no início Glicemia de jejum após 2 semanas A1c após 3 meses	Ausência de ganho de peso Incidência bastante reduzida de hipoglicemias
Análogos do GLP-1 (exenatida)	Estímulo à produção de insulina, inibição da secreção de glucagon e aumento da saciedade	Sintomas gastrointestinais	Glicemia pós-prandial no início Glicemia de jejum após 2 semanas A1c após 3 meses	Redução de peso associada a terapia

Adaptado de: Medical Guidelines for Clinical Practice for the Management of Diabetes Mellitus, American Association of Clinical Endocrinologists (AACE).

O esquema sugerido para esse período pode ser o de insulinização basal utilizando a insulina NPH, que tem tempo de ação intermediário, ou os análogos de ação prolongada (glargina ou detemir), ou ainda utilizar as insulinas de ação rápida (regular) ou ultrarrápida (lispro ou aspart) antes das refeições. O esquema basal-*bolus* também pode ser alternativa para a insulinização temporária.

Qualquer que seja o esquema de insulinização escolhido, é fundamental estimular as mudanças no estilo de vida e iniciar o tratamento com os agentes orais.

O Quadro 20.10 apresenta as insulinas mais utilizadas, e a Figura 20.8, o seu perfil de ação.

O esquema basal-*bolus* (insulinoterapia intensiva) é muito utilizado no tratamento de DM1, mas poucos diabéticos do tipo 2 necessitarão desse esquema de tratamento.

Quadro 20.9 Efeito terapêutico na redução da hemoglobina glicada.

Tipo de fármaco	Percentual de redução de A1c
Quando utilizados em monoterapia	
Metformina	1,1 a 3,0
Sulfonilureias	0,9 a 2,5
Tiazolidinedionas (glitazonas)	1,5 a 1,6
Inibidores da alfaglicosidase	0,6 a 1,3
Inibidores da DPP-4	0,8
Análogos do GLP-1 (exenatida)	0,8 a 0,9
Quando utilizados em tratamento combinado	
Sulfonilureia + metformina	1,7
Sulfonilureia + rosiglitazona	1,4
Sulfonilureia + pioglitazona	1,2
Sulfonilureia + acarbose	1,3
Repaglinida + metformina	1,4
Pioglitazona + metformina	0,7
Rosiglitazona + metformina	0,8
Inibidores da DPP-4 + metformina	0,7
Inibidores da DPP-4 + pioglitazona	0,7

Adaptado de: Medical Guidelines for Clinical Practice for the Management of Diabetes Mellitus, American Association of Clinical Endocrinologists (AACE).[5]

Quadro 20.10 Insulinas mais utilizadas nos diferentes esquemas terapêuticos.

Esquema basal (cobertura basal)   **Bloqueio da gliconeogênese hepática**
Esquema *bolus* (cobertura prandial)
• Ação intermediária   – Insulina NPH.
• Ação rápida   – Insulina regular.
• Ação prolongada (análogos)   – Insulina glargina   – Insulina detemir.
• Ação ultrarrápida   – Insulina lispro   – Insulina asparte   – Insulina glulisina.

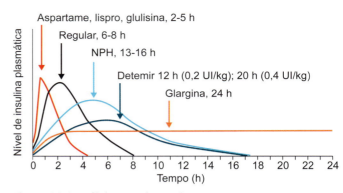

Figura 20.8 Perfil de ação das insulinas.

Uso de insulina em pacientes previamente tratados com antidiabéticos orais (ADO)

Quando, apesar do tratamento oral, o paciente permanece com a glicemia de jejum alta e a A1c acima da meta desejada, deve-se iniciar o tratamento com insulina mantendo-se o medicamento oral, cuja dose, entretanto, pode ser reduzida, em virtude do risco de hipoglicemia.

O esquema mais preconizado para essa fase do tratamento é o de insulinização basal, que consiste na aplicação de uma única dose de insulina que pode ser a NPH ou dos análogos de insulina (glargina ou detemir), de preferência ao deitar. Essa insulinização deve ser feita de maneira oportuna, tão logo seja constatada a incapacidade do medicamento oral de impedir a elevação da A1c.

Inicia-se com uma dose de 10 a 15 UI ou 0,2 UI/kg/dia. Para a titulação da dose de insulina, que poderá ser realizada pelo próprio paciente, utiliza-se a monitoração da glicemia de jejum.

Diferentes esquemas de titulação de dose já foram descritos e os que têm a participação dos pacientes mostraram ser mais eficazes e não apresentaram maior risco do que os que ficaram exclusivamente a cargo da equipe médica. O paciente deve estar adequadamente orientado sobre como proceder diante das variações da glicemia, saber identificar os sintomas de hipoglicemia e conhecer os procedimentos para a sua resolução. A meta de glicemia de jejum recomendada são valores inferiores a 110 mg/dℓ (80-110 mg/dℓ).

Se mesmo após esta meta ser atingida, a glicemia pós-refeição permanecer muito alta, pode-se associar uma insulina de ação rápida ou ultrarrápida antes das refeições, buscando a meta de glicemia pós-prandial de 140 mg/dℓ, utilizando o esquema basal-*plus* ou basal-*bolus*.

Os análogos de insulina de ação prolongada apresentam certa vantagem no controle da glicemia quando comparados com a insulina NPH. Tanto a glargina quanto a detemir apresentaram menores risco de hipoglicemia quando comparadas com a NPH.

Esquema de insulinização plena no tratamento do DM2

Os pacientes que, apesar do uso do tratamento basal com insulina, ainda permanecerem fora das metas de controle ou que, após algum tempo tratados desse modo, voltam a apresentar glicemias de jejum persistentemente acima de 120 mg/dℓ e glicemias de 2 horas pós-refeição acima de 140 mg/dℓ, ou com A1c acima da meta apesar do tratamento combinado de ADO e insulina basal, apresentam maior necessidade de insulina, o que pode ser obtido com o esquema basal-*bolus* (insulinoterapia plena).

Umas das primeiras questões que envolvem a insulinoterapia plena é a manutenção ou não dos ADO. Em geral, sugere-se a suspensão dos secretagogos e a manutenção dos sensibilizadores. Os sensibilizadores permitem atingir um controle glicêmico mais efetivo com doses menores de insulina. Entretanto, ao optar pela manutenção das glitazonas, deve-se observar cuidadosamente a presença de edema e avaliar o risco de insuficiência cardíaca congestiva.

O esquema basal-*bolus* pode utilizar qualquer insulina basal associada às insulinas de ação rápida ou ultrarrápida ou as preparações de insulina que já contêm ambos os tipos de insulina em pré-mistura (pré-mix).

O cálculo da dose de insulina total geralmente é 0,5 a 1 UI/kg/dia, sendo 40 a 50% da dose de insulina basal e o restante (50 a 60%) de insulina de ação rápida (insulina *bolus*). Esse esquema de insulinização permite mais flexibilidade no dia a dia do paciente, respeitando seus hábitos. A monitoração da glicemia será fundamental para a titulação das doses, tanto da insulina basal como a da insulina em *bolus*. Se o paciente estiver em uso da insulina NPH, as glicemias de jejum e a de pré-jantar serão utilizadas para a titulação da dose da noite e do café da manhã, respectivamente. A glicemia pós-prandial servirá para auxiliar na titulação da insulina pré-prandial. Os pacientes com doses únicas de insulina da ação prolongada poderão utilizar as glicemias de jejum, como já descrito.

O uso das insulinas pré-misturas é bastante frequente em alguns países como a Espanha e, de fato, pode facilitar a insulinização em grupos de pacientes que apresentam dificuldades no manuseio das insulinas.

As misturas podem ser de insulina humana NPH e regular ou ainda pré-misturas com análogos de ação ultrarrápida que contam com uma parte solúvel e outra protaminada. As combinações fixas encontradas nas pré-misturas poderão facilitar a adesão ao tratamento, mas não permitem que a dosagem seja ajustada de maneira mais precisa, de acordo com o valor de glicemia da refeição ou do seu conteúdo, como habitualmente se faz para os DM1. No entanto, pacientes com controle glicêmico estável e sem necessidade de ajustes frequentes ou ainda aqueles com algum grau de deficiência visual poderão se beneficiar da maior simplicidade do uso das pré-misturas.

As pré-misturas de análogos de ação rápida, por apresentarem uma ação mais curta do análogo quando associadas à parte protaminada, apresentam uma farmacocinética bifásica que possibilita um melhor controle tanto da glicemia de jejum quanto da pós-prandial. Utilizando-se o esquema de 3 aplicações de pré-misturas nas principais refeições, pode-se reduzir o risco de hipoglicemia, pois haverá maior flexibilidade no ajuste das doses. A monitoração das glicemias capilares é um requisito importante para a titulação das doses de pré-misturas.

As recomendações para a automonitoração glicêmica durante períodos de titulação de doses ou de início de novos esquemas terapêuticos estão presentes no Quadro 20.11A-D.

Seja qual for o esquema de insulinização escolhido, é necessária a instrução adequada do paciente quanto à importância da monitoração da glicemia, dos fatores que influenciam na glicemia, da necessidade de titulação periódica das doses de insulina e dos cuidados durante os episódios de hipoglicemia.

Quadro 20.11A-D Recomendação para a automonitoração de glicemia capilar.

A – Frequência sugerida: 6 testes por dia, em 3 dias da semana ou até alcançar as metas glicêmicas estabelecidas*

Condição clínica	Frequência e horários dos testes

• Início do tratamento (agentes orais e/ou insulina)
• Ajuste da dose do medicamento
• Mudança de medicamento (introdução/exclusão de qualquer medicamento)
• Estresse clínico e cirúrgico (infecções, cirurgias, UTI etc.)
• Tratamento com fármacos diabetogênicos (corticosteroides, imunossupressores etc.)
• Episódios de hipoglicemias graves
• A1c alta com glicemia de jejum normal.
	• Testes pré-prandiais: antes do café da manhã, do almoço e do jantar
	• Testes pós-prandiais: 2 horas após o café da manhã, o almoço e o jantar
	• Testes adicionais para paciente do tipo 1 ou do tipo 2 usuário de insulina:
	  – Hora de dormir
	  – Madrugada (2-3 horas da manhã).

B – Fase de estabilização glicêmica – Frequência variável de testes*

Condição clínica	Frequência e horários dos testes
• Condição clínica estável. Baixa variabilidade nos resultados dos testes, com A1c normal ou quase normal.	• Tipo 1 ou 2 com insulinização plena: pelo menos 3 testes por dia, em horários diferentes • Tipo 2 em uso de antidiabéticos orais + insulinização parcial: pelo menos 1 teste por dia, em horários diferentes, incluindo um perfil semanal • Tipo 2 em uso de antidiabéticos orais ou em tratamento não farmacológico: pelo menos 1 a 2 testes por semana, em horários diferentes.

C – Frequência sugerida: 6 testes por dia, em 3 dias da semana ou até alcançar as metas glicêmicas estabelecidas*

Condição clínica
Frequência e horários dos testes

- Início do tratamento (agentes orais e/ou insulina)
- Ajuste da dose do medicamento
- Mudança de medicamento (introdução/exclusão de qualquer medicamento)
- Estresse clínico e cirúrgico (infecções, cirurgias, UTI etc.)
- Tratamento com fármacos diabetogênicos diabetogênicos (corticosteroides, imunossupressores etc.)
- Episódios de hipoglicemias graves
- A1c alta com glicemia de jejum normal
- Testes pré-prandiais: antes do café da manhã, do almoço e do jantar
- Testes pós-prandiais: 2 horas após o café da manhã, o almoço e o jantar
- Testes adicionais para paciente do tipo 1 ou do tipo 2 – usuário de insulina:
- Hora de dormir
- Madrugada (2-3 horas da manhã).

D – Fase de estabilização glicêmica
Frequência variável de testes*

Condição clínica
Frequência e horários dos testes

- Condição clínica estável. Baixa variabilidade nos resultados dos testes, com A1c normal ou quase normal
- Tipo 1 ou 2 com insulinização plena: pelo menos 3 testes por dia, em horários diferentes
- Tipo 2 em uso de antidiabéticos orais + insulinização parcial: pelo menos 1 teste por dia, em horários diferentes, incluindo um perfil semanal
- Tipo 2 em uso de antidiabéticos orais ou em tratamento não farmacológico: pelo menos 1 a 2 testes por semana, em horários diferentes.

*Para a determinação do perfil glicêmico, o médico deverá definir as metas individuais mais adequadas para cada paciente.

Resumo de atualização sobre os novos padrões da ADA para a prática clínica em diabetes

Em 2010, a Associação Americana de Diabetes publicou as novas recomendações para o paciente com diabetes.

1. O teste de hemoglobina glicada (A1c) está agora indicado como um dos parâmetros para o diagnóstico do diabetes e do pré-diabetes:
   • O diagnóstico do diabetes pode ser feito quando o nível de A1c for superior a 6,5%. Valores entre 5,7 e 6,4% são agora indicativos diagnósticos para pré-diabetes
   • Ficam mantidos os demais critérios diagnósticos baseados em testes de glicemia

2. Metas glicêmicas para adultos:
   • Fica mantida a meta de A1c ao redor de 7% para a caracterização do bom controle glicêmico em pacientes com DM1 ou DM2
   • A meta mais rígida de A1c menor que 7% pode ser definida desde que não aumente o risco de hipoglicemia ou outras complicações do tratamento
   • A meta mais liberal de A1c maior que 7% pode ser adequada para pacientes com hipoglicemias severas, expectativa de vida limitada e complicações graves, entre outras

3. Quando realizar testes de rastreamento para DM2:
   • Em indivíduos adultos assintomáticos: em qualquer idade, desde que apresentem sobrepeso ou obesidade, além de um ou mais fatores de risco adicionais para o diabetes
   • Em indivíduos sem fatores de risco: somente após os 45 anos de idade
   • Em mulheres que apresentarem diabetes gestacional: entre 6 a 12 semanas após o parto

4. Critérios para a prevenção do DM2:
   • Pacientes com pré-diabetes (A1c entre 5,7 e 6,4%): programa de perda de 5 a 10% do peso corpóreo, associado a um programa de atividade física moderada de pelo menos 150 minutos/semana, por exemplo, caminhar
   • O uso de metformina pode ser considerado em pacientes com maior risco de desenvolver diabetes

5. Indicações para a cirurgia bariátrica:
   • Indicada para pacientes adultos com DM2 e IMC > 35 kg/m^2, principalmente quando não houver controle adequado com modificação de estilo de vida e tratamento farmacológico
   • Por enquanto, não há evidência suficiente para recomendar a cirurgia bariátrica em pacientes com IMC < 35 kg/m^2

6. A importância dos programas de educação em diabetes:
   • Portadores de diabetes devem receber um programa de educação e autogerenciamento da doença
   • Os programas de educação em diabetes devem incluir apoio psicossocial, uma vez que o bem-estar emocional está associado a desfechos positivos

7. Conduta na hipoglicemia:
   • A administração de 15 a 20 g de glicose é o tratamento preferido para indivíduos conscientes com hipoglicemia, embora qualquer carboidrato contendo glicose possa ser usado
   • Se após 15 minutos persistir a hipoglicemia, a administração de glicose deve ser repetida
   • Após a normalização da glicemia, está indicada uma refeição ou lanche para prevenir a recorrência
   • Glucagon deve ser prescrito para todos os indivíduos com risco significativo de hipoglicemia severa
   • Indivíduos com hipoglicemia não percebida ou com um ou mais episódios de hipoglicemia grave devem ter suas metas glicêmicas aumentadas

8. O uso de ácido acetilsalicílico como agente antiplaquetário:
   • Considerar o uso de ácido acetilsalicílico (75 a 162 mg/dia) como estratégia de prevenção primária em pacientes com DM1 ou DM2 com risco cardiovascular aumentado
   • Nesta categoria, está incluída a maioria dos homens com mais de 50 anos de idade e a maioria das mulheres com mais de 60 anos de idade que apresentem pelo menos mais um fator de risco adicional
   • Não há evidência suficiente para essa indicação a pessoas abaixo das idades mencionadas e sem outros fatores de risco significativos

9. Diabetes no paciente hospitalizado:
   • Todos os pacientes hospitalizados com diagnóstico de diabetes devem ser submetidos a um teste de A1c

- Todos os pacientes hospitalizados com diabetes devem ser submetidos à monitoração da glicemia, com os resultados disponíveis a todos os membros da equipe de saúde:
  – Metas de glicemia para pacientes clínicos:
    ◆ A terapia insulínica deve ser iniciada para tratar a hiperglicemia persistente a partir do nível de glicemia de 180 mg/dℓ
    ◆ Após o início da terapia insulínica, a glicemia deve ser mantida numa faixa entre 140 a 180 mg/dℓ na maioria dos pacientes críticos
    ◆ Esses pacientes requerem um protocolo eficaz e seguro de insulinoterapia intravenosa, capaz de atingir níveis de glicemia desejáveis sem aumentar o risco de hipoglicemia severa
  – Metas de glicemia para pacientes não críticos:
    ◆ Ainda não existe evidência clara para metas glicêmicas específicas nesses pacientes
    ◆ Quando em tratamento insulínico, o nível de glicemia pré-prandial deve ser < 140 mg/dℓ e < 180 mg/dℓ para glicemias ao acaso
    ◆ Metas mais rígidas podem ser recomendadas em pacientes estáveis com esquemas mais rígidos de controle glicêmico
    ◆ Metas menos rígidas podem ser recomendadas na presença de comorbidades graves
    ◆ Em pacientes não críticos, uma estratégia de insulinoterapia subcutânea com insulina basal, controle nutricional e doses de correção é o método preferido
- Doses corretivas ou suplementares de insulina para controlar a hiperglicemia pré-prandial, em associação com esquemas de insulina basal e prandial é a abordagem recomendada
- A monitoração da glicemia deve ser iniciada em todos os pacientes não diabéticos que necessitem de tratamento com alto risco de promover hiperglicemia, por exemplo, o tratamento com corticosteroides, a nutrição enteral ou parenteral e os imunossupressores. Nos casos de hiperglicemia documentada e persistente, esses pacientes devem ser tratados para as metas de controle glicêmico como se fossem portadores de diabetes
- Pacientes com hiperglicemia intra-hospitalar que não tenham diagnóstico definitivo de diabetes devem ser acompanhados adequadamente após a alta hospitalar

10. Realização de exames diagnósticos e testes de rastreamento para complicações do diabetes e para doenças concomitantes:

- Pressão arterial: deve ser medida a cada consulta. Metas ideais para portadores de diabetes: PA sistólica < 130 mmHg e PA diastólica < 80 mmHg
- Dislipidemia: o perfil lipídico deve ser medido pelo menos uma vez ao ano. Metas para adultos: colesterol LDL < 100 mg/dℓ; colesterol HDL > 50 mg/dℓ; triglicérides < 150 mg/dℓ. O tratamento com estatinas deve ser indicado para portadores de diabetes, independentemente dos níveis lipídicos basais
- Nefropatia: pelo menos um teste anual para avaliar a excreção urinária de albumina em pacientes com DM1 de duração superior a 5 anos. Testes anuais também estão indicados para pacientes com DM2 desde o diagnóstico
- Retinopatia: avaliação oftalmológica dentro de 5 anos após o diagnóstico em adultos e crianças com DM1 há mais de 10 anos. Em pacientes com DM2, essa avaliação deve ser feita imediatamente após o diagnóstico. Em ambos os casos (DM1 e DM2), as avaliações oftalmológicas devem ser repetidas anualmente
- Cuidados com os pés: todos os portadores de diabetes devem realizar anualmente um exame abrangente dos pés para identificar fatores preditivos de risco de úlceras e amputações
- Doença arterial coronariana: em pacientes diabéticos assintomáticos, avaliar os fatores de risco para estratificar os pacientes de acordo com o risco de ocorrência em 10 anos. Adotar as medidas terapêuticas necessárias.

Sugestões para avaliação do paciente diabético em consultório odontológico

Anamnese

1. Você apresenta alguma condição clínica relevante?
2. Você apresenta alguma condição clínica nova na sua saúde no último ano?
3. Você foi hospitalizado ou esteve doente nos últimos 3 anos?
4. Você está sob algum tratamento no momento? Se mencionado diabetes, prosseguir com a investigação.

Avaliação de diabetes

1. Você perdeu peso recentemente ou tem tido febre ou sudorese noturna?

2. Tem muita sede?
3. Tem aumentado a diurese?
4. A boca está seca?
5. Tem história de diabetes, de doença coronariana ou câncer na família?
6. Você tem diabetes?
7. Você está em uso de medicamento?
8. Com que frequência monitora sua glicemia ou realiza a hemoglobina glicada?
9. Com que frequência tem hipoglicemia? Como você normalmente corrige a hipoglicemia? Já apresentou hipoglicemia severa (que necessita de auxílio de outra pessoa para corrigir ou coma)?
10. Como está seu controle? Já esteve internado por hiperglicemia?

Recomenda-se o exame clínico do paciente e, se disponível, a realização do teste de glicemia capilar previamente a consulta. Recomende que seu paciente traga o monitor de glicemia, caso não tenha um no consultório.

As complicações orais nos pacientes com diabetes incluem: xerostomia, infecções, cáries, candidíase, gengivite, doença periodontal, abscesso e síndrome da boca queimando. Após a avaliação clínica e dental, se houver dúvidas, recorrer ao médico que acompanha e discutir o procedimento.

Os pacientes com DM2 geralmente toleram bem os procedimentos do tratamento dental, incluindo anestesia geral, parenteral e sedação, além da anestesia local. Os pacientes com DM1 apresentam maior instabilidade da glicemia e estão mais suscetíveis ao aumento da glicemia diante de situações de estresse e pelo esquema terapêutico.[29] Indica-se a realização de procedimentos de preferência pela manhã para evitar grandes períodos em jejum com maior risco de hipoglicemia. Sugere-se não iniciar o procedimento se a glicemia estiver abaixo de 120 mg/dℓ e fornecer um carboidrato de ação rápida para garantir que o paciente não apresente hipoglicemia durante o tratamento. O contrário também é importante: controlar os níveis de glicemia pré-procedimento e realizar ajustes necessários para garantir glicemia mais próxima do normal. Em geral, não há necessidade de uso de antibióticos de rotina preventiva em pacientes com bom controle. Em pacientes com níveis de glicemia acima de 200 mg/dℓ ou hemoglobina glicada acima entre 7,5 e 8,5%, recomenda-se ajustar melhor o esquema terapêutico para depois realizar o procedimento. A menos que a condição da doença atual dental é a causa da descompensação, discutir com o médico assistente e realizar o tratamento em equipe.

Referências bibliográficas

1. Eliaschewitz FG. O diabetes do tipo 2 como síndrome de discordância evolucionária. RBM 65:5-43.
2. Shaw JE, Sicree RA, Zimmet PZ. Global estimates of the prevalence of diabetes for 2010 and 2030. Diabetes Res Clin Pract. 2009;87(1):4-14. Epub 2010a.
3. Harris MI, Flegal KM, Cowie CC, Eberhardt MS, Goldstein DE, Little RR, et al. Prevalence of diabetes, impaired fasting glucose, and impaired glucose tolerance in U.S. adults. The Third National Health and Nutrition Examination Survey, 1988-1994. Diabetes Care. 1998b;4(21):518-24.
4. Harris MI, Eastman RC, Cowie CC, Flegal KM, Eberhardt MS. Comparison of diabetes diagnostic categories in the U.S. population according to the 1997 American Diabetes Association and 1980-1985 World Health Organization diagnostic criteria. Diabetes Care. 1997c;20(12):1859-62.
5. Mokdad AH, Bowman BA, Ford ES, Vinicor F, Marks JS, Koplan JP. The continuing epidemics of obesity and diabetes in the United States. JAMA. 2001;12:286.
6. Zimmer P, Alberti KG, Shaw J. Global and societal implications of the diabetes epidemic. Nature. 2001;414:782-7.
7. Goran MI, Ball GD, Cruz ML. Obesity and risk of type 2 diabetes and cardiovascular disease in children and adolescents. J Clin Endocrinol Metab. 2003;88(4):1417-27.
8. Malerbi D, Franco LJ. The Brazilian Cooperative Group on the Study of Diabetes Prevalence. Multicenter study of the prevalence of Diabetes mellitus and impaired glucose tolerance in the urban Brazilian population aged 30-69 years. Diabetes Care. 1992;15(11):1509-16.
9. Awartani F. Evaluation of the relationship between type 2 diabetes and periodontal disease. Odontostomatol Trop. 2008;32(128):33-9.
10. Report of the Expert Committee on the Diagnosis and Classification of Diabetes Mellitus. Diabetes Care. 1997;20:1183-97.
11. Intensive diabetes treatment and cardiovascular disease in patients with type 1 diabetes. The Diabetes Control and Complications Trial/Epidemiology of Diabetes Interventions and Complications (DCCT/EDIC) Study Research Group N Engl J Med. 2005;353:2643-53.
12. UK Prospective Diabetes Study (UKPDS). In tensive blood glucose control with sulphonylureas or insulin compared with conventional treatment and risk of complication in patients with type 2 diabetes (UKPDS 33). Lancet. 1968;352:837-53.
13. Standards of medical care in diabetes American Diabetes Association 2006. Diabetes Care. 2006;29:s4-s42.
14. The DECODE Study Group. Glucose tolerance and mortality: comparison of WHO and American Diabetes Association diagnostic criteria. Lancet. 1999;354:617-21.
15. Report of the Expert Committee on the Diagnosis and Classification of Diabetes Mellitus. Diabetes Care. 1997;20:1183-97.
16. Barker JM. Clinical review: type 1 diabetes-associated autoimmunity: natural history, genetic associations, and screening. J Clin Endocrinol Metab. 2006;91:1210-7.
17. Cnop M, Welsh N, Jonas JC, Jorns A, Lenzen S, Eizirik DL. Mechanisms of pancreatic beta-cell death in type 1 and type 2 diabetes: many differences, few similarities. Diabetes. 2005;54(Suppl 2):S97-107.

18. Prentki M, Nolan CJ. Islet beta cell failure in type 2 diabetes. J Clin Invest. 2006;116:1802-12.
19. Burant CF. Medical management of type 2 Diabetes. American Diabetes Association. 6a ed. 2004, p. 3-16.
20. Rao. SS. Impareired glucose tolerance and impaired fasting glucose. Am Fam Physician. 2004;69:1961-68.
21. Grundy MS, Cleeman JI, Merz CN, et al. Implications of recent clinical trials for the National Cholesterol Education Program Adult Treatment Panel III Guidelines. Circulation. 2002;106:3143-421.
22. American Diabetes Association. Clinical practice recommendations. Diabetes Care 2013;36(Suppl. 1):S11-S66. Disponível em: http://care.diabetesjournals.org/content/36/Supplement_1/S11.full.
23. American Diabetes Association. Standarts of medical care in diabetes. Diabetes Care. 2008;1:12-54.
24. Boulton AJM, Gries FA, Jevervell J. Guidelines for the diagnosis and out-patient management of diabetic peripheral neuropathy. Diabet Med. 1998;15:508-14.
25. The Task Force on diabetes and cardiovascular diseases of the European Society of Cardiology (ESC) and the European Association for the Study of diabetes (EASD). Guidelines on diabetes, pre-diabetes,and cardiovascular diseases. Eur Heart J. 2007;28:88-136.
26. Aldrige JP, Lester V, Watts TLP, Collins A. Single blind studies of effects of improved periodontal health on metabolic control in type 1 Diabetes mellitus. J Clin Periodontol. 1994; 22;271-5.
27. Cost-Effectiveness of diabetes education. Diabetes Atlas – International Diabetes Federation. 2006.
28. Franco DR, Esquema de insulinização no diabetes tipo 2 Publicação online. Sociedade Brasileira de Diabetes E-Book, 2007.
29. Castilho AL, Haddad DS, Ribeiro FJB, Campolongo GD, Barros TP, Sabbagh-Haddad A. Avaliação da alteração glicêmica no paciente diabético tipo 2, durante o procedimento cirúrgico odontológico, com e sem sedação consciente com Óxido nitroso e oxigênio (N_2O/O_2). Relato de caso. Diabetes Clinica (Atibaia). 2007;11:277-83.

21

Sedação e Importância do Controle da Dor, do Medo e da Ansiedade na Prevenção das Emergências Médicas

Introdução

A grande maioria das situações de emergências médicas em ambiente odontológico, algo em torno de 76%, está relacionada à dor, ao medo e à ansiedade do paciente.[1] Pode-se afirmar que uma certa população de pacientes solicitará do profissional alguma modificação no tratamento odontológico. Algumas sugestões foram discutidas no Capítulo 3.

Na Odontologia moderna, a provisão de um adequado controle da dor, do medo e da ansiedade é parte integrante da sua prática. O Comitê Odontológico Inglês[2] cita que é um direito do paciente e um dever do cirurgião-dentista o controle da ansiedade na Odontologia; então, todos os pacientes merecem um controle apropriado do medo e da ansiedade para qualquer procedimento odontológico. Em maio de 2012, o Council of European Dentists[3] publicou algumas diretrizes aos cirurgiões-dentistas europeus para promover à sua população e qualidade no atendimento odontológico, ressaltando que dor e ansiedade são de suma importância na Odontologia, sendo que 10 a 30% da população (adultos e crianças) podem apresentar algum tipo de medo ou ansiedade em relação à terapia odontológica. Destaca-se que há evidências substanciais de que esses pacientes se beneficiarão da sedação com a mistura do $N_2O + O_2$, e que essa antiga técnica de sedação é um meio extremamente seguro e eficiente quando realizada por profissionais treinados.

A Academia Europeia de Odontopediatria,[4] a Academia Americana de Odontologia Pediátrica[5] e a Sociedade Britânica de Odontopediatria[6] recomendam uma titulação na técnica de administração que envolve o aumento da dose de N_2O sempre associada ao O_2 de 5 a 10% de incrementos a cada 1 minuto e, de acordo com a resposta do paciente, até que o efeito desejado seja alcançado. A sedação inalatória com a mistura de óxido nitroso e oxigênio, quando associada por técnicas de gestão de comportamento, é eficaz para crianças e adultos. Em 2008, uma revisão de Cochrane[7] relatou mudanças favoráveis em comportamento ou ansiedade quando a sedação com a mistura do $N_2O + O_2$ foi utilizada. Além disso, esta tem sido descrita como a técnica-padrão para Odontopediatria,[8] uma vez que alcança efetividade em até 90% dos casos, desde que os pacientes sejam cuidadosamente selecionados. No Brasil, essa técnica de sedação está regulamentada por lei e os cirurgiões-dentistas devidamente habilitados poderão lançar mão da sedação para os diferentes procedimentos odontológicos.

Sedação e emergências médicas

As principais indicações do uso da sedação inalatória com a mistura do $N_2O + O_2$ são para o controle do medo e da ansiedade, para obtenção de analgesia em combinação ao anestésico local e para os pacientes com comprometimento médico nos quais, além do efeito ansiolítico e sedativo,[9] pode representar uma diminuição do estresse e, como consequência, uma prevenção para as situações de emergências médicas que podem se desenvolver em ambiente odontológico, em decorrência de dor, medo e ansiedade. Além disso, alcança-se a analgesia para os procedimentos e diminui-se a quantidade de anestésicos locais utilizada para o procedimento, o que pode representar uma segurança no atendimento dessa população. Little et al.[10] sugerem o seguinte protocolo pré e intraoperatório para o atendimento odontológico de pacientes com comprometimento cardiovascular: monitoração dos sinais vitais, incluindo o oxímetro de pulso, sedação inalatória com a mistura do $N_2O + O_2$ ou sedação intravenosa e controle efetivo da dor com anestésicos locais.

A seguir, observam-se alguns exemplos; nos pacientes asmáticos, qualquer agente irritante para as vias aéreas pode causar um ataque de asma. Os gases anestésicos são irritantes, mas o óxido nitroso não é, por isso pode ser utilizado em pacientes asmáticos. Outros agentes que podem desencadear o ataque de asma são a dor, o medo e a ansiedade relacionados à terapia odontológica; por isso, há indicação da sedação com a mistura do $N_2O + O_2$. Os pacientes que sofreram acidente vascular cerebral (AVC) também podem receber O_2 suplementar como técnica de sedação e diminuição do estresse. Em um paciente com problemas hepáticos, ao qual está indicada a sedação, as medicações sedativas em geral sofrem biotransformação no fígado. A sedação inalatória ($N_2O + O_2$) pode ser uma boa alternativa, uma vez que o N_2O praticamente não sofre biotransformação. Em pacientes epiléticos ou com problemas de convulsão, o estresse do tratamento odontológico pode ser um gatilho para as crises epilépticas ou convulsões, bem como a hipoxemia, que também é um gatilho para a convulsão. Com a técnica da sedação inalatória com a mistura de $N_2O + O_2$, proporciona-se a redução do estresse (sedação) e oxigênio suplementar, o que certamente será uma prevenção para essas situações. A utilização da sedação parece particularmente adequada para os pacientes hipertensos, nos quais os efeitos do estresse da terapia odontológica podem causar surtos hipertensivos. A sedação pode ser indicada para o paciente no sentido de prepará-lo para o atendimento odontológico em consultório ou ambulatório.[11]

A dor inesperada durante a terapia odontológica pode desencadear as situações de emergências médicas. De acordo com Malamed,[1] as terapias odontológicas que envolvem situações de emergências médicas são Exodontia e Endodontia. Portanto, pode-se dizer que são procedimentos invasivos que solicitam um controle efetivo da dor, isto é, uma anestesia local efetiva. A sedação inalatória com a mistura do $N_2O + O_2$ pode ser útil porque, além do efeito sedativo, o óxido nitroso, diferentemente dos outros gases anestésicos, apresenta efeito analgésico em doses subanestésicas.[12-14] Para esse efeito muito provável, uma interação com o sistema opioide endógeno é envolvida, uma vez que essa analgesia é abolida quando se administra o antagonista opioide (naloxona).[15] A estimativa mais comum de eficiência analgésica sugere que 30% de N_2O administrado com máscara facial equivale de 10 a 15 mg de morfina administrada via intramuscular.[16]

A partir disso, pode-se dizer que a utilização dessa técnica de sedação pode ajudar no controle da dor junto com o AL, conceito este bem conhecido na Odontologia e na Medicina. Seus efeitos analgésicos são utilizados para aliviar as dores do parto; embora não seja um potente analgésico em doses administradas durante o parto,[17] o N_2O ajuda as mulheres a relaxar, proporcionando uma sensação de controle e reduzindo a percepção de dor, ainda que elas estejam cientes da presença da dor. Na sedação para procedimentos médicos em crianças, também pode ser indicado como alternativa ao anestésico tópico EMLA para canulação.[18,19] Um estudo[20] com um grupo de 100 crianças de um serviço de emergências médicas em um hospital acadêmico na Espanha mostrou que o uso da sedação com $N_2O + O_2$ foi efetivo quanto aos efeitos ansiolíticos e certa analgesia para procedimentos pediátricos.

Vários procedimentos médicos são realizados com a administração da sedação inalatória para obtenção de efeitos analgésicos e sedativos com a mistura do $N_2O + O_2$, como procedimentos de lesões dos músculos esqueléticos, redução de fraturas e deslocamento de articulações,[21] suturas de ferimentos, remoção de suturas, cólica ureteral, dor abdominal aguda e para alguns procedimentos desconfortáveis

Quadro 21.1 Algumas das utilizações da sedação com a mistura do $N_2O + O_2$ em procedimentos médicos.

Indicações da utilização do óxido nitroso em procedimentos médicos (Departamento de Emergências Médicas)
Redução da dor de injúrias musculoesqueléticas
Redução de deslocamentos de articulações
Adjuvante com lidocaína para reparo de lacerações
Adjuvante a outras analgesias no tratamento de ferimentos e drenagem de abscessos
Adjuvante ou único meio de analgesia durante o parto
Analgesia pré-hospitalar
Cólica ureteral
Dores no peito (IAM)
Enxaquecas
Oftalmologia (procedimentos)
Dermatologia

Modificado de Payne CG, Edbrooke DL, Davies GK.[25]

de diagnóstico. O N_2O também tem sido utilizado para aliviar a dor do infarto agudo do miocárdio (IAM).[22,23] A utilização do ETANOX,[24,25] mistura pré-dosada de N_2O(50%) + O_2(50%), é utilizada nos serviços de emergências médicas pré-hospitalares há anos.[25] O Quadro 21.1, na página anterior, evidencia as principais utilizações do N_2O em procedimentos médicos.

Pacientes com comprometimento médico – A importância do controle da dor, do medo e da ansiedade

Para ilustrar a importância do sistema nervoso autônomo, será descrito resumidamente o papel do sistema nervoso simpático nos pacientes com comprometimento médico. Tanto uma alteração do sistema simpático como do sistema parassimpático podem trazer transtornos para o paciente, principalmente naqueles que, embora compensados, apresentam uma doença de base que, em situações de estresse, pode determinar modificações no tratamento, entre elas a sedação para prevenir situações de emergências médicas.

Sistema nervoso autônomo e tônus simpático

O sistema nervoso autônomo, principalmente o sistema simpático, tem papel importante na resposta de luta ou fuga *(fight or fligh)* nos mamíferos, o que é um reflexo essencial para a sobrevivência em situações críticas. Com a estimulação simpática, os neurônios adrenérgicos liberam a norepinefrina nas sinapses neuroefetoras para aumentar a frequência e a força de contração do coração para redirecionar o sangue para mucosa, pele e vísceras. As principais funções cardiovasculares da adrenalina liberada na circulação na estimulação do sistema nervoso simpático são: vasodilatar o músculo esquelético e assistir no retorno do sangue ao coração por constrição das veias de capacitância nas pernas e no abdome. Além disso, a adrenalina é a principal responsável pela broncodilatação e alterações metabólicas que acompanham a descarga simpática, incluindo o aumento da glicose plasmática e da lipólise, e a diminuição de potássio no plasma.

No entanto, um aumento sustentado no tônus simpático pode levar a alterações deletérias no sistema cardiovascular e/ou pode ser responsável por graves distúrbios metabólicos.[26] Vários estudos epidemiológicos[27,28] mostraram que o aumento da atividade do sistema nervoso simpático (SNS) conduz a um aumento da morbidade e mortalidade cardiovascular. Alterações funcionais e morfológicas de diferentes órgãos (p. ex., coração, vasos sanguíneos, rins), bem como distúrbios do metabolismo glicídico e lipídico, são consequências de hiperatividade do SNS.[29]

A ativação simpática, particularmente para os rins e coração, parece estar relacionada com o prognóstico das doenças cardiovasculares.[26] Há 30 anos, na Medicina, tem sido estudado o sistema nervoso autônomo (SNA) e suas influências nas doenças cardiovasculares, tema que, atualmente, está recebendo muita atenção.

Está bem estabelecido que o início de eventos súbitos cardiovasculares seguem uma periodicidade circadiana ou são frequentemente desencadeados por estresse físico ou mental. Com o terremoto de 1994 em Los Angeles, ocorreu um aumento de 4 a 5 vezes no número de mortes súbitas cardiovasculares nesse dia.[30]

O SNS também é conhecido por ser ativo na morte cardíaca súbita, por isso é relevante considerar o potencial papel e mecanismos pelos quais o aumento da atividade nervosa simpática com ação em diferentes órgãos pode levar a eventos cardiovasculares súbitos.[26]

Picos de ocorrência de IAM, isquemia transitória e AVC de manhã estão bem documentados.[31] Por exemplo, o risco de morte cardíaca súbita aumenta em 70% entre 7 e 9 h da manhã em comparação com o resto do dia; coincidentemente, a atividade do SNS é elevada durante esse período. A atividade nervosa simpática em diferentes órgãos pode ser um gatilho para morte cardíaca súbita.[27,32] É possível que o aumento da vasoconstrição associada a essa atividade torne a placa aterosclerótica vulnerável à ruptura. Uma hipótese alternativa é que, com o aumento da atividade simpática no coração, determina-se uma instabilidade elétrica e, assim, o desenvolvimento de uma arritmia. A fibrilação ventricular (FV) e a taquicardia ventricular (TV) são frequentemente precedidas de sinais de atividade simpática acentuada.[33] Então, é possível que o aumento agudo da atividade simpática exerça influências danosas na presença de uma doença de base.[26] O aumento crônico da atividade simpática parece também contribuir para a gênese de alterações estruturais, como hipertrofia do ventrículo esquerdo e remodelação arterial. Os tratamentos com melhores resultados buscam a regressão dessas anormalidades associadas com as doenças cardiovasculares, se incluírem a redução da atividade nervosa simpática.[26]

É muito provável que pacientes com o tônus simpático alterado, ou mesmo pacientes compensados, procurem o tratamento odontológico, uma vez que a Odontologia avançou bastante nos últimos anos com a introdução de novas tecnologias, implantes intraósseos, tratamentos periodontais avançados combinados a procedimentos restauradores e protéticos extensos, com novas tecnologias e novos materiais, proporcionando uma Odontologia de "longa vida", atraindo os diversos pacientes para os consultórios, incluindo-se não somente os pacientes saudáveis, mas também aqueles com algum comprometimento médico. Por isso, é razoável sugerir a introdução de modificações na abordagem dessa população de pacientes. O controle efetivo da dor se faz necessário, como descrito anteriormente, e não é menos importante do que a sedação para proporcionar ansiólise e analgesia, que certamente irão proporcionar maior conforto e segurança na terapia odontológica.

De uma maneira muito simplificada, a dor, o medo e a ansiedade são fatores que podem precipitar o aumento do tônus simpático,[34] consequentemente determinando um aumento da necessidade de oxigênio pelo miocárdio, podendo, assim, dependendo da reserva coronariana do paciente, descompensar o equilíbrio no fornecimento de oxigênio e causar, por exemplo, uma coronariopatia, daí a importância da sedação com a mistura do $N_2O + O_2$ na Odontologia. Além de efeitos sedativos e analgesia,[14] o fornecimento de oxigênio adicional durante o tratamento pode ser muito útil nesses pacientes.[10]

O American College of de Cardiology (ACC) e a American Heart Association (AHA),[35] em 2007, conjuntamente, publicaram diretrizes atualizadas para assistir aos profissionais de saúde na decisão clínica quanto aos cuidados orais em pacientes com doenças cardiovasculares severas (doenças coronarianas, infarto, angina etc.). Essas orientações fornecem um quadro para considerar os riscos cardíacos durante procedimentos cirúrgicos não cardíacos (p. ex., cirurgias de cabeça e pescoço ou procedimentos orais envolvendo sangramento significativo de longa duração ou aumento do estresse). O documento tenta definir práticas que atendam às necessidades da maioria dos pacientes na maioria das circunstâncias. Além da classificação de risco das doenças cardiovasculares (Quadro 21.2), classifica o risco cardíaco em maior, intermediário e menor, a avaliação física do paciente, a determinação da capacidade funcional e o uso conservador dos vasoconstritores. A re-

Quadro 21.2 Preceptores clínicos de maior risco cardíaco.

Maior
Síndromes coronarianas instáveis
IAM ou risco isquêmico evidente
Angina instável ou grave
Insuficiência cardíaca descompensada
Arritmias significativas
Bloqueio atrioventricular de alto grau
Arritmias supraventriculares não controladas
Doença valvar cardíaca grave
Intermediário
Angina de peito (leve)
IAM prévio (histórico ou eletrocardiograma – ECG)
Insuficiência cardíaca compensada
Diabetes mellitus (particularmente tipo 1)
Insuficiência renal
Menor
Idade avançada
Anormalidades no ECG (hipertrofia ventricular esquerda, bloqueio do ramo esquerdo, anormalidades do segmento ST-T)
Ritmo não sinusal (p. ex., fibrilação atrial)
Baixa capacidade funcional (p. ex., incapaz de subir um lance de escadas portando uma sacola de compras)
História de AVC
Hipertensão arterial sistêmica não controlada

Modificado de Fleisher et al., 2007.

dução do estresse foi evidenciada para o atendimento dessa população de pacientes quando indicada, salientando a necessidade de redução do estresse relacionado a respostas fisiológicas. Ansiedade, medo e dor podem provocar a liberação de catecolaminas endógenas (adrenalina) da glândula adrenal, causando aumento da frequência cardíaca, vasoconstrição e aumento da pressão arterial, ilustrando assim a necessidade do adequado controle da dor. Para pacientes ansiosos, as diretrizes do ACC e da AHA recomendam a utilização de ansiolíticos, como os benzodiazepínicos, ou o óxido nitroso (35%) + oxigênio (65%), uma vez que podem ser úteis no atendimento odontológico. Na ausência de um controle efetivo da dor, a adrenalina endógena aumenta a carga de trabalho do coração e requisitos de oxigênio, o que, em pacientes com doenças cardiovasculares, pode precipitar uma isquemia conorária, angina de peito ou até mesmo levar a uma parada cardíaca.[35]

Sedação com $N_2O + O_2$ e Odontologia

Na Odontologia, o N_2O é bem conhecido há quase 170 anos. Em 1844, Horacce Wells (1815-1888), cirurgião-dentista norte-americano, descobridor da anestesia geral, introduziu o seu uso clínico na Odontologia e em Medicina,[16] utilizando as suas propriedades de sedação e analgesia. Em 1969, Ruben[14] completou um estudo com mais de 3 milhões de sedações com a administração de $N_2O + O_2$ sem contratempos.

Dada a sua longa história de segurança, pode-se afirmar que a sedação inalatória com a mistura de $N_2O + O_2$ é a técnica mais segura de todas as modalidades disponíveis para a sedação em Odontologia.[36] Essa técnica é ensinada durante a graduação para os cirurgiões-dentistas norte-americanos. Os higienistas nos EUA realizam um curso de capacitação similar ao brasileiro, mais curto, de 2-3 dias; realizam também uma prova e estão habilitados a administrar a sedação com $N_2O + O_2$ em pacientes odontológicos, daí a segurança e a simplicidade da técnica que importantes autores preconizam como uma técnica muito antiga, porém ainda muito atual. O Quadro 21.3 mostra algumas indicações da sedação inalatória com a mistura do $N_2O + O_2$ para procedimentos odontológicos.

Sedação e equipamentos (armamentário)

Para a realização da sedação inalatória com a mistura do $N_2O + O_2$, é necessário um aparelho que realize a mistura dos gases, conhecido como fluxômetro. O desenvolvimento dos equipamentos proporciona atualmente uma mistura mais fiel dos gases, uma vez que os fluxômetros precisam dispor de tecnologia para a medição dos gases N_2O e O_2 em movimento. A técnica de administração da sedação inalatória com a mistura de $N_2O + O_2$ é realizada por meio de máscara nasal (Figura 21.1), com um desenho que apresenta um espaço interno para fornecer a mistura dos gases ao paciente. Na porção externa da máscara, ligada ao interior, está fixada uma válvula de sentido único, cuja finalidade é conduzir o gás exalado para o dispositivo de sucção para eliminá-lo. Essa é uma importante tecnologia de exaustão (*scavenger*) no sentido de evitar que o N_2O seja liberado no ambiente (consultório), minimizando os riscos de exposição ao gás. As máscaras nasais são disponibilizadas em diferentes tamanhos e tecnologias para a fácil adaptação no paciente e geralmente apresentam boa aceitação.

Quadro 21.3 Algumas indicações da utilização da sedação inalatória com mistura do $N_2O + O_2$ na Odontologia.

Pacientes medrosos e ansiosos
Pacientes com fobia de agulhas
Pacientes que necessitam de analgesia adicional (p. ex., pulpite aguda)
Pacientes com náuseas ou enjoos (gag reflex)
Pacientes hiper-responsivos à dor, nos quais a anestesia local efetiva não é obtida
Crianças que apresentam alguma cooperação
Tratamento prolongado ou invasivo (p. ex., cirurgias)
Pacientes que apresentam desmaios
Pacientes com necessidades especiais/comprometimento médico com habilidade de comunicação, como alternativa à anestesia geral
Pacientes com doenças cardiovasculares (controle da ansiedade, analgesia e aumento do fornecimento de oxigênio)
Doenças de fígado e rim (N_2O; não ocorre biotransformação no corpo)
Asma (aumento nos níveis de oxigênio)

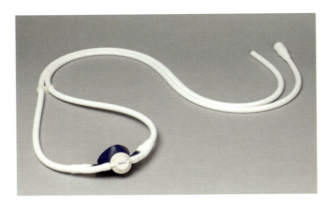

Figura 21.1 Máscara nasal com válvula de exaustão e sistema de condução, apresentando o sistema de exaustão *(scavenger)* que impede a liberação do N$_2$O ao ambiente. Esta é uma tecnologia importante recentemente incorporada para diminuir a exposição crônica dos profissionais aos gases. Cortesia de Mandala-Odontomed do Brasil. Disponível em www.mandala-odontomed.com.br.

As técnicas de administração, como discutido, são muito antigas e mudaram muito pouco nas últimas décadas; as poucas mudanças que ocorreram estão relacionadas às novas tecnologias dos aparelhos. Uma das características mais importantes de segurança associada com a tecnologia é a possibilidade de o cirurgião-dentista ou higienista administrar em um paciente a quantidade precisa de óxido nitroso necessária para fornecer o nível desejado de depressão do sistema nervoso central (sedação). Isso é a "titulação" e representa o componente de segurança mais importante dessa técnica, sendo umas das principais razões que determina a administração de óxido nitroso + oxigênio ser tão segura. O agente deve ser administrado em doses incrementais até que um determinado parâmetro clínico seja atingido (sedação); isso evita que o paciente fique muito sedado e permite que apenas a quantidade de medicação necessária para o paciente ser sedado seja administrada. Quando se titula a administração do N$_2$O + O$_2$, a porcentagem de sucesso da sedação é extremamente elevada.[37] Um estudo[38] da Universidade do Sul da Califórnia, durante 29 anos de administração de N$_2$O + O$_2$, concluiu que a grande maioria das sedações se realiza com a porcentagem de 30 a 40% de N$_2$O. Todos os modelos de fluxômetros atualmente possibilitam a titulação na administração da sedação inalatória e administram um mínimo de 20% de O$_2$ como medida de segurança entre muitas outras, entre elas o sistema *flush*, que administra O$_2$ a 100%. A maioria dos aparelhos apresenta um sistema de exaustão eficiente que evita que o N$_2$O seja liberado no ambiente, minimizando a exposição crônica dos profissionais do consultório ou ambulatório.

Existem três tipos de aparelhos disponíveis: o fluxômetro manual (Figura 21.2), que realiza a mistura dos gases manualmente, ou seja, o profissional que opera o fluxômetro é quem determina os volumes da mistura e faz o cálculo das porcentagens dos gases que estão sendo administrados, medidos em litros; o fluxômetro automático (Figura 21.3), que mistura os gases a partir da porcentagem de oxigênio determinada pelo profissional e o fluxo em litros; o fluxômetro digital (Figura 21.4), em que a mistura e a determinação do volume são realizadas de maneira mais precisa, isto é, com mais resolução no fluxo de gases, um fluxo de até 0,1 ℓ/minuto. Apresenta dispositivos eletrônicos de controle, como o Matrx MDM-D, nos quais as porcentagens dos gases administradas são mostradas no *display* digital do fluxômetro. Outro avanço na tecnologia dos fluxômetros digitais diz respeito à segurança; é denominado *flush*, pois, se por alguma razão, se decide interromper a administração de N$_2$O, quando essa função é acionada, ele eletronicamente interrompe de maneira completa o fluxo de N$_2$O e administra somente o O$_2$, ao contrário dos outros modelos que "diluem" o N$_2$O administrado.

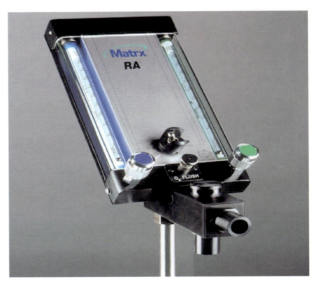

Figura 21.2 Matrx RA (*relative analgesia*). *Display* analógico vertical com duas colunas de vidro – oxigênio (verde) e óxido nitroso (azul) – de fácil visualização, com dispositivo de segurança que garante um fluxo mínimo de 3 ℓ de oxigênio. Com dois controles separados, o primeiro controle central liga e desliga o dispositivo (ON-OFF) e, nas colunas, dois botões laterais determinam o fluxo em litros do oxigênio e óxido nitroso manualmente, além de calcular as porcentagens de gases que serão administrados pelo profissional. O botão de oxigênio (*flush*) embutido está convenientemente localizado para fácil acesso na parte inferior do fluxômetro. Cortesia de Mandala-Odontomed do Brasil. Disponível em www.mandala-odontomed.com.br.

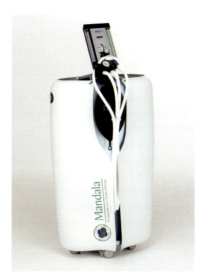

Figura 21.3 Matrx MDM automático com autocompensação de fluxo e dispositivo medidor percentual. *Display* analógico automático que mantém a taxa de fluxo quando a porcentagem de fluxo é ajustada (e vice-versa). *Display* analógico e vertical, visualização das duas colunas de vidro: oxigênio (verde) e óxido nitroso (azul). Parte superior com botão único para a determinação da porcentagem de oxigênio (permite a operação de diminuição de O_2 e aumento do N_2O apenas com o movimento), e o botão central que determina o fluxo em volume por minuto, facilitando a titulação. Botão de oxigênio (*flush*) embutido, convenientemente localizado, para fácil acesso à parte inferior do fluxômetro. Cortesia de Mandala-Odontomed do Brasil. Disponível em www.mandala-odontomed.com.br.

As unidades digitais possuem LED intermitentes, apresentam mais recursos para o profissional, que mostram a quantidade de fluxo de gás que está sendo administrado e se a proporção relativa à quantidade de fluxo está correta. A válvula de entrada de ar localizada no T da bolsa reservatória fornece ar do ambiente para o paciente quando sua demanda de respiração é maior do que a saída combinada das configurações do fluxômetro, fluxo de gases na bolsa reservatória. Na parte posterior do fluxômetro, há uma saída auxiliar de oxigênio para situações de emergências médicas, 3 em 1, para utilização como reanimador ou válvula de demanda de oxigênio (*demand valve resuscitator*) para fornecimento de oxigênio suplementar em pacientes com disfunção respiratória (Figura 21.5).

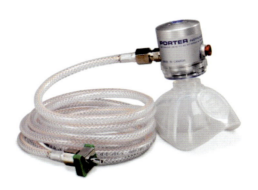

Figura 21.5 Válvula de demanda de oxigênio-Porter O-TWO. Combina duas tecnologias que salvam vidas: ressuscitação com pressão positiva e fornecimento de oxigênio com válvula de demanda de oxigênio e máscara facial (*on-demand oxigen delivery*). Na válvula, há um botão de disparo, ativado pelo dedo indicador do operador, que libera o oxigênio na máscara facial, sem remover a mão, e um alarme de pressão sonoro para indicar uma obstrução das vias aéreas combinada com uma válvula de pressão que evita a hiperinsuflação. A válvula de demanda fornece oxigênio 100% a um paciente que está respirando espontaneamente com esforço respiratório mínimo e controla e determina o fluxo de oxigênio por meio do esforço respiratório do paciente. Cortesia de Mandala-Odontomed do Brasil. Disponível em www.mandala-odontomed.com.br.

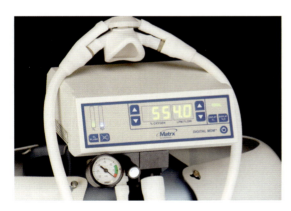

Figura 21.4 Fluxômetro digital Matrx MDM-D. Painel plano com botões digitais de fácil operação (*push button*) que otimiza o controle de assepsia. Indicadores de LED no painel com indicativos numéricos e gráficos de barra, e leituras porcentuais com alarmes visuais e sonoros. Sistema de autocompensação, recurso que simplifica o ajuste dos controles de fluxo e porcentagem dos gases e mantém a taxa de fluxo enquanto a porcentagem é ajustada (e vice-versa). Na parte posterior do fluxômetro, saída auxiliar de oxigênio para situações de emergências médicas, 3 em 1, para utilização com reanimador ou válvula de demanda de oxigênio (*demande valve resuscitator*) para fornecimento de oxigênio suplementar em pacientes com disfunção respiratória. Cortesia de Mandala-Odontomed do Brasil. Disponível em www.mandala-odontomed.com.br.

Resumo

Dos dias de Horace Wells, "pai da anestesia", até os dias atuais, a técnica de sedação inalatória com a mistura do óxido nitroso (N_2O) com oxigênio (O_2) tem se mostrado muito útil na Odontologia e na Medicina, em uma variedade de procedimentos, tanto pela sedação para controle do medo e da ansiedade, como para a analgesia que a técnica proporciona. Como discutido, a técnica pode ser também uma medida de prevenção para as situações de emergências médicas.

Os aparelhos para a sedação inalatória nos últimos 20 anos incorporaram novas tecnologias, tanto para facilitar a administração dos gases, como para trazer maior segurança para a sedação. Sem dúvida, essa técnica de sedação é a que apresenta maior segurança e pode ser bastante efetiva quando os pacientes são corretamente selecionados. Como a Odontologia atualmente se expande de maneira global, ocorre uma necessidade de conter os custos e proporcionar às novas tecnologias a introdução da sedação. Portanto, é razoável que os profissionais sejam treinados para a incorporação da técnica de sedação na sua clínica odontológica, que é um meio seguro e confiável também para o controle da dor. Para isso, ficou determinado na legislação brasileira que os profissionais podem receber treinamento e habilitar-se para utilizar essa técnica.

Apêndice

Perguntas e respostas – Analgesia e sedação consciente

1. **A analgesia e a sedação com óxido nitroso são conhecidas há muitos anos?**

   Sim. Descoberta por Horace Wells em 1844, essa técnica é utilizada em larga escala nos EUA desde 1930. Outros países seguiram esse exemplo e hoje esta é uma opção disseminada em vários países: Reino Unido, Japão, França, Suécia, Noruega, Dinamarca, Austrália e Nova Zelândia são exemplos de nações que utilizam esse meio de controle do medo, da dor e da ansiedade em Odontologia.

2. **A analgesia e a sedação com óxido nitroso são iguais a uma anestesia geral?**

   Não. A sedação com óxido nitroso e oxigênio é um método que, adequadamente utilizado, produz sonolência leve, diminuição da sensação dolorosa (analgesia) e diminuição da ansiedade, mas mantém o paciente acordado, cooperativo, respirando espontaneamente e com todos os seus reflexos de proteção íntegros.

3. **Como se administra a analgesia e a sedação com óxido nitroso?**

   Usando equipamentos desenvolvidos especificamente para esse fim. O profissional posiciona uma máscara nasal no paciente e, por meio de botões de fácil manuseio instalados no equipamento, controla a mistura de gases (oxigênio e óxido nitroso), oferecendo concentrações de óxido nitroso entre 0 e 70%, garantindo que o paciente receba no mínimo 30% de oxigênio. Essa técnica e os equipamentos foram desenvolvidos para que o profissional, sozinho no consultório, possa ministrar a mistura dos gases com segurança e eficácia.

4. **Como se garante a qualidade dos equipamentos utilizados na analgesia e na sedação com óxido nitroso?**

   Primeiramente, o profissional deve se certificar que o equipamento possui registro no Ministério da Saúde (MS)/Anvisa. Eventualmente, comercializam-se equipamentos de um mesmo fabricante, porém com modelos diferentes e somente um registro no MS. Isso é ilegal, e a presença de um equipamento desses em seu consultório lhe trará inúmeros problemas, caso receba a visita da vigilância sanitária municipal ou estadual. Os modelos da Matrx Medical têm registro na Anvisa, FDA e CE, bem como selo de recomendação da American Dental Association (ADA).

5. **Em geral, qual o tempo de garantia desses aparelhos?**

   O tempo de garantia desses equipamentos é de 2 anos.

6. **Como é realizado o trabalho de assistência técnica dos equipamentos?**

   Não é comum eles necessitarem de assistência técnica, uma vez que não descalibram; caso isso ocorra, em geral, são enviados equipamentos de reserva que chegam no máximo em 48 horas na clínica. Seu equipamento é enviado por Sedex a cobrar para atendimento.

7. **A analgesia e a sedação com óxido nitroso são seguras?**

   Sim. Muito embora qualquer técnica anestésica e/ou qualquer tratamento tenham um risco embutido em si, a analgesia e a sedação com óxido nitroso são tidas como técnicas extremamente seguras. Não há nenhum relato de óbito na literatura mundial atribuído à analgesia e à sedação com mistura de óxido nitroso e oxigênio.

8. **A analgesia e a sedação com óxido nitroso dispensam o uso de anestésicos locais (AL)?**

   Não. A técnica não dispensa o uso de AL nos procedimentos odontológicos, apesar de promover também analgesia no paciente. Contudo, em alguns procedimentos e pacientes, o efeito dos gases permite realizar procedimentos sem utilização de anestésico infiltrativo. Na prática médica, tem sido utilizada com grandes resultados, evitando o uso de AL e como um grande diferencial para a clínica.

9. **A analgesia e a sedação com óxido nitroso diminuem o consumo total de AL?**

Sim. Uma vez que o óxido nitroso possui propriedades analgésicas, há diminuição do consumo de AL em até 60%. Estes, sim, são possíveis causadores de emergências médicas no consultório odontológico. Além disso, a técnica prolonga o efeito clínico dos AL.

10. **A analgesia e a sedação com óxido nitroso têm contraindicações?**

Sim, mas relativas. A grande maioria dos pacientes se beneficia da técnica, os que se enquadram na classificação ASA 1 e 2. Aos que se enquadram em classificação superior a essas, como pacientes com cardiopatias graves, patologias pulmonares graves e neuropatias sensitivas, não é recomendável oferecer esse tipo de sedação.

11. **Quais são as principais indicações de analgesia e sedação com óxido nitroso?**

Em todos os pacientes odontológicos, principalmente em crianças, pacientes especiais e pacientes odontofóbicos, bem como em procedimentos mais invasivos, como cirurgias e implantes dentários. Na Medicina, nos últimos 20 anos, vem aumentando o número de procedimentos minimamente invasivos. Os pacientes passam a sentir os mesmos sintomas dos pacientes dos cirurgiões-dentistas.

12. **A analgesia e a sedação com óxido nitroso podem ser utilizadas em crianças?**

Sim. É considerada a técnica de escolha no tratamento odontológico de crianças com mais de 2 anos de idade.

13. **A analgesia e a sedação com óxido nitroso podem ser usadas em pacientes cardíacos e hipertensos? E nos diabéticos?**

Sim. Técnicas de redução de dor e estresse fazem parte da tática de bom atendimento a esses pacientes. Todavia, uma boa anamnese deve ser feita para garantir que esses pacientes se encontrem adequadamente compensados no momento do procedimento.

14. **Qual é o tempo-limite que o paciente pode ficar sob efeito dos gases?**

Não há um tempo-limite para a sedação. Entretanto, observa-se um pequeno aumento do tempo de recuperação no pós-tratamento (geralmente em torno de 10 minutos) em procedimentos que excedam 2 horas de duração, bem como um pequeno aumento na incidência de náuseas e vômitos pós-operatórios, que é a principal complicação relacionada com a técnica.

15. **Qual o tempo de indução e retorno do paciente?**

São necessários 5 minutos para induzir e 5 minutos para eliminar o óxido nitroso do paciente. O óxido nitroso promove uma indução rápida e também tem rápida reversibilidade. Essas duas características, comparativamente com as outras técnicas de sedação (oral e venosa), são de grande segurança para o profissional.

16. **A analgesia e a sedação com óxido nitroso são tidas como ultrapassadas nos países desenvolvidos?**

Não, muito pelo contrário. Apesar de se utilizar largamente anestesia geral, sedação endovenosa e oral nesses países, um levantamento do National Health Service (NHS), no Reino Unido, realizado em 2002, recomenda que a primeira técnica farmacológica a ser empregada na Medicina e na Odontologia para redução de dor, medo e ansiedade seja justamente a sedação consciente com oxigênio e óxido nitroso. As razões apontadas são baixo custo e, acima de tudo, a grande segurança do método.

17. **A analgesia e a sedação com óxido nitroso podem ser realizadas legalmente pelo cirurgião-dentista?**

Sim. A Lei n. 5081, que regulamenta o exercício da Odontologia no Brasil, garante o uso da hipnose e da analgesia, desde que indicadas e que o profissional esteja habilitado. A resolução do Conselho Federal de Odontologia (CFO) n. 51/2004 regulamentou os cursos de habilitação e pôs fim à polêmica sobre a legalidade do uso da técnica pelos cirurgiões-dentistas. Os médicos não necessitam de capacitação, pois já têm conhecimento dos mecanismos de ação do gás, sua farmacologia e farmacocinética.

18. **Como são os cursos de habilitação?**

São cursos de carga horária mínima de 96 horas, que seguem uma programação padronizada pelo CFO na resolução n. 51/2004. São oferecidos por entidades de classe e universidades.

19. **Qual o tempo de duração do cilindro? Quantas utilizações podem ser feitas, aproximadamente?**

Em média, um cilindro de volume interno de 10 litros ("B10") acomoda 1.500 litros de O_2 e 7 kg de óxido nitroso (equivalente a aproximadamente 3.800 litros de N_2O). Essas quantidades são suficientes para 7 a 10 horas, no caso do cilindro de oxigênio, e de 24 a 30 horas, no caso do óxido nitroso.

20. **Qual o custo médio de 1 hora da mistura dos gases?**

Aproximadamente R$ 13,00 é o valor, para a clínica, por 1 hora de gazes para a clínica.

21. Quanto custa e quem comercializa os cilindros?

Os profissionais podem adquirir ou locar os cilindros diretamente dos fornecedores de gases (Air Liquide, Linde Gases, White Martins, Air Products e seus distribuidores locais).

22. Quem faz a instalação do aparelho e a assistência técnica?

A instalação do equipamento é bastante simples. Nos cursos de habilitação, aprende-se como instalá-lo e manuseá-lo.

Referências bibliográficas

1. Malamed SF. Managing medical emergencies. J Am Dent Assoc. 1993;124:40-53.
2. Conscious sedation in the provision of dental care. Report of an Expert Group on Sedation for Dentistry. Standing Dental Advisory Committee, Department of Health (2003). Disponível em: www.dh.gov.uk/en/Publicationsandstatistics/Publications/PublicationsPolicyAndGuidance/DH_4069257.
3. Council of European Dentists Resolution (CED).The use of nitrous oxide inhalation sedation in dentistry. 2012. Disponível em: www.omd.pt/noticias/2013/03/ced-report-2012.pdf.
4. Hallonsten AL, Jensen B, Raadal M, Veerkamp J, Hosey MT, Poulsen S. European Academy of Paediatric Dentistry. Guidelines on sedation in paediatric dentistry. Disponível em: www.eapd.gr/dat/5CF03741/file.pdf.
5. American Academy of Paediatric Dentistry. Guideline on use of nitrous oxide for pediatric dental patients. Council on Clinical Affairs, Clinical Guidelines. 2009.Disponível em: www.aapd.org/media/policies_guidelines/g_nitrous.pdf.
6. Hosey MT. UK National Clinical Guidelines in Paediatric Dentistry. Managing anxious children: the use of conscious sedation in paediatric dentistry. Int J Paed. Dent. 2002;12(5):359-72.
7. Matharu L, Ashley, PF. Sedation of anxious children undergoing dental treatment (review) 2006. Cochrane Database Syst Rev.
8. Sedation in children and young people (CG112) 2010. Sedation for diagnostic and therapeutic procedures in children and young people. Disponível em: http://egap.evidence.nhs.uk/CG112.
9. Czech DA,Quock RM. Nitrous oxide induces an anxiolytic-like effect in the conditioned defensive burying paradigm, which can be reversed with a benzodiazepine receptor blocker.
10. Little JW, Falace DA, Miller CS, Rhodus NL . Ischemic heart disease. In: Little JW, Falace DA, Miller CS, Rhodus NL. Dental management of the medically compromised patient 6a ed. St Louis: Mosby; 2002, p.79-93.
11. Delannoy B, Delannoy G, Vichova Z, Robert J-M, Lehot J-J. Risque cardiovasculaire en odontologie. EMC (Elsevier Masson SAS, Paris), Odontologie, 2009;23:760-7.
12. Analgesic and hypnotic effects of subanaesthetic concentrations of xenon in human volunteers: comparison with nitrous oxide. British Journal of Anaesthesia. 1995;74:670-3.
13. Dundee JW, Moore J. Alterations in response to somatic pain associated with anaesthesia. IV. The effect of sub- anaesthetic concentrations of inhalation agents. Br J Anaesth. 1960;32:453-9.
14. Ruben H. Nitrous oxide analgesia in dentistry: its use during 15 years in Denmark. Br Dent J. 1972;132:195-6.
15. Berkowitz BA, Finck AD, Ngai SH. Nitrous oxide analgesia: reversal by naloxone and development tolerance. J Pharmacol ExpTher. 1977;203(3):539-47.
16. Kaufman E, et al. Analgesia in selected dental patient. Anesthesia Progress May-June 1982.
17. Rooks JP. Safety and risks of nitrous oxide labor analgesia: a review. Journal of Midwifery & Women's Health. 2011;56(6).
18. Babl FE, Oakley E, Seaman C, Barnett P, Sharwood LN. High-concentration nitrous oxide for procedural sedation in children: adverse events and depth of sedation. Pediatrics. 2008;121:e528-32.
19. Paut O, Calmejane C, Delorme J, Lacroix F, Camboulives J. EMLA versus nitrous oxide for venous cannulation in children. Anesth Analg. 2001;93:590-3.
20. Reinoso-Barbero F, et al. Equimolar nitrous oxide/oxygen versus placebo for procedural pain in children: a randomized trial. Pediatrics. 2011;127:e1464.
21. Uglow MG. Kocher's painless reduction of anterior dislocation of the shoulder: a prospective randomised trial. Injury. 1998;29:135-7.
22. Thompson PL, Lown B. Nitrous oxide as an analgesic in acute myocardial infarction. JAMA. 1976;235:924-7.
23. Jastak JT, Donaldson D. Nitrous. Anesth Prog. 1991;38:142-53.
24. Nicolas E, Lassauzay C. Interest of 50% nitrous oxide and oxygen premix sedation in gerodontology. Clin Interv Aging. 2009;4:67-72.
25. Payne CG, Edbrooke DL, Davies GK. Minor procedures in the accident and emergency department: can entonox help? Archives of Emergency Medicine. 1991;8:24-32.
26. Borchard U. The role of the sympathetic nervous system in cardiovascular disease. Journal of Clinical and Basic Cardiology. 2001;4(3):175-7.
27. Kannel WB. Office assessment of coronary candidates and risk factor insights from the Framingham study. J Hypertension. 1991;9(Suppl):13-9.
28. Honzikova N, et al. Sympatetic overactivity and mortality in patients after myocardia infarction. Scripta Medica(BRNO). 2000;73(1):31-34.
29. Malpas SC. Sympathetic nervous system overactivity and its role in the development of cardiovascular disease. Physiol Rev. 2010;90:513-57.
30. Rosenman KD. Sudden cardiac death triggered by an earthquake. N Engl J Med. 1996;334:1673.
31. Muller JE. Circadian variation and triggering of acute coronary events. Am Heart J. 1999;137:S1-S8.
32. Willich SN, Maclure M, Mittleman M, Arntz HR, Muller JE. Sudden cardiac death. Support for a role of triggering in causation. Circulation. 1993;87:1442-50.
33. Jardine DL, et al. Cardiac sympathetic nerve activity and ventricular fibrillation during acute myocardial infarction in a conscious sheep model. J Physiol. 2005;565(1):325-33.
34. Alfayad DW, et al. Dental anxiety and it's relation to serum cortisol level before dental surgical treatment. Anb Med J. 2012;10(1):35-40.
35. Fleisher LA, Beckman JA, Brown KA, et al. ACC/AHA 2007. Guidelines on perioperative cardiovascular evaluation and care for noncardiac surgery: a report of the American College of Cardiology/American Heart Association Task Force on Practice Guidelines. Circulation. 2007;116(17):1971-96.
36. Becker DE. Pharmacodynamics in moderate and deep sedation. Anesth Prog. 2012;59:28-42.
37. Malamed SF, Clark MS. Nitrous oxide-oxygen: a new look at a very old technique. Journal of The California Dental Association, May. 2003.
38. Malamed SF, Sedation: a guide to patient management. 4a ed. St Louis: CV Mosby; 2003.

Apêndice

Algoritmo – Obstrução das vias aéreas por corpo estranho em crianças (Pediatria)[1]

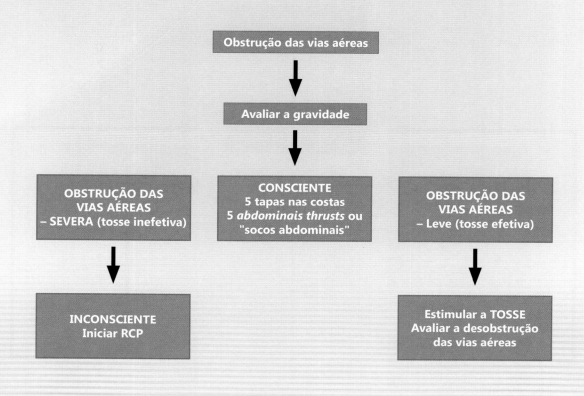

Na manobra de Heilmlish, fique atrás da vítima. Ponha seus braços em torno da pessoa e agarre o punho com a outra mão na linha mediana, logo abaixo das costelas. Faça um movimento rápido e forte para dentro e para cima na tentativa de ajudar a pessoa a tossir até expulsar o objeto. Essa manobra deve ser repetida até que a pessoa seja capaz de respirar. Disponível em www.heimlichinstitute.org/

Algoritmo do desfibrilador automático externo (DAE)
Comitê Europeu de Ressuscitação 2010

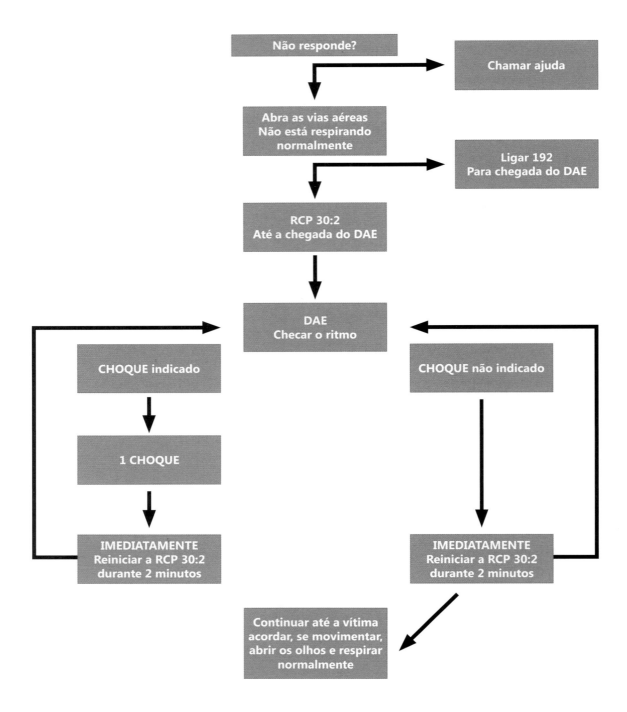

Apêndice

Algoritmo – Obstrução das vias aéreas por corpo estranho em crianças (Pediatria)[1]

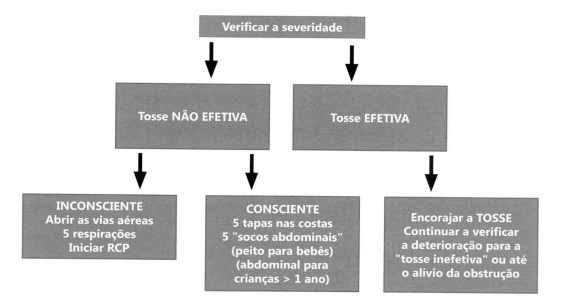

Referências bibliográficas

1. Biarent D, et al. European Resuscitation Council Guidelines for Resuscitation 2010 Section 6. Paediatric life support Resuscitation. 2010;81:1364-88.
2. Nolan JP, et al. European Resuscitation Council Guidelines for Resuscitation 2010. Section 1. Executive summary. Resuscitation. 2010;81:1219-76.

Algoritmo: suporte básico de vida no adulto[2]
Sem resposta (não responde)
Chamar ajuda
Abertura das vias aéreas
Não respira normalmente
Ligue para o serviço de emergências médicas (p. ex., SAMU 192)
30 Compressões torácicas
2 ventilações 30 compressões

Adaptado de Nolan JP, et al. European Resuscitation Council Guidelines for Resuscitation 2010. Section 1. Executive summary. Resuscitation 2010;81:1219-76.

Controle de emergências de colapsos e parada cardíaca em gestantes (SBV)

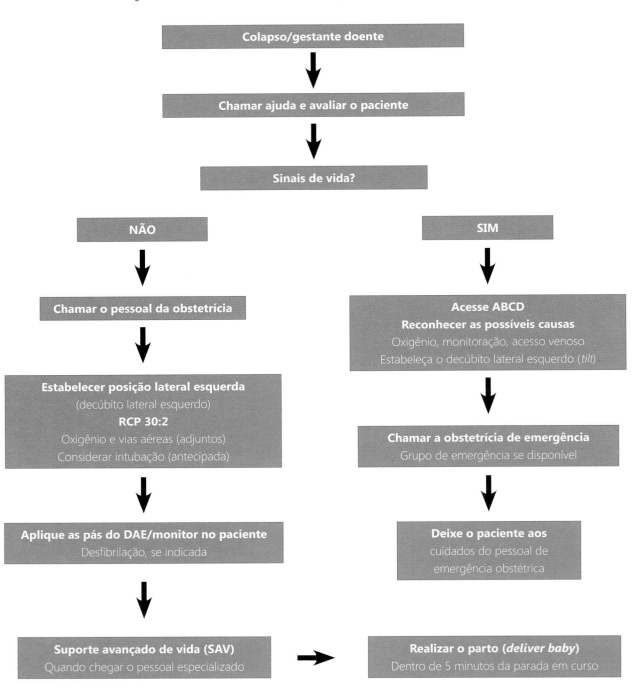

Modificado do algoritmo de Suporte Básico de Vida intra-hospitalar para emergências em obstetrícia para gestantes com mais de 22-24 semanas de gestação.

Fonte: Anaesthesia, 2009. Disponível em www.update.anaesthesiologists.org/category/emergency-algorithms/

Indicações da RCP – A ressuscitação cardiopulmonar (RCP) é administrada em uma vítima inconsciente sem pulso e sem respiração.

Indicações de RCP
Parada cardíaca súbita
Acidente vascular cerebral (AVC)
Trauma
Engasgo
Afogamento
Choques elétricos e relâmpagos
Infecção grave
Reação alérgica grave
Drogas (superdosagem)
Sangramento excessivo
Hipotermia

Interações de medicamentos com epinefrina e levonordefrina
Betabloqueadores não seletivos
Exemplos: nadolol, propanolol, sotalol, timolol
A interação pode resultar em aumento da pressão arterial. A redução do uso do vasoconstritor é recomendada
Antidepressivos tricíclicos
Exemplos: imipramina, amitriptilina ou cloridarto de amitriptilina, desipramina, nortriptilina, clomipramina, doxepina e protriptilina
Interação pode resultar em aumento da pressão arterial com a levonordefrina "contraindicado", e com a epinefrina a dose deve ser diminuída
Anestesia geral – gases anestésicos: halotano e tiopental
A interação pode resultar em disritmias cardíacas. O anestesista deve ser avisado da necessidade de utilizar anestésicos locais contendo epinefrina, e o uso desta deve ser limitado quando usar tiopental
Cocaína: a interação pode resultar em aumento da pressão arterial e arritmias cardíacas

Sugestões de substâncias/medicamentos para compor o *kit* de emergências médicas.

Medicamento	Apresentação	Dose	Nome comercial®	Quantidade	Data de validade	Data da verificação
Oxigênio	Cilindro tamanho E			1 ou 2		
Salbutamol broncodilatador	Inalante *spray*	0,1 mg/dose	Aerolin *Spray*	1		
GNT	*Spray*	0,4 mg/dose	Não disponível no Brasil	1		
Dinitrato de isossorbida	Sublingual	5 mg 1 cápsula/sublingual	Isordil	1		
AAS	Comprimidos	500 mg	Aspirina	6		
Adrenalina	Solução injetável, ampola 1:1.000 (1 mg/ml)	1 mg/ml	Hipolabor, Drenalin	2		
Cloridrato de difenidramina	50 mg - ampola solução injetável	50 mg/ml	Difenidrim, Benadril	1		
Cloridrato de prometazina	50 mg - ampola solução injetável	50 mg/2 ml	Fenergan	1		
Glucagon	1 mg/unidade/ml	Glucagon + diluente	Glucagon	1		
Glicose	Suco de laranja, refrigerantes, tabletes de açúcar			Diversos		
Corticosteroide	Solução injetável 500 mg	5 mg/kg	Hidrocortisona	2		

Possíveis interações dos vasoconstritores adrenérgicos e diferentes grupos de medicações.

Medicamentos usados pelo paciente	Interações com vasoconstritores	Dentista – procedimento
Bloqueadores alfa-adrenérgicos (fenoxibenzamina, prazosin) Medicamentos antipsicóticos (haloperidol, tioridazina)	O bloqueio dos receptores alfa-adrenérgicos pode resultar em hipotensão, com largas doses de epinefrina	Use o vasoconstritor cautelosamente - com baixas doses quanto possível para o procedimento
Inibidores de catecol-o-metil transferase-COMT (medicação para doença de Parkinson) - (tolcapone, entacapone)	O bloqueio do metabolismo das catecolaminas pode potencializar os efeitos sistêmicos da epinefrina	Use o vasoconstritor cautelosamente - com baixas doses quanto possível para o procedimento
Estimulantes do SNC (anfetaminas, metilfenidato: transtorno do déficit de atenção e hiperatividade (TDAH), narcolepsia e hipersônia idiopática do sistema nervoso central (SNC)	Aumento do efeito "estimulante" do vasoconstritor pode ocorrer	Use o vasoconstritor cautelosamente - com baixas doses quanto possível para o procedimento
Cocaína*	Aumento do efeito do vasoconstritor que pode culminar em parada cardíaca	Evitar o uso do vasoconstritor em pacientes sob influência da cocaína
Glicosídeos digitálicos (digitoxina, digoxina) - medicamentos para arritmias	Aumento do risco de arritmias cardíacas	Indicar consulta médica, sugerir o uso do octapressim
Anestesia com hidrocarbonetos halogenados (halotano e enflurano)	A sensibilização do coração pode resultar em arritmias cardíacas	Informar o médico anestesista sobre a intenção de utilizar anestésico local com vasoconstritor durante o procedimento
Levodopa (antiparkinsônicos) e hormônios da tireoide (levotiroxina e liotironina)	Largas doses de levodopa ou hormônios da tireoide (reposição) podem aumentar o risco de toxicidade cardíaca	Use o vasoconstritor cautelosamente - com baixas doses quanto possível para o procedimento
Maprotilina – antidepressivo tricíclico (amitriplina, doxepin, imipramina)	Pode potencializar os efeitos do vasoconstritor	Evitar o uso de levonordefrina; use a epinefrina cautelosamente - com baixas doses quanto possível para o procedimento
Metildopa, bloqueadores neuronais adrenérgicos (guanadrel, guanetidina, reserpina – anti-hipertensivos)	Pode potencializar a resposta sistêmica do vasoconstritor	Use o vasoconstritor cautelosamente - com baixas doses quanto possível para o procedimento
Betabloqueadores adrenérgicos não seletivos (propanolol, Nadolol)	O bloqueio do receptor beta-adrenérgico no músculo esquelético pode resultar em hipertensão, em resposta ao uso do vasoconstritor, especialmente a epinefrina	Monitore a pressão arterial, depois da injeção inicial do anestésico local (com vasoconstritor)

* A cocaína é uma medicamento simpaticomimético que predispõe os usuários a arritmias cardíacas, hipertensão e isquemia do miocárdio. O pico plasmático máximo ocorre em 30 minutos e o efeito pode durar de 4 a 6 horas. Em função do potencial risco médico, qualquer tratamento odontológico eletivo deve ser adiado no mínimo 24 horas após a última dose de cocaína utilizada, para permitir a eliminação da medicamento e possíveis interações com o anestésico local.
Modificado de: Yagiela JA. Injectable and topical local anesthetics. In: Ciancio S (ed). ADA Guide to Dental Therapeutics. 3a ed. Chicago: American Dental Association; 2003. p. 1-16.

Reação anafilática – Tratamento inicial

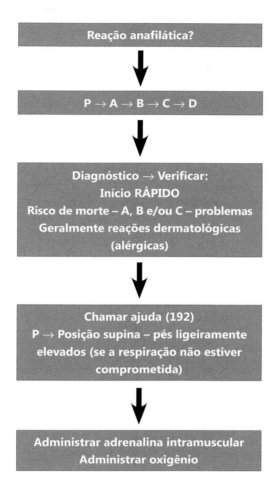

Modificado de Standards for Clinical Practice and Training for Dental Practitioners and Dental Care Professionals in General Dental Practice – A Statement from The Resuscitation Council (UK) - Revised May 2008.

Frequência de sinais e sintomas na anafilaxia	
Sinais e sintomas	% de casos
Cutâneos	> 90
Urticária e angioedema	88
Rubor	26
Dispneia e sibilância	55-60
Angioedema das vias aéreas	> 25
Tonturas, síncopes, hipotensão	25-30
Cefaleia	5-8

Administração de oxigênio	
Boca-boca	16%
Boca-máscara	16%
Bolsa-válvula-máscara	21%
Bolsa-válvula-máscara+O_2	> 21% < 100%
Pressão positiva	100%

Administração de oxigênio – pressão positiva		
Cânula nasal	1-6 ℓ/min	24-44% O_2
Máscara facial	8-10 ℓ/min	40-60% O_2
Máscara facial com reservatório	10 ℓ/min	~100% O_2
Máscara de Venturi	24, 28, 35, 40%	O_2

O que fazer se uma pessoa começa a engasgar?

É melhor não fazer nada se a pessoa está conseguindo tossir. Pergunte: "está asfixiada?" Se a pessoa responder e falar, é uma obstrução parcial das vias aéreas; incentive-a a tossir até a obstrução terminar. Se a pessoa não consegue falar, só acenar com a cabeça, pode ser uma obstrução mais severa das vias aéreas e necessita de ajuda. O tratamento para adultos é a manobra de Heimlish, em que se proporciona uma pressão abdominal rápida e com força para cima, simulando uma tosse, forçando o ar residual do pulmão a expulsar o corpo estranho que está obstruindo as vias aéreas. Em crianças, os tapas nas costas fazem com que se expulse o corpo estranho e desobstrua as vias aéreas.

Na manobra de Heimlish fica-se atrás da vítima. Ponha seus braços em torno da pessoa e agarre o punho com a outra mão na linha mediana, logo abaixo das costelas. Faça um movimento rápido e forte para dentro e para cima na tentativa de ajudar a pessoa a tossir até expulsar o objeto. Essa manobra deve ser repetida até que a pessoa seja capaz de respirar.

Para mais informações, consulte o *site* www.heimlichinstitute.org/.

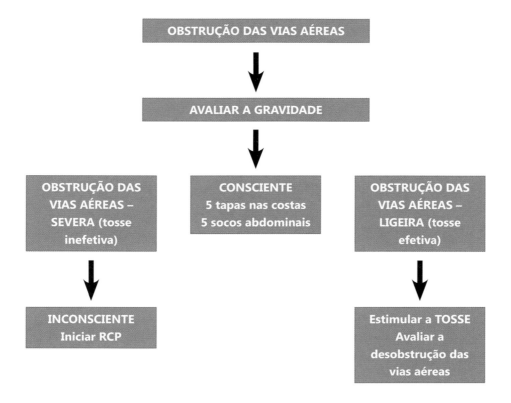

Princípios básicos para controle das emergências médicas em Odontologia
SBV: treinamento em RCP-SBV-ABC
1. Posicione o paciente em posição supina, na maioria das vezes
2. Chamar assistência
3. Certificar-se de que o paciente está consciente
4. Manter as vias aéreas
5. Administre oxigênio na maioria das situações de emergência médica, se indicado
6. Monitore os sinais vitais
7. Diagnosticar a natureza do evento
8. Inicie tratamento específico
9. Documentar, documentar e documentar!
Protocolo de redução do estresse e ansiedade ou elementos de redução do estresse
1. Reconhecer o nível de estresse e ansiedade do paciente
2. Considerar o uso de pré-medicação ou sedação
3. Agendar consultas no período da manhã
4. Minimize o tempo de espera e duração do atendimento
5. Ter certeza de que está realizando um efetivo controle da dor (anestesia local eficiente), que varia de paciente para paciente
6. Monitore os sinais vitais
7. Consulta médica, quando indicada

Apêndice

Situação	Aspectos clínicos	Tratamento/Resposta
Efeitos tóxicos – Anestésico local[1,2] Vasoconstritor adrenalina	Adrenalina: toxicidade, agitação, dor de cabeça, palidez, pulso acelerado (taquicardia), palpitação	Tratamento de suporte - controle básico: monitore sinais vitais, administração de O_2 até passar os efeitos
Efeitos tóxicos – Anestésico local Superdosagem[1,2]	Toxicidade: estimulação do SNC, seguida de depressão e convulsões	Tratamento de suporte - SBV, administração de oxigênio Se necessário, anticonvulsionante, benzodiazepínicos, p. ex.: midazolam 3 mg IM. Se necessário, RCP- ACLS
Hiperventilação[1-5]	Dispneia, respirações rápidas, desmaio, parestesia das extremidades, palpitações	Estimule que respire menos, tentar acalmar o paciente, respirar o ar expirado, aproximar as mãos da face (nariz e boca), se necessário, administração de diazepam 3-5 mg. A via oral pode ser considerada, com uma dose de 5 mg de diazepam
Asma[1,5,6] (histórico médico)	Falta de ar, chiados na expiração: dispneia, cianose, sibilos audíveis (broncoespasmo) 1. Moderada: sibilos – fala normal 2. Aguda ou severa: desconforto respiratório ou taquicardia - não consegue falar uma sentença durante 1 respiração Frequência respiratória > 25/minuto Pulso >110/minuto 3. Cianose: bradicardia, exaustão, confusão, diminuição do nível de consciência Frequência respiratória < 8/minuto Pulso < 50/minuto	Posicione o paciente em posição mais elevada, sentado 90° Administre broncodilatador (albuterol, salbutamol em *spray*) Se necessário, adrenalina 1:1.000 0,3 mg subcutânea 1. Moderada: 2 *sprays* – albuterol - inalatório 2. Chamar ambulância: 192- 2 *sprays* - albuterol - inalatório - administre oxigênio (10-12 ℓ/min) 3. Ativar serviço de emergências médicas: ex. 192 SAMU 4-6. Albuterol – inalatório - *spray* Adrenalina subcutânea 1:1.000 (1 mg/mℓ- 0,2 a 0,5 mℓ), se necessário A dose de adrenalina subcutânea (concentração de 1:1.000) é de 0,01 mg/kg, dividido em 3 doses de aproximadamente 0,2 a 0,5 mg administradas em intervalos de 20 minutos Abaixo, dosagens do β_2-agonista de curta duração (albuterol) e do β_2-agonista sistêmico (adrenalina)

Medicamento	Apresentação	Crianças	Adultos	Comentários
β₂-agonista de curta duração				
Albutamol spray	90 mcg/dose inalação oral (*spray*)	Mesma do adulto	4-8 *sprays* – 20 min – até 3 doses	O spray oral é tão efetivo quanto a solução nebulizadora, se o paciente coordenar a manobra de inalação – uso de espaçador

Situação	Aspectos clínicos	Tratamento/Resposta		
		β₂-agonista sistêmico		
		Adrenalina (1:1.000) em solução injetável 1 mg/mℓ	Solução injetável 1 mg/mℓ (1:1.000)	0,01 mg/kg, de 0,3–0,5 mg subcutânea a cada 20 minutos, 3 doses (se necessário)	0,01 mg/kg, de 0,3–0,5 mg subcutânea a cada 20 minutos, 3 doses (se necessário)	Indicado nos casos refratários ao uso do salbutamol. A administração intramuscular é mais efetiva do que a via inalatória e causa maiores efeitos adversos. O uso em adultos é controverso e pode ser contraindicado na presença de doença cardiovascular significante
Síncope vasovagal[1,2] (desmaio)	Desmaio, fraqueza, palidez, sudorese, pulso fraco, náusea, vômitos, pupilas dilatadas, espasmos musculares, hipoventilação	Posicione na posição supina com pés ligeiramente elevados, alivie as vestimentas, se necessário, administração de suporte básico de vida. P-A-B-C. Administre o oxigênio e monitore os sinais vitais. Geralmente, a recuperação é rápida		

Apêndice

Situação	Aspectos clínicos	Tratamento/Resposta
Epilepsia[1,7-9] (histórico médico, uso de medicação e verificar último episódio) Confirmar o uso de medicações; geralmente adolescentes interrompem a medicação por conta própria	Colapso súbito e perda da consciência, breve aviso (variável), perda da consciência, paciente se torna rígido, cai, pode dar um grito, repentina apneia e cianose na fase tônica (rigidez - geralmente 30 segundos), movimentos involuntários do corpo na fase clônica, a língua pode ser mordida, espuma pela boca e incontinência urinária podem ocorrer. A convulsão leva poucos minutos, mas o paciente permanece inconsciente (período variável), quase recupera a consciência, fica confuso	Posicione lateralmente o paciente para protegê-lo contra injúrias, monitore os sinais vitais e administre o oxigênio – se necessário Ative serviço de emergência médica (SEM) – Ex.: SAMU 192 Convulsão > 5 minutos (ou repetidas) – chame SEM (192) - administre benzodiazepínico intramuscular ou intranasal - Diazepam 10 mg intramuscular ou midazolam 0,2 mg/kg intranasal Comunique o serviço de emergências médicas (*status epilepticus*), alto risco de recidiva, primeiro episódio, dificuldade de monitoração de pacientes nestas condições Doses pediátricas de midazolam: 1-5 anos – 5 mg 5-10 anos – 7,5 mg Midazolam intranasal: tratamento da atividade convulsiva persistente: 1. ABC – A (vias aéreas), B (*breathing* - respiração), C (circulação) 2. Administre oxigênio 100%, máscara facial (paciente em convulsão) 3. Utilize tabela de idade para determinar o volume apropriado de midazolam para atomização (ver quadro abaixo) 4. Calcule usando a fórmula abaixo: O peso: criança em quilogramas = 10 + 2 (idade em anos) A dose apropriada de midazolam: Crianças: total kg (peso) x 0,2 mg - total mg dose de midazolam, máximo de 10 mg Adultos com mais de 50 kg: 10 mg (2 ml) de midazolam Necessário o treinamento do profissional para manutenção do paciente, isto é, com a administração de benzodiazepínicos pode ocorrer sedação excessiva e depressão respiratória. O profissional deve ter treinamento, caso contrário, administre SBV e oxigênio e aguarde a chegada do serviço de emergências médicas
Angina de peito[1,2,7,12-14] (histórico médico)	"Aperto" no peito (dor retroesternal) e dor moderada irradiada para o braço esquerdo, pescoço e mandíbula	Interrompa o tratamento e posicione o paciente mais elevado (sentado), administre dinitrato de isossorbida sublingual 5 mg ou *spray* sublingual. Repetir a dose até 3 vezes, com intervalo de 5 minutos, administre oxigênio 10-12 ℓ/min e monitore os sinais vitais. Se não melhorar, possível infarto agudo do miocárdio
Hipoglicemia[1,2,7,12,13] (histórico médico - Insulino-dependente - diabetes)	Fala lenta, arrastada, alteração no comportamento, tremores e sudorese, dor de cabeça, "visão dupla", dificuldade de concentração, pulso acelerado, apreensão, confusão, irritabilidade, agressão, perda da consciência (desmaio)	Cooperativo, consciente e capaz de deglutir com segurança: Administre suco de laranja 200 mℓ, ou glicose via oral, 2 colheres de açúcar ou refrigerantes etc., antes do desmaio, pós-perda da consciência, SBV e se necessário, terapia parenteral: glicose ou glucagon (IV) Consciência alterada e não capaz deglutir com segurança: Glicose gel via oral ou glucagon 1 mg (IM) Inconsciente: se necessário, SBV - P-A-B-C, uma vez que retorne à consciência, administre glicose via oral Doses pediátricas de glucagon: Crianças de 8 anos de idade ou < 25 kg, 0,5 mg glucagon (IM)

283

Situação	Aspectos clínicos	Tratamento/Resposta
Reação alérgica severa (anafilaxia)[1,16,17] (histórico médico de alergia)	Sintomas: rubor, prurido, semelhança com asma, broncoespasmo, laringoespasmo, dificuldade de respiração (sibilos, roncos), dispneia, pulso fraco, palidez, colapso circulatório e parada cardíaca, seguida de administração de medicamentos	Reconhecimento, ative serviço de emergência médica – ex.: SAMU 192, administre adrenalina 1:1.000 (0,2-0,5 mℓ) 1 mg/mℓ (IM), se necessário, administre outra dose depois de 5 minutos, máximo 3 doses, administre oxigênio 100% 10-12 ℓ/min (assim que possível), administre anti-histamínico (IM); adultos – 50 mg e crianças - 25 mg De acordo com as diretrizes da Organização Mundial de Alergia[65] (WAO) para o reconhecimento e controle da anafilaxia, a dose de adrenalina para uma solução de 1:1.000 é 0,01 mℓ/kg. As doses máximas para adultos é 0,5 mℓ e para crianças é 0,3 mℓ. Dependendo da severidade do episódio e a resposta da injeção inicial, a dose pode ser repetida a cada 5-15 minutos, se necessário Administre anti-histamínico - Difenidramina IM, e RCP se ocorrer parada cardíaca Abaixo, dosagens da difenidrina para administração intramuscular: Adultos: cloridrato de difenidramina: 50 mg (IM) Crianças: cloridrato de difenidramina: 1 a 2 mg/kg (IM), use o cloridrato de difenidramina 50 mg/mℓ para obter essas dosagens | Peso/kg	5 kg	10 kg	20 kg	30 kg	40 kg
---	---	---	---	---	---
Dose: 1 mg/kg	0,1 mℓ	0,2 mℓ	0,4 mℓ	0,6 mℓ	0,8 mℓ
Dose: 2 mg/kg	0,2 mℓ	0,4 mℓ	0,8 mℓ	1 mℓ (dose máxima)	1 mℓ (dose máxima)	 Advertência: perigo de arritmias em pacientes fazendo uso de antidepressivos tricíclicos Nota: risco de hipertensão severa em pacientes fazendo uso de betabloqueadores não seletivos
Infarto agudo do miocárdio[1,2,6,7,12,14,15] (histórico médico; p. ex., angina de peito, infarto agudo do miocárdio, hipertensão, diabetes)	Dor no peito similar a angina, progressiva, que não melhora depois da administração de nitratos, até 3 aplicações de spray ou tabletes. Suspeitar do paciente que sofre de angina "quando as dores" se apresentam mais intensas que o usual, ou se é o primeiro episódio de dor no peito	Reconhecimento, ative serviço de emergências médicas – ex.: SAMU 192, posicione o paciente confortavelmente, mais elevado, monitore sinais vitais, se necessário administre O$_2$ 100% - fluxo 10-12 ℓ/min, AAS 325 mg (mastigar), nitroglicerina, spray, 0,4 mg a cada 5 minutos após verificar PA; se dor: morfina IM, ou N$_2$O+O$_2$ 50% Nitratos*: 1 tablete de dinitrato de isossorbida 5 mg pode ser administrado via sublingual[14,15] MONA - Morfina, oxigênio, nitrato e AAS • Os nitratos de todas as formas de administração são contraindicados em pacientes com hipotensão, isto é, com pressão arterial inicial sistólica menor do que 90 mmHg (< 90 mmHg) ou maior ou igual que 30 mmHg (≥ 30 mmHg) abaixo da linha de base, extrema bradicardia (< 50 batimentos/minuto), em pacientes com taquicardia e sem insuficiência cardíaca e em pacientes com infarto do ventrículo direito, assim como se o paciente tiver feito uso de sildenafil ou similares nas últimas 24 horas[15] Se preparar para possíveis complicações

Apêndice

Situação	Aspectos clínicos	Tratamento/Resposta
Parada cardíaca[10,11] (histórico médico, especialmente angina e infarto agudo do miocárdio)	Repentina perda da consciência (colapso súbito), sem respiração ou respiração anormal (gasping) e sem pulso	Ative serviço de emergências médicas – antecipado – por exemplo, telefone SAMU 192 imediatamente Inicie RCP, desfibrilação o quanto antes (antecipar), oxigênio, ACLS (antecipar) Corrente da sobrevivência:[10] 1. Reconhecimento imediato de uma parada cardíaca e a ativação do serviço de emergências médicas 2. Administração precoce da RCP com ênfase nas compressões torácicas Profundidade torácica: Adultos: no mínimo 5 cm - use as duas mãos - uma por cima da outra Crianças: no mínimo 5 cm ou 1/3 da profundidade do diâmetro anteroposterior do tórax (use uma ou duas mãos) Bebês: no mínimo 4 cm ou 1/3 da profundidade do diâmetro anteroposterior do tórax (use 2 dedos ou técnica dos 2 polegares - profissionais de saúde) Aos profissionais de saúde: alternar as pessoas que administram as compressões a cada 2 minutos 3. Desfibrilação rápida 4. Suporte avançado de vida efetivo (eficaz) 5. Cuidados pós-parada cardíaca integrados Abaixo, a nova corrente da sobrevivência da AHA para ressuscitação cardiopulmonar e atendimento cardiovascular de emergência

AHA (RCP e ACE) – Corrente da sobrevivência.[10,11]

Os elos da nova corrente da sobrevivência dos adultos AHA ECC é o seguinte:

1. Reconhecimento imediato de uma parada cardíaca e ativação do serviço de emergências médicas

↓

2. Administração precoce da RCP com ênfase nas compressões torácicas

↓

3. Desfibrilação rápida

↓

4. Suporte avançado de vida efetivo (eficaz)

↓

5. Cuidados pós-parada cardíaca integrados

Situação	Aspectos clínicos	Tratamento/Resposta
Acidente vascular cerebral[1,18] (AVC)	Fraqueza facial: sorriso? Boca ou olhos "caídos", desvio de rima labial ou um lado da face caído? Fraqueza nos braços: levantamento dos 2 braços, os 2 braços levantam iguais? Observe se um braço permanece mais baixo do que o outro. Problemas com a fala: fala clara e entendendo o que se está falando? Teste todos os 3 sintomas. Se apresentar algum dos 3 sintomas o tempo é importante: chame serviço de emergência médica – por exemplo, SAMU 192. F.A.S.T. (Stroke Association) "Tempo = Cérebro". Dissolver os coágulos no tratamento do AVC é muito benéfico nas primeiras 3h após o início do quadro[29]	Ative serviço de emergência médica – ex.: SAMU 192. Se necessário, administre SBV A-B-C. Monitore os sinais vitais. • Se hipertensão: posicione em uma posição de semi-Fowler (elevação da cabeça em 30°) e administre oxigênio, máscara facial; 10-12 ℓ/min • Inconsciente: administre SBV: P-A-B-C - até a chegada do serviço de emergências médicas • Reconhecimento: Agir F.A.S.T. (perante uma situação de AVC - tenha uma ação rápida) | **F** *ace* (face)	Solicite ao paciente para sorrir. Observe se um lado da face está "caído"	 | **A** *rms* (braço)	Solicite ao paciente que levante os dois braços. Observe se um dos braços permanece mais baixo do que o outro	 | **S** *peech* (falar)	Solicite ao paciente que repita uma sentença simples. Apresenta fala arrastada? O paciente consegue repetir a frase corretamente?	 | **T** *ime* (tempo)	Se o paciente apresentou algum desses sintomas, o tempo é importante. Chame o serviço de emergências médicas (p. ex., SAMU 192). As células do SNC estão "morrendo"	
Obstrução das vias aéreas[10,11] (aguda)	Apneia repentina ou dispneia e cianose, tosse dificultosa e dificuldade de respirar	Tente remover a causa - corpo estranho (paciente em posição supina; pinça de Magil - tente visualizar o objeto). Se não conseguir remover: Cinco tapas nas costas (crianças pequenas), manobra de Heimlich (adultos); se não conseguir remover, inicie RCP (com as compressões torácicas). Administre oxigênio, ative serviço de emergência médicas, ex.: SAMU 192

Referências bibliográficas

1. Malamed SF. Handbook of medical emergencies in the dental office. 5a ed. St. Louis: Mosby. 2000;p.51-2.
2. Malamed SF. Emergency medicine: beyond the basics. JADA. 1997;128.
3. Kern B, et al. Hyperventilation syndrome. Disponível em www.emedicine.medscape.com/article/807277-overview
4. Hyperventilation. MedlinePlus dicitionary. Disponível em www.nlm.nih.gov/medlineplus/ency/article/003071.htm
5. National Heart Lung and Blood Institute. Expert Panel Report 3 (EPR3): Guidelines for the Diagnosis and Management of Asthma. August 28, 2007 Section 2, Definition, Pathophysiology and Pathogenesis of Asthma, and Natural History of Asthma.
6. O'Connor RE, et al. Part 10: Acute Coronary Syndromes. 2010 American Heart Association Guidelines for Cardiopulmonary Resuscitation and Emergency Cardiovascular Care. Circulation. November 2, 2010.
7. Hass DA. Management of medical emergencies in the dental office: conditions in each country, the extent of treatment by the dentist. Anesth Prog. 2006;53:20-4.
8. Holsti M, Sill BL, Firth SD. Prehospital intranasal midazolam for the treatment of pediatric seizures. Pediatric Emergency Care. 2007;23:148-53.
9. Harbor MG, et al. Use of intranasal midazolam to treat acute seizures in paediatric community settings. Journal of Paediatrics and Child Health. 2004;40(9-10):556-8(3).
10. Field JM, et al. Part 1: executive summary: 2010 American Heart Association Guidelines for Cardiopulmonary Resuscitation and Emergency Cardiovascular Care. Circulation. 2010;122(suppl 3):S640-56.
11. Travers AH, et al. Part 4: CPR Overview: 2010 American Heart Association Guidelines for Cardiopulmonary Resuscitation and Emergency Cardiovascular Care. Circulation. November 2, 2010.
12. ADA Council on Scientific Affairs. Office emergencies and emergency kits. J Am Dent Assoc. 2002;133:364-5.
13. Haas DA. Emergency drugs. Dent Clin North America. 2002;46:815-30.
14. IV Diretriz da Sociedade Brasileira de Cardiologia sobre Tratamento do Infarto Agudo do Miocárdio com Supradesnível do Segmento ST. Arq Bras Cardiol. 2009;93(6 Supl. 2):e179-e264.
15. Neumar RW, et.al. Part 8: Adult Advanced Cardiovascular Life Support: 2010 American Heart Association Guidelines for Cardiopulmonary Resuscitation and Emergency Cardiovascular Care. Circulation. November 2, 2010.
16. Simons FER, et.al. World Allergy Organization Guidelines for the Assessment and Management of Anaphylaxis. J Allergy Clin Immunol, March, 2011.
17. Terry L, et.al. Part 12: Cardiac Arrest in Special Situations: 2010 American Heart Association Guidelines for Cardiopulmonary Resuscitation and Emergency Cardiovascular Care. Circulation. November 2, 2010.
18. American Stroke Association. Disponível em www.strokeassociation.org/STROKEORG/

Algoritmo da RCP de acordo com as Diretrizes da AHA de 2010

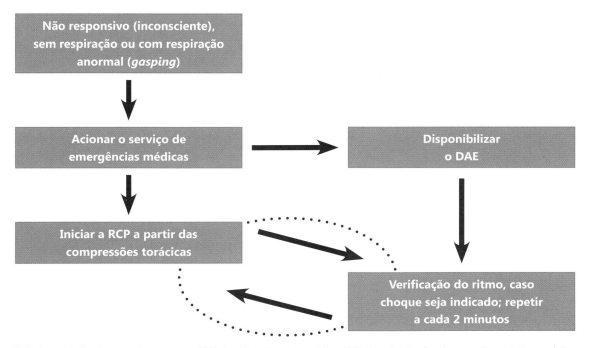

Fonte: Field JM, et al. Part 1: executive summary: 2010 American Heart Association Guidelines for Cardiopulmonary Resuscitation and Emergency Cardiovascular Care. Circulation. 2010;122(suppl 3):S640-56.

O que é o SAMU?

O Serviço de Atendimento Móvel de Urgência (SAMU – 192) é um programa cuja finalidade é prestar o socorro à população em casos de emergência. Com o SAMU – 192, o governo federal está reduzindo o número de óbitos, o tempo de internação em hospitais e as sequelas decorrentes da falta de socorro precoce. O serviço funciona 24 horas por dia com equipes de profissionais de saúde, como médicos, enfermeiros, auxiliares de enfermagem e socorristas que atendem às urgências de natureza traumática, clínica, pediátrica, cirúrgica, gineco-obstétrica e de saúde mental da população. O SAMU realiza o atendimento de urgência e emergência em qualquer lugar: residências, locais de trabalho e vias públicas. O socorro é feito após chamada gratuita, feita para o telefone 192. A ligação é atendida por técnicos na Central de Regulação que identificam a emergência e, imediatamente, transferem o telefonema para o médico regulador. Esse profissional faz o diagnóstico da situação e inicia o atendimento no mesmo instante, orientando a pessoa que fez a chamada sobre as primeiras ações. Ao mesmo tempo, o médico regulador avalia qual o melhor procedimento para o paciente: orienta a pessoa a procurar um posto de saúde; designa uma ambulância de SBV, com auxiliar de enfermagem e socorrista para o atendimento no local; ou, de acordo com a gravidade do caso, envia uma UTI móvel, com médico e enfermeiro. Com poder de autoridade sanitária, o médico regulador comunica a urgência ou emergência aos hospitais públicos e, dessa maneira, reserva leitos para que o atendimento de urgência tenha continuidade. A partir dessa atuação, o SAMU tem um forte potencial para corrigir uma das maiores queixas dos usuários do Sistema Único de Saúde (SUS), que é a lentidão no momento do atendimento. Historicamente, o nível de resposta à urgência e à emergência tem sido insuficiente, provocando a superlotação dos hospitais e pronto-socorros, mesmo quando a doença ou o quadro clínico não é característico de um atendimento de emergência.

Essa realidade contribui para que hospitais e pronto-socorros não consigam oferecer um atendimento de qualidade e mais humanizado. O SAMU (192) é o principal componente da Política Nacional de Atenção às Urgências, criada em 2003, que tem como finalidade proteger a vida das pessoas e garantir a qualidade no atendimento do SUS. A política tem como foco cinco grandes ações:

- Organizar o atendimento de urgência nos pronto-atendimentos, unidades básicas de saúde e nas equipes do Programa Saúde da Família
- Estruturar o atendimento pré-hospitalar móvel (SAMU – 192)
- Reorganizar as grandes urgências e os pronto-socorros em hospitais
- Criar a retaguarda hospitalar para os atendidos nas urgências
- Estruturar o atendimento pós-hospitalar. A Rede Nacional SAMU (192) possui hoje 146 serviços de atendimento móvel às urgências, atendendo, com isso, 1.269 municípios brasileiros, num total de 101 milhões de pessoas (http://portal.saude.gov.br/portal/saude/).

Ressuscitação (RCP) intra-hospitalar

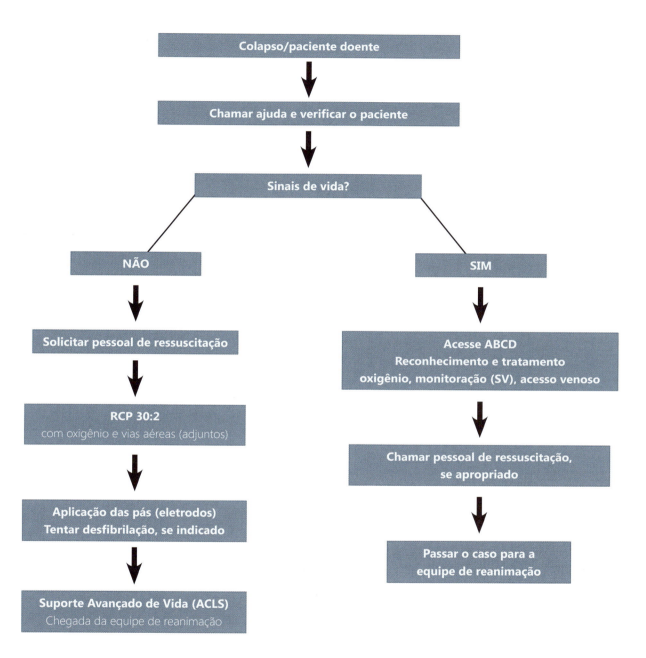

Fonte: In-Hospital resuscitation. Rresuscitation Council (UK) - Resuscitation Guidelines 2010. Disponível em: www.resus.org.uk/pages/inhresus.pdf.

Emergências Médicas e Suporte Básico de Vida em Odontologia (Além do Básico)

Resumo das novas diretrizes da American Heart Association de 2010 para ressuscitação cardiopulmonar e atendimento cardiovascular de emergência (RCP e ACE)[1-5]

Idade*	Sequência da RCP**	Pulso[/]	Compressão torácica – Profundidade	Número de compressões	Relação compressões – respiração	Ventilação
Adultos	C-A-B Inicie a RCP com as compressões torácicas	Carotídeo (10 segundos) Somente profissionais de saúde	No mínimo de 5 cm Use as duas mãos (uma por cima da outra)	No mínimo 100/minuto	30:2 1 ou 2 socorristas	2 de 1 segundo Boca-boca
Crianças > 1 ano até a puberdade	C-A-B Inicie a RCP com as compressões torácicas	Carotídeo (10 segundos) Somente profissionais de saúde	No mínimo 5 cm ou 1/3 da profundidade do diâmetro anteroposterior do tórax Use uma ou duas mãos	No mínimo 100/minuto A RCP deve ser iniciada com 30 compressões (único socorrista) ou 15 compressões (para ressuscitação em bebês e crianças por 2 profissionais de saúde)	30:2 único socorrista 15:2 2 socorristas (profissionais de saúde)	2 de 1 segundo Boca-boca
Bebês (lactentes) < 1 ano	C-A-B Inicie a RCP com as compressões torácicas	Braquial ou femoral (10 segundos) Somente profissionais de saúde	No mínimo 4 cm ou 1/3 da profundidade do diâmetro anteroposterior do tórax Use 2 dedos ou técnica dos 2 polegares (profissionais de saúde)	No mínimo 100/minuto A RCP deve ser iniciada com 30 compressões (único socorrista) ou 15 compressões (para ressuscitação em bebês e crianças por 2 profissionais de saúde)	30:2 único socorrista 15:2 2 socorristas (profissionais de saúde)	2 de 1 segundo Boca-boca-nariz ou Boca-boca ou Boca-nariz
Desfibrilação DAE	Coloque e use o DAE assim que disponível. Minimize as interrupções nas compressões torácicas antes e depois do choque; reinicie a RCP com as compressões torácicas imediatamente após cada choque. Se disponível, o socorrista deve atenuar a dose do choque do DAE para pacientes pediátricos na tentativa de desfibrilação em crianças de 1 a 8 anos de idade (geralmente os DAE apresentam uma chave pediátrica para atenuar a dose do choque); caso não tenha disponível a atenuação da dose, o choque normal deve ser administrado. Para bebês (< 1 ano), o desfibrilador manual deve ser preferível; se não, o DAE com atenuador de dose (pediátrico) pode ser utilizado. Se nenhum dos 2 desfibriladores estiverem disponíveis, o choque normal do DAE sem dose atenuada pode ser administrado					

*Classificação etária para fins de SBV (adulto, crianças e bebês lactantes).
**Estão excluídos os neonatos.
[/] Manobra somente realizada por profissionais de saúde e por não mais de 10 segundos (os profissionais de saúde devem reconhecer a respiração do paciente com parada cardíaca - *gasping*).

Referências bibliográficas

1. Hazinski FM et al. Part 1: Executive Summary: 2010 International Consensus on Cardiopulmonary Resuscitation and Emergency Cardiovascular Care Science With Treatment Recommendations. Circulation. October 19, 2010.
2. Field JM, et al. Part 1: Executive Summary: 2010 American Heart Association Guidelines for Cardiopulmonary Resuscitation and Emergency Cardiovascular Care. Circulation. November 2, 2010.
3. Berg AR, et al. Part 5: Adult Basic Life Support: 2010 American Heart Association Guidelines for Cardiopulmonary Resuscitation and Emergency Cardiovascular Care. Circulation. November 2, 2010.
4. Berg MD, et al. Part 13: Pediatric Basic Life Support: 2010 American Heart Association Guidelines for Cardiopulmonary Resuscitation and Emergency Cardiovascular Care. Circulation. November 2, 2010.
5. Link MS, et al. Part 6: Electrical Therapies: Automated External Defibrillators, Defibrillation, Cardioversion, and Pacing. American Heart Association Guidelines for Cardiopulmonary Resuscitation and Emergency Cardiovascular Care. Circulation. November 2, 2010.

Apêndice

Diretrizes de 2010 para RCP e CEC[1-5]	Diretrizes de 2005 para RCP e CEC	Justificativas
SBV – Adultos	**SBV – Adultos**	
Recomenda-se uma troca na sequência do SBV para socorristas treinados: de A-B-C (airway, breathing, compressões torácicas) para C-A-B (compressões torácicas, airway, breathing), para pacientes adultos e pediátricos (crianças e bebês, excluindo-se recém-nascidos) Também indicados para profissionais de saúde que administram SBV Resumo do SBV: C-A-B (30 compressões e 2 ventilações)	Utilize a sequência A-B-C na sequência do SBV	Na grande maioria das paradas cardíacas, os elementos críticos iniciais da RCP são as compressões torácicas e a desfibrilação antecipada Na sequência C-A-B, as compressões torácicas serão antecipadas e as ventilações serão minimamente atrasadas, até a conclusão do primeiro ciclo de compressões.[1] Iniciando a RCP com 30 compressões torácicas seguidas de 2 ventilações, deve-se, teoricamente, adiar as ventilações por 18 segundos para um único socorrista; no caso de 2 socorristas, esse intervalo será menor[2] A sequência de SBV A-B-C tem maior dificuldade de execução e pode ser, por essa razão, que somente 1/3 das vítimas de parada cardíaca recebe RCP A sequência C-A-B para adultos, bebês e crianças visa a simplificar o treinamento de socorristas e a aumentar o número de vítimas de parada cardíaca que recebam RCP
O procedimento "ver, ouvir e sentir" foi removido do algoritmo de SBV Também aplicado aos profissionais de saúde	O procedimento "ver, ouvir e sentir" está incluído no algoritmo de SBV	No procedimento de "ver, ouvir e sentir", a respiração adiará as compressões torácicas (consumir tempo)
A frequência de compressões torácicas é de, no mínimo, 100/minuto	A frequência das compressões torácicas é de aproximadamente 100/minuto	O número de compressões torácicas administrado na RCP por minuto é determinante para o retorno da circulação espontânea e para a sobrevivência com uma boa função neurológica
As novas diretrizes da AHA. enfatizam as compressões torácicas de boa qualidade e com profundidade 5 cm (diâmetro anteroposterior do tórax) Também aplicado aos profissionais de saúde	As compressões torácicas recomendadas eram de 4-5 cm aproximadamente	As compressões determinam um fluxo de sangue crítico para o coração e cérebro. Os socorristas geralmente não administram as compressões torácicas com profundidade e força adequadas

Diretrizes de 2010 para RCP e CEC[1-5]	Diretrizes de 2005 para RCP e CEC	Justificativas
Se o socorrista não for treinado em RCP, deve administrá-la a partir de compressões torácicas (*hands-only* – somente compressões torácicas). Para um adulto que sofreu um colapso súbito, deve-se dar ênfase às compressões torácicas fortes e rápidas, esperando o completo retorno do tórax para administrar a compressão seguinte (*complete chest recoil*): as compressões devem ser administradas no centro do tórax. Todos os socorristas treinados devem, no mínimo, administrar compressões torácicas nas vítimas de parada cardíaca. Se possível, administre ventilações também. As compressões e ventilações devem ser: a cada 30 compressões, administre 2 ventilações (30:2)	As recomendações não diferenciavam as recomendações de RCP para socorristas treinados e não treinados	As compressões torácicas são relativamente fáceis de administrar, mesmo para o socorrista não treinado, e pode ser melhor direcionada a sua administração pelo telefone (quando se telefona para o SEM, as orientações ficam mais simples – compressões). As estatísticas não mostram diferenças na taxa de sobrevivência quando foi administrado somente compressões torácicas ou compressões torácicas e ventilações em pacientes vítimas de parada cardíaca. No entanto, para o socorrista treinado, as recomendações permanecem: 30 compressões torácicas seguidas de 2 ventilações (30:2)

Recomendações de 2010 – Profissionais de Saúde: SBV

	Recomendações de 2005 – Profissionais de Saúde: SBV	
As novas recomendações da AHA recomendam com destaque que os profissionais de saúde instruam os socorristas leigos a administrar somente compressões torácicas (*hands-only* CPR) em adultos irresponsivos, com respiração anormal ou sem apresentar respiração	As diretrizes de 2005 concluíram que, para a RCP, somente as compressões torácicas nestes casos podem ser preferíveis (p. ex.: profissional de saúde que atende ao telefone 192 do serviço de emergências médicas)	A administração de somente compressões torácicas (*hands only* – CPR) na RCP melhora substancialmente a sobrevida dos adultos vítimas de parada cardíaca extra-hospitalar. É mais fácil para o profissional de saúde (p. ex., quem atende ao telefone 192 do serviço de emergências médicas) instruir os socorristas leigos a administrar a RCP a partir das compressões torácicas somente, do que a RCP convencional

Recomendações de 2010 – Terapias elétricas

	Recomendações de 2005 – Terapias elétricas	
Se disponível, o socorrista deve atenuar a dose do choque do DAE para pacientes pediátricos na tentativa de desfibrilação em crianças de 1 a 8 anos de idade (geralmente os DAE apresentam uma chave pediátrica para atenuar a dose do choque). Caso não tenha disponível a atenuação da dose, o choque normal deve ser administrado. Para bebês (< 1 ano), o desfibrilador manual deve ser preferível; se não estiver disponível o DAE com atenuador de dose (pediátrico). Se nenhum dos 2 desfibriladores estiverem disponíveis, o choque normal do DAE, sem dose atenuada, pode ser administrado	Para crianças de 1 a 8 anos de idade, o socorrista deve utilizar uma dose atenuada no DAE (chave pediátrica), se disponível. Se o socorrista estiver administrando RCP em uma criança com parada cardíaca e não tem um DAE com dose atenuada para crianças, deve ser administrado o choque convencional. Não existem estudos suficientes para recomendar o choque em crianças menores de 1 ano de idade	Uma dose menor de energia para a desfibrilação em crianças e o limite mais alto para uma dose segura em crianças são desconhecidos, mas doses > 4 J/kg (e maiores de 9 J/kg) apresentaram efetividade na desfibrilação em crianças com parada cardíaca, sem apresentar significativos efeitos adversos. Os DAE com uma relativa alta energia têm sido usados com sucesso em crianças com parada cardíaca, sem apresentar claros efeitos adversos

Diretrizes de 2010 para RCP e CEC[1,5]	Diretrizes de 2005 para RCP e CEC	Justificativas
Recomendações de 2010 – SBV em Crianças	**Recomendações de 2005 – SBV em Crianças**	
Inicie a RCP para bebês e crianças com as compressões torácicas em vez das ventilações (C-A-B). A RCP deve ser iniciada com 30 compressões (único socorrista) ou 15 compressões (para ressuscitação em bebês e crianças por 2 profissionais de saúde) em vez de 2 ventilações iniciais	A RCP era iniciada com "abertura" das vias aéreas e administração de 2 ventilações (respirações) antes das compressões torácicas	Essa alteração da sequência da RCP criou um grande debate entre os especialistas em reanimação pediátrica, uma vez que a maioria das paradas cardíacas em crianças ocorre por asfixia. No entanto, a maioria das vítimas de parada cardíaca pediátrica não recebe qualquer RCP, então qualquer incentivo com a finalidade de proporcionar RCP pode salvar vidas. Se iniciando a RCP com 30 compressões torácicas seguidas de 2 ventilações deve teoricamente adiar as ventilações por 18 segundos para um único socorrista, no caso de 2 socorristas, esse intervalo será menor[2]
Compressões torácicas: uma compressão torácica efetiva deve ter, no mínimo, $1/3$ da profundidade do diâmetro anteroposterior do tórax, correspondendo a aproximadamente 5 cm nas crianças e 4 cm em bebês	Compressões torácicas: faça força suficiente para deprimir aproximadamente $1/3$ ou $1/2$ do diâmetro anteroposterior do tórax	Evidências mostraram que uma compressão torácica com $1/2$ da profundidade do diâmetro anteroposterior do tórax pode não ser obtida; no entanto, uma compressão forte com profundidade de 4 cm para a maioria dos bebês e 5 cm para as crianças são recomendados

Referências bibliográficas

1. Hazinski FM et.al. Part 1: Executive Summary: 2010 International Consensus on Cardiopulmonary Resuscitation and Emergency Cardiovascular Care Science With Treatment Recommendations. Circulation. October 19,2010
2. Field JM, et al. Part 1: Executive Summary: 2010 American Heart Association Guidelines for Cardiopulmonary Resuscitation and Emergency Cardiovascular Care. Circulation. November 2, 2010
3. Berg AR, et al. Part 5: Adult Basic Life Support: 2010 American Heart Association Guidelines for Cardiopulmonary Resuscitation and Emergency Cardiovascular Care. Circulation. November 2, 2010.
4. Berg MD, et al. Part 13: Pediatric Basic Life Support: 2010 American Heart Association Guidelines for Cardiopulmonary Resuscitation and Emergency Cardiovascular Care. Circulation. November 2, 2010
5. Link MS, et al. Part 6: Electrical Therapies: Automated External Defibrillators, Defibrillation, Cardioversion, and Pacing. American Heart Association Guidelines for Cardiopulmonary Resuscitation and Emergency Cardiovascular Care. Circulation. November 2, 2010.

Resumo das medicações para emergências médicas e seu uso na prática odontológica

Medicação Rota de administração	Indicações	Dose
Oxigênio Inalatória	Maioria das situações de emergências médicas; não está indicado na hiperventilação	Fluxo de administração Oxigênio suplementar • máscara facial: 4-6 ℓ/min • cateter ou cânula nasal: 1-2 ℓ/min Ressuscitação: 10-15 ℓ/min
Adrenalina (epinefrina) Intramuscular (IM) Músculo lateral da coxa (vastolateral)	Choque anafilático	Doses de 0,2 a 0,5 mg (1:1.000) que devem ser repetidas a cada 5 a 15 minutos, de acordo com os sintomas. O autoinjetor de adrenalina irá proporcionar uma dose de 0,3 mg no adulto e de 0,15 mg em crianças. De acordo com as diretrizes da Organização Mundial de Alergia (WAO) para o reconhecimento e controle da anafilaxia, a dose da adrenalina para uma solução de 1:1.000, é 0,01 mℓ/kg. As doses máximas para adultos é 0,5 mℓ e para crianças é 0,3 mℓ. Dependendo da severidade do episódio e da resposta à injeção inicial, a dose pode ser repetida a cada 5-15 minutos, se necessário
Glicose Oral	Hipoglicemia Paciente consciente	10-20 g
Glucagon IM, SC ou IV rotas	Hipoglicemia Paciente inconsciente	1 mg < 8 anos = 500 mcg (0,5 mg) IM
Salbutamol Inalatória	Asma	90 mcg/dose (4-8 *sprays*) a cada 20 minutos
Nitratos Dinitrato de isossorbida ou nitrato de isossorbida sublingual	Angina	5 mg tabletes sublingual
	Infarto agudo do miocárdio	5 mg tabletes sublingual, até 3 doses
AAS Oral	Infarto agudo do miocárdio	325 mg
Midazolam Oral ou intranasal	*Status epilepticus*	Midazolam intranasal: tratamento da atividade convulsiva persistente. Verifique o peso: criança (peso) em quilogramas = 10 + 2 (idade em anos). Calcule a dose apropriada de midazolam, usando a fórmula a seguir: Crianças: total kg (peso) x 0,2 mg - total de mg da dose de midazolam, máximo de 10 mg. Adultos com mais de 50 kg: 10 mg (2 mℓ) de midazolam. É necessário o treinamento do profissional para manutenção do paciente, isto é, com a administração de benzodiazepínicos pode ocorrer sedação excessiva e depressão respiratória. O profissional deve ter treinamento, caso contrário, administre SBV, oxigênio, e aguarda a chegada do serviço de emergências médicas
Cloridrato de difenidramina	Anafilaxia 2ª linha de medicamento	Adultos: cloridrato de difenidramina: 50 mg – intramuscular (IM). Crianças: 25 mg – intramuscular (crianças: cloridrato de difenidramina: 1 a 2 mg/kg IM)
Hidrocortisona IV ou IM	Anafilaxia 2ª linha de medicamento *Status asmaticus* 2ª linha de medicamento Choque adrenal 1ª linha de medicamento	100-500 mg

Medicamentos para emergências médicas
- Saiba a correta localização do *kit* de medicamentos de emergências
- Conheça cada tipo de medicamento e sua indicação para cada situação de emergência médica
- Entenda as diferentes vias de administração (inalatória, oral, transmucosa, intramuscular e intravenosa)
- Pratique a montagem ou acondicionamento das medicações, por exemplo, em seringas, para a administração (treinamento), treine a montagem do cilindro e acessórios para a administração de oxigênio, para estar apto à rápida administração (quando necessária)
- Pratique a administração de injeção intramuscular (treinamento – p. ex., estágios em enfermagem e serviço voluntário)

SBV em Pediatria
Comitê Europeu de Ressuscitação 2010

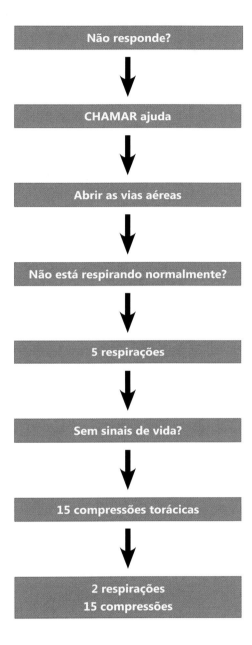

Resumo dos principais componentes para adultos, crianças e bebês*

Componente	Recomendações		
	Adulto	Crianças	Bebês
Reconhecimento	\multicolumn{3}{l|}{Não responsivo}		
	Sem respiração ou respiração anormal (p. ex., apenas com *gasping*)	Sem respiração ou apenas *gasping*	
	Não apresentando pulso palpável por 10 segundos (somente para profissionais de saúde)		
RCP - sequência	C-A-B		
Compressões/ Frequência	No mínimo, 100 compressões/minuto		
Compressões/ Profundidade	No mínimo 5 cm (2 polegadas)	No mínimo ⅓ do diâmetro AP: cerca de 5 cm (2 polegadas)	No mínimo ⅓ do diâmetro AP: 4 cm (1 ½ polegada)
Descompressão torácica (*chest wall recoil*), retorno à posição inicial antes da compressão	Permita a completa descompressão: retorno do tórax à posição inicial antes de administrar a compressão torácica seguinte. No caso de profissionais de saúde, alterne as pessoas que administram as compressões a cada 2 minutos		
Compressões (interrupções)	Minimize as interrupções nas compressões torácicas Limite as interrupções a < 10 segundos		
Vias aéreas	Rotação posterior da cabeça e levantamento do queixo (*head tilt-chin lift*) Profissionais de saúde - suspeita de trauma: avanço da mandíbula (*jaw thrust*)		
Relação compressão x ventilação (até a obtenção de uma via aérea avançada	30:2 1 ou 2 socorristas	30:2 único socorrista 15:2 2 socorristas profissionais de saúde	30:2 único socorrista 15:2 2 socorristas profissionais de saúde
Ventilação: quando socorrista sem treinamento, ou treinado e não proficiente	Somente compressões torácicas		
Ventilação com uma via aérea avançada (profissionais de saúde)	1 respiração a cada 6-8 segundos (8-10 respirações por minuto) Assíncronas com as compressões torácicas Cerca de 1 segundo por ventilação Elevação torácica visível (durante a ventilação)		
Desfibrilação	Coloque e use o DAE assim que disponível. Minimize as interrupções nas compressões torácicas antes e depois do choque; reinicie a RCP com as compressões torácicas imediatamente após cada choque		

AP: anteroposterior; DAE: desfibrilador automático externo; RCP: ressuscitação cardiopulmonar.
* Excluindo-se os recém-nascidos, cuja etiologia da parada é quase sempre por asfixia.

Tratamento da obstrução das vias aéreas por corpo estranho em adultos

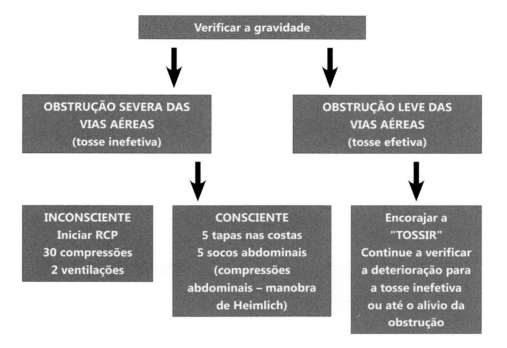

Referência bibliográfica

1. Nolan JP, et al. European Resuscitation Council Guidelines for Resuscitation. 2010. Section 1. Executive summary. Resuscitation. 2010;81:1219-76.

Algoritmo – Asma

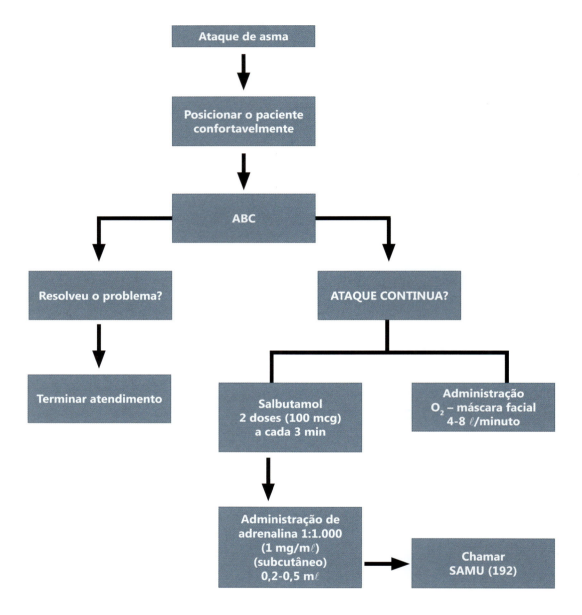

Algoritmo universal da parada cardíaca[1]

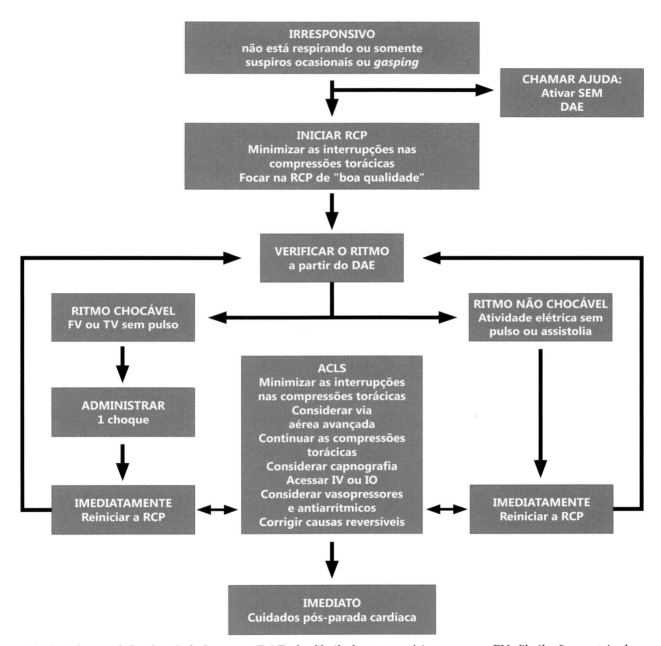

ACLS: Advanced Cardiac Life Support; DAE: desfibrilador automático externo; FV: fibrilação ventricular; RCP: ressuscitação cardiopulmonar; TV: taquicardia ventricular.

Referência bibliográfica

1. Ressuscitação Cardiopulmonar de 2010 da ILCOR – The International Liaison Committee Resuscitation – Universal Cardiac Arrest Algorithm.

Algoritmo – Convulsões

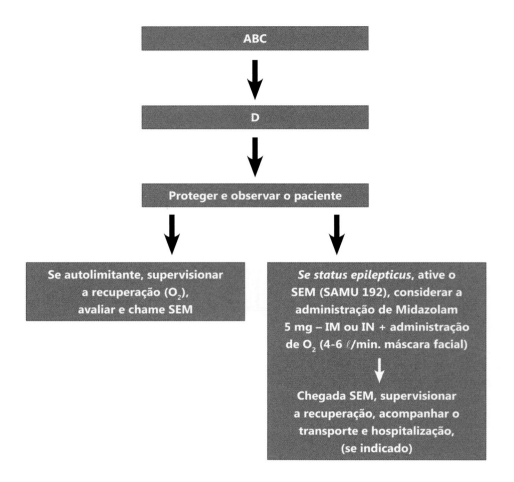

SEM: Serviço de Emergência Médica.

Algoritmo – Anafilaxia

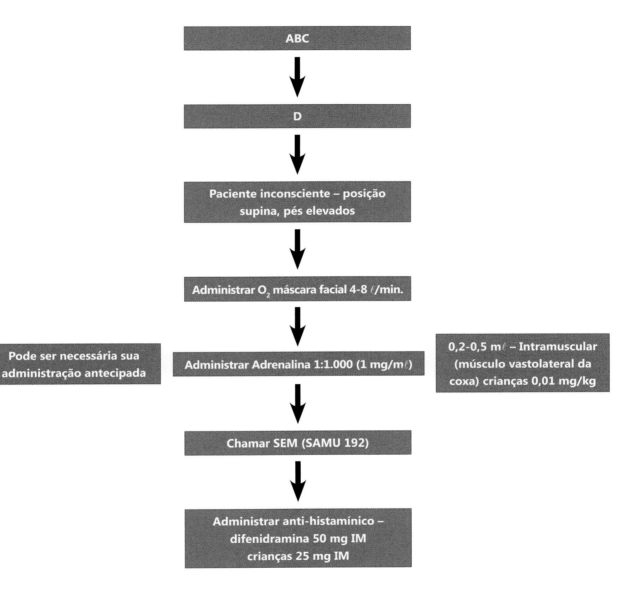

Fibrilação ventricular/taquicardia ventricular sem pulso

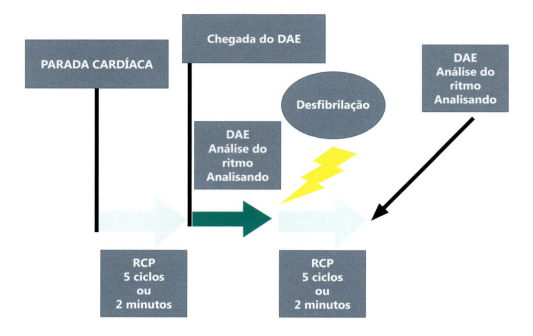

No momento da parada cardíaca, inicia-se RCP (5 ciclos ou 2 minutos) até a chegada do DAE; enquanto o DAE analisa o ritmo cardíaco, não interromper a RCP. Se o choque for indicado (FV,TV), afasta-se da vítima, aplica-se o choque, imediatamente administra-se RCP 5 ciclos ou 2 minutos; avaliação da circulação.

Modificado das diretrizes da American Heart Association, 2010.

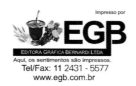